Sèverine BARBAT-BUSSIÈRE
Docteur en Géographie

L'OFFRE DE SOINS EN MILIEU RURAL :

L'EXEMPLE D'UNE RECHERCHE APPLIQUÉE

EN AUVERGNE

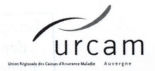

Ouvrage publié avec le concours de l'URCAM Auvergne

« *Tu sais Maman, ton livre, il m'agace !* »

A Florian

Préface

L'ouvrage, travaillé, réfléchi et professionnel, dont vous allez prendre connaissance dans quelques instants, demeure le fruit d'une rencontre particulièrement nécessaire et parfaitement réussie entre l'entreprise et la recherche universitaire.

L'Union Régionale des Caisses d'Assurance Maladie d'Auvergne, organisme de Sécurité Sociale génétiquement modifié et inéluctablement mortifié, s'est engagée dès 1998, date de sa création, au service de l'amélioration organisationnelle de la distribution des soins, dans le respect des principes fondateurs de son activité d'assureur public : l'égalité d'accès aux soins, la qualité optimale des prises en charge effectuées et la solidarité d'assomption de la maladie.

Dans une région au relief contrasté et au climat âpre, où les montées sont plus nombreuses que les descentes, comme l'observait Alexandre Vialatte, la conscience géographique étreint assez vite le gestionnaire sanitaire.

Afin de poser des constats de réalité et de rechercher des solutions pragmatiques au plus près de la vie quotidienne des populations protégées, celui-ci entend naturellement recourir aux compétences les plus adaptées et traditionnellement absentes de son milieu professionnel.

Ainsi sera conclu, dans un climat d'incrédulité teintée d'ironie, un contrat CIFRE (Convention Industrielle de Formation par la REcherche) entre une jeune doctorante géographe motivée, l'Union et le CERAMAC (Centre d'Etudes et de Recherches Appliquées au Massif Central) fondé par les enseignants chercheurs du département de géographie de l'Université Blaise Pascal.

La consolidation des structures et des procédures régionales issues des Ordonnances de 1996, la constitution des seconds schémas régionaux d'organisation sanitaire, l'appui de l'assurance Maladie sur la notion de résidence, les premiers programmes régionaux de santé qui constatent dysfonctionnements et inégalités, concourent, à ce moment-là, à l'émergence et à la mise en valeur du TERRITOIRE, unité d'œuvre désormais indispensable à l'analyse et au pilotage du système de santé.

Ces circonstances demeurent, à l'évidence, propices à l'intégration et à l'épanouissement d'un chercheur compétent et curieux au sein d'une entreprise de santé qui, au-delà de ses responsabilités réglementaires et des résultats attendus dans l'accomplissement local de politiques nationales, lui permet d'articuler pensée analytique et études prospectives avec les exigences pratiques de la conduite d'actions de terrain, et d'entamer, à durée indéterminée, une carrière professionnelle qui met en valeur les acquisitions universitaires du cursus suivi jusqu'à son aboutissement.

Cette thèse a participé de tous nos débats et de toutes nos décisions :
- le choix du territoire efficient pour élaborer le SROS de 3e génération,
la justesse d'observation de l'activité des professionnels libéraux pour construire des solutions appropriées en matière de nouvelles installations, de regroupements professionnels, de rationalisation de la permanence des soins, au regard des contraintes démographiques et spatiales,
- la pertinence d'analyse des caractéristiques et des comportements des patients, afin de définir une notion opérationnelle du besoin de soin, propre à construire les coordinations et les complémentarités les plus performantes,
- l'exploitation régulière des bases de données de l'Assurance Maladie aux fins de rendre compte aux partenaires administratifs et conventionnels des réalités et évolutions médico-économiques du fonctionnement du système de soins.

Toutefois cette thèse, soutenue et éditée, rejoint le passé et ses chronologies. La loi Hôpital, Patients, Santé et Territoires, bientôt promulguée, crée une nouvelle dynamique structurelle et confère aux territoires une place centrale dans l'organisation régionale de la santé. Mais quels sont-ils ? La question demeure entière, tout au plus sait-on qu'ils seront définis et négociés par l'Agence Régionale de Santé avec les représentants des territoires administratifs et électoraux, afin de potentialiser les effets des politiques nationales de santé publique et de gestion du risque.

L'organisation des territoires, la géographie de l'offre sanitaire, l'expression et la justification de la demande de soins, l'exercice de la démocratie sanitaire et l'efficience de la prévention et de la promotion de la santé donnent encore beaucoup matière à conjuguer de multiples efforts, soutenus et partagés, entre l'Université et les Institutions pour atteindre des objectifs collectifs et citoyens de plus en plus ambitieux et impératifs.

En ce sens, cette étude peut servir d'exemple.

Vauvevargues notait qu'il ne pouvait y avoir de préface ennuyeuse à la tête d'un bon livre. Puisse-t-il avoir encore raison !

M. Daniel BARRY
Directeur URCAM Auvergne

Remerciements

Achever un tel travail, après autant d'années, ne peut se faire sans le soutien et l'accompagnement de nombreuses personnes, la liste exhaustive est bien difficile à dresser. Que toutes et tous sachent la reconnaissance que j'ai pour eux et qu'ils soient assurés de ma plus profonde gratitude.

Plus particulièrement, je souhaiterais remercier mes professeurs et directeurs de thèse : M. Christian Mignon avec lequel l'aventure a commencé et dont les conseils ont permis de donner vie à ce projet et M. Laurent Rieutort qui a su, par sa compétence, son humanité et sa patience me permettre de développer ma démarche intellectuelle et mener à terme ce travail.

Les beaux projets sont souvent liés à des rencontres et à des opportunités saisies, ce doctorat le confirme et rien n'aurait pu voir le jour sans l'URCAM Auvergne et sa direction : M. Daniel Barry et Mme Chantal Robert qui « m'ont donné la chance de »... Qu'ils soient assurés de ma reconnaissance et de mes remerciements les plus respectueux. Sans leurs interventions, leur perspicacité et leur motivation, rien n'aurait été possible.

Ce travail ne serait rien si Mme Frédérique Van Celst, au-delà de son soutien amical sans faille, n'avait usé de son savoir-faire et de son professionnalisme pour finaliser cette thèse en bel objet. Je lui suis redevable et bien plus qu'elle ne peut l'imaginer.

Je réalise aussi que je dois énormément à ma tante, Annie Barbat, qui, pas à pas, a relu et corrigé tous les textes, écouté les plaintes, secoué les découragements et les paresses, hébergé mes exils laborieux. Ton soutien affectueux a été un cadeau merveilleux.

J'ai une pensée particulière pour mon petit bonhomme dont la force et la patience ont été de précieux moteurs et pour mon mari qui, finalement, a toujours dû me partager avec cette thèse. Les yeux au ciel, je pense à ceux qui ne sont plus... Une émotion particulière m'étreint lorsque je réalise que maman est partie en cours de route... Je sais qu'elle était heureuse et fière du chemin que j'avais parcouru, les regrets demeureront qu'elle ne puisse se réjouir des nouvelles étapes ...

Je souhaite aussi pouvoir dire à tout mon entourage familial et amical combien il a été bon de se sentir soutenue malgré le temps qui passait, qui usait. Sans le soutien de mes parents et beaux-parents, je n'aurais pas pu finir. Un merci à mes collègues qui m'ont supportée, dans tous les sens du terme, et je sais que certains jours cela a été difficile ; un clin d'œil à la famille Quantin avant de pouvoir partager plus de temps avec eux.

SANTÉ ET TERRITOIRE :
AUTOUR DE L'IDÉE DE GÉOGRAPHIE DE LA SANTÉ

I – Les enjeux d'une recherche en situation professionnelle

Evoquer l'offre de soins en milieu rural et les représentations mentales s'entrechoquent entre le cliché du médecin de campagne de Balzac ou de Zola, les images des collectifs de lutte contre la fermeture d'établissements hospitaliers aux confins du Massif central, et la difficulté de trouver une pharmacie ouverte lors du dernier week-end passé « au vert ». Au-delà d'un inconscient collectif quelque peu « sentimental », les services de santé dans les campagnes attirent l'intérêt des décideurs politiques pour diverses raisons. La première est, souvent, de répondre aux inquiétudes de leurs concitoyens électeurs souhaitant conserver des professionnels de santé à proximité : le vieillissement des populations engendre des besoins plus importants et le maintien à domicile dans les secteurs les plus excentrés nécessite la présence de services de santé de plus en plus organisés. Ainsi, détenir une offre de soins locale satisfaisante évite la fuite des populations vers les centres urbains et facilite l'accueil de nouveaux arrivants qui souhaitent conjuguer à un mode de vie rural la sécurité de services de santé locaux. La seconde motivation des politiques concerne l'aspect économique des professionnels de santé et des établissements de soins, pourvoyeurs d'emplois dans des zones rurales (Bailly, Periat, 2003) et à l'origine d'un certain dynamisme dans des territoires ruraux à la recherche d'attractivité.

Le thème de la couverture médicale des campagnes fait appel à différentes problématiques allant de la gestion des politiques sanitaires à l'aménagement du territoire et de la continuité du service public. Il interpelle aussi le géographe sur de nouveaux champs d'investigation. L'offre en services de santé en milieu rural est donc un sujet de réflexion qui va au-delà de l'étude d'un simple équipement tertiaire dans un territoire.

A l'origine, trois enjeux justifiaient donc ce travail de recherche.

Le premier est lié à une « demande sociale » soucieuse de l'avenir de l'offre de soins. En effet, dans une première approche, il apparaît que les régions à dominante rurale sont sous-médicalisées. Les principaux métiers (médecins généralistes ou *a fortiori* spécialistes, dentistes, pharmaciens, infirmiers libéraux...) ou équipements hospitaliers se concentrent en ville et les tendances récentes ne laissent pas d'inquiéter. Le thème des inégalités spatiales associées à des formes d'iniquité sociale s'impose dans les discours. Comme le souligne Robert Hérin (2003) : « Outre d'être fortement urbanisée, cette offre médicale pose aujourd'hui le double problème, qui concerne surtout les zones rurales, d'être vieillissante et tributaire pour son renouvellement des aspirations des nouvelles générations de médecins : l'exercice de la profession en milieu rural pose à nombre d'entre eux des questions relatives au cadre de vie : les possibilités de scolarisation pour les enfants, l'éventail des emplois pour le conjoint, les qualités de l'environnement culturel et social, autant d'aspirations pour lesquelles les milieux ruraux sont désavantagés. Et se posent également les questions concernant l'exercice du métier : la lourdeur des activités, l'isolement professionnel, la surcharge de moins en moins acceptée des gardes et des remplacements... ».

Ces interrogations conduisent à un second enjeu de la recherche centré sur les recompositions des territoires de santé et donc sur la participation des géographes au débat collectif. Certes, le questionnement est ancien comme le remarquent B. Boureille et N. Commerçon (2003) : « Au cours des années 1970 où le système se reconstruit autour de l'hôpital, le territoire devient la variable primordiale de la recherche d'efficience, notamment par le biais de la planification sanitaire. A partir d'une analyse des besoins de soins de la population et de leur traduction en termes de répartition d'équipements médicaux et de capacité d'accueil hospitalier à l'échelle des Régions sanitaires ». Pourtant, à partir des années 1990, on voit apparaître « une triple approche des inégalités territoriales, de l'équité sociale et d'une prise en charge globalisante » (*Ibidem*, 2003) du patient. Les territoires de la politique et de l'administration de la santé sont alors profondément rénovés, des « réseaux de santé » se dessinent et intègrent les différents jeux d'acteurs institutionnels : cette nouvelle vision, davantage pluridisciplinaire, permet d'associer les géographes à la réflexion sur la pertinence des découpages territoriaux. Mais il y a plus : dans ce contexte, « la santé est appelée de plus en plus à être partie prenante des territoires de projet » (*Ibidem*, 2003) et ses acteurs sont perçus comme des éléments clés de la vie locale, des animateurs potentiels du tissu économique et de l'attractivité des territoires. L'évolution de l'espace rural peut donc être revisitée par ces questions relatives aux territoires et aux acteurs de la santé et une approche géographique se justifie pleinement, l'offre de soins étant vue comme un indicateur et un révélateur pertinents des dynamiques socio-spatiales des campagnes. Même si notre recherche privilégie une « entrée » spécifique, elle reste inscrite dans une approche plus « générale » sur le rôle du système de santé dans le fonctionnement et les recompositions des territoires.

Enfin, ce doctorat s'insère pleinement dans les axes de réflexion du « Centre d'Etudes et de Recherches Appliquées au Massif Central, à la moyenne montagne et aux espaces fragiles » (CERAMAC) ; c'est là un troisième enjeu – s'inscrire dans une démarche scientifique collective sur les campagnes sensibles - qui justifie ce travail. En effet, les territoires « sensibles » continuent à être l'objet d'étude principal du CERAMAC. Ils se conçoivent autour de l'idée d'espaces peu ou prou en marge du développement de la société globale. Ces espaces, qu'ils soient « fragiles », « périphériques » ou « marginalisés » peuvent, selon le jeu des échelles, coexister avec des espaces dynamiques et générer des interactions qui amènent à questionner le caractère relatif de cette situation de marge. Une thèse sur l'offre de santé, à la suite de travaux sur le système éducatif (Moracchini, 1992 ; Lacouture, 2000) ou sur les commerces et services (CERAMAC, 2001) ne pouvait que contribuer à la réflexion sur l'organisation de ces territoires et sur les processus de renaissance qui les animent. Grâce aux échanges avec d'autres chercheurs, ce doctorat devait permettre de dresser un bilan dans une perspective plus globale : assiste-t-on à une convergence des milieux ruraux sensibles entraînés par un mouvement uniforme de revitalisation, ou bien l'inégale diffusion des dynamiques récentes, les fragilités accrues de l'offre de services, les conduisent-ils à une fragmentation croissante ? La variété des situations rencontrées traduit-elle de simples décalages dans le temps ou bien faut-il rechercher des causes plus profondes ? Ces inégalités spatiales sont-elles étroitement tributaires de facteurs endogènes (héritages, rôle des acteurs locaux) jouant comme des atouts ou des freins et déterminant en somme une inégale ressource territoriale, ou bien sont-elles le reflet d'impulsions extérieures (politiques de l'Etat, nouveaux territoires institutionnels, …) ?

Ces différents enjeux et notre problématique ont été validés mais aussi affinés grâce à l'obtention d'une Convention Industrielle de Formation à la Recherche et aux Etudes (CIFRE) au sein de l'Union Régionale des Caisses d'Assurance Maladie (URCAM) d'Auvergne. Cette expérience professionnelle, sur laquelle nous reviendrons, a indiscutablement participé à une « formation par la recherche ». Elle nous a surtout permis d'aller au-delà d'opérations de recherches participatives dans lesquelles les acteurs partenaires ne sont pas placés en position de négocier la problématique de recherche. Au sein de l'URCAM au contraire, mes travaux de géographe ont pris en compte les dimensions sociales, territoriales et institutionnelles des projets exprimés par les usagers du monde de la santé. On n'était guère loin d'une véritable recherche-action dans laquelle le chercheur vise à l'autonomie des acteurs par rapport à sa propre intervention, à l'appropriation des outils collectifs générés, notamment cartographiques. Mais, au même titre que dans les autres méthodes de recherche, la recherche-action doit veiller à définir ses « objets de recherche » et à organiser des dispositifs permettant de les « problématiser » selon une délicate dialectique du dedans et du dehors : participation à l'activité professionnelle « réelle » et prise de distance par rapport aux institutions et à l'objet scientifique ; la tâche du chercheur engagé auprès des usagers étant parfois de rassurer (maîtrise de la phase d'incertitude pour tous les acteurs ; mobilisation des diverses informations) tout en assurant une fonction critique (aux deux sens de confrontation et décision) au moment de la phase opérationnelle.

II – Géographie de la santé : les grands axes

A l'échelle de l'individu, la santé est le bon état physiologique d'un être vivant, le fonctionnement régulier et harmonieux de son organisme pendant une période appréciable. Elle diffère au cours du temps, selon les personnes et le recours ou non au monde médical. Le ressenti de « bonne santé » varie d'un homme à l'autre, en fonction de critères politiques, sociaux, économiques ou culturels. Il ne se résume pas forcément par un bilan, mesuré par un panel d'examens divers et variés. Un boursier new-yorkais, un paysan burkinabé ou un postier lozérien ont chacun leur avis sur leur propre santé et le moyen de la préserver ; cette part subjective est prépondérante. Dans ce sens, l'Organisation Mondiale pour la Santé (OMS) complète la définition primaire en présentant la santé comme « un état complet de bien-être physique, mental et social qui ne consiste pas seulement en l'absence de maladie ou d'infirmité (…). La possession du meilleur état de santé qu'il est capable d'atteindre constitue l'un des droits fondamentaux de tout être humain, quelles que soient sa race, sa religion, ses opinions politiques, sa condition économique ou sociale ». D'une certaine façon, l'OMS démédicalise l'idée de santé et insiste sur sa dimension psychologique, philosophique et sociologique. Cette conception, contestée car jugée trop utopique et subjective, fait appel à des notions difficiles à quantifier telles que la satisfaction des besoins fondamentaux, la qualité de vie et la recherche du bien-être. Cette démarche porte l'empreinte de la volonté politique à l'origine de la création de cette institution internationale qui tente de lutter contre les inégalités sanitaires par des programmes médicaux et œuvre pour le développement social et l'éducation dans les pays les plus pauvres. Dans la grande majorité des cas, par manque de moyens financiers, de structuration du système de soins et de gestion logistique, ces Etats ne sont pas en mesure de lutter contre les pandémies (ex : lutte contre le SIDA dans les pays africains, etc.).

La santé d'un individu, en tant que telle, n'est pas un champ d'étude pour le géographe[1], elle ne le devient que si on la considère sur un plan collectif. Donner une dimension territoriale à la santé collective oblige à préciser le concept. Il est communément acquis dans l'évolution du langage que le terme de « santé » recouvre à la fois l'état sanitaire des populations et toute « l'organisation » mise en place par la société pour améliorer son niveau de santé. Cette double définition se retrouve dans les deux « branches » de la géographie de la santé sur lesquelles nous reviendrons.

Henri Picheral décrit la géographie de la santé comme « l'analyse spatiale des disparités de santé des populations, de leurs comportements sanitaires et des facteurs de l'environnement (physique, biologique, social, culturel et économique) qui concourent à expliquer ces inégalités » (Picheral, 1989) ; il poursuit en précisant qu'elle est « la synthèse et l'aboutissement de la géographie des maladies et de la géographie des soins et non pas leur simple juxtaposition » (Picheral, 2001).

A - Les deux pans de la géographie de la Santé

La santé pose de multiples interrogations sur ses relations aux territoires et à l'espace ; les premières sont de l'ordre du sanitaire et de l'épidémiologie, les secondes entourent la structuration et l'organisation fonctionnelle des systèmes de santé.

1 - La géographie de la maladie

La « géographie de la maladie » étudie les inégalités de répartition et conduit à analyser l'incidence et la prévalence des pathologies et facteurs de risques associés. Malgré des méthodes voisines, elle se différencie de l'épidémiologie spatiale, matière dépendant de la faculté de médecine et demandant des connaissances spécifiques (biologie, physiologie…). Elle ne se résume pas à un travail de cartographie, elle veut cerner « les effets et le rôle des faits de santé sur les activités des hommes, sur l'occupation, la mise en valeur et l'organisation de l'espace » (Picheral, 2001).

Dans ce champ de recherche, deux types d'analyses se rencontrent. Le premier s'intéresse à la propagation des maladies et permet d'obtenir des cartes à différentes échelles : continent, pays ou quartier (ex : aire d'extension de la malaria, de l'hépatite A, etc.). Les organismes de veille sanitaire comme l'OMS diffusent ces informations, en prévention des risques de contagion. Cette approche favorise la mise en commun des travaux des scientifiques afin d'améliorer les résultats des recherches et d'apporter des réponses collectives pour endiguer les épidémies. Informés, les responsables des états concernés peuvent alors adapter leurs réactions et choisir des solutions plus efficaces, ou demander si nécessaire des aides internationales.

La seconde démarche du « géographe de la maladie » souhaite exposer l'état sanitaire d'une population en examinant le cumul des pathologies dans un secteur donné, afin d'établir des niveaux de santé. Ce deuxième type de travaux est mis en corrélation avec des résultats statistiques sur le développement économique. Les études géographiques sur les maladies et les conditions sanitaires des populations n'ont pas comme but principal d'établir un atlas du parfait touriste. L'objectif scientifique est plus vaste car cette géographie des maladies révèle de nombreuses inégalités spatiales et se présente comme un outil à la compréhension de certaines situations (ex : aire d'expansion de telle maladie…). Le niveau sanitaire des populations a un poids politique et sociologique fort dans nos sociétés modernes, la « bonne santé » incarne une marque de développement, de progrès et, réciproquement, le développement économique et social contribue à l'amélioration du niveau moyen de santé de l'ensemble de la population.

En ce début de XXIe siècle, avec le développement de la communication en temps réel, l'état sanitaire de la population devient une question fondamentale ; les inégalités entre individus apparaissent parmi les plus injustes. Dans la plupart des cas, les aires de diffusion des grandes pandémies (paludisme, fièvre jaune, choléra...) posent les questions de la géographie du sous-développement. L'évolution technologique et l'avancée des travaux permettent de comprendre les aires de diffusion en analysant les vecteurs des pandémies (ex : l'eau, mais aussi les nouveaux modes de transport...). La géographie devient un des moyens de visualiser la réalité des situations en proposant des hypothèses d'analyses. Ces inégalités corroborent fréquemment d'autres facteurs bien connus des géographes : les conditions climatiques particulièrement difficiles, les ressources naturelles inégalement exploitées, les conflits géopolitiques latents, etc.

En abordant la dimension collective de la santé par les travaux sur les niveaux sanitaires, le risque est de « tomber » dans une forme de misérabilisme en omettant que ces inégalités ne sont pas l'apanage des pays pauvres. Certaines épidémies réapparaissent dans les pays développés (ex : tuberculose, saturnisme...), d'autres naissent (ex : grippe aviaire, maladie de « la vache folle », légionellose...). Le travail du géographe devient un complément pertinent dans l'évolution de la recherche des épidémiologistes en donnant de l'importance à l'environnemental en complément du médical.

2 - La géographie des systèmes de soins

La géographie des systèmes de soins est l'étude de la répartition des équipements et des personnels médicaux. Elle aide à définir le degré de médicalisation des populations concernées, tout en analysant les inégalités de répartition de l'offre et du recours aux soins et de la consommation médicale. L'évolution récente des travaux vise à mieux comprendre la « balance spatiale » entre offre et demande de soins. Ces travaux sur les systèmes de santé sont plutôt centrés sur les pays « riches », dont l'organisation sanitaire plus aboutie et plus complexe est source d'inégalités territoriales.

Comme le tourisme ou l'industrie automobile, la santé est un champ à part entière de l'économie d'un pays. Elle engendre des flux financiers considérables et crée des activités à tout niveau, de l'Etat à l'individu. Son poids social est très élevé, notamment en France, où la gestion du système de protection sociale modèle les relations entre les pouvoirs publics et les syndicats gestionnaires. L'impact politique des décisions prises est fort (ex : nombre d'emplois créés par les établissements hospitaliers dans certaines villes en reconversion industrielle...). La géographie des systèmes de soins est liée aux politiques d'aménagement du territoire car elle analyse les actions publiques (ouverture ou fermeture d'équipements...) et leurs conséquences à plus ou moins longue échéance, sans négliger les comportements individuels liés intrinsèquement à la relation de l'homme à son milieu (ex : tropisme de certaines régions pour l'installation des professionnels, etc.).

L'aspect fondamental des sujets de recherche de la géographie de la santé réside dans la nature même des activités étudiées. Malgré l'approche économique de ce sujet, l'importance du social en terme de santé est fondamentale ; populations et souffrances sont derrière les chiffres. Pour paraphraser certains militants, on dira que la santé n'est pas une marchandise comme les autres, même si les échanges entre le soignant et le soigné engendrent de nombreux mouvements financiers à différentes échelles. Toute approche territoriale du système de santé doit tenir compte de la notion fondamentale de permanence, et de continuité des soins et de gestion de l'urgence. Le fait que l'on puisse rentrer dans un raisonnement binaire sur le devenir vital des individus entraîne une réflexion géographique ne se limitant pas à une construction économique et mathématique. Ainsi, les réalités géographiques du monde de la santé doivent être abordées en intégrant leur part de subjectivité.

B - L'évolution de la géographie de la Santé

La géographie de la Santé (en tant que telle) semble être une branche assez récente des champs d'études du géographe français, spécialement dans la partie concernant le système de soins. D'autres pays européens ont été des précurseurs, par exemple le courant de la « *Medical Geography* » des Anglo-Saxons. D'un point de vue épistémologique, l'évolution de la pensée géographique, riche en enseignement, suit les évolutions intellectuelles et politiques de nos sociétés. Quatre périodes se détachent et aboutissent aux réflexions contemporaines.

• La première « période de la géographie de la santé » est celle de la « géographie néo-hippocratique » ; elle s'étend des théories d'Hippocrate avec son ouvrage intitulé *Des airs, des eaux et des lieux* à l'année tournant du XIXe siècle, 1871. Cet acte de naissance rattaché à l'Antiquité est porteur de sens, le symbole d'Hippocrate en père fondateur prouve que la géographie comme la médecine ont été les principaux centres d'intérêts des premiers intellectuels reconnus par notre civilisation. En fait, cette première période débute au milieu du XVIIIe siècle avec la parution de plusieurs topographies médicales en France, en Allemagne et aux Pays-Bas. Ce style d'études sera fréquent jusqu'à la fin du XIXe siècle. Ces travaux tentaient de dresser un tableau précis de la santé d'une région et de sa population. Entre 1750 et 1900, de nombreuses études se succèdent, en Allemagne, principalement les écrits de Finke, Schnurrer et Fuchs ; en Angleterre, Snow et Haviland ; et en France, Boudin (Picheral, 2001). La question des épidémies et de leur contagion interpelle les médecins, le rôle de l'eau comme agent épidémiologique est mis en avant. Les premières cartes sur la diffusion des maladies paraissent dès 1796 pour la fièvre jaune de New York.

La cartographie de John Snow (Snow, 1854) sur l'épisode de choléra à Londres en 1849 (14 000 morts entre mai et novembre) a permis de montrer le rôle de la fontaine publique de *Broad Street*. Ce médecin londonien remarqua dans le quartier de Soho une situation très contrastée. Cet îlot urbain semblait relativement épargné, excepté autour de la fontaine publique de *Broad Street* où un important foyer de décès était constaté. Contrairement aux autres alimentations en eau de ce quartier, cette pompe à eau était reliée directement à la Tamise, vaste égout à ciel ouvert à l'époque. La zone de pompage, au sud de la Tamise, se situait dans un secteur où l'épidémie était très virulente. Par la superposition des relevés cartographiques (aires de puisage des fontaines publiques et localisation des décès), il comprit le rôle épidémique de l'eau. Ce constat géographique a été fait avant de savoir que le choléra se transmet par un vibrion et que l'eau sert de vecteur épidémique.

Ces travaux en de nombreux points géographiques, sont conduits par des médecins à des fins médicales. A la même période, l'évolution des pensées des géographes est similaire ; les milieux et leurs « influences » sur les populations, deviennent le centre d'intérêt de plusieurs penseurs, notamment d'Elisée Reclus dans *La Terre*.

• La deuxième époque (début du XXe /fin de la Seconde Guerre mondiale) voit évoluer les raisonnements de *L'écologie médicale à la géographie médicale* (Picheral, 2001). Temps de grandes avancées médicales (travaux de Pasteur, invention de l'aspirine, découverte de la pénicilline, etc.) et de profonds changements sociaux (naissance des premières structures d'assurance sociale, création d'un ministère de l'Hygiène, de l'Assistance et de la Prévoyance en 1920, etc.), la société européenne se médicalise ; les soins deviennent plus accessibles. La géographie s'engage dans de vastes recherches épistémologiques qui vont marquer profondément la discipline (travaux de Vidal de la Blache, Ratzel, Reclus, etc.). La notion de milieu et de genre de vie concentre la majorité des travaux.

En comparaison de leurs homologues des autres puissances européennes (Royaume-Uni et Allemagne), les géographes universitaires français semblent porter moins d'intérêt au thème de la santé. Seule exception française, Max. Sorre, créa, en 1933 l'expression de « complexe pathogène » (Sorre, 1933). Il voulait orienter les géographes vers « l'interdépendance des organismes mis en jeu dans la production d'une même maladie infectieuse », interdépendance qui mêle « l'homme et l'agent causal de la maladie, ses vecteurs et tous les êtres qui conditionnent ou compromettent leur existence » (Picheral, 1976). De manière quasi systématique, il émerge essentiellement une géographie des maladies, celle-ci s'inscrivant pleinement dans la réflexion déterministe en lien avec la notion de milieu naturel. Elle est largement encouragée par la pensée colonialiste.

• Au lendemain de la Seconde Guerre mondiale et pendant les deux décennies suivantes, on assiste à une confirmation de la géographie médicale. Pour certains, cette troisième étape paraît moins innovante, elle est néanmoins fondamentale et engendrera la « naissance » de la géographie de la santé.

Le *Précis de Géographie humaine* de Max Derruau, dont la première édition date de 1961, témoigne de deux types d'approche. Celle de Max. Sorre, abordant les grands complexes pathogènes mais « aussi des maladies, moins liées à un vecteur, comme la tuberculose, mais dont on peut cependant établir la carte [...] Les principes d'une géographie médicale définissant, non seulement l'aire des complexes pathogènes, mais aussi celle des grands domaines sanitaires ». Une deuxième thématique plus novatrice est abordée dans le chapitre consacré aux activités tertiaires. Il s'agit de la profession médicale, qui peut être « objet d'étude géographique à la fois parce qu'elle s'insère dans une structure sociale et dans un milieu (au sens large), et parce qu'elle se traduit par une répartition ». Max Derruau constate alors la diversité des catégories de médecins et des taux de desserte très différents d'un pays à l'autre : « d'une façon générale, plus l'Etat intervient dans l'organisation économique et sociale du pays, plus le nombre des médecins augmente [...] Le nombre des médecins est également fort dans les régions de niveau de vie élevé [...] A l'intérieur d'un Etat, la densité augmente dans les grandes villes, à la fois parce que les centres hospitaliers s'y concentrent, que les spécialistes y abondent, que le niveau de vie de la population est plus élevé qu'à la campagne et permet de faire vivre un plus grand nombre de médecins, enfin que l'exercice de la profession dans une ville, demandant moins de déplacements qu'à la campagne, est plus recherché ». L'analyse reste toutefois marquée par une géographie vidalienne des rapports de l'homme au milieu, ainsi : « Le nombre de médecins de campagne est d'ailleurs plus élevé dans les régions de circulation facile, d'habitat aggloméré, de climat favorable que dans les régions d'habitat dispersé et de climat rude car les candidatures n'abondent pas dans les régions de milieu répulsif ».

• La quatrième et dernière étape de cette évolution est intitulée par H. Picheral *De la « nouvelle » géographie à la géographie de la santé* (Picheral, 2001). Ce géographe montpelliérain est à l'origine de travaux fondateurs pour la géographie de la santé en France. Dans sa thèse, écrite en 1963 et publiée en 1976, il analyse comment un espace, en l'occurrence le Languedoc-Roussillon, se comporte en termes de santé, en s'appuyant sur une description cartographique fine de toutes les pathologies existantes dans la région. Il va au-delà de simples descriptions épidémiologiques en mettant en exergue les liens existants entre maladie et système de soins. Dans la dernière partie de sa thèse, *Malades et médecins : médecine et santé*, il esquisse une approche entre pathologie et médicalisation du territoire et il évoque déjà les différences locales en terme de desserte médicale et les disparités entre offre et demande de soins (Picheral, 1976). En cette fin de XXe siècle, la géographie de la santé dans ses mutations cherche à apporter des réponses à une société dont les liens avec la santé et le monde médical ont fortement évolué. Elle est plurielle car la santé est un champ d'investigation très divers selon l'échelle ou le lieu considéré.

Deux revues « classiques » de géographie ont, par exemple, édité des numéros spéciaux consacrés à la géographie de la santé : *Hérodote*[2] et *Espace, populations, sociétés*[3]. Ces deux revues, à la ligne éditoriale assez différente, présentent divers articles sur des sujets variés de géographie de la santé, tant sur des thèmes de géographie des maladies que d'aménagement sanitaire. Dans *Hérodote*, les articles prennent des dimensions de Santé Publique et apparaissent plus polémiques. D'une manière globale, ils posent la question de la santé comme marqueur de la société contemporaine et de ses inégalités sociales et territoriales. Une réflexion intéressante sur le thème de la Santé Publique est conduite. Cette revue, si elle n'enrichit pas précisément notre recherche sur les services de santé en milieu rural, pose certaines questions sur l'impact de la santé dans l'organisation des sociétés contemporaines et de leurs territoires. La seconde revue, plus conventionnelle, regroupe les actes des premières journées nationales de la géographie de la santé de Dijon, du 16 et 17 septembre 1994. Des thèmes similaires aux autres ouvrages cités sont abordés avec, en plus, des articles concernant la question de la géographie de la santé dans des pays en voie de développement.

En 1999, la parution d'un « Que sais-je ? » intitulé *La géographie de la santé en France*, écrit par F. Tonnellier et E. Vigneron (Tonnellier et Vigneron, 1999) confirme l'engouement pour le thème. Ce petit livre, destiné à présenter les idées de base de cette problématique présente l'ensemble des notions permettant d'expliciter l'approche géographique de la santé. L'ouvrage comporte trois parties. La première présente tous les éléments d'analyse de la question de la santé en France qui se regroupent en trois thèmes : offre de soins, flux et aires de santé. La seconde partie concerne les paysages socio-sanitaires français, la dernière traite du sujet de l'approche géographique de l'action sanitaire. La partie sur l'aménagement sanitaire a montré l'intérêt de la géographie de la santé en France et l'importance qu'elle pouvait revêtir pour les pouvoirs publics. La question de la mise en place d'un découpage à l'échelle régionale voire infra-régionale pour que les actions soient efficaces et rationnelles est illustrée d'un exemple dans le Languedoc-Roussillon.

Aujourd'hui, de plus en plus, en France, la géographie de la santé intervient dans les démarches de planifications sanitaires et d'aménagement du territoire. Les réformes de l'Assurance Maladie du milieu des années 1990 et la création des Agences Régionales d'Hospitalisation (ARH) ont ouvert des réflexions à des échelles fines (locales et régionales). Les travaux doivent apporter des réponses à court et long termes aux décideurs politiques. Désormais, la géographie de la santé devient un élément à part entière de la démocratie sociale locale.

Dans des tendances plus modernes, la géographie de la santé ouvre des champs de recherche vers le concept de « bien-être » cher à l'OMS. Des pans entiers de l'évolution des sociétés des pays « industrialisés » peuvent désormais être appréhendés par le prisme géographique, par exemple le vieillissement, le handicap, etc. A la fin de l'année 2007, un ouvrage sous la direction de S. Fleuret et J.-P. Thouez (Fleuret, Thouez, 2007) a souhaité dresser un panorama de la géographie de la santé en abordant successivement les grandes orientations et les grands thèmes et en posant plusieurs interrogations conceptuelles. Les auteurs évoquent les mutations contemporaines en écrivant : « Cette géographie est aujourd'hui traversée par trois grands courants qui correspondent à des approches différentes : une approche médicale et environnementale, une approche sociale et culturelle et une approche portant sur les enjeux liés à l'organisation des soins. ». Ils continuent ainsi : « Ce serait une erreur fondamentale que d'opposer ces approches qui sont essentiellement complémentaires. Les perspectives futures de la géographie de la santé se trouvent donc à l'articulation de ces approches et en concordance avec une vision globale de la santé ». Leur conclusion débouche sur plusieurs directions vers lesquelles devrait se développer la géographie de la santé : l'analyse croisée des déterminants de santé, le champ des politiques publiques territorialisées, et une dernière, plus conceptuelle, mettant en exergue les concepts de géographie sociale sous « l'effet de questionnement renouvelé sur le bien-être et la qualité de vie ».

III – Problématique et hypothèses

Notre angle d'attaque relève à la fois de l'approche « appliquée » et d'un regard que l'on peut qualifier de « développementaliste », permettant de reconsidérer la place qui est accordée à l'offre de soins dans les politiques de développement des territoires, dans les pratiques socio-professionnelles, étatiques ou issues des collectivités locales. En 2000, lors du Festival de la géographie de Saint-Dié, Antoine Bailly avait bien posé le problème : « A une époque de concentration des activités économiques et des services dans les métropoles, peut-on encore vivre et être soigné au pays, en particulier dans des régions rurales, de montagne ou éloignées des grands centres urbains ? Les phénomènes de mondialisation, en accélérant les processus de regroupement des populations, posent un problème général d'aménagement sanitaire du territoire : faut-il organiser les services à la population, y compris ceux de santé, en fonction de seuils de fréquentation ou faut-il assurer, dans chaque pays, un service de base pour permettre une vie sociale de qualité ? Non seulement la population âgée qui vit au pays a besoin de ces services, mais quelle population active restera dans des pays non équipés de services de santé ? En dépit des progrès dans la transmission de l'information et de l'imagerie médicale, les services de santé de proximité sont nécessaires à chaque pays. Leur éloignement constitue une entrave à un bon suivi médical, puisque, avec l'augmentation de la distance, apparaît une baisse de la fréquentation. Certes, ces services de santé de proximité n'offrent pas les performances techniques des hôpitaux régionaux, mais, dans un contexte de mise en réseau hiérarchique des équipements de santé, ils restent indispensables pour une égalité sociale et spatiale face à la maladie ».

Réfléchir sur les services de santé des campagnes auvergnates impose de garder en permanence un champ de vision élargi intégrant le rôle du monde urbain en terme d'offre de soins. Si le milieu rural ne peut satisfaire seul à tous les besoins de santé, la recherche doit tenter de mesurer de quelle façon il y répond et comment s'expliquent ses carences.

Les différences en termes de services de santé entre ville et campagnes mettent ces dernières en situation d'infériorité. Ce constat ne suffit pas ; l'important est de comprendre quelles sont aujourd'hui les caractéristiques du système de soins du rural, quelles sont celles qui suivent les tendances générales et quelles sont celles spécifiques à la région. La fragilité apparente du monde rural induit-elle une plus grande sensibilité des services de santé ?

C'est cette analyse qui permettra de mesurer les fragilités du système de soins et peut-être de proposer des solutions pour y pallier.

L'offre de soins en milieu rural ne peut satisfaire, à elle seule, tous les besoins de santé de sa population ; pour autant, il ne faut pas la sous-estimer dans les soins de premiers recours. Plus généralement, les campagnes « fragiles » sont-elles nécessairement des déserts médicaux ? Le lien entre monde rural et insuffisance de l'offre de soins est loin d'être systématique. L'important est alors de comprendre les caractéristiques du système de soins rural, ses forces et ses fragilités. Sans angélisme, il faut admettre que ces zones sont dans des situations parfois tendues puisque les effectifs de l'offre de soins peuvent être amoindris. Les professionnels de santé, les gestionnaires du système de santé, et les élus locaux en ont fait l'un de leurs chevaux de bataille ; des zones déficitaires en offre de soins ont ainsi émergé. Définir de telles zones n'a de sens que par rapport aux actions pouvant être entreprises pour lutter contre cette désertification. Actuellement, les collectivités locales et territoriales font du maintien de l'offre de soins un préalable indispensable dans la lutte contre la fragilisation du milieu. Les communes se sont battues pour retenir leur école, leur épicerie, aujourd'hui c'est le tour des médecins.

La démarche de ces collectivités n'est plus isolée, de plus en plus, les acteurs du système de soins s'interrogent sur le grand champ de la démographie médicale et visent à mettre en place de nouvelles solutions pour pallier les besoins et satisfaire la demande des populations locales.

L'objectif de notre recherche est d'aller au-delà du simple constat pour voir comment une région et surtout ses secteurs ruraux gèrent la situation. Notre démarche passe par l'analyse du rôle des différents protagonistes et plus particulièrement celui de l'Assurance Maladie dans la gestion de ce qu'on nomme « les zones déficitaires en offre de soins ». Quelle est la situation réelle sur le terrain ? Quelles sont les actions mises en place ? Peut-on mesurer les premiers résultats ? Quels sont les moyens et les méthodes permettant une vision territorialisée de cette thématique ?

A partir des travaux sur la géographie de l'offre de soins (H. Picheral ; F. Tonnelier, E. Vigneron) et sur les recompositions des espaces ruraux « sensibles », trois hypothèses structurent ce travail :

> 1 - On assiste à un renforcement de la dimension territoriale dans le système français de santé et la géographie peut apporter une contribution à la réflexion.
> 2 - Profitant de cette nouvelle approche territorialisée et de nouveaux outils de gouvernance (y compris ceux issus des acteurs locaux), l'offre de soin

se stabilise dans les espaces à dominante rurale au prix d'importantes recompositions socio-spatiales.

3 - Dans les secteurs déficitaires ou fragiles, en bénéficiant de ces recompositions territoriales, des adaptations voient le jour et constituent un indicateur et un révélateur pertinents des dynamiques socio-spatiales des campagnes.

Afin de valider ou non ces hypothèses, nous mobiliserons une méthodologie « classique » en géographie associant travail statistique et cartographique, à des enquêtes/entretiens sur le terrain afin de prendre en compte des situations locales qualitatives. Dans notre cas, cette dialectique est enrichie par l'immersion professionnelle au sein de l'URCAM et nous avons pu utiliser à la fois des bases de données souvent confidentielles[4], des études appliquées et de nombreuses discussions partenariales, engagées dans l'exercice quotidien de notre travail, avec des médecins, des pharmaciens ou des élus locaux.

Même s'il était nécessaire d'envisager la question de l'offre de soins et des territoires à l'échelle nationale pour établir des comparaisons fructueuses entre les régions, mais aussi pour évoquer le fonctionnement institutionnel du système médical et les dispositifs destinés aux espaces ruraux les plus fragiles, nous avons limité nos recherches à la région Auvergne. En effet, une recherche sur cet espace nous offrait non seulement l'avantage de pouvoir accéder aux bases de données de l'URCAM, mais, surtout, ce terrain reste marqué par la ruralité (près de 35 % de la population réside dans l'espace à dominante rurale d'après l'INSEE) avec une bonne représentativité des types de campagne (fragile, « vivante » ou périurbaine).

Notre thèse sera conduite en trois parties. La première s'attardera sur la nouvelle approche territoriale de l'offre de soins en milieu rural, les concepts et les méthodes. Dans ce vaste ensemble, nous aborderons d'abord les enjeux et les perspectives de la problématique des services de santé au niveau national mais aussi à une échelle plus fine, celle des campagnes auvergnates. Cette étape nous permettra de dresser un bilan des acteurs du système de soins et d'analyser les rôles des différents intervenants, institutionnels ou non. Un temps sera d'ailleurs consacré au rôle de l'Assurance Maladie afin de pouvoir replacer avec justesse le lien entre notre activité professionnelle et notre travail de recherche. Ensuite, une phase méthodologique s'imposera afin de décrire les outils et bases de données mobilisés dans ce travail de recherche. Les informations issues des organismes professionnels sont multiples, complexes et peu connues du monde extérieur. Cette originalité est sa richesse, la maîtrise de cette source constitue une plus-value à ce travail mais nécessite commentaires critiques et explications. Enfin pour conclure cette première partie et tenter de répondre à notre hypothèse, une réflexion sera conduite sur la notion de territoire de santé. En effet, notre terrain de recherche interpelle à la fois sur la notion de ruralité et son application en Auvergne, mais aussi sur toutes les dimensions territoriales de la santé et sur l'apport des géographes.

La seconde partie de ce travail a pour vocation d'évaluer et de quantifier l'offre de soin en Auvergne, et particulièrement dans ses campagnes, afin d'envisager éventuellement les facteurs induisant une fragilité des territoires. L'idée est de savoir si cette fragilité est perceptible à partir d'indicateurs simples. Trois directions seront suivies. La première, largement statistique, tente de mesurer les effectifs de professionnels de santé. Quelles sont les lacunes constatées ? Quelle est la part relative des professionnels de santé exerçant dans les campagnes auvergnates ? Le rôle de l'organisation spatiale et administrative des communes sera mis en avant, car celle-ci influence la répartition des professionnels et explique parfois des situations inattendues. Après cette première sous-partie, on se concentrera sur une des sources principales d'interrogations à propos de la démographie médicale : l'âge des professionnels de santé avec son corollaire sur la question du renouvellement des effectifs en campagnes. Enfin, nous terminerons cette analyse de l'offre de soins des zones rurales auvergnates en essayant d'appréhender des données « qualitatives » sur l'activité des professionnels de santé. Cette démarche met à mal l'idée de l'individualisation de l'offre par professionnel. A une époque où les jeunes médecins généralistes souhaitent profiter de temps libre, cette interrogation doit ouvrir des réflexions sur une nouvelle façon de « mesurer » l'offre de soins. En conclusion, cette deuxième partie tentera de donner un premier état des lieux de la situation des campagnes auvergnates, loin de discours catastrophistes, sans pour autant négliger les facteurs de fragilité et les jeux d'acteurs.

La dernière partie se veut plus « appliquée », afin de décrire et d'évaluer les mesures mises en place par les différents intervenants, institutionnels ou non, face aux situations les plus fragiles. L'objectif est de montrer comment se sont mises en place ces actions dans la région en fonction du cadre réglementaire et des mesures incitatives à l'installation des professionnels dans les zones sous-dotées. On s'attardera entre autres sur toutes les étapes ayant conduit à l'élaboration du concept de zone déficitaire avec l'aide d'une approche géographique et cartographique. Enfin, on se consacrera à la mise en place de ces politiques dans les territoires, en distinguant le rôle de chacun des protagonistes, afin de dresser le bilan de ces actions.

Notes

1 - Constitution de l'Organisation Mondiale de la Santé, 22 juillet 1946.
2 - Même si un courant de la géographie culturelle anglo-saxonne, dite « humaniste » s'intéresse aux pratiques individuelles.
3 - Hérodote, *Santé publique et géopolitique*, n°92, 1er trimestre 1999, 187 p.
4 - *Espace, populations, sociétés*, « La géographie de la santé en question », 1995/1, Université de Lille, 147 p.
5 - Nous y reviendrons plus en détail dans le deuxième chapitre de la 1ère partie.

Première partie

APPROCHE TERRITORIALE

DE L'OFFRE DE SOINS EN MILIEU RURAL :

CONTEXTE ET MÉTHODES

Comme nous l'avons vu, les questions de l'inscription territoriale du système de santé ont suscité de nombreux travaux de géographes depuis le début des années 1990. En intégrant le rôle des différents acteurs, institutionnels et locaux, les chercheurs ont pu participer à la réflexion sur la répartition spatiale des pratiques ou sur la pertinence des découpages territoriaux de la santé. En fait, le territoire peut être envisagé sous deux angles complémentaires (Boureille, Commerçon, 2003) : soit il est vu comme un tout « donné », en lien avec des pathologies spécifiques ou des formes d'organisation des sociétés, notamment pour la gestion des soins ; soit, il apparaît comme un « construit », transformé et « *recomposé sous l'influence de nouvelles formes de production de soins* ». Cette première partie s'inscrira dans cette double dialectique en insistant sur les outils méthodologiques permettant au géographe de traiter des territoires de la santé.

L'approche territoriale de l'offre de soins en milieu rural se range dans un contexte global qui n'est pas « uniquement » local. En effet, avant de s'intéresser à la dimension spatiale, il faut se replacer dans la problématique de l'organisation du système de santé en France et comprendre le rôle joué par chacun des acteurs. Le cadre d'ensemble de notre recherche induit une réflexion sur le rôle du système de protection sociale et particulièrement sur celui de la « branche maladie » pour montrer la place centrale qu'il occupe dans le fonctionnement global du système, mais aussi pour apporter une vision critique. Cette première approche sera complétée par une analyse méthodologique des bases de données existantes pour « mesurer l'offre de soins ». Enfin, on tentera de définir le cadre géographique de notre recherche en décrivant le milieu rural auvergnat et en essayant de l'analyser en fonction de notre problématique.

Chapitre 1

LES SERVICES DE SANTÉ EN FRANCE ET DANS LES CAMPAGNES AUVERGNATES : ENJEUX ET PERSPECTIVES

L'analyse de l'organisation territoriale de la santé pourrait se construire comme celle des autres activités tertiaires marchandes ou non (enseignement, commerces, etc.). Cette approche, insuffisante dans notre démarche, n'intègre pas l'ambivalence du système de santé et ses deux pans, gestionnaire et fonctionnel.

Le premier volet concerne la structure gérant la « Santé » et son financement ; le second recouvre l'organisation de l'offre et du recours aux soins au quotidien. Ces deux composantes sont indissociables dans la pratique mais aussi sur un plan économique, politique et géographique.

Des visions passant du niveau national à l'échelon local permettent de voir les déclinaisons des problématiques et des enjeux de la gestion du système de santé français. Toutes les populations, « consommatrices » ou « productrices » de soins, sont concernées mais différemment. Les patients perçoivent le système dans la facilité ou non d'y accéder (financièrement ou géographiquement) ; les professionnels de santé dans leur exercice et leurs relations avec les structures de tutelle (Ordre, Assurance Maladie, DRASS, etc.).

I – Protection sociale, santé et territoire

La situation actuelle de l'organisation du système de santé en France se présente comme un palimpseste de choix politiques, particulièrement ceux mis en place depuis la Seconde Guerre mondiale et la naissance de la Sécurité Sociale combinant centralisme étatique et volonté d'universalité de l'accès aux soins. Quelle conséquence l'organisation du système de santé peut-elle avoir sur le milieu rural ? L'appartenance au monde rural engendre-t-elle pour ces populations une quelconque différence en termes de protection sociale ou de Santé Publique ?

A - Un système national, résultat d'une longue histoire

A la fin du XIXe siècle, l'industrialisation de masse, l'exode rural et l'évolution des pensées rendent de plus en plus difficiles l'entraide familiale et les solidarités religieuses. La pérennisation des idées républicaines et la montée de la laïcisation poussent les Etats à investir dans le « bien-être » de leur population, électeurs potentiels, avec la mise en place du suffrage universel. L'Assemblée Générale des Nations Unies, au lendemain de la Seconde Guerre mondiale, dans la Déclaration Universelle des Droits de l'Homme du 10 décembre 1946, reconnaît à toute personne un « droit à la Sécurité Sociale ». Droit expliqué par les spécialistes tel Jean-Jacques Dupeyroux, comme « le droit d'une rétribution destinée à garantir la sécurité économique des individus » (Le Faou, 1997).

Dans les esprits, la protection sociale doit pouvoir pallier les difficultés rencontrées lorsque les revenus du travail sont amputés par la maladie, la maternité, l'invalidité, la vieillesse, le chômage ou lorsque les charges sont augmentées par l'arrivée d'enfants. Pierre Laroque, fondateur de la Sécurité Sociale à la française, résumait l'objectif premier du système comme celui de « débarrasser les travailleurs de la hantise du lendemain ». En Europe et plus spécialement dans sa partie occidentale, le concept de protection sociale ou « d'assurance sociale » sera lié à celui « d'Etat Providence » dans ses fondements et ses applications, et donc associé à la notion de travail. « L'Etat Providence », principe politique et économique apparu à la fin du XIXe siècle, a servi de base à la construction des sociétés occidentales.

Un système de sécurité sociale s'appuie théoriquement sur la technique de l'assurance, c'est-à-dire « le partage entre tous les membres d'un groupe du préjudice subi par l'un d'entre eux » qui se différencie de la notion d'assistance, basée sur le volontariat (Le Faou, 1997).

1 - Les exemples de protection sociale dans les pays étrangers

Plusieurs conceptions de l'idée « d'Etat Providence » issues de mouvements de pensées plus ou moins libérales se sont opposées, conduisant à l'installation de systèmes de protection sociale différents suivant les pays.

a – Le modèle bismarckien allemand

« L'Etat providence bismarckien » tient son qualificatif du nom du Chancelier Bismarck, instaurateur du premier système d'assurances sociales, en Allemagne, dès 1883. Il souhaitait lier les salariés à un état « qui ne leur voulait que du bien ». Il suit la logique dite de l'assurance ; on parle aussi de modèle « assurantiel ». La cotisation est obligatoire, chaque actif cotise en fonction de son salaire et non du risque, et la masse financière est répartie entre les assurés et les employeurs. En conséquence, l'Etat prend en charge, par un système d'aide sociale particulier, les personnes sans travail et sans revenus.

L'Allemagne a beaucoup œuvré en faveur de la protection face aux accidents du travail en mettant en place, dès 1884, des versements d'indemnités journalières égales à 50 % du salaire pendant treize semaines, avec la responsabilité automatique de l'employeur. L'Assurance Maladie allemande a, dès le départ, vers 1883, contractualisé avec les professionnels de santé, particulièrement les médecins pour fournir gratuitement soins et médicaments aux assurés sociaux.

Ce système se retrouve en Allemagne, en Belgique, en Autriche et plus tard dans la plupart des pays d'Europe centrale. Il a été le socle du système français.

b - « L'Etat providence beveridgien », le système du Royaume-Uni

Il a fallu plus de 25 ans pour que le Royaume-Uni suive le modèle allemand et instaure, en 1911, le premier système britannique d'assurances sociales. Les réformateurs ont beaucoup insisté sur l'absence de couverture sociale universelle dans le pays dans un contexte international favorable aux idées socialistes. Lloyd George résumait les motivations à mettre en place un nouveau système par une formule à l'emporte-pièce : « A moins d'alléger le fardeau des pauvres, les pauvres pourraient bien alléger violemment celui des riches » (Le Faou, 1997).

Le deuxième modèle, baptisé « Etat Providence beveridgien », vient du rapport publié par Lord Beveridge en 1942 à Londres, *Social Insurance and allied Services*. Il s'opposait aux systèmes d'assurance classiques et rejetait le principe d'assistance, il voulait « une assurance nationale généralisée couvrant les risques sociaux de façon uniforme, sans référence à la situation professionnelle des individus et sans différence en fonction du risque concerné » (Le Faou, 1997).

Le système est redistributif, il cherche à assurer plus d'égalité entre tous, en proposant un minimum incompressible d'accès aux soins. L'ouverture de droits à une couverture sociale ne tient pas compte de la situation financière et professionnelle, elle se veut universelle. Les prestations, identiques pour tous, dépendent des besoins et non des cotisations. La gestion du système et son financement centré autour de l'impôt sont publics.

Spatialement, cette théorie se matérialise par un souci d'égalité et se conçoit autour de principes de planification sanitaire et de sectorisation. L'Etat est « garant » de l'offre de soins, fonctionnarisée en sa plus grande partie. Les patients sont « attachés » au professionnel de santé en charge du secteur de leur lieu d'habitation. Le soignant est payé directement par l'Etat sans lien avec le nombre d'actes effectués. Les pays nordiques (Finlande, Suède, Danemark et Grande-Bretagne) ont construit leur système de soins sur ce principe.

c - Autres exemples : le système soviétique et les Etats-Unis

Deux autres exemples peuvent être évoqués, le premier, le système soviétique est caractérisé par un système de soins gratuits organisé autour de professionnels de santé salariés. L'Etat assurant la pérennité du système dans sa globalité. Verrouillé par la planification étatique, le territoire, en théorie, ne joue aucun rôle dans la distribution des moyens humains de l'offre. Aucun souci de rentabilité ou de productivité n'intervient. Les bouleversements politiques ont conduit à une désorganisation complète du système après 1989.

Le second exemple est celui des Etats-Unis qui, jusqu'en 1929, ne connaissaient aucune intervention publique en matière de protection sociale. On devine une forte opposition à toute intervention étatique, les assurances privées ayant trouvé dans le secteur de la santé une opportunité de marché dès le début du XXe siècle. A la suite de la crise de 1929, le *Social Security Act*, promu par Roosevelt, a mis en place une protection chômage et une assurance sociale vieillesse et décès pour les salariés. Deux tentatives de création d'un système d'Assurance Maladie ont échoué, le premier en 1935 et le second en 1948, face aux trop fortes résistances des assurances privées et du corps médical. Ce système est source de profondes inégalités spatiales, les professionnels de santé se concentrant dans les espaces où le nombre d'assurés est le plus important.

Ces exemples de pays étrangers montrent quelles sont les inspirations du système français qui mettra de nombreuses années pour s'organiser et trouver son propre modèle de développement.

2 - Le système français : une idée aux origines complexes

En terme de protection sociale, la France s'est composée son propre système évoluant au cours du temps au gré des politiques et des impératifs économiques. Aucun dispositif réellement structuré n'existe en France, jusqu'à la Seconde Guerre mondiale, contrairement à l'Allemagne qui a mis en place ses principes d'assurance dès 1883-1889 et au Royaume-Uni qui s'est doté de son « *National Insurance Act* » en 1911. Le poids de l'histoire sociale et politique française, la complexité des relations entre l'Eglise et l'Etat, le rôle du patronat paternaliste et libéral, ont nettement influencé ce « retard ». Toutefois, plusieurs éléments, les plus anciens datant du XVIe siècle, apparaissent être à l'origine du système national de protection sociale.

Les traditions du compagnonnage et celles de la bienfaisance religieuse organisent un système qui « s'institutionnalisera » plus tard, avec les premières lois sociales de 1838 d'assistance aux aliénés. La déclaration des droits de l'Homme de 1793 et la Révolution française évoquent pour la première fois l'obligation de porter assistance aux pauvres comme un fondement social et non plus religieux (Murard, 2004). Le XIXe siècle n'apportera pas en France les changements espérés ; au nom de la libre entreprise, le libéralisme économique et politique ambiant ne permet à aucune protection sociale organisée de s'immiscer dans la relation patron ouvrier. Dès le milieu du XIXe siècle, le patronat met en place les premières assurances sociales, pour protéger les salariés contre certains risques : maladie, maternité, invalidité, vieillesse et décès ; il ne souhaite pas pour autant fusionner dans un système unique où il perdrait toute indépendance. L'objectif, non dissimulé, de ce paternalisme patronal, est de sédentariser la main-d'œuvre et de s'assurer une certaine paix sociale. Le vote d'une loi n'était pas dans son intérêt et il a œuvré au maximum de sa possibilité pour contrer la volonté de la Chambre. Le milieu minier fut l'un des premiers à s'investir dans ces politiques de protection privée, avec la création d'une caisse de secours dès 1812. Les chemins de fer, les forges, la chimie et le textile connaîtront un système similaire de patronage dans les années suivantes.

A partir des années trente, la situation évolue avec la montée en puissance des prémices du droit social et l'apparition de l'idée de service public. « La société assurantielle s'incarne dans un Etat qui n'est plus libéral, qui n'est pas non plus l'Etat totalitaire, mais « l'Etat-Providence », c'est-à-dire un Etat assureur, répartiteur des avantages et des charges, garantissant la solidarité (…) La solidarité plus le service public, c'est une nouvelle forme de légitimité pour l'Etat » (Murard, 2004). Une première loi en 1928 tente d'instaurer une assurance maladie et une assurance vieillesse pour les salariés de l'industrie et du commerce. Votée, elle ne sera jamais appliquée face aux diverses contestations (patronat, syndicat salarié,

Tab. 1 - Récapitulatif des mécanismes de protection sociale

	Bismarck	Beveridge	Système français
Couverture	Assurances sociales assises sur une base socio-professionnelle	Universelle	Assurances sociales assises sur une base socio-professionnelle initialement mais dissolution progressive du lien travail – statut d'assuré social
Obligation « d'assurance »	Assurés aux salaires inférieurs à un plafond	Tous	Tous
Mode de financement	Cotisations salariales avec plafond	Impôt	Cotisations et impôt
Mode de gestion	Décentralisé (caisses)	Centralisé (Etat) et financement en cascade	Décentralisé avec contrôle de l'Etat
Prestations fournies	Proportionnelles aux salaires et plafonnées	Forfaitaires	Proportionnelles avec minima sociaux

Source : Le Faou, 1997.

corps médical, etc.) et il faudra attendre l'application de la loi de 1930, modifiant le texte de 1928 pour la mise en place d'une première protection sociale. Présenté comme une avancée, ce texte demeure encore très parcellaire et ne couvre pas toutes les populations (seulement 7,5 millions de personnes). En 1932, le système sera élargi avec la mise en place d'allocations familiales.

Pendant la Seconde Guerre mondiale, le Conseil National de la Résistance établit un programme et impulse les grandes tendances du système de protection français en suivant les idées du *Welfare State* de Beveridge et en envisageant l'instauration d'assurances sociales couvrant tous les risques. Pierre Laroque, futur directeur de la Sécurité Sociale, sera un des fondateurs de la réforme, dès septembre 1944.

La différence entre les multiples mécanismes de protection sociale se résume par le tableau 1 qui fait la synthèse des caractéristiques des trois principaux systèmes : bismarckiens, beveridgien et enfin français.

3 - Le système actuel de protection sociale à la française

Les grands principes de la protection sociale à la française se basent sur la lutte contre le risque social. On entend par là « tous les événements qui ont une incidence directe sur la situation économique des individus que celle-ci se caractérise par une baisse des revenus ou une augmentation des dépenses »[1]. Le principe fondamental s'exprime ainsi : « L'individu accepte d'être le débiteur de tous ceux qui souffrent pour être assuré de leur créance lorsqu'il souffrira à son tour » (Murard, 2004).

a - Soixante ans d'évolution (1945/2005)

Les ordonnances des 4 et 19 octobre 1945 promulguées par le gouvernement du Général de Gaulle créent une organisation de la Sécurité Sociale : « Il est institué une organisation de la Sécurité Sociale destinée à garantir les travailleurs et leurs familles contre les risques de toute nature susceptibles de réduire ou supprimer leur capacité de gains, à couvrir les charges de maternité ou les charges de familles qu'ils supportent ». Le droit à la Sécurité Sociale figure pour la première fois dans le préambule de la Constitution de 1946 et sera repris dans celui de 1958.

Ces ordonnances fusionnent toutes les assurances existantes et constituent une rupture avec une forme de prise en compte du social datant de l'avant-guerre. Néanmoins, l'objectif d'un régime unique ne sera pas atteint, malgré les principes énoncés et souhaités. Une loi de 1946 précise que la « gestion des institutions de Sécurité Sociale » est assurée par des administrateurs bénévoles élus. Les premières élections auront lieu en 1947. Cette représentativité des salariés et des employeurs dans le fonctionnement des organismes a été maintenue depuis l'origine.

Pour les observateurs, trois principes sont désormais acquis : un consensus sur l'idée de protection sociale existe entre les hommes politiques ; les affrontements seront dorénavant plus techniques qu'idéologiques ; les alliances sont fragiles et fluctuent (Murard, 2004).

Après la période de remise en question politique qui a abouti à sa création, le système français doit gérer les évolutions économiques et ses conséquences sur le financement. Avec l'allongement de l'espérance de vie, le développement des progrès médicaux et l'amélioration des retraites, la Sécurité Sociale se trouve confrontée à des difficultés financières. Pour faire face, une ordonnance de 1967 instaure la séparation de la Sécurité Sociale en trois branches autonomes : maladie, famille et vieillesse. Chaque branche est alors responsable de ses ressources et de ses dépenses. Le système couvre aujourd'hui presque toute la population. Cependant, cette généralisation s'est réalisée en juxtaposant de multiples régimes distincts, et non par la mise en place d'un régime unique, pourtant souhaité et annoncé en 1945.

Le choc pétrolier, la crise économique, la hausse du chômage, etc., induisent de nombreuses interrogations sur le financement de la protection sociale, et en particulier de la branche maladie dont les dépenses ont augmenté de façon importante. Le « trou de la Sécu » fait son apparition dans la conscience collective. Pour tenter d'y remédier, la réforme de 1996 implique une nouvelle chaîne de responsabilités entre les différents acteurs : gouvernement, parlement, gestionnaires des systèmes de sécurité sociale, professions de santé et assurés. Depuis, pour tenter de pallier les déficits financiers, l'Etat vote les lois de financement de la Sécurité sociale et surveille les dépenses, en fixant annuellement l'ONDAM (Objectif National des Dépenses de l'Assurance Maladie).

En conclusion, en France, la « Sécurité sociale » est l'institution qui administre l'essentiel du système de protection sociale (exception faite des allocations chômage). Sa gestion est assurée par les représentants des partenaires sociaux (syndicats salariés et patronaux) sous tutelle de l'Etat ; elle est dite paritaire. La Sécurité sociale est un organisme privé à mission de service public, elle ne se confond pas avec l'Etat. Ce statut complexe est hérité de l'histoire ; tous les acteurs et la plupart des étapes ayant laissé une empreinte se superposant à une autre. Le mode de gestion ou l'évolution du financement en sont de bons exemples. L'image du palimpseste est adaptée pour comprendre l'originalité de notre système et les conséquences multiples qui en découlent.

b - Bref aperçu du financement

L'histoire a modelé le système de protection sociale français dans sa conception et dans sa réalisation. Son financement porte les traces de cette évolution avec une part plus ou moins assumée de la participation de l'Etat.

Les « cotisations effectives » (57 % des recettes totales) représentent les sommes versées par les assurés et les employeurs aux organismes de Sécurité Sociale. Pour les salariés, elles sont prélevées directement sur les salaires. Les

« cotisations fictives » (8,3 % des recettes) correspondent, dans les régimes employeurs (SNCF, RATP, EDF,...), au financement par l'employeur du régime qu'il gère. En effet, l'employeur est tenu d'assurer l'équilibre du régime.

Les « contributions publiques » (3 % des recettes) sont les versements directs de l'Etat : subventions d'équilibre à certains régimes spéciaux, contributions mises à sa charge par la réglementation, remboursement de prestations ou d'allocations versées par les régimes pour son compte. Les « impôts et taxes affectés » (18,8 % des recettes) intègrent les divers prélèvements de nature fiscale, contributions et taxes affectées au financement de la sécurité sociale. Les plus importantes sont la Contribution Sociale Généralisée (CSG), assise sur l'ensemble des revenus des ménages, et qui concourt au financement de l'assurance maladie, des prestations familiales et du Fonds de Solidarité Vieillesse (FSV), et la Contribution Sociale de Solidarité des Sociétés (CSSS).

Le financement s'est modifié depuis 1945. Si les cotisations assises sur la masse salariale représentent encore la principale ressource, les autres recettes basées sur l'ensemble des revenus d'activité et du patrimoine augmentent rapidement (taxes fiscales, contribution sociale généralisée (CSG) instituée par la loi du 22 juillet 1993, contribution sociale de solidarité à la charge des entreprises, contribution au Remboursement de la Dette Sociale (RDS) instituée par l'ordonnance du 24 janvier 1996). Entre 1981 et 2002, la part des cotisations passe de 75 % à 66 %[2], la création de la CSG et de la RDS change la donne ; désormais l'impôt est un mode « à part entière » du financement des politiques de protection sociale.

En conclusion, le système de « Sécurité Sociale » à la française a emprunté à la logique d'assurance et à celle d'assistance dans ses réformes les plus récentes. Dans la démarche assurantielle, les cotisations sont liées aux revenus d'activité salariale et patronale ; elles sont obligatoires et ouvrent les droits aux prestations. Pour les salariés, elles sont directement prélevées au prorata des salaires perçus tandis que l'employeur cotise en proportion du salaire versé. Elles concernent tous les « risques » (vieillesse, maladie, maternité-famille, chômage, accidents du travail). Le principe de solidarité et d'universalité est également présent dans le système ; sous conditions, des personnes bénéficient des prestations, sans verser de cotisations. La Couverture Maladie Universelle (CMU) est un exemple récent (création en 2000), elle ouvre des droits pour les populations sans emploi et aux niveaux de ressources très bas. La cotisation n'est donc pas obligatoire pour bénéficier de la CMU. Le principe des ayant-droits, plus ancien, permet aux épouses et aux enfants de bénéficier de la couverture sociale du mari et/ou du père.

Les prestations ne dépendent pas des cotisations ; la part des soins remboursés au titre du régime obligatoire est la même pour tous. Par exemple, en 2005, tout assuré consultant un médecin généraliste est remboursé d'un montant de 13 euros qu'il soit cadre, ouvrier ou sans emploi, qu'il vive à Marseille, Paris ou dans une petite commune du Puy-de-Dôme.

B - Le rôle de « l'Assurance Maladie »

L'Assurance Maladie est une des composantes principales de la protection sociale française, son histoire permet de comprendre les raisons de son organisation actuelle, assez complexe, et les difficultés rencontrées. Paradoxalement, ses relations au territoire apparaissent, d'un premier abord, assez simples et structurées. Dans le détail, cependant, elles méritent, d'être éclaircies.

1 - Organisation de l'Assurance Maladie et territoire

a - La mosaïque des différents régimes

Au sein de l'Assurance Maladie, quatre régimes cohabitent : le régime général, le régime agricole, le régime des professions indépendantes, les régimes spéciaux. L'affiliation dépend du statut professionnel de l'assuré. A l'origine, Pierre Laroque avait dans ces projets un seul et unique régime afin de mettre fin à la multitude de systèmes co-existant auparavant. Ce souhait ne sera pas exaucé, les pouvoirs politiques ayant au fil du temps autorisé certaines « dérogations » qui se sont matérialisées dans la co-existence de plusieurs régimes. Les différents régimes sont regroupés dans une Union Nationale des Caisses d'Assurance Maladie (UNCAM) dont la mission est de coordonner l'action des différents régimes et dont le directeur est également celui du régime général, la Caisse Nationale d'Assurance Maladie des Travailleurs Salariés (CNAMTS). Dans les faits, cette structure semble un peu factice car elle ne fait qu'appuyer la place prépondérante de la CNAMTS et de ses décisions politiques.

Le « Régime Général », géré par la CNAMTS, couvre les salariés de l'industrie, du commerce et des services soit 73,9 % de la population protégée. Usuellement, les sections locales mutualistes (12,4 %) regroupant des salariés à statut particulier, principalement en lien avec la Fonction Publique (Education Nationale, ministère de la Défense, etc.), sont intégrées dans ce régime. Au total, le Régime Général protège plus de 86 % de la population française ; son poids démographique lui confère la place dominante du système d'Assurance Maladie. La CNAMTS est soumise à une double tutelle : celle du ministère chargé de la Sécurité sociale et celle du ministère de l'Economie et des Finances. Au niveau régional, la tutelle incombe au préfet qui, dans les faits, la délègue au directeur régional des affaires sanitaires et sociales (DRASS).

La Mutualité Sociale Agricole (MSA) est le second régime en effectif. Issu des choix politiques agricoles français, son existence est liée à l'histoire sociale et électorale du pays, on a pu dire de la protection sociale des agriculteurs qu'elle n'était qu'un élément de la politique agricole de la France (Murard, 2004). Fruit de la « révolution silencieuse » du Centre National des Jeunes Agriculteurs

Fig. 1 - Répartition des personnes protégées par régime en 2006

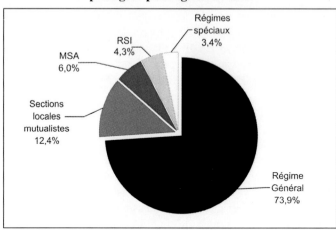

Source : CNAMTS, 2007.

(CNJA), l'idée a finalement réussi à s'imposer dans les mentalités, les agriculteurs ayant refusé le coût des politiques de protection sociale durant toute la première moitié du XXe siècle. La MSA, organisme autonome au budget propre, est intégrée dans la gestion des structures professionnelles agricoles et joue un rôle important dans les Chambres d'agriculture ou les SAFER (Société d'Aménagement Foncier et d'Etablissement Rural). Elle est sous la co-tutelle des ministères de l'Agriculture et de la Santé.

Le Régime Social des Indépendants (RSI) protège les artisans, commerçants, industriels et certaines professions libérales. Au niveau national il est représenté par la Caisse Nationale du RSI. Dans le langage courant des gestionnaires du système maladie, ce régime est souvent qualifié de « Non-Non » puisque les assurés n'appartiennent ni au « Régime Général », ni au régime agricole. Au-delà de l'anecdote, ce qualificatif exprime la faible portée des statuts particuliers dans un système centré sur deux régimes principaux.

Le cas des régimes spéciaux est identique. Cette dernière catégorie, très hétéroclite, se compose du régime des marins et inscrits maritimes, des mines, de la SNCF, de la RATP, d'EDF-GDF, de la Banque de France, de l'Assemblée nationale, du Sénat, des clercs et employés de notaire, des ministres du culte, etc. Incontestablement, leur influence dans les politiques globales est faible en raison d'effectifs peu importants et de moyens réduits.

Aucune conséquence « géographique » de cette décomposition en plusieurs régimes n'existe puisque l'intégralité de la population est protégée (99,5 %) par une couverture sociale quasi similaire. La localisation de l'assuré social français n'influe pas sur sa protection sociale, puisque celle-ci est liée au statut professionnel. Néanmoins, à une échelle plus locale, la structure socioprofessionnelle des populations influence l'investissement plus ou moins élevé des régimes. Le régime agricole voit son emprise varier entre les secteurs très ruraux où il couvre plus de 50 % de la population et les banlieues industrielles. En proportion de cette part d'assurés, la MSA a souvent plus d'influence dans certains choix régionaux que sur des décisions nationales. Dans une région rurale comme l'Auvergne, l'action de l'Assurance Maladie doit impérativement se concevoir par une démarche en inter-régime.

b - L'organisation territoriale ; centralisme et hiérarchie ?

Le réseau de l'Assurance Maladie pose la question de la structuration territoriale du système de protection sociale et du niveau d'action le plus adapté en fonction des différentes missions lui incombant.

• L'échelon de base, le département

Le niveau de base du système d'Assurance Maladie correspond plus ou moins au département. Il assure l'immatriculation des assurés et verse la majorité des prestations ; il gère la vie conventionnelle avec les professionnels de santé et déploie les politiques de prévention et de gestion du risque mises en place au niveau national. Cent vingt-huit Caisses Primaires d'Assurance Maladie (CPAM) se répartissent sur le territoire métropolitain (Fig. 2) ; les départements autour des grandes métropoles (Paris, Lyon, Marseille, Lille) sont subdivisés en plusieurs caisses afin d'homogénéiser la répartition démographique des assurés.

Les CPAM sont découpées en centres de paiement. Ces unités, au poids démographique similaire, couvrent des territoires de la taille d'un arrondissement. Elles pourvoient à l'accueil et à la gestion au quotidien des dossiers des assurés et sont dites centres de liquidation. La liquidation est l'acte d'intégrer dans le système les éléments permettant le remboursement des frais avancés par le bénéficiaire. Ainsi, on parle de liquidation d'une « feuille de soins ». Ce document compile les informations sur l'acte à rembourser ; identifiants du bénéficiaire et du professionnel, nature, montant versé ou perçu... Tous ces renseignements vérifiés permettent le déclenchement du paiement. Ces tâches très lourdes employaient un nombre important de techniciens afin d'obtenir un remboursement le plus rapide possible. Depuis la montée en puissance de l'informatique et le développement des Feuilles de Soins Electroniques (FSE), le traitement papier est réduit. En effet, grâce à l'apparition de technologie comme la carte Vitale, les professionnels équipés transmettent directement toutes les informations aux centres de paiements par flux électroniques. De plus, près de 90 % des documents papiers sont désormais lus par des scanners et les données sont transmises directement. Le traitement manuel s'est donc réduit et certains centres de paiements sont amenés à se regrouper.

Fig. 2 - Les territoires des CPAM en France (2008)

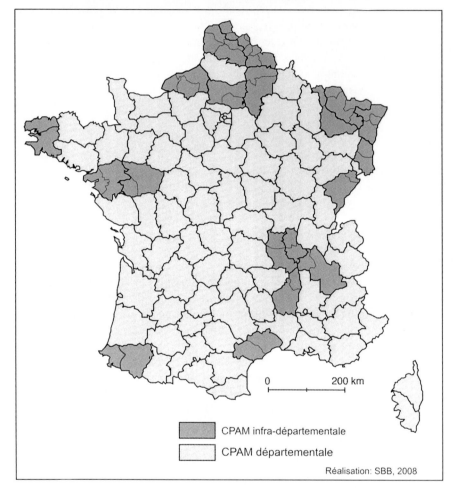

Source : CNAMTS.

La MSA suit un principe de découpage semblable, les caisses ont été très longtemps départementales même si la tendance est à la régionalisation et au regroupement des caisses. Dans son fonctionnement mutualiste et dans sa volonté de proximité avec ses assurés, le régime agricole a un réseau de représentants locaux élus à l'échelon cantonal. Ce niveau est très fort dans le monde rural et sert de base à la plupart des organismes professionnels agricoles (SAFER, ADASEA, etc.).

Dans les années 1980, la MSA disposait même d'un élu par commune, niveau abandonné depuis quelques années face aux fortes baisses de population dans les campagnes et à la difficulté de trouver un représentant pour chaque commune. Cette agrégation a représenté une étape psychologique importante pour ce régime, vécue par certains comme une remise en cause de son emprise territoriale. Ces « représentants cantonaux » siègent dans différents conseils et comités d'autres organismes agricoles pour aider à la décision de ces instances en fournissant des renseignements sur la situation des assurés. Ils peuvent intervenir dans l'acquisition de foncier ou dans l'allocation d'aides diverses. Ce système existe car la MSA combine les différentes branches, maladie, famille et vieillesse.

A contrario, le RSI a un réseau plus groupé au niveau régional, pour cumuler les effectifs d'assurés et réduire les frais de fonctionnement et de gestion des caisses.

• Le niveau régional

La CRAM (Caisse Régionale d'Assurance Maladie) et l'URCAM (Union Régionale des Caisses d'Assurance Maladie) sont les deux instances « régionales » dépendant de la CNAMTS (Caisse Nationale d'Assurance Maladie des Travailleurs Salariés). La première est en charge de la politique de prévention et de Santé Publique de l'Assurance Maladie et de la gestion du volet hospitalier. Par ailleurs, elle assure, pour le compte de la CNAVTS (Caisse Nationale d'Assurance Vieillesse des Travailleurs Salariés), le versement des prestations retraite au titre du Régime Général. L'URCAM est un organe inter-régime de coordination et de régulation des politiques de gestion du risque de l'Assurance Maladie au niveau régional.

La MSA a opéré des regroupements de caisses départementales dans des systèmes de fédérations ou AROMSA (Association Régionale des Organismes de la Mutualité Sociale Agricole) ; leurs actions se tournent essentiellement vers des missions d'étude et d'analyse, dans le cadre des politiques de régulation du régime agricole.

• Et au sommet ?

Au niveau national, les instances dirigeantes se chargent de la mise en œuvre des politiques de protection sociale et des relations avec les pouvoirs publics. Les différents régimes sont réunis sous l'égide de l'UNCAM (Union Nationale des Caisses d'Assurance Maladie), tout en conservant leur indépendance dans les politiques à mener auprès de leurs assurés et dans la gestion de leur réseau. Malgré cette pluralité, une unité du système de protection sociale est assurée. L'UNCAM, en charge, au nom des autres régimes, des négociations avec les différentes instances professionnelles, assure la mise en place des politiques conventionnelles.

La majorité des choix politiques est décidée à ce niveau, mais leur application, en général, est laissée aux échelons locaux. Cette déclinaison locale est bénéfique car elle tient compte des réalités ; lorsqu'elle est négligée, certains dysfonctionnements peuvent apparaître. Ainsi les premiers projets de définition de zones déficitaires en médecins étaient construits par des groupes nationaux selon des critères standardisés. Les résultats apparaissaient étonnants car ils n'indiquaient aucun secteur déficitaire dans une région comme l'Auvergne ou Poitou-Charentes. L'adaptation de la méthode nationale à partir de critères régionaux a fourni des résultats plus probants. De plus en plus, la volonté de tenir compte de ces disparités régionales apparaît, même si le choix de l'échelon de coordination des actions n'est pas bien défini, une certaine concurrence apparaissant entre le niveau local et régional.

En Auvergne, pour les trois régimes principaux, on comptabilise quatre CPAM et quatre caisses de MSA rattachées à chaque département. Le RSI, la CRAM et l'URCAM couvrent le champ régional. La MSA est regroupée en fédération sur trois départements, la caisse de la Haute-Loire n'ayant pas souhaité intégrer cette structure[3]. Au 1er janvier 2009, la MSA en Auvergne n'aura plus qu'une seule caisse regroupant celles des quatre départements. De plus, dans le réseau CNAMTS, quatre échelons locaux des services médicaux et un échelon régional, composés essentiellement de praticiens-conseils, ont en charge le suivi médical des politiques d'Assurance Maladie.

En termes de répartition territoriale, les débats amènent à s'interroger sur la pertinence du maintien de plusieurs échelons locaux. L'idée de simplification du réseau conduit à des échanges politiques, tout comme le maintien de la pluralité des régimes. Certains régimes spéciaux intègrent le régime général au fur à mesure de la baisse de leurs effectifs. En Auvergne, une partie du régime minier est entrée dans cette démarche depuis 2006. L'évolution de la démographie de la population agricole aura des conséquences sur son système de protection sociale, mais il est encore prématuré de savoir lesquelles. Des pistes sont avancées ; elles évoquent des regroupements plus ou moins importants, mais la décision politique n'est pas facile à prendre et personne ne se risque à avancer des échéances. Fusion des différents régimes, agrégats des niveaux locaux, l'avenir de ces institutions est à imaginer. La géographie du réseau de l'Assurance Maladie changera dans un futur plus ou moins proche sans qu'aucune ligne de conduite claire n'émerge pour l'instant.

2 - Les missions d'un assureur public et sa relation au territoire

Le fonctionnement du système, régime général, mutualité agricole ou autres régimes, est basé sur la notion d'assureur public ; cela confère un certain nombre de missions aux organismes. Leur rôle ne se résume pas uniquement aux versements des prestations, ils prennent part intégrante à la gestion du système de santé.

a - La prise en charge des dépenses de santé sur tout le territoire

La première mission de l'Assurance Maladie, la plus visible et la plus connue, est la prise en charge des frais de santé engagés par les assurés. Ils sont de deux types : soit le remboursement de dépenses, soit le versement d'indemnités compensatrices de la perte de salaire causée par la maladie.

En médecine ambulatoire, les frais de « soins » regroupent les actes de médecine générale et spécialisée, la réalisation de prothèses dentaires, les frais pharmaceutiques, les frais d'analyses biologiques et d'examens de laboratoire et les frais de transports en véhicules sanitaires. Aux coûts des hospitalisations et des traitements lourds dans les établissements de soins, de réadaptation fonctionnelle et de rééducation ou d'éducation professionnelle, il faut ajouter l'hébergement et le traitement des enfants ou adolescents handicapés dans les établissements d'éducation spécialisée et professionnelle qui représentent une part importante des remboursements.

Les prestations concernent l'ensemble des indemnités journalières ; elles sont équivalentes à une fraction du gain journalier de base et peuvent être versées en cas de maladie et pendant la période dite de maternité. Ces dernières prestations sont couvertes par l'enveloppe du risque maternité et non pas maladie. Une prise en charge par l'Assurance Maladie est assujettie à certaines conditions : les soins et produits doivent être dispensés par un établissement public ou privé autorisé ou un praticien ou personnel paramédical dûment habilité à exercer, et figurer dans la nomenclature des actes professionnels ou sur la liste des médicaments et produits remboursables.

L'Assurance Maladie intervient sur la base de tarifs fixés par convention : tout dépassement par rapport à ces tarifs est dû par l'assuré qui peut avoir recours à une protection complémentaire. Cette participation, le ticket modérateur, est demandée à l'assuré ; elle peut être proportionnelle ou forfaitaire et varier selon les catégories de prestations. Toutefois, elle est limitée ou supprimée pour les soins les plus coûteux notamment en cas d'hospitalisation ou lorsque le bénéficiaire a été reconnu atteint d'une Affection de Longue Durée (ALD) comportant un traitement prolongé et une thérapeutique particulière coûteuse. Ces prestations peuvent varier légèrement entre les différents régimes (exemple pour le montant et la durée des indemnités journalières) mais elles sont identiques sur tout le territoire et ne tiennent pas compte de la géographie.

b - Les autres missions

• Les relations aux professionnels de santé

L'Assurance Maladie gère ses relations avec les professionnels de santé par l'intermédiaire de conventions. Une convention est signée pour chaque famille de professionnels de santé (médecins, infirmiers, masseurs-kinésithérapeutes, sages-femmes, etc.). Chaque professionnel signe cette convention et s'engage à la respecter (tarifs des actes, procédure de suivi des patients, formation continue, etc.), on le qualifie alors de professionnel « conventionné ». En 2006, 99,2 % des médecins français (généralistes et spécialistes) sont conventionnés ; ce taux atteint 100 % pour les auxiliaires médicaux. Les médecins peuvent bénéficier d'un autre statut en termes de conventionnement. En effet, ils peuvent pratiquer des honoraires libres ou des dépassements d'honoraires tout en étant conventionnés, cela concerne près de 12 % des médecins généralistes et près de 38 % des médecins spécialistes.

En contrepartie, les assurés consultant ces professionnels peuvent bénéficier du remboursement des honoraires et des frais engagés pour bénéficier des soins. Les montants des remboursements sont prédéfinis par rapport à une nomenclature d'acte (CCAM : Classification Commune des Actes Médicaux). Le principe de convention est récent puisque les médecins entrèrent dans le système au tournant des années 1960. Les soins médicaux effectués par des professionnels libéraux sont payés à l'acte, certains (très spécialisés ou coûteux) peuvent nécessiter une entente préalable de la part des médecins-conseils et les assurés sont alors dispensés de l'avance de frais, c'est la procédure dite du « tiers payant ».

La convention se négocie entre les syndicats professionnels et les représentants de l'Assurance Maladie. Ces périodes donnent souvent lieu à des conflits plus ou moins médiatiques (ex : grève des gardes, menace de déconventionnement, etc.) similaires à d'autres négociations syndicales. Ce « contrat » a pour objectif de spécifier les engagements des deux parties : mise à jour et revalorisation des actes d'une part, mise en place de procédures d'amélioration des soins et de réductions des coûts inutiles d'autre part. Ainsi, dans la convention du 12 janvier 2005, en contrepartie d'un changement de tarification des actes, les médecins acceptaient l'établissement de la maîtrise médicalisée des dépenses et le parcours de soins.

Cette politique de « maîtrise médicalisée » vise les champs sources d'économies potentielles. Par exemple, des contrôles effectués par les médecins conseils essaient de réduire le nombre des arrêts de travail abusifs, des politiques de sensibilisation souhaitent diminuer la prescription injustifiée d'antibiotiques ou d'antidépresseurs ou promouvoir la généralisation de la prescription en génériques. Les professionnels, par le biais de ces textes conventionnels, s'engagent dans des « ACcords de Bons Usages de Soins » (ACBUS) par lesquels ils se donnent des objectifs dans des domaines précis (visites injustifiées, prescription de transports sanitaires, etc.). Ils touchent tous les types de professionnels et visent essentiellement à améliorer la qualité des soins et des prises en charge. Pour plusieurs professions paramédicales (masseur-kinésithérapeute, orthoptiste, orthophoniste), les ACBUS sont centrés sur la rédaction de bilan initial avant la pratique de plusieurs séances de soins. Cette démarche a comme objectif la prescription du nombre adéquat de séances qui assurera le rétablissement du patient et ne coûtera que le nécessaire à la collectivité.

Au-delà de la convention et des ACBUS, un autre système de contractualisation existe, il permet aux professionnels volontaires de s'engager individuellement dans des démarches de qualité des soins et de bonnes pratiques en échange de rémunération. Trois types de contrats se distinguent : les Contrats de Bonne Pratique (CBP), les Contrats de Santé Publique (CSP) et les Contrats de Pratiques Professionnelles (CPP). Issus de négociations entre les représentants de chaque profession et l'Assurance Maladie, ils couvrent des domaines variés. Par exemple, les chirurgiens dentistes adhérents s'engagent à rationaliser leurs prescriptions d'antibiotiques, à ne pas effectuer certains actes sur les enfants et à suivre des sessions de formation continue tous les ans ; en contrepartie, ils perçoivent un forfait annuel de 600 euros. Leur activité est alors contrôlée et le forfait n'est versé que si les clauses du contrat sont respectées. Ce système de contractualisation permet, d'une part, d'améliorer la pratique des professionnels et, d'autre part, de conduire des enquêtes de Santé Publique.

Par l'intermédiaire de son service médical, l'Assurance Maladie surveille l'activité des professionnels, pour qu'elle soit la plus adaptée pour le malade et qu'elle demeure la plus cohérente en termes de frais engagés. L'analyse des prescriptions de certains médecins permet d'éviter des dérapages dont le coût pour la société et l'intérêt pour les patients ne sont pas suffisamment justifiés. De plus en plus, les relations de l'Assurance Maladie avec les professionnels de santé ne se limitent pas seulement à une politique « du bâton ou de la carotte » car elle souhaite jouer au quotidien un rôle plus fort en terme de soutien et de conseil.

• Gestion du risque, Santé Publique et maîtrise des dépenses

Au-delà de son rôle de payeur, l'Assurance Maladie, par son statut de service public, tente d'œuvrer à l'amélioration de la Santé Publique. Cette démarche englobe principalement la politique de « gestion du risque » et les actions de prévention.

La gestion du risque est un ensemble d'actions inscrites dans un cadre réglementaire cherchant à agir en amont des dépenses de santé, pour les réduire. L'analyse fine des postes de dépenses met en évidence les domaines les plus « coûteux » pour trouver les moyens de les réduire, tout en préservant le niveau de santé. Les coûts sont proportionnels aux nombres d'actes et de patients et aux prix des actes.

En conséquence, les actions de prévention ont pour objectif la réduction du nombre de malades soit par un dépistage précoce qui permet un traitement moins long, moins coûteux donnant plus de chance de survie, soit en sensibilisant sur les comportements à risque augmentant l'incidence de certaines pathologies. Des actions de prévention primaire ou secondaire sont financées par des fonds de l'Assurance Maladie, en collaboration avec les pouvoirs publics. Par exemple, la mise en place de procédures de dépistages organisées de certains cancers peut réduire les taux de morbidité de ces maladies et par conséquent les coûts liés au traitement. L'exemple typique est l'accès gratuit en « tiers payant » aux mammographies pour les femmes de plus de 50 ans. Le financement des dépistages est plus « rentable » humainement et financièrement que le traitement du cancer. De la même façon, des actions en milieu scolaire sur le tabagisme ou les accidents domestiques sont des vecteurs de ces politiques de santé publique.

Pour réduire les dépenses, de vastes campagnes sur le développement de la délivrance de médicaments génériques ont vu le jour. Les dépenses de pharmacie sont très élevées, le coût des molécules varie selon le laboratoire qui les commercialise, donc, à effet thérapeutique similaire, il est logique de promouvoir la délivrance des médicaments les moins chers, le gain financier pour le système semble évident. L'éducation de l'usager du système de soins est une des missions de l'Assurance Maladie.

Dans le versement des prestations, le territoire n'influence pas l'Assurance Maladie. Par contre, il joue un rôle dans ces actions de Santé Publique et de gestion du risque. En effet, si les programmes peuvent être impulsés par le niveau national, leurs applications doivent s'adapter aux réalités locales. Les résultats nationaux en termes de maîtrise médicalisée des dépenses vont de pair avec des objectifs locaux variant selon les secteurs. Au plan local, les moyens et les actions doivent être adaptés aux réalités.

Par exemple, dans le cadre du programme de développement des médicaments génériques, chaque pharmacien a été contacté individuellement afin de dresser un bilan de son activité, de sa clientèle. Les objectifs fixés doivent correspondre aux caractéristiques des professionnels. Il faut tenir compte de la difficulté de promouvoir les génériques aussi bien envers des personnes âgées polymédiquées habituées à leurs prescriptions qu'envers des populations urbaines plus jeunes et plus actives, moins fréquemment consommatrices de médicaments. Le message et la mission de l'Assurance Maladie doivent s'adapter aux conditions du milieu. Autre exemple de cette adaptation, dans le cadre des dépistages organisés des cancers, la MSA s'est beaucoup investie dans des régions rurales comme l'Auvergne en organisant des réunions d'informations cantonales auprès des populations féminines plus éloignées des médecins spécialistes et moins enclines aux actions de prévention. *A contrario*, dans des quartiers sensibles où la population féminine immigrée rencontre des soucis de communication, le régime général, en partenariat avec des associations locales, a financé la traduction en plusieurs langues de plaquettes informatives sur la mammographie en essayant de dédramatiser cet acte médical pouvant paraître complexe selon les cultures.

En conclusion, on peut réellement se convaincre que le territoire influence de façon indirecte l'action de l'Assurance Maladie. De plus en plus, elle doit tenir compte de ses disparités régionales en matière de dépenses de santé et de consommations de soins. Aujourd'hui les progrès techniques permettent une concentration des services en charge du versement des prestations, mais les mutations sociologiques nécessitent de plus en plus de proximité dans la maîtrise des dépenses. Contribuer à améliorer le niveau de santé des populations est une mission que l'Assurance Maladie partage avec l'Etat ; cette mutualisation de compétences demeure un atout fort pour la Santé Publique. Néanmoins, chacun souhaite conserver de l'indépendance pour ne pas risquer une certaine confusion dans le partage des rôles.

C - Protection sociale, pouvoirs publics et Santé Publique

Le préambule de la constitution de 1946, puis celui de 1958, annoncent les ambitions de l'Etat en terme de protection sociale et de Santé Publique. « La Nation assure à l'individu et à sa famille les conditions nécessaires à son développement. Elle garantit à tous notamment à l'enfant, à la mère, au vieux travailleur, la protection de la santé, de la sécurité matérielle, le repos et les loisirs. Tout être qui, en raison de son âge, de son état physique ou mental, de la situation économique, se trouve dans l'incapacité de travailler à le droit d'obtenir de la collectivité des moyens convenable d'existence. »[4]

Le Ministère en charge de la Santé et de la Protection Sociale change d'appellation à chaque remaniement ministériel et l'historique montre l'évolution des mentalités et des projets politiques des gouvernements. Le premier, en 1920, se nommait « Ministère de l'Hygiène, de l'Assistance et de la prévoyance sociale » ; en juillet 1940, c'était le « Ministère de la Famille et de la Jeunesse » ; en 1947, le « Ministère de la Santé Publique et de la Population ». En 1974, pour la première fois il existe en tant que tel, le « Ministère de la Santé » ; en 1977 on élargit le titre à « Ministère de la Santé et de la Protection Sociale » ; en 1981, le gouvernement de Pierre Mauroy étend encore plus le champ en nommant un « Ministère de la Solidarité Nationale ». Sur les deux dernières décennies, la Santé sera régulièrement rattachée aux Affaires Sociales, « travail » et « santé » sont donc regroupés sous la même autorité. En 2007, l'Assurance Maladie dépend de trois ministères, celui de la Santé qui regroupe aussi Jeunesse et Sport, celui des Affaires Sociales et enfin celui du budget. Quel que soit le statut ministériel, trois directions « gèrent » les questions de Santé et de Protection Sociale, la Direction de la Sécurité Sociale (DSS) qui fait le lien entre l'Assurance Maladie et le ministère de la Santé, la Direction Générale de la Santé (DGS) et la Direction de l'Hospitalisation et de l'Organisation des Soins (DHOS)

L'Etat ne gère pas directement l'Assurance Maladie, puisque sa gestion est paritaire entre les représentations syndicales et les pouvoirs publics. Néanmoins, pilier du système de santé, il impulse les politiques de santé publique, finance les établissements de soins, les équipements lourds et organise l'aménagement sanitaire du pays. Depuis 1996, il vote une loi de financement de la Sécurité sociale et fixe un « Objectif National de Dépenses de l'Assurance Maladie » (ONDAM). Par ailleurs, l'Etat et les caisses nationales des trois grands régimes signent des conventions pluriannuelles d'objectifs et de gestion qui englobent tous les risques couverts par la Sécurité Sociale.

Plusieurs grands objectifs sont définis de façon obligatoire :
◊ La gestion « financière » de chaque branche, de façon à examiner les résultats de la balance « recettes – dépenses », en précisant les moyens disponibles pour améliorer cette gestion.
◊ Les règles de calcul et d'évolution des budgets consacrés au fonctionnement administratif des caisses.
◊ L'amélioration de la qualité des services.
◊ Le règlement des négociations conventionnelles entre les caisses et les professionnels de santé.
◊ Les méthodes d'évaluation des résultats obtenus.
◊ Dans le champ propre à l'Assurance Maladie, il est intégré dans cette convention pluriannuelle des orientations de l'action du gouvernement dans le domaine de la Santé Publique, celui de la démographie médicale et de la politique du médicament. Cela signifie la prise en compte des mesures de maîtrise de dépenses des « soins de ville » (Le Faoue, 1997).

Par ailleurs, l'Etat est le garant de la formation des professionnels de santé par l'intermédiaire du ministère de la Santé ou de celui de l'Education Nationale.

Sa politique se décline aux différentes échelles administratives par l'action des DRASS et DDASS (Direction Régionale et Départementale des Affaires Sanitaires et Sociales). Le préfet a un rôle important en terme sanitaire. Par la loi de santé Publique du 13 août 2004, il doit mettre en place un Programme Régional de Santé Publique (PRSP) prenant en compte toutes les problématiques locales de santé dans le domaine du soin et de la prévention. Ce programme est mis en place par la Conférence régionale de santé, il est géré par le Groupe Régional de Santé Publique (GRSP) qui regroupe tous les organismes de gestion : Assurance Maladie, associations de prévention, services de l'Etat concernés (Education Nationale, Justice, etc.).

En parallèle, l'ARH (Agence Régionale d'Hospitalisation), créée en 1996, joue un rôle primordial dans le milieu hospitalier public et privé ; elle distribue les dotations de fonctionnement (jusqu'à la mise en place de la tarification à l'activité), gère les autorisations d'ouverture et de fermeture des établissements. Elle contrôle le bon fonctionnement du réseau, elle est le premier échelon saisi en cas de contentieux. L'ARH met en place et suit un Schéma Régional d'Organisation des Soins (SROS) organisant l'action publique hospitalière en région. En 2006, le SROS dit de « troisième génération » est publié, son échéance est fixée à 2011. Ces projets s'élaborent en fonction des besoins des populations et en essayant de respecter une certaine équité territoriale. L'Etat doit s'assurer que l'accès au système de santé est le même pour tous les Français ; de plus, il est le garant de la politique d'aménagement sanitaire du territoire.

Les collectivités territoriales et locales interviennent également dans le domaine sanitaire, par exemple, depuis les textes sur la décentralisation, les conseils généraux ont en charge, entre autres, la Protection Maternelle et Infantile (PMI).

Depuis certains textes de lois, dans le cadre de politique d'aménagement du territoire et de développement durable, les collectivités territoriales peuvent agir en faveur de l'amélioration de l'accès aux soins de leurs populations. Ainsi, elles peuvent subventionner l'installation de professionnels dans leurs communes si celles-ci sont considérées comme déficitaires. Plusieurs possibilités leur sont offertes, des bourses d'étude pour étudiants à la fourniture d'un local professionnel pour le nouvel installé. Ces actions se mettent en place sous couvert de la Mission Régionale de Santé (MRS) qui regroupe l'ARH et l'URCAM.

En France, une certaine universalité de l'accès aux soins existe. Aujourd'hui on considère que plus de 99,5 % de la population nationale ont une couverture maladie. Contrairement à d'autres systèmes européens, le lieu de résidence n'influence pas directement la nature de la couverture. Les habitants du monde rural disposent donc du même niveau de protection maladie que les populations urbaines. Si la loi impose le même accès théorique aux soins pour tous les citoyens, les réalités territoriales et leurs conséquences sur l'offre de soins dessinent un autre paysage. L'Auvergne, très marquée par sa ruralité, connaît une grande variété de situation selon le type de campagnes et présente autant de situation d'organisation des soins différentes. La problématique des services de santé en milieu rural n'est donc pas liée directement aux populations, mais aux relations entre l'offre de soins et le territoire.

II – Offre de soins et territoire : un milieu rural sous-médicalisé ?

Si le système de santé n'est pas *a priori* source d'inégalité territoriale et que, au contraire, il a pour objectif d'être le plus universel possible, les relations entre offre de soins et territoire engendrent une série de constatations qui, de fait, semble montrer des situations différentielles. Nous allons donc nous attarder sur les dimensions géographiques de la santé et particulièrement celles de l'offre de soins. Cette approche a pour objectif de comprendre si la dichotomie urbain/rural existe en terme d'offre de soins et, si c'est le cas, d'évaluer son ampleur et sa nature. La question sous-jacente étant d'appréhender si, dans son essence même, le monde rural est moins bien doté en offre de soins. Cette démarche permettra d'identifier les différents repères nécessaires à la mesure de l'offre de soins des campagnes auvergnates.

A - L'offre de soins : des points dispersés sur un territoire ?

Le terme d'offre de soins appartient au domaine de l'économie ; dans une logique de « marché de la santé » il vient en réponse à la demande. Il regroupe tous les services de santé humains médicaux et paramédicaux et tous les établissements et infrastructures (hôpitaux, cliniques, etc.).

1 - Les différentes composantes de l'offre de soins en France

La diversité de nature des services de santé rend complexe l'appréhension de leur organisation. Fondamentalement, l'offre de soins ambulatoire et celle dite hospitalière se distinguent ; la première englobe l'activité de soignants exerçant « de manière indépendante », la seconde se centre sur les établissements de soins.

La médecine ambulatoire est aussi appelée « médecine de ville » et répond aux besoins du quotidien. Les soins dispensés sont essentiellement les visites et les consultations, les examens et analyses biologiques et la distribution de médicaments. Les patients sont « de passage » dans ce système, d'où le terme d'ambulatoire. C'est le monde de la santé « hors des murs de l'hôpital ». Il est singulier de retrouver, en termes d'organisation des soins, des traces de dichotomies proches de celles connues du monde religieux entre le clergé régulier et le séculier. Le rôle fondamental des religieux dans les premiers établissements hospitaliers, « les Hôtels Dieu », n'est sûrement pas étranger à cette distinction. Par ailleurs, pour la géographe que nous sommes, il est paradoxal de travailler sur la « médecine de ville » tandis que notre champ de recherche couvre les campagnes auvergnates ! A première vue, il faudra donc prêter soin à analyser les liens hiérarchiques dans l'organisation des soins avant de les projeter dans une dimension territoriale. L'axe classique « rural/urbain » n'est peut-être pas primordial dans les premières phases de compréhension de la problématique.

a - La médecine ambulatoire : le libre choix des professionnels

Une hiérarchie, plus ou moins formelle, distingue les professions médicales des paramédicales selon leur niveau d'étude. Les premières, dont les études sont sanctionnées par un doctorat, englobent tous les types de médecins ; omnipraticiens (médecins généralistes), médecins spécialistes et chirurgiens-dentistes. Ils détiennent le « droit d'ordonnance » et sont les prescripteurs. Sans être des prescripteurs dans leur exercice quotidien, les pharmaciens d'officine et les directeurs de laboratoires d'analyses médicales sont aussi considérés comme des professionnels médicaux, par leurs niveaux d'étude.

Les professions paramédicales forment le deuxième grand volet de cette offre ambulatoire ; usuellement nommés les « prescrits », elles interviennent sur prescription médicale. Les études sont moins longues que celles des médecins et sont validées par un diplôme d'état ou universitaire. Dans ces métiers, deux groupes s'individualisent par des domaines d'actions différents. Les paramédicaux les plus « communs » intervenant le plus fréquemment sont les masseurs-kinésithérapeutes et les infirmiers libéraux. Les soins pratiqués sont souvent nécessaires au quotidien, sur une durée plus ou moins longue. Ils sont en position de relais du médecin généraliste dans les soins à domicile de personnes. Les autres métiers paramédicaux, les orthophonistes, les orthoptistes, les podologues-pédicures ou les ergothérapeutes sont moins usuels, et travaillent dans des champs plus spécialisés.

Ce bref tour d'horizon ne doit pas négliger les sages-femmes et les ambulanciers, professionnels en position moins nette que leurs confrères dans l'organigramme des professionnels de santé. Les sages-femmes se situent entre les métiers médicaux et paramédicaux : elles détiennent le droit de prescriptions mais n'ont pas de statut médical. Les ambulanciers font partie intégrante du système de soins mais sans en prodiguer ; ambulatoires par nature, ils sont le plus souvent en interface entre médecine de ville et médecine hospitalière. Dans la majorité des cas, la médecine de ville est une offre de soins libérale, rémunérée à l'acte, les professionnels travaillent seuls ou en groupe. Ils ont, à l'exception des pharmaciens d'officine, une totale liberté dans le choix de leurs lieux d'implantation et organisent leur activité à leur guise selon leur désir de niveau de rémunération.

Un autre service au statut particulier existe, les SSIAD (Services de Soins Infirmiers A Domicile). Ces structures de médecine ambulatoire ont été créées pour servir de relais au milieu hospitalier, favoriser le retour à domicile des patients et alléger la charge de travail des infirmiers libéraux. Elles ne sont pas à confondre avec les structures d'HAD (Hospitalisation A Domicile), « vrais » services hospitaliers exerçant au domicile des patients dans le cadre de recommandations sanitaires strictes. Les SSIAD sont coordonnés par des infirmiers salariés et emploient des aides-soignants. Ces derniers sont les seules professions de santé ne pouvant pas exercer à titre libéral, en dehors d'établissements médicaux ou sociosanitaires. Les SSIAD interviennent uniquement auprès de populations de plus de 65 ans ou handicapées. Leur mission est de dispenser au quotidien des soins d'hygiène et curatifs nécessaires au maintien à domicile des personnes. Les soins de toilettes sont pratiqués par le personnel aide-soignant sous le contrôle de l'infirmier coordinateur. Lorsque des soins techniques infirmiers sont indispensables, des infirmiers libéraux interviennent ; ils sont alors rémunérés à l'acte par le SSIAD. Cette solution a été mise en place afin de réduire les coûts du maintien à domicile des personnes âgées et de pallier le manque de disponibilité en offre d'infirmier libéral. Le SSIAD est financé par l'Assurance Maladie selon le nombre de places accordé, chaque structure gère ensuite son fonctionnement à partir du budget alloué ; aucun des actes prodigués n'entraîne de remboursement direct. Les autorisations données aux SSIAD par les autorités de tutelle sont définies sur un territoire d'exercice précis. La gestion de ces services est généralement confiée à des associations ou à des centres d'action sociale communaux ou intercommunaux. Les DDASS sont en charge du suivi des SSIAD. Ce type d'offre, est un exemple révélateur de la fragile frontière entre le champ du sanitaire et du social.

La « médecine de ville » est liée à l'activité d'hommes et de femmes dont le mode et le lieu d'exercice résultent de choix individuels. Cette liberté d'action engendre une réalité géographique aux nombreuses disparités ; certains secteurs étant privilégiés par rapport à d'autres. Ces tropismes ne sont pas propres au monde de la santé, d'autres activités économiques suivent des tendances similaires. *In fine*, dans la majorité des cas, leurs organisations vérifient des « règles » géographiques et sociologiques bien connues sur la plus forte attractivité d'un lieu par rapport à un autre et sur le désir de regroupement.

b - Le domaine hospitalier : le poids des infrastructures

La médecine hospitalière est l'autre composante de l'offre de soins. Son aspect collectif la différencie de la médecine de ville, plutôt ressentie à un échelon individuel. Le domaine hospitalier recouvre les établissements de soins collectifs et les équipements de diagnostic et de traitements « lourds ». A l'opposé d'une médecine du quotidien, les hôpitaux sont le siège de haute technologie et d'actes spécialisés.

Hôpital vient du latin « *hospes* », la maison où l'on accueillait les hôtes (pèlerins, pauvres ou infirmes) ; le premier hôpital aurait vu le jour en 542 à Lyon, le premier médecin dont on a une trace est le Dr Hubert en 1221 à l'Hôtel-Dieu de Paris. Apparemment, ce n'est qu'à partir d'Henri IV que certains hôpitaux acquièrent une vocation de soins, mais beaucoup encore sont des lieux d'enfermement ou de contrôle « de la déviance sociale ». La Révolution française a démantelé les bribes d'organisation hospitalière et a laïcisé les établissements. Le Directoire a jeté les bases de la législation contemporaine en la matière en donnant un pouvoir de gestion des hôpitaux aux maires. Pouvoirs qu'ils ont conservé de nos jours, puisqu'ils sont de fait les présidents des conseils d'administration des hôpitaux. Au XIXe siècle, une série de constructions et d'aménagement d'établissements permet à l'hôpital de devenir le lieu de formation des médecins. Mais il faudra réellement attendre la création de la Sécurité Sociale après la Seconde Guerre mondiale et les innovations technologiques pour que les hôpitaux deviennent réellement des centres de diagnostics et de traitements (Le Faou, 1997).

Actuellement, deux systèmes cohabitent, l'un public et l'autre privé. Par convention de langage, en France, un hôpital relève du secteur public et une clinique (à but lucratif ou non) du domaine privé. Il ne faut pas confondre les statuts des établissements avec la notion de service public. La loi hospitalière de 1970 définit le service public hospitalier par trois missions, le diagnostic, le soin et le service d'urgence, et deux principes fondamentaux l'égalité des soins pour tous et la permanence et la continuité de l'accueil (24 h/24 et 7 j/7). Ce service peut être assuré par l'hôpital public et/ou par contrat avec des cliniques ; ces dernières sont appelées alors PSPH (Participant au Service Public Hospitalier). Les établissements hospitaliers peuvent être généraux ou spécialisés, c'est-à-dire centrés uniquement vers certaines pathologies (ex : cancer, maladies psychiatriques, etc.) ou vers des populations spécifiques (ex : hôpital pédiatrique). La capacité d'un établissement se mesure en nombre de lits.

Selon la durée moyenne d'hospitalisation des patients, on distingue trois types d'établissements : les courts, moyens et longs séjours. Les premiers sont dits MCO (Médecine, Chirurgie et Obstétrique) ; cette désignation permettant de définir la nature des soins pratiqués. Les moyens et longs séjours ou établissements de soins de suite et de rééducation accueillent les patients dans un second temps après un séjour en hôpital ou en clinique. Les hospitalisations peuvent durer plusieurs semaines ou plusieurs mois.

Une hiérarchie existe entre les hôpitaux selon leur taille, leur degré d'équipement et leur champ d'activités. On décompte trois niveaux : au sommet de la pyramide le premier est l'hôpital régional, universitaire ou non (CHR, CHU ou CHRU), le second est le centre hospitalier (CH) et à la base l'hôpital local.

On rattache à la médecine hospitalière les équipements lourds, nécessitant un investissement important et un personnel très qualifié (ex : IRM, scanner, caisson hyperbare, appareils d'hémodialyse...). Leurs installations sont réglementées et leur implantation géographique est soumise dans certains cas à autorisation du Ministère ou de l'ARH.

Les établissements de soins fonctionnent grâce aux professionnels de santé ; tout le panel médical et paramédical présent en médecine de ville se retrouve à l'hôpital. Le personnel des hôpitaux publics a un statut salarié voire fonctionnaire à l'exception de certains médecins qui, en sus, peuvent conserver une activité libérale dans ou hors de l'enceinte de l'hôpital. En clinique, ils sont rémunérés à l'acte et sont associés au fonctionnement. Certains détiennent des parts dans la société de gestion de l'établissement, c'est le domaine de l'investissement privé. Le reste du personnel soignant, les infirmiers et les aides-soignants sont salariés et dépendent de conventions collectives privées.

L'offre de soins hospitalière, privée ou publique est par nature concentrée ; l'important investissement nécessaire à son fonctionnement ne permettant pas une multiplication des sites. Son implantation est liée à des décisions collectives dont les contraintes tranchent avec le caractère plus souple de la médecine libérale.

2 - Les principes intrinsèques de la répartition territoriale de l'offre de soins en France

La cohabitation des professions médicales libérales, d'un système hospitalier public puissant et d'un choix de protection sociale à caractère universel rend complexe l'appréhension du fonctionnement du système de soins. Néanmoins son organisation territoriale obéit à des règles simples et reconnues basées plus ou moins sur la loi rang/taille.

a - Système hospitalier et théorie des lieux centraux

Le système de soins hospitalier apparaît très hiérarchisé. Le degré de spécialisation est corrélé avec des effectifs moindres et une concentration de services de même niveau de qualification. La répartition hospitalière est un exemple révélateur puisque la nature du plateau technique de l'établissement conditionne son niveau.

La figure 3 reprend les principes du modèle de Christaller et de la théorie des lieux centraux. Ce dernier a montré, en 1933, l'organisation de l'espace selon les aires d'attraction des villes ou « places centrales » et les notions de polarisation et de centralité. Il s'établit une hiérarchie des villes selon le degré de spécialisation des services offerts, du plus banal au plus rare. Dans cette théorie, il accepte les principes de la loi « rang-taille », modèle d'analyse urbaine, datant des travaux de Auerbach (1913) et de Zipf (1949), qui établit une fonction entre le poids démographique d'une ville et son rang (Picheral, 2001).

Fig. 3 - L'organisation spatiale des hôpitaux selon Christaller

Source : Picheral H., 2001 d'après Christaller.

Hôpitaux et trames urbaines suivent des logiques territoriales très proches et l'identification de la ville se fait aussi par sa structure hospitalière. Cette problématique a des conséquences fortes pour les unités urbaines de petite et moyenne tailles. La prépondérance de la métropole régionale et du centre hospitalier régional est rarement remise en cause, mais, dès le niveau inférieur, une concurrence peut transparaître entre les établissements et de fait entre les villes selon l'éloignement plus ou moins important des niveaux inférieurs et supérieurs.

L'organisation de l'espace urbain détermine donc la répartition du système hospitalier, un maillage urbain équilibré assurera une distribution harmonieuse des établissements ; la desserte de la population sera donc meilleure. *A contrario*, une macrocéphalie urbaine entraînera de profonds déséquilibres avec une hyper concentration en un même lieu au détriment des villes voisines.

La figure 4 résume cette réalité. Le niveau global de desserte hospitalière d'un territoire est lié à la trame des établissements. Ainsi, un hôpital macrocéphale condamne les autres structures à proximité à un moindre développement. A l'opposé, plusieurs centres de soins de taille moyenne permettent un maillage plus régulier et un meilleur niveau final de desserte.

Fig. 4 - Organisation de l'espace, hiérarchie urbaine et desserte hospitalière

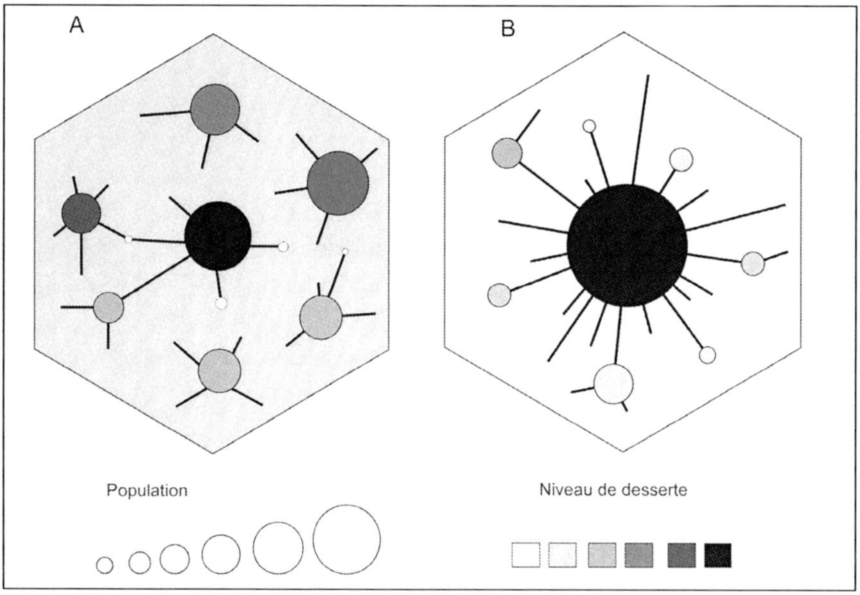

Source : Picheral H., 2001.

Par exemple, dans le Puy-de-Dôme la présence du CHRU à Clermont-Ferrand atrophie l'aire d'influence des établissements des villes petites et moyennes d'Ambert, Issoire ou Thiers, tandis que, dans l'Allier, la trame urbaine tricéphale (Vichy, Montluçon, Moulins) compte trois centres hospitaliers de taille et poids similaires. La desserte globale paraît donc, en théorie, meilleure.

Ce modèle tend néanmoins à se déformer au fur et à mesure de l'intégration de l'agglomération vichyssoise dans l'aire de métropolisation clermontoise, l'offre de cette dernière a diminué par la fermeture d'établissements privés depuis 2000.

Cette fermeture est à la fois cause et conséquence de cette modification des comportements des patients. Cet exemple vient illustrer les liens de complémentarité existant dans le système de soins, particulièrement visible dans l'organisation hospitalière. En effet, selon le principe de la subsidiarité, en réponse à un problème de santé, chacun des échelons ne devrait intervenir que si l'échelon directement concerné se déclare ou est, de fait, incompétent ; mais, bien souvent, la réalité est autre. Dans les faits, on rencontre de fréquents détournements à ce principe de subsidiarité « par défaut d'échelons intermédiaires, par manque de ressources sanitaires, humaines ou matérielles, à un niveau de la hiérarchie ou à la suite de comportements et de choix subjectifs des patients » (Picheral, 2001).

Fig. 5 - Le principe de subsidiarité en termes de recours aux soins hospitaliers

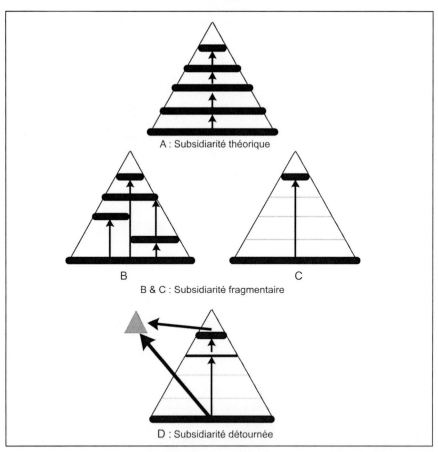

Source : Picheral H., 2001.

La figure 5 illustre cette notion de subsidiarité et les contournements fréquemment rencontrés. Le recours théorique (A) tient compte de tous les niveaux, les subsidiarités fragmentaires (B et C) engendrent des recours ne respectant pas la hiérarchie et favorisant les échelons de niveaux supérieurs. Par exemple, une partie des habitants de la région d'Issoire ou de Thiers privilégie le recours au CHRU de Clermont-Ferrand alors que les soins dont elle a besoin pourraient être dispensés aux centres hospitaliers de Thiers ou d'Issoire. Le dernier type de subsidiarité est qualifié de détourné (D), car les patients ne suivent pas les logiques du recours régional, ainsi les populations vivant dans l'est de la Haute-Loire qui, « en théorie », dépendent du centre hospitalier du Puy-en-Velay pour les établissements de niveau 1 et du CHRU de Clermont-Ferrand en niveau supérieur, vont massivement sur le CHU de St-Etienne pour se faire hospitaliser.

En conclusion, l'organisation de la trame hospitalière est très marquée par la structure d'ensemble du territoire et particulièrement par la trame urbaine.

b - A propos de la liberté d'installation

Les professions libérales ont la liberté de leur lieu d'installation ; les professions médicales et paramédicales peuvent s'implanter où elles le souhaitent. Les officines de pharmacie sont les seules exceptions. Depuis les années 1950, la profession a souhaité réguler l'implantation pour éviter un phénomène de concurrence déloyale. La réglementation s'est basée sur le poids démographique des communes d'accueil. En théorie, dans les communes rurales et les bourgs de moins de 5 000 habitants, on comptabilise une pharmacie pour 2 000 habitants ; le seuil monte à une officine pour 2 500 habitants dans les villes de 5 000 à 30 000 habitants ; pour les villes de plus de 30 000 habitants le *numerus* est fixé à une officine pour 3 000 habitants. Cette codification est aujourd'hui décriée car la référence communale a perdu sa pertinence face aux changements sociodémographiques. Ce modèle se basait sur une structuration de l'espace où la dichotomie urbain/rural était prépondérante. Les comportements des populations en termes de mobilité lieu de résidence/lieu de travail incitent à reprendre ce modèle. Les instances compétentes réfléchissent à des modifications mais elles se heurtent à de nombreux obstacles ; les mentalités changent avec difficulté. Aujourd'hui une ouverture d'officine dans une galerie marchande ne choque plus la profession alors que de nombreuses polémiques avaient éclaté lors des premières demandes d'autorisation.

Toutes les autres professions de santé ouvrent leur cabinet où elles le souhaitent ; néanmoins certaines tendances de regroupement se perçoivent. On évoque la notion de « réseaux de compétence » pour parler des relations liées entre professionnels dans leur exercice quotidien. Le pivot de ces réseaux est le médecin généraliste. En effet, on n'imagine pas un médecin exercer loin des autres professionnels et réciproquement. Le binôme le plus fréquent allie la pharmacie et le médecin. A l'échelle d'un quartier, il est commun de voir des plaques de praticiens dans les rues voisines d'une pharmacie. Pour l'INSEE, ces deux professions sont considérées comme des services de proximité structurant le niveau de base du maillage territorial. Autre exemple, les infirmiers qui travaillent en relation étroite avec les médecins. Même si le patient garde le libre choix de son soignant, il est fréquent de voir les mêmes soignants travailler ensemble.

Au moment de son installation, un professionnel de santé choisira un lieu où il sera susceptible d'avoir une activité suffisante et dont le cadre de vie lui conviendra. Cette étape est importante dans la carrière du professionnel, la phase d'adaptation et la « création d'une clientèle » peuvent parfois être longues spécialement dans des secteurs où une offre existe déjà. Dans le domaine médical et paramédical, on ne peut pas parler de concurrence au sens propre du terme, car l'élément prix ne rentre pas en compte. Quand l'offre est nombreuse, la patientèle se construit sur des critères subjectifs de compétences ressenties et de personnalité du soignant. De plus, le phénomène de concentration freinera l'extension de

Tab. 2 - Densité des médecins libéraux selon le type de commune[5]

Taille de l'Unité Urbaine	Médecins libéraux (nbre de prof. pour 100 000 hab.)		Médecins libéraux installés entre 1990 et 2000 (nbre de prof. pour 100 000 hab.)	
	Omnipraticiens	Spécialistes	Omnipraticiens	Spécialistes
Commune rurale, moins de 2 000 hab.	66,3	2,6	2,5	0,2
De 2 000 à 5 000 hab.	131,7	9,7	4,4	0,1
De 5 000 à 10 000 hab.	121,3	41,9	4,2	1,4
De 10 000 à 20 000 hab.	117,6	80,3	3,8	1,5
De 20 000 à 50 000 hab.	123,6	122,9	3,6	3,1
De 50 000 à 100 000 hab.	117,3	122,0	3,5	3,0
De 100 000 à 200 000 hab.	131,0	129,1	4,8	3,0
De 200 000 à 2 000 000 hab.	125,2	125,5	4,4	3,0
Agglomération de Paris	102,3	120,2	3,1	1,6
Zonage en aire urbaine				
Rural isolé	102,0	5,8	3,6	0,4
Périphérie des pôles ruraux	36,7	1,6	0,9	0,3
Pôles ruraux	120,6	55,0	4,4	1,3
Rural sous faible influence urbaine	88,2	5,2	3,2	0,2
Périurbain multipolarisé	76,9	0,4	3,2	0,2
Périurbain monopolarisé	71,7	9,8	2,6	0,2
Pôles urbains	119,4	125,8	3,9	2,7

Source : CNOM (Conseil National de l'Ordre des Médecins) au 01/01/2001.

la patientèle. Pour le candidat à l'installation, le choix privilégie la succession à un autre professionnel cessant son activité ou l'association dans un cabinet préexistant ; ainsi l'offre ambulatoire est maintenue dans les mêmes lieux.

A titre d'exemple, si l'on examine le type des communes d'installation des médecins libéraux, on voit apparaître les réalités des disparités géographiques. L'effet de seuil pour l'installation de médecin s'affirme nettement dans le tableau 2, le médecin généraliste apparaît à partir de communes de 5 000 habitants, tandis que le médecin spécialiste attend des effectifs supérieurs à 20 000. Le phénomène de concentration se ressent, puisque les pôles ruraux ou urbains s'avèrent privilégiés en comparaison des périphéries. Les comportements des médecins nouvellement installés entre 1990 et 2000 vérifient les tendances de leurs aînés.

Si le principe de liberté d'implantation des professions de santé n'est pas remis en cause, les installations obéissent à certaines lois et le phénomène de polarisation des secteurs déjà équipés influe beaucoup sur la distribution de l'offre de soins libérale. La notion d'espace médical en tant que territoire d'un professionnel de santé est, en France, issu des « lois du marché » puisque, dans notre pays, il n'existe pas de carte sanitaire pour ces praticiens contrairement au Royaume-Uni par exemple.

L'espace médical varie selon :
  ◊ La qualification du professionnel concerné ; le médecin spécialiste exercera sur un rayon plus vaste que le médecin généraliste.
  ◊ La densité médicale.
  ◊ Le mode d'exercice, individuel ou en groupe.
  ◊ Le milieu d'exercice (zone urbaine ou rurale).
  ◊ Les changements réglementaires, ou techniques.

Fig. 6 - Espaces médicaux, chevauchements et angles morts

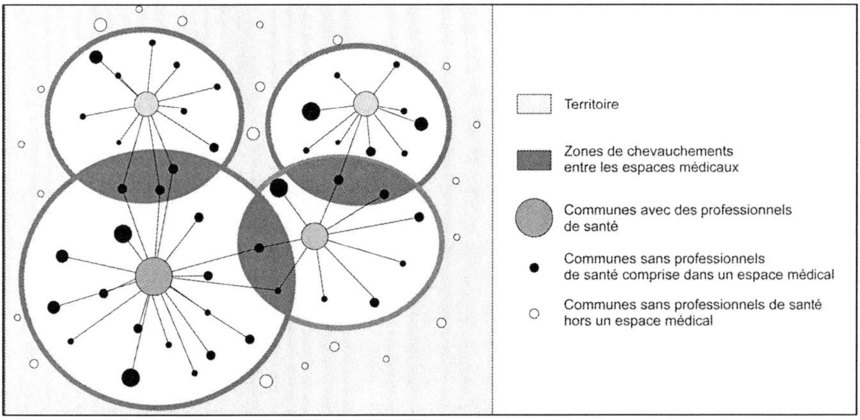

Source : d'après Picheral H., 2001.

La notion de territoire des professionnels engendre nécessairement l'idée de chevauchement et de zones vides, la couverture de l'espace n'est pas équitable puisqu'une certaine « concurrence » entre les prestataires de soins existe du fait de l'inégale attractivité des espaces sur les populations.

L'illustration de l'idée de chevauchements et d'angles morts entre les espaces médicaux est donnée dans la figure 6.

« L'analyse des espaces médicaux participe ainsi de l'évaluation de la couverture de l'espace, à la fois cause et effet de son organisation » (Picheral, 2001). Ce concept, forgé par Laugier et Rosch à la fin des années 1950, engendre la recherche sur le « peuplement » médical et son évolution. Notre travail sur l'offre de soins des campagnes auvergnates suit en partie cette logique, en particulier dans la phase descriptive.

B - « Santé des villes » et « santé des champs » ? Différences et complémentarités

L'offre de soins apparaît tellement variée dans sa composition que sa répartition territoriale ne peut être homogène. Les besoins des populations en terme de santé ne sont pas les mêmes selon le type de professionnels considérés. Le recours varie entre un médecin généraliste, un pharmacien, un urologue ou un oncologue. Plus la spécialisation est élevée, plus les besoins sont faibles et plus les aires de patentièles sont vastes.

En France, les populations rurales et urbaines sont couvertes par le même système de soins ; en termes d'organisation d'offre de soins de proximité, de nombreuses similitudes existent entre la ville et la campagne. *A contrario*, les différences se font ressentir en terme de spécialisation de l'offre, la concentration urbaine étant très prononcée.

Cette apparente dichotomie nécessite non pas de comparer les deux milieux en déplorant la situation des campagnes par rapport à celle des villes, mais plutôt de s'interroger sur les notions de distance et d'accessibilité aux soins. Nous sommes dans une réflexion sur l'équité territoriale et non sur celle de l'égalité des territoires. L'idée de proximité géographique des structures de soins est très française (Lucas-Gabrielli, Nabet et Tonnellier, 2001) ; en effet, d'autres pays développés conçoivent les difficultés d'accessibilité selon d'autres dimensions ; financières aux Etats-Unis, temporelles avec les problèmes de listes d'attente en Grande Bretagne, Suède, Pays-Bas, etc.

1 - *Une offre de soins de proximité assez similaire entre villes et campagnes*

En termes de soins, le rôle prépondérant revient au médecin généraliste. La répartition des consultations de patients entre médecins généralistes, chirurgiens-dentistes et médecins spécialistes montre une large domination des premiers avec plus de 68 % des actes. Pour leur part, les chirurgiens dentistes comptent 8 % du total et les médecins spécialistes 24 %. Ce pourcentage est à première vue important, mais ce nombre doit être réparti entre les différentes spécialités. Médicales ou chirurgicales, elles couvrent des pathologies variées et ne visent pas les mêmes publics. Leur champ d'action sort d'une logique de premiers recours. En 2003, le nombre moyen annuel de consultations par personne protégée atteint 6,85 tous professionnels confondus ; auprès d'un généraliste, il est de 4,13 et il se limite à 1,5 auprès d'un médecin spécialiste (Fig. 7).

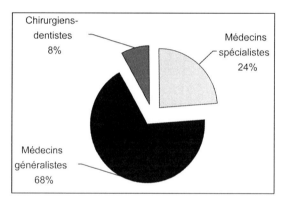

Fig. 7 - Répartition du nombre de consultations médicales par type de professionnels de santé en 2003 en France

Source : ECOSANTE 2005.

L'offre de soins de proximité répond aux besoins de santé les plus courants ; son « pivot » est le médecin généraliste. Autour de ce dernier s'agrègent l'infirmier, le pharmacien, le dentiste et le masseur kinésithérapeute pour former un pôle de santé de base[6]. Ces cinq professionnels sont l'essence de l'offre de premier recours. Cette unité est présente aussi bien en milieu rural qu'en ville. Dans les différentes volontés politiques, elle correspond à un minimum d'équipement de santé. Cette offre minimale ne semble pas présenter de différence de nature dans sa composition entre ville et campagne, par contre sa fréquence et ses effectifs varient d'un milieu à l'autre.

En effet, en zone rurale, le professionnel exerce le plus souvent seul et à temps plein. Les urgences et les déplacements non prévus sont assurés par l'unique médecin professionnel du secteur. Le médecin généraliste exerçant en campagne pratique régulièrement des actes habituellement réservés aux spécialistes urbains. Les cas les plus communs sont ceux du suivi gynécologique des femmes, des prescriptions de contraceptifs et du traitement de la petite traumatologie (points de suture, entorses, etc.). Dans certains secteurs, particulièrement en zone rurale, il existait des médecins qualifiés de propharmaciens, ils détenaient le droit de délivrance des médicaments, lorsqu'il n'existait pas de pharmacie dans la localité. Cette capacité d'adaptation aux besoins locaux est souvent revendiquée par ces praticiens comme une plus-value.

Le pôle de santé de base est présent dans les bourgades les plus importantes (chefs-lieux de canton et/ou bourgs-centres, etc.), on constate un minimum démographique pour les voir apparaître, ce seuil se situant couramment entre deux mille et cinq mille habitants. Cette concentration engendre, spécialement dans des secteurs peu peuplés, des zones de travail vastes, imposant de nombreux déplacements. Ces derniers sont une part importante dans la charge de travail quotidienne et peuvent être source de complications lors des mauvaises conditions climatiques hivernales.

Ces unités ne sont pas toujours complètes à temps plein puisque certains professionnels n'exercent que quelques demi-journées par semaine dans des cabinets secondaires ; les masseurs kinésithérapeutes sont fréquemment dans cette situation. Ce partage d'activité n'est pas facile à quantifier de manière globale, il nécessite le plus souvent un examen individuel de chaque cas. De plus, il est commun de voir un professionnel libéral disposant d'une clientèle ambulatoire classique attaché pour quelques vacations à un établissement de soins ou à un service d'un hôpital local. Par exemple, dans les EHPAD (Etablissement d'Hébergement pour Personnes Agées Dépendantes), si aucun salarié médical ou paramédical n'est employé, les professionnels libéraux peuvent dispenser des soins auprès des résidents. En milieu rural, le système de soins est resserré autour d'un effectif réduit, cette situation est source de fragilité lors de départ inattendu de l'un des membres de ces réseaux.

En milieu urbain, le noyau de base connaît la même combinaison, cependant la situation est plus favorable car plusieurs représentants de chaque profession le composent. De plus, l'exercice en cabinet est commun et va dans certains cas de pair avec du travail à temps partiel. Les professionnels forment également des réseaux d'exercice à l'amplitude géographique moins vaste que celle de leurs confrères ruraux. L'échelle est de l'ordre du quartier dans les grandes agglomérations et de la commune dans celles de moindre importance. Les conditions de travail, potentiellement aussi difficiles qu'en milieu rural ne sont pas vraiment comparables. Par exemple, dans la gestion de l'urgence, le recours à l'hospitalisation est facilité par la proximité du service. Dans le cadre de la permanence des soins (garde de nuits), les grandes villes disposent souvent de structures spécialisées avec des médecins dont l'activité se concentre autour des actes urgents (ex : « SOS Médecins »), l'exercice des autres professionnels est « allégé » de tous ces soins non programmés. Les effectifs plus nombreux permettent d'allonger les délais entre chaque nuit de garde, et autorisent une meilleure qualité de vie et de travail. La situation n'est pas pour autant sans difficulté pour la médecine de proximité en milieu urbain, les disparités sociales et économiques peuvent engendrer parfois des imbroglios sanitaires complexes à dénouer.

En ville, les déplacements se font sur des distances plus courtes mais les délais ne sont pas meilleurs. L'objectif n'est pas de comparer l'inconfort d'une route verglacée en rase campagne à celui d'un embouteillage pendant les heures de pointes sur le périphérique, mais de mettre en avant le fait que l'organisation des soins de

Les services de santé en France et dans les campagnes auvergnates

proximité diffère entre campagne et ville, non pas par la nature des professionnels mais par leur mode et conditions d'exercice.

2 - La ville : place et lieu des soins spécialisés ?

Le milieu urbain héberge la majeure partie des services de santé, quantitativement et qualitativement. Il est le siège des grands établissements, des équipements lourds et des effectifs les plus importants. Cette concentration découle autant de l'histoire de nos sociétés que de logiques géographiques.

a - Les établissements de soins : nécessairement une implantation urbaine

• Hiérarchie urbaine et hospitalière

L'hôpital est, par tradition historique, lié aux villes ; il est issu de structures créées dès le Moyen-Age ou la Renaissance par des ordres religieux hospitaliers (ex : les «Hôtels-Dieu»). Aujourd'hui, il est évident que l'hôpital est en ville ; un lien de proportionnalité existe entre la taille de la cité et celle des structures hospitalières, privées ou publiques (Tonnelier F., Vigneron E., 1999).

Tab. 3 - Population moyenne des communes d'implantations d'établissements de soins selon leur catégorie

	Population moyenne
Centre hospitalier régional	378 555
Centre de lutte contre le cancer	311 165
Etablissement privé de soins chirurgicaux	246 100
Centre hospitalier spécialisé dans lutte maladies mentales	69 592
Centre hospitalier	28 882
Hôpital local	4 610

Source : DREES / SAE 2003.

Les résultats du tableau 3 confirment cette hiérarchie hospitalière en fonction de la taille des villes. Le centre hospitalier régional porte, dans sa dénomination même, la place qui lui revient. Dans les faits, une faculté de médecine lui est souvent rattachée, il porte alors le qualificatif de Centre Hospitalier Régional Universitaire (CHRU) ; lieux de soins mais aussi d'apprentissage et d'études, ils sont au sommet de la pyramide. De par leur vocation, ils cherchent à apparaître comme des pôles d'excellence, certains services dirigés par des professeurs de renom ont une aire d'influence supra-régionale voire nationale. Au sein même des CHR, des différences existent. Elles se calent sur la trame des grandes agglomérations françaises. La réputation des établissements parisiens ou lyonnais (AP-HP : Assistance Publique des Hôpitaux de Paris ; ou HCL : Hospices Civiles de Lyon) est nationale et s'étend même au-delà des frontières. Les Centres Anti-Cancer (CAC) suivent une répartition similaire à celle des CHRU, car la technicité de ces établissements implique un investissement lourd dans des appareils de haute technologie, les avancées dans les traitements contre ces maladies imposent une proximité avec les unités de recherche. Les cliniques se situent à ce niveau démographique car elles cherchent à toucher un bassin de clientèle élargi afin d'assurer leurs revenus et d'amortir des matériels aux coûts élevés.

Le deuxième niveau de cette trame est celui des Centres Hospitaliers (CH) situés dans des communes dont la population moyenne atteint quelques dizaines de milliers d'habitants. En relations rapprochées avec les unités de soins de niveau supérieur, ces centres transfèrent, en cas de besoin, des patients pour des traitements ou des examens plus spécialisés. En termes d'aménagement du territoire, les CH jouent un rôle prépondérant car ils assoient l'influence des villes en étant le premier employeur du secteur. Cet impact économique est primordial lorsque ces unités urbaines connaissent un déclin de leurs activités industrielles et que leur poids tertiaire est atténué par la forte influence de la métropole régionale.

A la base de la pyramide se situe l'hôpital local parfois appelé, dans certains cas, « hôpital rural ». Si sa dénomination impose de le faire figurer dans la hiérarchie hospitalière, la nature de son activité laisse plus dubitatif. Il assure essentiellement des actes de médecine et est fréquemment rattaché à un service de longs séjours pour personnes âgées ou de convalescence, « pâle relique » (Jousseaume, 1998) de petits établissements hospitaliers qui ont connu une activité de chirurgie et de maternité au début des années 1960, et qui ont souffert de l'évolution démographique du monde rural. Leur activité est généraliste et la demande des patients se rapproche des besoins que peut assumer la médecine ambulatoire. Régulièrement, le fonctionnement des services de médecine est assuré par les médecins libéraux locaux et non pas par des salariés. Au cours des dernières décennies, certains « hôpitaux locaux » ont même quitté le statut hospitalier pour devenir à proprement dit des EHPAD, ou des centres de convalescence. La taille moyenne des communes d'implantation de ces établissements est de 4 610 habitants, poids démographique standard de bourgs-centres ou de gros villages.

• Le rôle des établissements installés en milieu rural

De plus en plus, des établissements de soins spécialisés s'installent dans des secteurs éloignés des villes.

Au début du XXe siècle, sanatorium, léproserie, centre de repos étaient ouverts pour des motifs hygiénistes, dans des secteurs éloignés. La recherche de « l'air pur et sain » influençait les choix, et il a été fréquent de voir des centres implantés sur les versants ensoleillés des massifs montagneux ou dans des campagnes reculées.

Cette volonté d'aller « hors des murs » de la ville était portée par le souci du confort et de la guérison des malades et, pour une part non négligeable, par le désir d'éloigner les risques de contagion. Aujourd'hui, les motivations n'ont pas vraiment évolué. Fréquemment, on observe des centres de soins de post-cures alcoologiques, des lieux d'accueil pour adultes et enfants handicapés, des centres psychiatriques fermés, des établissements spécialisés dans des maladies particulières (Alzheimer, sclérose en plaques, etc.) dans de petites communes éloignées des villes. Ces implantations interpellent sur le fait que ces établissements représentent plus des « délocalisations urbaines » que des installations *stricto sensu* en milieu rural. En effet, la plupart des patients traités dans ces lieux sont allogènes, ils n'ont pas de liens avec le milieu local.

La volonté, avouée ou non, de positionner ces centres loin du « regard de la ville » est aussi prégnante aujourd'hui que pour les léproseries et les sanatoriums construits loin des beaux quartiers. Une différence notable réside dans les multiples incitations financières des collectivités locales et territoriales qui voient, dans ces projets des créations d'emplois, des installations potentielles de familles, la stabilité démographique du secteur, etc.

Malheureusement, le cumul des primes et des aides n'équivaut pas toujours à la plus-value apportée au territoire d'accueil par l'établissement. En effet, les recrutements ne se font pas forcément en faveur des populations locales par manque de personnel qualifié ; ils sont parfois plus difficiles car certains professionnels de santé hésitent à s'éloigner des villes. Les problèmes de vacances de poste sont récurrents avec des délais de remplacement longs. Par ailleurs, les coûts engendrés par les déplacements des patients vers les hôpitaux en cas d'examens alourdissent le poids financier de ces établissements. La qualité de ces centres de soins n'est pas remise en cause ; ils sont confortables et assurent aux malades toutes les facilités dont ils ont besoin. Le débat est plutôt posé sur les choix politiques en terme d'aménagement et des moyens mis en œuvre pour les assumer. Ces établissements ne font pas à proprement parler partie de l'offre de soins en milieu rural, mais peuvent être considérés comme un facteur de développement de ces zones.

b - Technologie, spécialité et santé : la place de la ville

Les établissements hospitaliers comme les matériels à haute technicité et les médecins spécialistes sont regroupés en milieu urbain.

• La place des médecins spécialistes

Les médecins spécialistes exercent majoritairement dans les villes ; leur activité est souvent mixte, à temps partagé entre un cabinet privé et un établissement de soins. Ces praticiens travaillent sur des bassins de clientèle plus vastes et, une hiérarchie des spécialités médicales semblable à celle des hôpitaux, proportionnelle à la grandeur de la ville s'observe. Un dermatologue se trouvera dans une agglomération de quelques dizaines de milliers d'habitants alors qu'un neurochirurgien se rencontrera plutôt au niveau de la capitale régionale. Concentration et spécialisation sont donc concomitantes. La figure 8 renseigne sur la relation entre les seuils de population et la présence de spécialistes.

Fig. 8 - Population moyenne des communes d'installation de médecins spécialistes exerçant en établissements hospitaliers publics ou privés

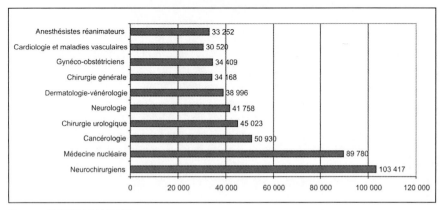

Source : DREES / SAE 2003.

L'implantation d'un spécialiste ne peut se situer en milieu rural, la clientèle potentielle est insuffisante, la distance à l'hôpital défavorise un exercice mixte auquel sont attachés ces professionnels. Les spécialités chirurgicales ne se conçoivent pas sans la présence d'un plateau technique et d'un bloc opératoire. La fonction hospitalière rurale associant maternité et chirurgie n'a pas eu une durée de vie très longue, elle est estimée s'être à peine étirée entre 1955 et 1975 (Jousseaume, 1998).

En lien avec le thermalisme, certaines exceptions apparaissent : rhumatologues, dermatologues, urologues exercent parfois dans des stations thermales spécialisées. Cependant, cette offre, comme les centres de soins spécialisés, n'est pas intégrée au milieu rural, les malades venant de l'extérieur. De plus, ces médecins exercent à temps partiel dans des lieux sans ouverture vers la population locale, leur activité est englobée dans le fonctionnement général du centre thermal. Sans être considérés comme des professionnels à « temps plein », ces spécialistes font néanmoins partie du « paysage » sanitaire du milieu rural. Leur activité ne doit pas être sous-estimée car elle peut s'appréhender comme un transfert de charge d'actes de professionnels exerçant en ville.

• Les équipements médicaux lourds

La catégorie des Equipements Médicaux Lourds (ou EML) regroupe l'ensemble des appareils de diagnostics ou de soins nécessitant un investissement important à l'achat et un personnel très qualifié pour leurs fonctionnements. Rentrent dans cette famille les appareils d'hémodialyse, les scanners, les Imageries par Résonance Magnétique (IRM), les tomographes, les appareils de médecine nucléaire, etc. Leur installation et leur localisation sont réglementées et soumises à autorisation (ARH et Ministère de la Santé). Des quotas sont instaurés au *prorata* des masses de populations.

Fig. 9 - Implantations de quelques équipements « lourds » en France

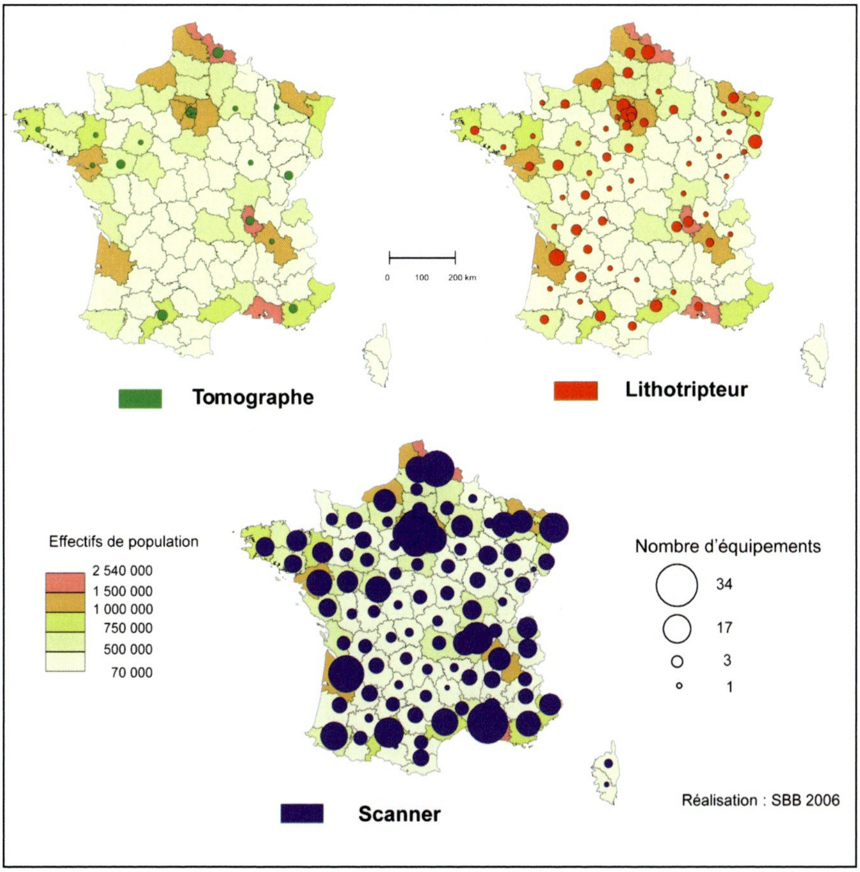

Source : DREES / SAE, 2003.

En prenant l'exemple du tomographe, du lithotripteur (utilisé en cas de calculs rénaux) et du scanner, on voit le phénomène de diffusion de ces technologies. Les équipements les plus sophistiqués comme le tomographe sont rattachés aux centres hospitaliers les plus renommés (Paris, Lyon, Lille, Grenoble, etc.), ils sont tous le fruit d'un investissement public. Le lithotripteur est devenu un peu plus usuel et on voit sa fréquence augmenter, on atteint presque un minimum d'un appareil par région, le financement est mixte. Le scanner, dont l'utilisation s'est aujourd'hui banalisée, est présent dans tous les départements y compris les moins peuplés (Fig. 9). Par exemple, dans le Cantal, il y a deux scanners ; le premier attaché au centre hospitalier d'Aurillac et le second à celui de Saint-Flour. Plusieurs de ces appareils sont la propriété de sociétés privées regroupant plusieurs radiologues libéraux afin d'assumer le coût de l'investissement. Même dans ces cas de financement privé, ces appareils restent soumis à une autorisation des services publics.

Sans aucun doute, l'offre de soins spécialisés, qu'elle soit présente en établissement ou en activité libérale, a son siège dans la ville ; les deux modes de fonctionnement étant intrinsèquement liés. De cette situation découlent plusieurs interrogations sur le comportement des populations rurales, leurs besoins et leur possibilité d'accéder aux soins spécialisés.

3 - Entre système de santé en milieu urbain et en milieu rural ; quelle approche de la notion de distance aux soins ?

La distance est un élément fondamental de la géographie et de l'analyse spatiale (Pinchemel, 1984), elle mesure l'écart entre deux points, en kilomètres mais surtout en temps ; en termes de soins, elle est étroitement liée au principe d'accessibilité et de recours et devient pertinente si on l'associe aux conditions d'accès aux soins. Les besoins en soins des populations rurales sont-ils similaires ou non à ceux des villes ? Cette question ne saurait être traitée dans son intégralité. En effet, ce sujet vaste fait appel à des réflexions sociologiques qui ne sont pas les nôtres. Dans le principe, on veut comprendre comment le fait de vivre dans une zone rurale peut influencer le recours aux soins.

L'accessibilité aux services de santé en milieu rural se conçoit dans deux dimensions selon la présence ou non de l'offre de soins dans la zone considérée.

a - La distance aux soins de proximité

La notion de distance aux soins de proximité est une interrogation récurrente de la vie quotidienne, en ville comme à la campagne. Toutefois, les difficultés ne sauraient être du même ordre ; l'éloignement physique n'a pas la même importance en zone urbaine, même si certains quartiers difficiles ne comptent pas pléthore de professionnels de santé. En ville, lors des déplacements des médecins, infirmiers, etc., les problèmes se rencontrent plus en termes d'accessibilité ; les contraintes physiques se centrent sur les embouteillages ou le stationnement à proximité des cabinets médicaux ou des domiciles des patients

Une sectorisation « de fait » en découle ; par exemple, les infirmiers ne se rendent pas dans des quartiers éloignés de leur cabinet pour ne pas perdre trop de temps. Sauf cas particuliers de malades à mobilité réduite, les déplacements en ville s'effectuent essentiellement du patient vers le soignant. Les médecins assurent plus de consultations en cabinet que de visites à domicile. Seuls, les infirmiers libéraux vont à la rencontre de leur clientèle ; c'est le fondement de leur métier. Leur périmètre d'action est souvent regroupé sur quelques quartiers. Ces nombreux trajets infirmiers s'adressent à une clientèle souvent âgée ou à des malades nécessitant des traitements lourds.

En milieu urbain, la distance kilométrique n'est pas une contrainte majeure ; par contre, la distance « sociale » apparaît très prégnante et l'accès aux soins devient difficile pour une frange de la population vivant dans la précarité et n'exprimant pas ses besoins. Par ailleurs, dans les quartiers « difficiles », la question de la violence est régulièrement soulevée ; les récits d'agressions de soignants reviennent de façon récurrente au devant des médias. Certains médecins de garde refusent de se déplacer la nuit sans une présence policière. Ce contexte est lourd et engendre de profondes disparités entre les quartiers.

En milieu rural, la distance est avant tout kilométrique puisque les professionnels de santé ne sont pas nécessairement installés dans la commune de résidence des malades. Le phénomène de concentration s'est adapté aux conditions rurales et les services de santé sont essentiellement présents dans les communes dotées de commerces et services : bourgs-centres ou gros villages. Cette implantation pose le problème des patients à mobilité réduite, phénomène commun pour les personnes âgées. Les déplacements doivent être assurés par des tiers (familles, voisins, etc.) ou par le médecin. Quel que soit le sens des trajets, ils sont contraignants ; souvent longs de plusieurs kilomètres. Les actes de visites sont plus nombreux en zone rurale qu'en ville : l'exercice du professionnel s'adapte aux conditions du milieu. Cette présence répétée sur le réseau routier, souvent de type secondaire (routes départementales, routes de montagne, etc.), induit dans l'activité quotidienne des risques et implique des complications aggravées lors des périodes hivernales. La distance en temps se combine alors à la distance en kilomètres et l'alourdit.

L'adaptation des professionnels à ces conditions est réelle. Dans le cas des prélèvements sanguins, pour leurs patients vivant dans les campagnes, les laboratoires s'organisent. Par exemple, l'infirmier libéral fait la prise de sang puis la dépose dans des boîtes isothermes soit directement au laboratoire, soit à la pharmacie locale qui la conservera jusqu'au moment où un coursier viendra la chercher. Un autre exemple usuel est la livraison des médicaments par le postier. Ces réseaux informels sont l'expression de cette adéquation à la distance aux soins ; ils sont fragiles car ils reposent sur des comportements individuels.

b - L'accès aux soins spécialisés

En le comparant aux populations vivant dans les grandes agglomérations urbaines, le milieu rural peut apparaître éloigné de l'offre de soins spécialisés. En terme d'hospitalisation, plusieurs travaux ont montré que la distance aux soins en kilomètres est proportionnelle au degré d'urbanisation de la commune de résidences des patients (Tonnelier, Vigneron, 1999).

Comme le montre le tableau 4, les écarts sont considérables, les valeurs pouvant aller du simple au double, ce qui reflète le phénomène de concentration / spécialisation des équipements hospitaliers selon la loi rang / taille. Les conséquences de ces résultats concernent essentiellement la gestion des transports des urgences dites vitales, la facilité de pouvoir aller consulter des médecins spécialistes et les relations entre les personnes hospitalisées et l'éloignement avec leurs proches.

Tab. 4 - Distances parcourues par les patients pour une hospitalisation selon le degré d'urbanisation de leur lieu de résidence

	Distances parcourues (aller-retour)
Communes rurales	37,4 km
Communes de 5 000 à 100 000 habitants	19,7 km
Communes de plus de 100 000 habitants	16,5 km
Moyenne nationale	22,84 km

Source : Enquête IRDES 1996, *in* TONNELIER F., VIGNERON E., 1999.

Le traitement des urgences nécessitant une hospitalisation est une réelle interrogation pour les organismes en charge de cette question. Cette thématique intègre de nombreuses dimensions : gestion de l'état des routes, coordination entre transports sanitaires privés et publics, maintien d'un service d'accueil d'urgences dans un hôpital local ou financement d'hélicoptères. Les solutions ne sont pas uniques et doivent s'adapter aux particularités locales, tout en intégrant aussi bien le pan hospitalier qu'ambulatoire. Souvent, dans ces secteurs ruraux, se trouvent des stations de montagnes ou balnéaires où les afflux de populations à comportement à risques se concentrent sur des périodes précises de l'année. Cette suractivité nécessite donc une réponse temporaire ; par exemple, lors des week-ends et pendant les vacances, les autorités concernées ont décidé de financer un troisième véhicule de garde pour le secteur touristique du Super Lioran dans le Cantal, en sus des deux autres en permanence sur Aurillac. Pour un meilleur traitement des actes urgents, l'offre libérale installée dans ces secteurs est mise à contribution pour assurer une part active dans les étapes de diagnostics, afin que le maximum soit réalisé dans le laps de temps d'attente du transport d'urgence. De même, certaines aides sont instaurées pour faciliter aux médecins exerçant dans ces communes de montagnes, l'acquisition de matériels de radiographies adéquats.

C - Approche territoriale de la démographie médicale : un milieu rural fragilisé ?

L'intérêt soudain des pouvoirs publics, des syndicats médicaux et paramédicaux, des instances professionnelles et des chercheurs pour l'analyse des relations entre offre de soins et territoire n'est pas dû au seul désir de faire progresser la connaissance. En effet, au tournant des années 1990, en France, la géographie de la santé s'est élargie aux problématiques de la démographie médicale. Cette dernière est aujourd'hui au cœur de nombreuses polémiques et porte à débat ; son évolution pousse la profession à s'interroger sur les inégalités de répartition.

Environ 1 800 000 personnes au 1er janvier 2003[7] travaillent de près ou de loin dans le champ de la santé, environ 50 % de cet effectif correspondent aux métiers réglementés par le Code de Santé Publique, les autres intervenants sont les aides-soignants, ambulanciers, psychologues, etc. La question du nombre de professionnels de santé est récurrente, mais, en trente ans, la situation serait passée de la « pléthore à la pénurie ». Dans certaines zones, la peur du désert médical est apparue alors que, dans des quartiers urbains, de jeunes médecins ne parviennent pas à se construire une clientèle suffisante pour assurer un revenu proche des standards.

Au-delà des apparences, la réalité est plus complexe. En effet, les professions de santé n'ont jamais été aussi nombreuses qu'aujourd'hui, et elles ont vu leurs effectifs croître sur les dernières années. Entre 1965 et 1990, le nombre de médecins inscrits au Tableau de l'Ordre des Médecins serait passé de 60 000 à 180 000 dont 160 000 en activité. La densité médicale française est passée de un pour 1 000 habitants à un pour 300 entre 1960 et 1991 (Le Faoue, 1997). En 2003, ils étaient plus de 205 000 dont 190 000 qui se déclaraient en activité régulière (ONDPS, 2004).

Mais deux constats assombrissent cette apparente « bonne santé démographique » ; d'une part, les pyramides des âges annoncent de très importants départs à la retraite non remplacés dans la prochaine décennie et, d'autre part, les disparités géographiques n'ont jamais été aussi prégnantes. A l'échelle nationale, une nette démarcation apparaît entre le nord et le sud du pays, les effectifs étant plus importants au sud de la Loire et particulièrement sur toute la façade méditerranéenne. Ces inégalités territoriales sont amplifiées par les déséquilibres d'attractivité entre certains hôpitaux (hôpitaux locaux, centre hospitalier universitaire ou non, etc.) et entre activité hospitalière et libérale. La situation diffère selon les métiers ; les médecins cristallisent les attentions car ils connaissent les perspectives les plus alarmantes.

1 - Le vieillissement des professionnels

a - Les professions médicales plus âgées que les professions paramédicales

Le vieillissement est plus marqué dans certaines professions : les médecins, les pharmaciens et les chirurgiens-dentistes sont les exemples les plus flagrants. La répartition par âges des effectifs des principales professions de santé montre que le cas des médecins est le plus préoccupant car, en 2003, plus de 20 % des effectifs avaient plus de 55 ans pour seulement 7,5 % moins de 35 ans. L'âge moyen des médecins en activité est de 46 ans. La relève n'est pas assurée… Jusqu'en 2007-2008, les effectifs stagnent car le nombre de médecins nouveaux diplômés équivaut à peu près à celui des départs à la retraite. Sur la période suivante, jusqu'en 2015, les départs sont nettement plus nombreux que les entrées, le solde devenant négatif de façon croissante. Dès 2016, dans les conditions actuelles de formation mais avec un *numerus clausus* à 7 000, le solde reste toujours négatif mais cesse de croître. Chirurgiens-dentistes et pharmaciens ont une répartition par âge similaire avec des effectifs de plus de 55 ans importants ; néanmoins la part des moins de 35 ans est deux fois plus importante que pour les médecins (Fig. 10).

Fig. 10 - Part des moins de 35 ans et des plus de 55 ans dans les principales professions de santé en 2003, en France

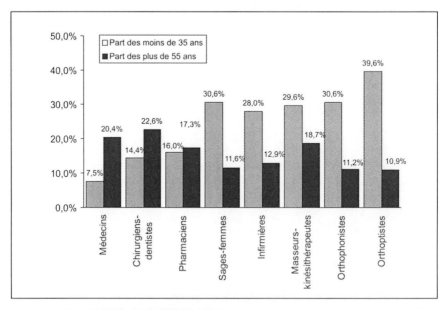

Sources : ADELI / DREES, 2003 (ONDPS, 2004).

A contrario, la situation est inversée pour les autres professions (infirmiers, masseurs-kinésithérapeutes, sages-femmes, orthophonistes, orthoptistes) qui sont beaucoup plus jeunes. La part des moins trente-cinq ans avoisine près du tiers des effectifs globaux.

b - Quelles solutions ? Quel impact du *numerus clausus* ?

L'idée de quotas ou de *numerus clausus* est toujours problématique car elle met en avant des motivations contradictoires. Au milieu des années 1970, les interrogations se portaient sur l'idée des sureffectifs. Les instances professionnelles s'inquiétaient de voir les bancs des universités se remplir et le nombre de médecins ne cessait d'augmenter. La volonté de réguler l'offre s'est faite sentir de façon très importante ; les motivations plus ou moins avouées étant d'assurer le revenu financier des professionnels. Les instances gestionnaires, dans une volonté de maîtriser les dépenses de santé et se basant sur le principe que l'offre crée les besoins, ont appuyé la démarche. La solution adoptée fut de mettre en place, en 1971, un *numerus clausus* pour les étudiants en médecine et en odontologie pour le passage entre la première et la deuxième année. En 1980, celui-ci est instauré pour les études de pharmacie. La figure 11 montre l'évolution de ces chiffres et la situation inégale entre les professions.

Fig. 11 - Evolution des *numerus clausus* dans les études médicales depuis leurs mises en place

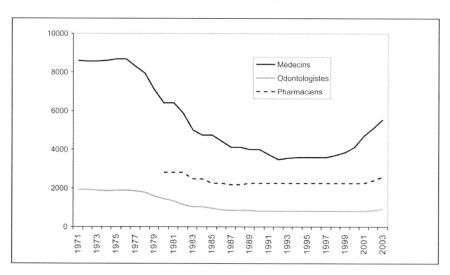

Sources : DGS, ONDPS, 2004.

Pour les médecins, trois chiffres sont à retenir, au niveau national : le chiffre de 1976-77 avec un *numerus clausus* à 8 671 tombant à 3 500 en 1992-93 pour remonter à 6 200 en 2004-05. La densité médicale de 275 pour 100 000 habitants en 1985 culmine à 340 médecins pour 100 000 habitants en 2005 et devrait, avec un *numerus clausus* à 7 000, tomber à 285 en 2025 (ONDPS, 2004). Aujourd'hui, face aux problèmes de renouvellement des générations, une des premières décisions proposées fut de remonter le *numerus clausus* afin d'augmenter les capacités de formation. Cette mesure n'est pas efficace pour l'instant car il faut dix à douze ans pour former un médecin et les changements de *numerus clausus* entrepris dès 2002-2003 n'auront un impact qu'à partir de 2012-2015.

Des quotas ont été instaurés pour les paramédicaux, mais de façon beaucoup plus hétérogène. Ces métiers, surtout les infirmiers, ont un taux de progression élevé car les entrées dans la profession sont importantes (environ 30 000 infirmiers formés par an) ; entre 1999 et 2003, le taux de progression était de l'ordre de 2,6 % par an. Entre 1990 et 2004, les quotas ont été doublés. Les masseurs-kinésithérapeutes ont une progression beaucoup plus stable, les effectifs formés annuellement oscillant entre 1 400 et 1 600 depuis 1990. L'évolution des effectifs de cette profession risque de connaître quelques bouleversements car, depuis plusieurs années, de nombreux étudiants partent suivre les études de masso-kinésithérapie en Belgique pour éviter les contraintes des quotas des écoles françaises. En 2003, ce phénomène a concerné 1 048 autorisations d'exercer.

Le vieillissement et la difficulté de renouvellement des effectifs mettent le monde rural en porte-à-faux car de nombreux professionnels actuels sont issus des générations du baby-boom qui ont plus de 55 ans aujourd'hui. Si le remplacement de ces professionnels partant à la retraite n'est pas assuré, certains secteurs seront en difficulté. Cette situation risque de se rencontrer fréquemment car, en sus des questions d'effectifs, les changements de comportements et les aspirations des jeunes praticiens ne placent pas les campagnes en position favorable pour leur installation.

2 - Le changement de comportements sociodémographiques

Les nouvelles générations de professionnels n'ont pas les mêmes attentes que leurs aînés ; ce constat, lourd de conséquences, implique une sélection accrue du lieu d'installation. La féminisation de plus en plus marquée des professions médicales influence les comportements. Les femmes ont tendance à privilégier une installation en groupe et en ville ou en périphérie urbaine. Elles ne veulent pas assurer des gardes à répétition et souhaitent le plus souvent allier maternité et vie professionnelle par un travail à temps partiel. La féminisation progressive de la démographie médicale montre que, en 2025, les femmes représenteront 52 % des médecins en exercice. Sur une vie professionnelle, leur activité correspond en moyenne à 70 % de celle des hommes (ONDPS, 2004). Cependant, il est probable que, en 2025, hommes et femmes atteindront les mêmes chiffres. On évoque une

« féminisation » de l'activité des hommes médecins allant de pair avec l'évolution de la société et les politiques de réduction du temps de travail. Les conditions de vie jouent un rôle très important dans le lieu d'implantation du cabinet. Le futur installé a fait ses études dans une ville universitaire offrant un environnement culturel et sportif riche, souvent il souhaite le retrouver dans son lieu d'habitation. La question de l'emploi du conjoint est également un argument, le cliché de l'épouse du médecin assurant le secrétariat est désuet. Le « mari du médecin » recherche souvent un emploi de cadre pas forcément compatible avec les campagnes isolées. Les changements sociodémographiques des professions médicales ne rendent pas le milieu rural attractif pour les nouvelles générations, le départ massif à la retraite des médecins en place risque de conduire à des situations tendues où les disparités géographiques seront fortes et nettement en défaveur du rural le plus isolé. La situation actuelle s'accentuera.

Offre ambulatoire et offre hospitalière obéissent donc aux « mêmes règles géographiques », source de différences selon les territoires. Le milieu rural apparaît alors moins attractif pour l'installation de professionnels. Si son offre de soins est moins diversifiée, elle est malgré tout bien présente et joue un rôle important pour les populations vivant dans les campagnes. Tout en tenant compte des différences, il faut analyser son organisation afin de mettre en avant tous les éléments de son adaptation à l'environnement et relever, si nécessaire, ces fragilités.

L'Ordre national des médecins a diligenté en mars 2007 à un organisme spécialisé une étude intitulée *Attentes, projets et motivations des médecins face a leur exercice professionnel*. Le panel d'enquêtés regroupait à la fois des médecins installés depuis moins de cinq ans ainsi que des étudiants en fin de cycle. L'objectif était de mieux appréhender les motivations et les ressentis de ces personnes en particulier au sujet des territoires délaissés, milieu rural et banlieue populaire défavorisée. Nous allons donc nous attarder sur les résultats de cette enquête pouvant venir illustrer notre démarche, en particulier par rapport aux réponses concernant l'exercice en zone rurale.

A première vue les jeunes médecins installés en zone rurale sont très satisfaits de leur lieu d'installation et évoquent la qualité de leur cadre de vie. Ils insistent sur les relations privilégiées avec leur patientèle et la diversité de leur médecine. Pourtant, lorsque la question « Seriez-vous prêt à exercer en zone rurale ? » est posée, 63 % des étudiants refusent cette hypothèse. Le résultat est identique pour les banlieues populaires, alors qu'ils sont à 73 % et à 74 % favorables pour travailler dans une petite ou moyenne ville de province ou dans une banlieue pavillonnaire.

Parmi les éléments suivants qui seront les plus importants dans le choix d'installation professionnelle, trois motivations arrivent en tête : l'épanouissement personnel et celui de la famille (81 %), la compatibilité du lieu d'installation avec la profession ou les attentes du conjoint, la possibilité d'y exercer le mieux possible sa discipline (55 %). En quatrième et cinquième positions sont mentionnés, la relation avec les patients (43 %) et l'environnement géographique (41 %). Étonnamment, deux attentes apparaissent presque comme anecdotiques : le revenu à retirer de l'activité professionnelle et l'utilité sociale du métier. Dans le discours des médecins interrogés, l'épanouissement prend une dimension personnelle et professionnelle avec des thématiques nouvelles (cadre de vie pour la famille, réduction du temps de travail…). Ils évoquent aussi fréquemment la possibilité de pouvoir exercer le mieux possible leur discipline en bénéficiant d'un plateau technique complet (kiné, infirmières, radiologie…). En imaginant une installation en milieu rural, les personnes interrogées évoquent prioritairement comme inconvénient, dans leur exercice, un épanouissement personnel grevé par une charge de travail surdimensionnée, des difficultés pour attirer le conjoint et un plateau technique insuffisant qui limite la possibilité d'exercer le mieux possible sa discipline.

L'enquête souligne donc la mauvaise image globale des zones sous-médicalisées, rurales en particulier, mais aussi l'inadéquation entre leurs points forts et faibles, reconnus par les jeunes médecins, et les attentes prioritaires de ceux-ci en termes d'installation.

En conclusion, nous constatons que la majeure partie de l'offre de soins se concentre dans le monde urbain autour de l'hôpital. Le milieu rural est le siège d'une offre de proximité répondant aux besoins les plus courants, quantitativement et qualitativement aucune comparaison n'est possible entre santé des villes et santé des champs. Pourtant, les campagnes ne sont pas des déserts et l'offre de soins a une organisation adaptée aux contraintes du milieu. Au-delà de ce constat qui évoque plus des différences que des carences, la situation doit être objectivée et mise en perspective. En effet, les évolutions récentes semblent prouver une certaine détérioration de la condition en milieu rural à cause d'un certain désamour exprimé par les nouvelles générations de professionnels de santé. De l'équilibre actuel basé sur une offre de soins complète mais peu nombreuse pourrait découler un certain nombre de lacunes en cas de non renouvellement des départs à la retraite. Par nature, l'offre de soins dans les campagnes est fragile car basée sur de faibles effectifs.

III - L'Auvergne, un terrain d'analyse adapté ?

Choisir les campagnes auvergnates pour traiter de la question des services de santé en milieu rural se justifie car la région allie une ruralité marquée et variée, et un système de soins proche des moyennes nationales. Ce choix est pertinent, car il est préférable que notre raisonnement se construise dans une zone d'étude ne se trouvant pas dans des situations extrêmes de sur ou de sous-équipement majeur.

La région Auvergne se situe à l'échelle nationale en position d'interface : à l'est, le couloir rhodanien, dynamique, polarisé par l'agglomération lyonnaise, à l'ouest le cœur du Massif central avec des villes de moindre importance comme

Limoges, Brive, Guéret ou Rodez, au sud la fin de l'influence languedocienne et de sa capitale montpelliéraine, au nord la trame fragile des villes qui regardent déjà vers le Bassin parisien (ex. : Nevers, Bourges).

Cette situation constitue l'un des facteurs explicatifs des flux majeurs de l'offre et de la consommation de soins dans la région. L'attractivité des pôles auvergnats est constatée pour les zones périphériques, occidentales et méridionales sous-équipées (Corrèze, Lozère, Aveyron) et pour les zones orientales (Rhône-Alpes) en cas de saturation. A l'inverse, les patients sont attirés vers les centres rhône-alpins et montpelliérains pour les soins spécialisés non disponibles en Auvergne. Nous avons déjà évoqué le phénomène de subsidiarité détournée des flux d'hospitalisation de l'est de la Haute-Loire vers Saint-Étienne. Par ailleurs, cette organisation induit une certaine autarcie lorsque les actes sont disponibles dans la région, ainsi le pôle clermontois capte la plus grande partie des flux intra-régionaux.

A - Une offre de soins aux résultats proches des résultats nationaux...

Aujourd'hui, à l'échelle régionale, l'offre de soins peut apparaître globalement satisfaisante, la France et l'Auvergne n'ont jamais compté autant de médecins. Cependant, comme au niveau national, les caractéristiques de cette offre restent préoccupantes : la démographie est en stagnation, les professions médicales sont vieillissantes, les différentes spécialités n'ont pas la même attractivité pour les jeunes. Les situations varient d'une profession à l'autre et d'un territoire à l'autre...

1 - Les professionnels de santé

a - L'offre auvergnate inférieure aux moyennes nationales ?

En Auvergne, les interrogations sur la démographie des professionnels de santé ressemblent à celles posées au niveau national. Les seules nuances sont liées au caractère rural de notre région et aux difficultés des conditions de travail pouvant en découler au moment où les attentes des professionnels ont évolué.

Les effectifs de professionnels donnent un aperçu de l'offre de soins d'une région ou d'un pays mais ne permettent pas les comparaisons. L'usage privilégie la notion de densité médicale, afin de relativiser l'offre de soins par rapport au poids démographique. En comparant les effectifs et les densités des principaux types de professionnels auvergnats aux résultats nationaux, on obtient le tableau 5.

Globalement, les densités de professionnels de santé auvergnats sont assez proches des valeurs nationales, notamment pour les médecins généralistes, les dentistes et les masseurs-kinésithérapeutes. Comparées à la moyenne nationale, certaines autres professions sont sous-représentées ; les médecins spécialistes ne comptent que 70,2 médecins pour cent mille habitants contre 87,8 en France, les orthophonistes et les pédicures sont eux aussi en retrait. A l'inverse, la densité des infirmiers est supérieure à celle de la France, 92,3 professionnels pour cent mille habitants contre 86,6.

En souhaitant comparer la densité en médecins généralistes pour 100 000 habitants de l'Auvergne avec celle des autres régions, on voit que, si le résultat est légèrement inférieur à la moyenne nationale, la région se trouve néanmoins dans une situation médiane et qu'elle tient la comparaison avec d'autres régions qui, à première vue, pourraient apparaître plus favorisées.

Tab. 5 - Effectifs et densités des principaux professionnels de santé en Auvergne et en France

Spécialité	Effectifs		Densité pour 100 000 hab.	
	France	Auvergne	France	Auvergne
Médecins généralistes	61 224	1 328	99,5	98,6
Médecins spécialistes	54 061	946	87,8	70,2
Dont Chirurgie	3 274	53	5,3	3,9
Dermato-vénéréologie	3 283	46	5,3	3,4
Radiodiagnostic et imagerie médicale	5 229	94	8,5	7,0
Gynécologie	5 509	97	9,0	7,2
Gastro-entérologie et hépatologie	2 092	40	3,4	3,0
Oto-rhino-laryngologie	2 304	37	3,7	2,7
Pédiatrie	2 715	43	4,4	3,2
Pneumologie	1 137	23	1,8	1,7
Rhumatologie	1 843	37	3,0	2,7
Ophtalmologie	4 661	95	7,6	7,1
Psychiatrie	6 112	82	9,9	6,1
Chirurgiens-dentistes	36 642	830	59,5	61,6
Sages-femmes	2 310	34	3,8	2,5
Infirmiers	53 297	1 243	86,6	92,3
Masseurs-kinésithérapeutes	45 431	999	73,8	74,2
Pédicures	7 876	120	12,8	8,9
Orthophonistes	12 587	166	20,5	12,3
Orthoptistes	1 621	37	2,6	2,7
Laboratoires d'analyses médicales	3 870	68	6,3	5,0

Source : CNAMTS, 31 décembre 2006.

Ainsi la desserte auvergnate est supérieure à celle de Rhône-Alpes, de la Haute et Basse-Normandie ou des Pays de Loire. Le poids des faibles effectifs de populations induit une partie de ces résultats, la situation du Limousin et de la Corse

Fig. 12 - Comparaison des densités en médecins généralistes des régions françaises en 2006

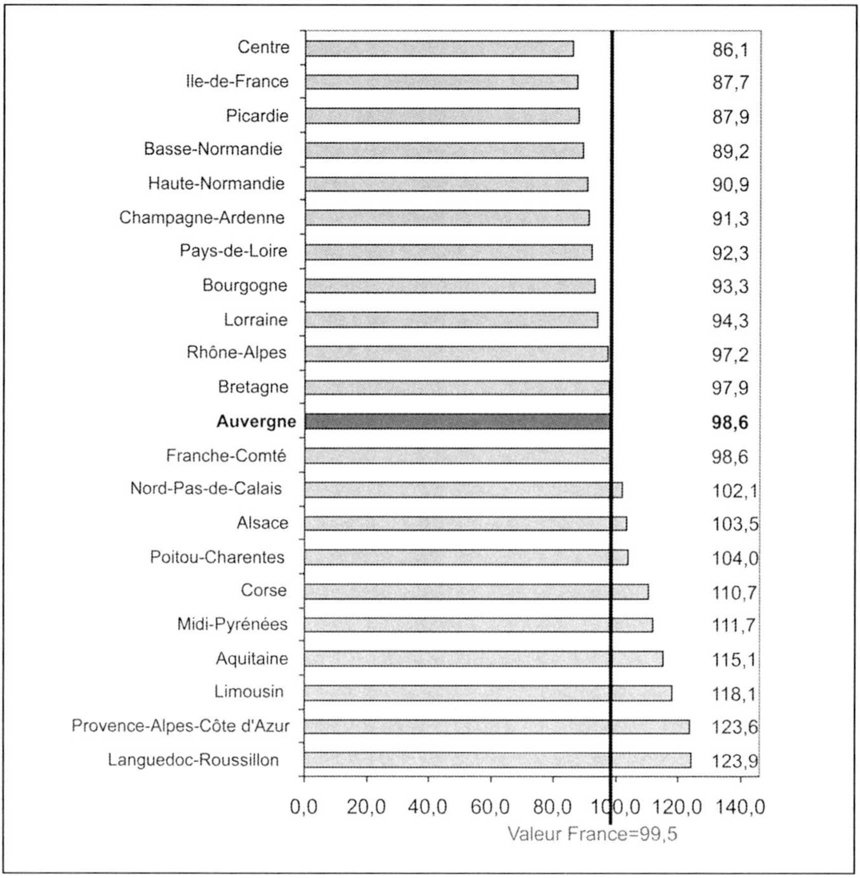

Région	Densité
Centre	86,1
Ile-de-France	87,7
Picardie	87,9
Basse-Normandie	89,2
Haute-Normandie	90,9
Champagne-Ardenne	91,3
Pays-de-Loire	92,3
Bourgogne	93,3
Lorraine	94,3
Rhône-Alpes	97,2
Bretagne	97,9
Auvergne	**98,6**
Franche-Comté	98,6
Nord-Pas-de-Calais	102,1
Alsace	103,5
Poitou-Charentes	104,0
Corse	110,7
Midi-Pyrénées	111,7
Aquitaine	115,1
Limousin	118,1
Provence-Alpes-Côte d'Azur	123,6
Languedoc-Roussillon	123,9

Valeur France=99,5

Source : CNAMTS/SNIR, 2006.

venant confirmer cette idée, illustrée par les résultats du tableau 6 comparant les valeurs brutes des effectifs de médecins généralistes, celles de la population et les résultats relatifs de la desserte pour 100 000 habitants ; les régions les moins peuplées ayant des taux d'encadrement proches ou supérieurs à la moyenne.

Malgré cette « bonne » situation due à la construction arithmétique, il est net que l'Auvergne se situe paradoxalement dans les zones bien dotées regroupant plus particulièrement le sud du pays avec Languedoc-Roussillon et Provence-Alpes-Côte-d'Azur. L'approche au niveau départemental va le confirmer.

Tab. 6 - Effectifs régionaux de médecins généralistes et de population et densité en médecins généralistes pour 100 000 habitants au 31/12/2006

Région INSEE	Nombre de médecins généralistes	Population	Densité / 100 000 hab.
Ile-de-France	10 110	11 533 004	87,7
Provence-Alpes-Côte d'Azur	5 942	4 806 663	123,6
Rhône-Alpes	5 857	6 028 196	97,2
Nord-Pas-de-Calais	4 165	4 079 422	102,1
Aquitaine	3 586	3 116 213	115,1
Pays de Loire	3 177	3 440 627	92,3
Languedoc-Roussillon	3 129	2 526 153	123,9
Midi-Pyrénées	3 091	2 767 028	111,7
Bretagne	3 033	3 098 028	97,9
Lorraine	2 228	2 361 620	94,3
Centre	2 174	2 525 933	86,1
Alsace	1 891	1 827 250	103,5
Poitou-Charentes	1 795	1 725 346	104,0
Picardie	1 672	1 902 948	87,9
Haute-Normandie	1 660	1 827 134	90,9
Bourgogne	1 531	1 641 570	93,3
Auvergne	1 328	1 346 994	98,6
Basse-Normandie	1 305	1 462 687	89,2
Champagne-Ardenne	1 236	1 353 359	91,3
Franche-Comté	1 139	1 155 252	98,6
Limousin	865	732 737	118,1
Corse	310	280 158	110,7
France métropolitaine	**61 224**	**61 538 322**	**99,5**

Sources : SNIR, 2006 / CNAMTS.

b - Les disparités locales, premiers constats au niveau départemental

D'un point de vue national, en matière d'offre de soins, l'Auvergne se trouve dans une position charnière entre le nord de la France globalement sous-équipé et le sud très bien pourvu. En effet, les densités des personnels médicaux et paramédicaux correspondent aux moyennes nationales (Tab. 7).

**Tab. 7 - Comparaison de densités de professionnels
dans les 4 départements auvergnats et en France (pour 100 000 hab.)**

	Allier	Cantal	Haute-Loire	Puy-de-Dôme	Auvergne	France
Médecins généralistes	97,3	97,0	93,7	**101,4**	98,6	99,5
Médecins spécialistes	75,4	54,4	35,5	83,4	70,2	87,8
Tous médecins confondus	172,7	151,4	129,2	184,8	168,8	187,3
Chirurgiens-dentistes	54,0	51,1	51,4	**71,9**	**61,6**	59,5
Sages-femmes	1,7	2,0	1,8	3,3	2,5	3,8
Infirmiers	85,2	**114,7**	**119,2**	81,3	92,3	86,6
Masseurs-kinésithérapeutes	**78,8**	63,6	65,1	**77,3**	74,2	73,8
Pédicures	10,7	5,9	10,0	8,3	8,9	12,8
Orthophonistes	7,5	7,9	15,0	15,1	12,3	20,5
Orthoptistes	2,6	**3,3**	1,8	**3,0**	**2,7**	2,6
Tous auxiliaires médicaux confondus	184,8	195,4	**211,1**	185,1	190,4	196,3

Source : SNIR 31/12/2006.

• La variété de situation dans les quatre départements

Les résultats auvergnats sont en apparence plutôt bons, même si le mode de construction des indicateurs les influence. Ce constat d'ensemble peut être précisé et alors des différences deviennent visibles entre les quatre départements auvergnats.

Le Puy-de-Dôme, avec des valeurs proches des moyennes nationales, est le mieux équipé, toute profession confondue, l'influence de Clermont et de son plateau technique se ressent fortement. Cantal et Haute-Loire, départements plus ruraux, apparaissent moins bien lotis, l'offre en médecins spécialistes est très faible. L'Allier connaît des situations très variables selon le type de professionnels de santé.

• La mise en perspective au niveau national

Pour mettre en relief la réalité des départements auvergnats dans la dimension nationale, on a comparé les effectifs et les densités pour quatre professions différentes. Le choix a été fait de traiter séparément les professions médicales et paramédicales. La première comparaison traite (donc) des médecins généralistes d'une part et des médecins spécialistes d'autre part (Fig. 13). La deuxième série de cartes abordera les auxiliaires avec tout d'abord les infirmiers puis les orthophonistes (Fig 14). Dans les deux cas, le choix a volontairement désigné deux types de professionnels, l'un plus courant que l'autre.

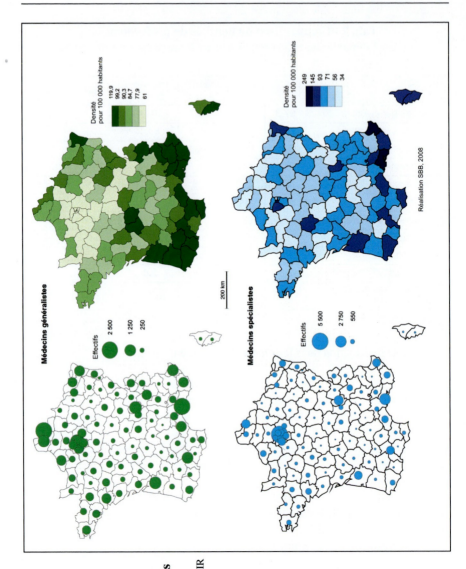

Fig. 13 - Effectifs et densités de professionnels en France : médecins généralistes et médecins spécialistes

Source : CNAMTS, fichier SNIR au 31/12/2006.

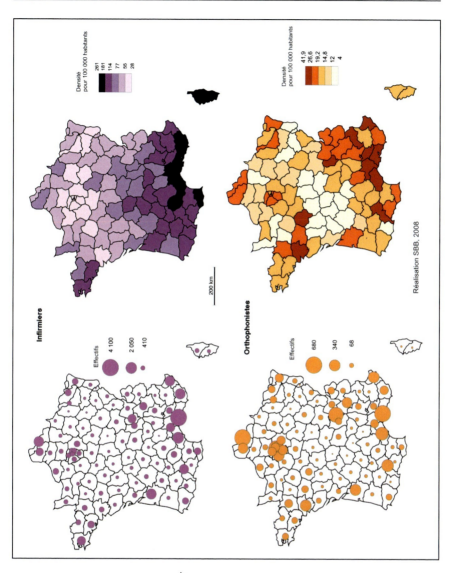

Fig. 14 - Effectifs et densités de professionnels en France : infirmiers et orthophonistes

Source : CNAMTS, fichier SNIR 2006.

La situation nationale de la répartition des médecins généralistes et des spécialistes vérifie le lien entre l'implantation des professionnels de santé et le monde urbain. Les départements comptant les secteurs les plus urbains ont le plus de médecins, le phénomène est visuellement plus marqué pour les médecins spécialistes où se distinguent à première vue Paris, Lyon, Marseille et Bordeaux. La « diagonale du vide » se dessine assez nettement sur les deux cartes d'effectifs (Fig. 13 et 14). Les médecins sont des professions libérales qui, par nature, se rapprochent des clientèles potentielles les plus importantes, des départements les plus peuplés.

Les cartes de la densité des médecins généralistes et spécialistes marquent les contrastes entre la France méridionale et celle du nord. L'Auvergne a des comportements proches de ceux du Sud. Ce constat doit se nuancer pour le sud du Massif central (Haute-Loire, Cantal, Lozère, Aveyron, Ardèche) dans le cas des médecins spécialistes pour lesquels apparaît un « vide » relatif. Le poids urbain est donc réellement primordial. Au niveau Auvergne, le Puy-de-Dôme apparaît systématiquement dans des valeurs supérieures aux autres départements de la région.

Le même exercice produit pour les infirmiers et les orthophonistes apporte des réponses semblables. Les comportements des professions paramédicales sont très similaires à leurs confrères médecins avec la même sélection territoriale.

c - Les perspectives d'évolution

• Les professions médicales, des perspectives assez inquiétantes....

Aux cours des dernières décennies, les professions médicales ont connu de fortes mutations, conséquences de l'évolution du *numerus clausus* et de la féminisation. L'Auvergne a suivi et suit cette même tendance.

Tab. 8 - Données démographiques comparatives sur les médecins généralistes et spécialistes, en Auvergne et en France au 31/12/2006

	Médecins généralistes		Médecins spécialistes	
	Auvergne	France	Auvergne	France
Effectifs libéraux	1 328	61 224	946	54 061
Taux de féminisation	30,0 %	26,7 %	27,3 %	30,2 %
Taux de féminisation des professionnels de moins de 40 ans	45,7 %	47,4 %	44,3 %	37,2 %
Part des professionnels de plus de 55 ans	33,5 %	33,0 %	38,8 %	38,7 %
Age moyen	50	50,2	51,5	51,8

Source : CNAMTS, fichier SNIR au 31/12/06.

Les médecins auvergnats, généralistes ou spécialistes, sont en moyenne légèrement plus âgés que leurs homologues français. De plus, les jeunes générations sont moins nombreuses que les plus de 50 ans, cette situation pose le problème du renouvellement des effectifs suite aux nombreux départs en retraite de la génération du baby-boom attendus au cours de la prochaine décennie (Tab. 8).

Comme le montre la figure 15, l'Auvergne connaît une part plus faible de médecins spécialistes, seulement 41,3 %, dans son effectif total de médecins en comparaison aux valeurs françaises (46,6 %). La moindre présence de médecins spécialistes est liée à la plus faible urbanisation de la région.

Fig. 15 - Part des spécialistes dans les effectifs de médecins en Auvergne et en France

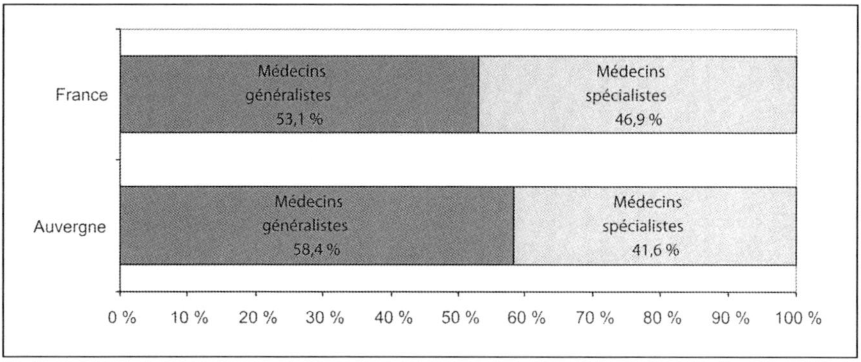

	Médecins généralistes	Médecins spécialistes
France	53,1 %	46,9 %
Auvergne	58,4 %	41,6 %

Source : CAMTS, fichier SNIR2006.

Comme au niveau national, la féminisation reste une tendance marquante des jeunes générations puisque la part des femmes chez les médecins de moins de 40 ans est supérieure à 45 % chez les médecins généralistes, et à 44 % chez les médecins spécialistes. L'arrivée « massive » des femmes dans la profession modifie l'approche d'ensemble du métier et ses modes d'exercice (part du salariat, participation à la permanence de soins, etc.). La comparaison du taux de féminisation des moins de 40 ans par rapport à l'ensemble des effectifs montre bien l'actualité de ce phénomène.

• Les paramédicaux, une situation apparemment plus stable...

Les infirmiers libéraux et les masseurs kinésithérapeutes sont les professions paramédicales les plus représentées dans le secteur libéral, leurs caractéristiques démographiques connaissent un certain nombre de points communs notamment dans l'évolution à la hausse des effectifs et une jeunesse plus marquée que leurs collègues médecins (Tab. 9).

Tab. 9 - Données démographiques comparatives sur les infirmiers libéraux et les masseurs-kinésithérapeutes, en Auvergne et en France

	Infirmiers		Masseurs-kinésithérapeutes	
	Auvergne	France	Auvergne	France
Effectifs libéraux	1 243	53 297	999	45 431
Taux de féminisation	82,7 %	83,7 %	62,7 %	0,8 %
Taux de féminisation des professionnels de moins de 40 ans	79,5 %	80,5 %	44,8 %	46,2 %
Part des professionnels de plus de 55 ans	15,2 %	15,3 %	28,2 %	21,4 %
Age moyen	43,9	44,9	44	42,5

Source : CNAMTS, fichier SNIR au 31/12/06.

Dans l'absolu, le nombre d'infirmiers n'a pas cessé d'augmenter depuis les années 1970. Une diminution des effectifs n'est pas à prévoir dans la mesure où les entrées dans la profession compensent encore les sorties prévisibles. En effet, le nombre de diplômés est en constante hausse depuis 1992 ; les quotas de formation ont doublé pendant cette période. L'Auvergne suit cette tendance. Pour les infirmiers, l'entrée dans l'activité libérale retardée par l'obligation des années d'activité hospitalière explique la plus faible part des moins de 35 ans. Les masseurs kinésithérapeutes ont, eux aussi, connu une hausse entre 1990 et 2003 ; les quotas de formation ont augmenté de 15 %. La profession infirmière est marquée par une féminisation très importante (85 % du total) alors que les effectifs des masseurs kinésithérapeutes se partagent plus en faveur des hommes. Ce ratio diffère un peu à l'échelle nationale où il est plus homogène.

Ces résultats ne présagent pas des problèmes d'offre au niveau local. Notamment, il est très compliqué de pouvoir estimer le poids des sorties de carrière avant l'âge de la retraite. Une réflexion sur le déroulement de carrière de ces paramédicaux doit être abordée pour comprendre ces fréquents mouvements professionnels et pallier les manques potentiels.

• Une note d'optimisme, dans une perspective nationale plus négative

Une étude de l'ONDPS (Observatoire National de la Démographie des Professionnels de Santé) présente une projection à l'horizon 2025 de la répartition régionale des médecins, selon les hypothèses du scénario conventionnellement qualifié de « central » des projections nationales. La projection « centrale » ventile par région le scénario de base des projections nationales en supposant le prolongement des comportements ou décisions passées. Les résultats auvergnats sont nettement plus favorables que ceux de la France (Fig. 16 et Tab. 10).

L'Auvergne fait partie des régions qui verront une légère hausse des effectifs et densités de médecins entre 2002 et 2025.

Ce maintien est dû moins à l'augmentation des effectifs de médecins qu'à la perspective d'une baisse de la population. L'Auvergne suit des régions démographiquement similaires, le Limousin et la Champagne–Ardennes. Cette stabilité des effectifs et de la densité au plan régional ne préjuge pas d'un déséquilibre croissant dans certaines zones à un niveau plus fin.

Fig. 16 - Prospectives démographiques régionales entre 2002 et 2025 : effectifs et densités de médecins généralistes (en %)

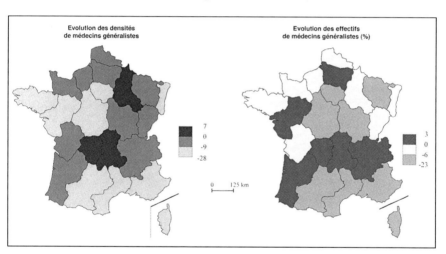

Source : ONDPS.

Tab. 10 - Projection des effectifs de médecins généralistes en Auvergne et en France en 2025

	Effectifs 2002	Effectifs 2025	Evolution
Auvergne	3 877	3 954	+ 2 %
France	205 200	186 000	- 9,4 %

Source : ONDPS.

Fig. 17 - Nombre de lits pour 1 000 habitant en 2003 : MCO, soins de suite réadaptation, psychiatrie

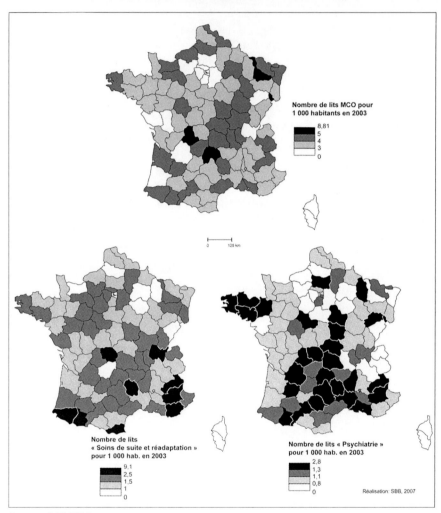

Source : SAE 2005.

2 - L'offre hospitalière

Au-delà des soins ambulatoires et libéraux, force est de constater que l'Auvergne connaît une infrastructure hospitalière satisfaisante sans carences majeures.

a - Le taux d'équipement en structure hospitalière

La région détient une bonne représentativité des différentes composantes des plateaux techniques hospitaliers. Les taux d'équipement en nombre de lits pour mille habitants sont également dans la moyenne où légèrement supérieurs (Fig. 17).

Nous avons vu que, en théorie, les établissements hospitaliers se concentrent principalement dans les zones urbaines, nous allons examiner la situation de la région Auvergne et voir si elle vérifie ou non ce principe. Trois sortes de structures sont concernées : les hôpitaux « MCO » dits de « courts séjours », les établissements de soins de suite et de réadaptation et ceux de soins psychiatriques. Le tableau 11 reprend les taux d'équipement en lits et places des différentes activités de soins en Auvergne, en France et dans les quatre départements.

Tab. 11 - Taux d'équipement en lits et places pour 1 000 habitants au 01/01/2004

	Allier	Cantal	Haute-Loire	Puy-de-Dôme	Auvergne	France
MCO	4,7	5	3	4,4	4,3	3,9
Chirurgie	1,9	2	1	2	1,8	1,6
Gynécologie	0,4	0,4	0,2	0,5	0,4	0,4
Médecine	2,4	2,6	1,7	1,9	2,1	1,9
Soins de suite et de réadaptation	1,4	1,9	1,7	1,8	1,7	1,5
Psychiatrie	1,3	1,3	1,2	1,5	1,4	1
Tous lits confondus	9,7	11	7,5	9,8	9,5	7,7

Source : Eco-Santé 2005.

b - Les établissements de courts séjours « MCO » (Fig. 18)

Le Puy-de-Dôme, avec essentiellement le plateau technique du CHU clermontois, domine l'infrastructure hospitalière auvergnate. Le pôle de la métropole régionale est complété par un centre anti-cancéreux indépendant et plusieurs établissements privés de grande envergure. L'ensemble polarise la majorité des flux, notamment en provenance des départements auvergnats du sud. Dans l'Allier, l'offre se répartit de façon plus homogène entre les trois pôles urbains, les fuites vers Clermont-Ferrand sont moins importantes à l'exception du bassin vichyssois. Le centre hospitalier de Montluçon est attractif pour une partie des habitants de la Creuse et du Cher. A contrario, l'Yssingelais est tourné vers le centre hospitalier de Saint-Etienne–Firminy, les flux sont importants pour les actes chirurgicaux et l'obstétrique, supérieurs à 85 % des séjours des habitants de la zone. Chaque territoire du SROS offre un établissement assurant de la chirurgie et de l'obstétrique. Les établissements situés en zone rurale comme celui du Mont-Dore, de Billom ou de Bourbon-l'Archambault ne fournissent que des soins de médecine. La spécialisation des soins hospitaliers est donc en lien direct avec la ville. Les petites villes dont l'activité économique, la démographie et le développement sont en déclin ont souvent des établissements n'assurant plus la totalité des soins dits de courts séjours, avec la disparition des services d'obstétrique ; dans la région, c'est le cas d'Ambert et de Mauriac. Riom est dans la même situation à cause de sa trop grande proximité avec le pôle clermontois.

Fig. 18 - Les établissements hospitaliers de courts séjours (médecine, chirurgie, obstétrique) en Auvergne en 2007

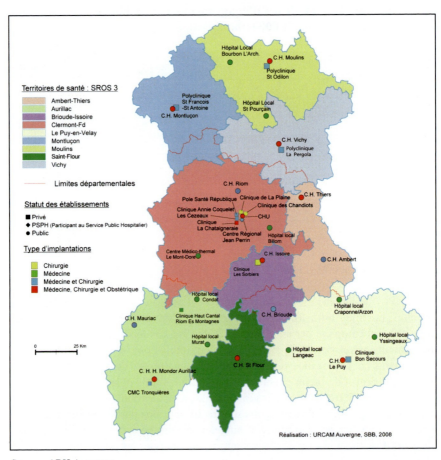

Source : ARH Auvergne.

Les services de santé en France et dans les campagnes auvergnates

c - Les établissements de soins de suites et de réadaptation (Fig. 19)

Depuis l'époque des sanatoriums, les espaces ruraux ont traditionnellement été des zones d'accueil pour les séjours hospitaliers de soins de suite et de réadaptation. L'image des soins dans les campagnes était alors synonyme de tranquillité et de sérénité bénéfiques aux patients par opposition au monde urbain. Au-delà de l'image bucolique et de l'aspect régénérateur du monde rural, on peut aussi penser que la société urbaine mettait hors des murs de la Cité ceux qu'elle ne voulait ni voir ni montrer. Cet héritage explique partiellement les cartes d'aujourd'hui et l'on ne s'étonnera pas de compter de nombreux centres de soins de suite dans le monde à dominante rurale.

Typiquement, la Haute-Loire dénombre de nombreux établissements, particulièrement dans l'est du département. Ce secteur cumule à la fois la ruralité et une

Fig. 19 - Les établissements de soins de suite et de réadaptation en Auvergne en 2007

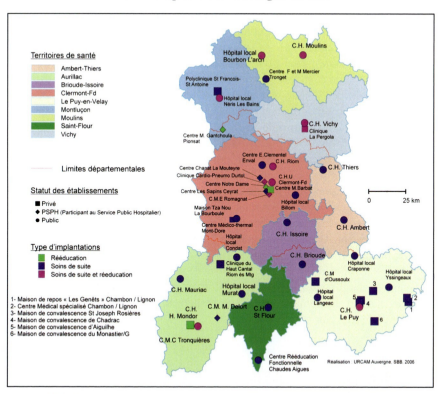

Source : ARH Auvergne.

certaine proximité de la région Rhône-Alpes potentiellement très pourvoyeuse de patients souhaitant « se reposer de la vie urbaine et de ses excès ». L'exemple du centre de post-cure en alcoologie du Chambon-sur-Lignon est un excellent révélateur de l'intérêt de telles localisations. La tradition religieuse hospitalière a certainement un impact sur cette organisation actuelle et explique également cette spécificité locale. Les autres départements de la région sont moins équipés dans les zones rurales et, généralement, les établissements sont ceux déjà existants pour les soins de courts séjours : centres hospitaliers dans les zones urbaines et hôpital local en campagne.

Actuellement, le phénomène est amplifié par l'aspect économique de l'implantation d'établissements de soins en zones rurales et par leur rôle dans la création d'emplois directs ou non. Ces structures emploient du personnel plus ou moins qualifié et permettent le maintien d'activités commerciales et économiques dans ses environs. La contrepartie peut être les difficultés de recrutement de salariés moins enclins à s'installer dans des zones trop isolées. De plus en plus, les petits bourgs cherchent à faire venir des activités spécialisées ; ils les lient parfois avec leurs Etablissements d'Hébergement pour Personnes Agées Dépendantes (EHPAD), particulièrement lorsque les pathologies sont en lien avec le vieillissement telle la maladie d'Alzheimer. Par exemple, la commune d'Ardes dans le Puy-de-Dôme a ouvert, en janvier 2008, un nouveau EHPAD pour remplacer le précédent, obsolète. Ce dernier a une plus grande capacité d'accueil avec désormais plusieurs places réservées aux patients atteints de maladies type Alzheimer. Dans le Cantal, à Riom-ès-Montagnes, un projet de clinique spécialisée dans les maladies respiratoires a été autorisé, les élus locaux ont fortement soutenu ce dossier voyant une possibilité de créer de l'activité dans ce secteur rural fragile et arguant d'un véritable « projet de territoire ». Dans cette commune, jusqu'en 2007, la clinique du « Haut-Cantal » assurait des soins de médecine et de chirurgie, cette dernière activité a été abandonnée et remplacée par un service de soins de suite. Une telle reconversion a évité la fermeture de l'établissement et les conséquences économiques négatives qui auraient pu en découler pour cette zone rurale.

En conclusion, les établissements de soins de suite et de réadaptation ne sont pas l'apanage du monde urbain, au contraire ils se diffusent davantage sur l'ensemble du territoire que les autres établissements hospitaliers. Néanmoins, on ne peut pas les considérer comme de l'offre de soins rurale car le recrutement des patients est élargi tandis que l'implantation en zone rurale est liée à des raisons sociologiques et économiques plus que réellement géographiques. Le choix du monde rural se faisant parfois par défaut.

d - Les établissements de « Psychiatrie » (Fig. 20)

Les établissements de soins psychiatriques en Auvergne suivent l'organisation hospitalière générale et donc la trame urbaine tandis que les établissements de courts séjours comptent fréquemment des services de soins psychiatriques. La seule exception est l'établissement bourbonnais d'Ainay-le-Château, à la limite du Cher. Le monde rural ne se distingue donc pas pour ce type d'établissements. La seule originalité géographique est la présence de plusieurs établissements privés en proche périphérie de Clermont-Ferrand. Ce fait vérifie la mise hors des murs de la ville des lieux de soins à l'image négative tout en privilégiant une certaine proximité vis-à-vis des bassins de population les plus importants. Les établissements publics sont, pour leur part, au cœur des agglomérations. Seul le centre hospitalier de Mauriac n'a pas d'unité de soins et celui de Brioude ne compte qu'une unité de soins ambulatoire, c'est-à-dire sans hébergement des patients.

Fig. 20 - Les établissements de soins psychiatriques en Auvergne en 2007

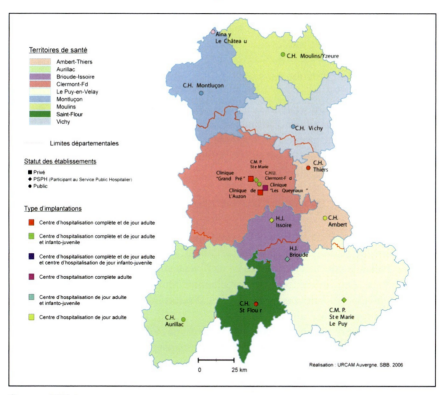

Source : ARH Auvergne.

En conclusion, les établissements hospitaliers sont au cœur de l'offre de soins urbaine. Les quelques exceptions s'expliquent le plus souvent par des liens de proximité avec les aires métropolitaines. Le monde rural apparaît donc « fragile » :

il n'est le siège que de l'offre de soins de proximité délivrée majoritairement par des professionnels de santé libéraux.

B - Les campagnes auvergnates : terrain de choix pour l'analyse du système de soins en milieu rural ?

Privilégier les campagnes auvergnates pour aborder l'offre de soins dans le monde rural n'engendre pas une lourde justification. En effet, la région conserve une image rurale prononcée et apparaît comme un champ d'investigation pertinent. Au-delà de sa ruralité dans son ensemble, ce qui apparaît encore plus intéressant en Auvergne c'est la variété des milieux ruraux présents ; des plus fragiles aux plus développés. Nous allons donc voir en quoi les campagnes auvergnates sont un terrain de choix pour l'analyse de l'organisation territoriale de l'offre de soins en milieu rural. Trois aspects seront plus particulièrement mis en exergue : la fragilité de la région, sa ruralité et le comportement des équipements et services tertiaires dans les zones rurales.

1 - L'Auvergne : un territoire sensible

Même si certains indicateurs semblent évoluer favorablement, parler de territoires sensibles ou fragiles ne fait pas vraiment débat quand on évoque le Massif central et l'Auvergne et que l'on s'attarde sur les réalités sociodémographiques : particulièrement en terme de densité de population, de trame urbaine et de vieillissement (Rieutort *et al.*, 2006).

a - Une organisation de territoire « sensible »

La trame urbaine auvergnate n'est pas très développée. Au sud, Aurillac et Le Puy polarisent partiellement leur département sans une attractivité plus large puisque face à la concurrence des villes de niveau supérieur : Clermont-Ferrand et Saint-Étienne. Leur influence est essentiellement tournée vers les campagnes alentours, au développement plus ou moins inégal selon la présence ou non d'activités touristiques, agroalimentaires ou industrielles.

A l'exception des zones de plaines de la Limagne et du Bourbonnais, le relief fragilise la vie de relation. Les populations se regroupent dans les noyaux urbains en périphérie des massifs et s'installent particulièrement le long de l'axe du Val d'Allier.

Le Puy-de-Dôme est le département aux plus forts contrastes : si le Val d'Allier et l'agglomération clermontoise forment l'épine dorsale de la structure urbaine de la région, de vastes secteurs sont très ruraux (Cézallier, Combrailles, Livradois-Forez, etc.). Ces zones sont parsemées de petites villes ou bourgs-centres dont la polarisation est très variable selon les cas et le maintien ou non de certains commerces et services. L'Allier et son partage urbain tricéphale apparaît avec une organisation urbaine plus homogène mais cela n'empêche pas l'émergence d'un secteur au cœur du département profondément rural assez éloigné des grands centres dans les besoins quotidiens. Le partage de la Haute-Loire suit l'axe Ambert–Le Puy. Le Brivadois semble tourner le dos à la partie orientale qui regarde un peu plus à l'est en direction de Rhône-Alpes. Le Cantal est plus massif avec une très large partie de son territoire dominé par les plus hautes altitudes en continuité des massifs volcaniques de l'ouest auvergnat. Aurillac et sa zone de piémont s'ouvrent sur le sud-ouest en direction de Midi-Pyrénées, excentré du cœur auvergnat.

Fig. 21 - L'espace auvergnat : un relief marqué

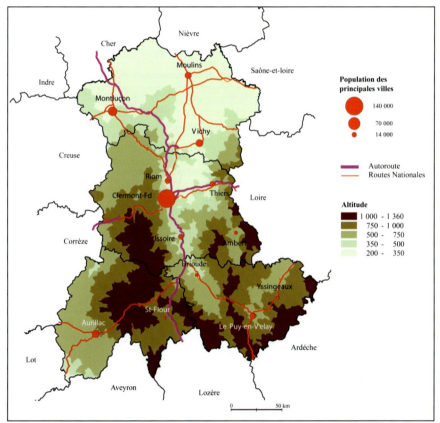

Sources : IGN, INSEE.

La région administrative Auvergne se compose de zones très variées, dont l'hétérogénéité est liée à l'histoire des populations qui se sont toujours « accommodées » des contraintes physiques. Il ne faut pas oublier que les montagnes auvergnates ont été des zones peuplées dont le dynamisme était réel, avant l'hémorragie de l'exode rural du début du XXe siècle. La figure 21 présente le relief marqué de l'espace auvergnat ainsi que la localisation des principales villes.

b - La densité de population : une source de fragilité

Si, incontestablement, le relief participe à la caractérisation de la région comme milieu sensible, la première des fragilités des campagnes auvergnates réside dans leurs faibles, voire très faibles densités de population. En lien avec la concentration de la trame urbaine dans le Val d'Allier et dans les zones à plus

Fig. 22 - Densité de population en Auvergne

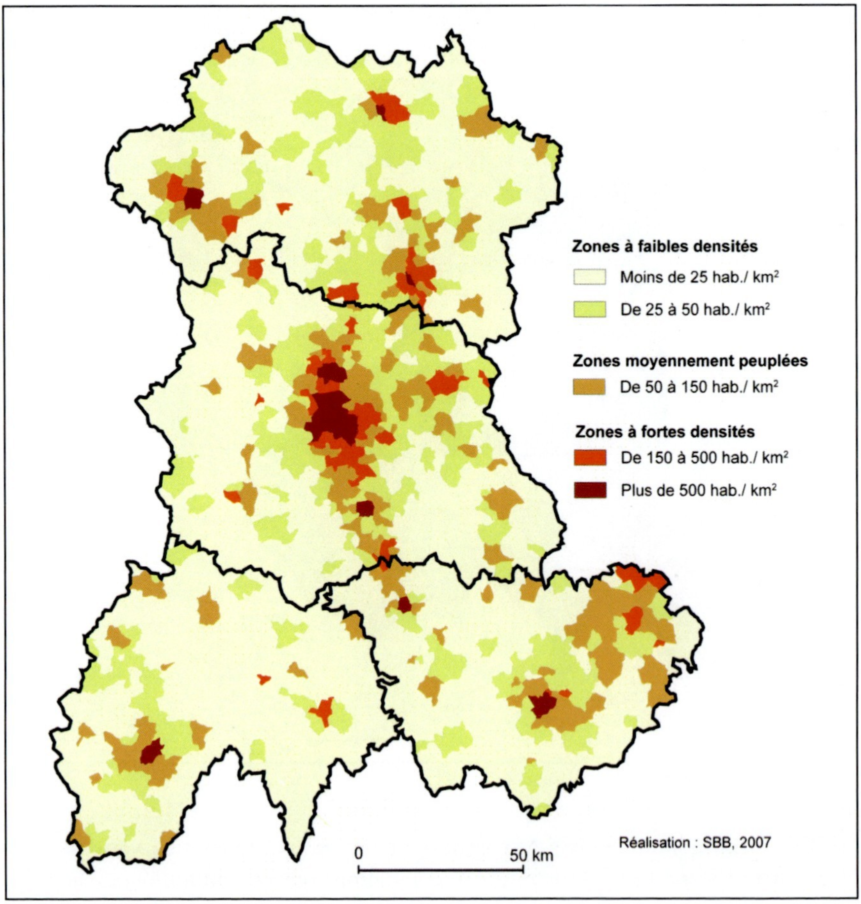

Source : INSEE, RGP 1999.

faibles altitudes, l'Auvergne est une région à faible densité et une large partie de ces zones rurales ne dépasse pas vingt-cinq habitants par kilomètre carré (Fig. 22).

Les faibles densités vont de pair avec les zones les plus rurales, particulièrement dans le Cézallier, la Margeride, l'Aubrac, le Livradois ou le Forez. L'Allier présente elle aussi des zones rurales à faible densité et ceci malgré des altitudes plus basses. Toutes les zones rurales auvergnates ne sont pas à faible densité, la partie orientale de la Haute-Loire enregistrant des densités médianes au-delà de 50 habitants par km².

La faible densité est réellement un des caractères les plus significatifs entrant dans la description de la région Auvergne. Source de fragilité, cette composante démographique confirme notre intérêt pour les campagnes auvergnates qui « cumulent » relief de moyennes montagnes et faibles densité.

c - Le poids du vieillissement des populations

Une des dernières caractéristiques de la « fragilité » des campagnes auvergnates est celle du vieillissement de la population. Dans la région, cette tendance est due à la fois à un flux migratoire des jeunes vers des régions plus favorables en termes de dynamisme (Rhône-Alpes, Languedoc-Roussillon, Ile-de-France) et par une fécondité moindre de la population locale. Par ailleurs, on constate de plus en plus un phénomène de retour des personnes de plus de 65 ans au moment de leur départ à la retraite.

Fig. 23 - Evolution de la répartition de la population
par tranche d'âge en Auvergne entre 1982 et 1999

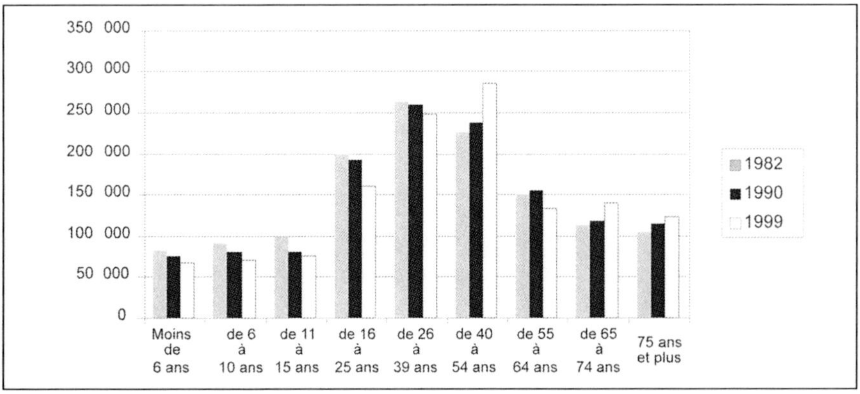

Source : INSEE, RP 1999.

La figure 23 montre le vieillissement constaté de la population régionale sur les deux dernières décennies du XXe siècle.

Fig. 24 - Part de la population de plus de 75 ans dans les communes auvergnates

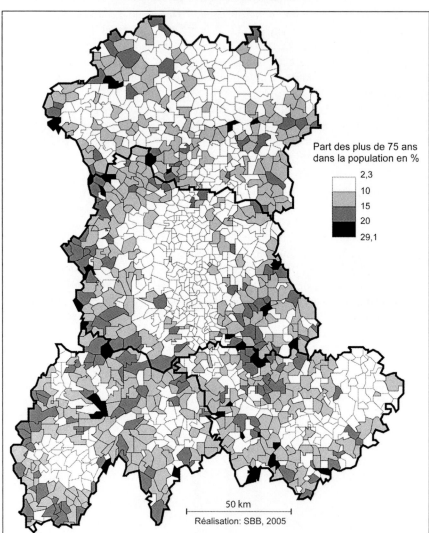

Source : INSEE, RP 1999.

D'un point de vue territorial, les communes où la part des personnes de plus de 75 ans est importante sont principalement en marge des zones urbaines. La figure 24 montre très nettement que le Val d'Allier ainsi que les bassins des villes petites ou moyennes (Montluçon, Saint-Flour, Le Puy-en-Velay) comptent la part des personnes de plus de 75 ans la plus faible. Les zones d'altitude ou en marge du territoire régional (Cézallier, Livradois, Artense, Combrailles) dépassent le seuil des 15 % de plus de 75 ans.

Le poids de l'âge, au-delà de son caractère fragilisant pour le territoire d'un point de vue économique et démographique, a des conséquences directes sur la thématique de l'organisation territoriale de l'offre de soins. En effet, la consommation de soins des populations évolue avec l'âge et elle connaît deux pics à chaque extrémité de la vie, pendant l'enfance et après 65 ans. Le poids des personnes âgées est donc un facteur important dans l'appréhension de l'offre de soins d'un territoire tout particulièrement en milieu rural. La figure 24 montre que, dans les zones rurales, la part de la population de plus de 75 ans est très élevée, dépassant fréquemment 15 % de la population totale.

d - Le revenu moyen en Auvergne

La figure 25 apporte une vision du revenu de référence moyen par foyer fiscal en Auvergne en 2006. La moyenne régionale du revenu de référence est de 15 000 € en 2006 par foyer fiscal (imposable ou non). Les secteurs les plus aisés se trouvent dans certaines communes de banlieue et dans les zones périurbaines. Contrairement à certaines idées reçues, ils sont peu présents en zone rurale, ce qui justifie également notre analyse de l'offre de soins en termes d'équité sociale.

Les zones rurales du département de l'Allier apparaissent avec des revenus moyens supérieurs à ceux des autres campagnes de la région. Néanmoins, la Montagne bourbonnaise ou le cœur du Bocage bourbonnais souffrent de résultats plus faibles. C'est dans le Cantal que l'on rencontre la situation la plus hétérogène avec de nombreuses communes dans la classe la plus basse, inférieure à dix mille euros par an. La région des monts du Cantal est la moins riche, l'absence d'unité urbaine contribuant à une faible diversification économique. Le bassin aurillacois, et son extension en direction de la Châtaigneraie, apparaît plus favorisé. Saint-Flour et Mauriac n'ont qu'une influence limitée. La Haute-Loire présente son habituelle dichotomie avec une concentration des richesses dans la partie orientale. Le Puy-de-Dôme montre une organisation concentrique autour de l'aire de l'agglomération clermontoise, un gradient se formant vers les revenus les plus faibles dans les périphéries, particulièrement dans l'Artense, le Cézallier et le sud des Combrailles. Cette structure est moins nette à l'est dans le Livradois-Forez où Ambert forme un pôle aux revenus plus élevés.

Les secteurs périurbains sont eux aussi très hétérogènes. Cette variété se constate tant entre les territoires périurbains qu'au cœur des zones elles-mêmes (par exemple entre les franges orientales et occidentales de Clermont, Vichy ou Moulins ; ou entre le nord et le sud d'Aurillac ou du Puy). Celles autour des plus grandes agglomérations sont les plus favorisées, particulièrement autour de Clermont-Ferrand, Le Puy-en-Velay, Vichy, Montluçon ou Aurillac. Par contre, autour de quelques villes petites ou moyennes (Issoire ou Thiers) ou « pôles ruraux », le phénomène est moins marqué.

Fig. 25 - Le revenu de référence moyen par foyer fiscal en 2006

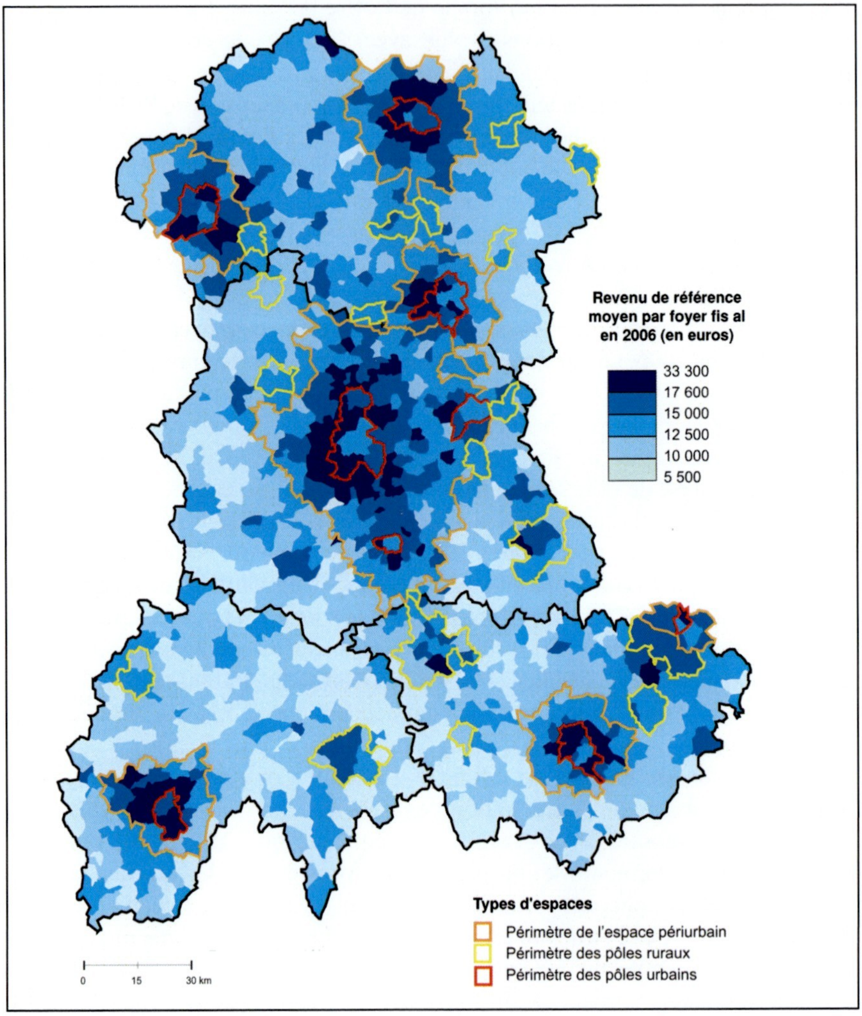

Source : Ministère des Finances.

L'Auvergne est une région fragile, son caractère rural contribue à cette caractérisation. Elle revêt tous les symptômes des zones sensibles mais avec de nombreuses variations selon les secteurs considérés. La ruralité auvergnate semble donc à multiples facettes, et, de par la multiplicité de ces composantes géographiques et socio-démographiques, cet état de fait apparaît comme un argument de poids dans la motivation du choix de notre zone d'étude et laisse présager un vaste champ de recherche.

2 - Une région à la ruralité variée

a - Le poids de la ruralité

A l'échelle nationale, l'Auvergne est une région profondément rurale, la part des personnes vivant dans ces zones, selon l'INSEE, avoisine les 35 %, ce qui est supérieur à la moyenne nationale (18 %). À l'échelle française, le taux auvergnat, un des plus élevés, est comparable à celui de régions comme la Corse (43 %) ou la Basse-Normandie (35 %). Les deux départements méridionaux, la Haute-Loire et le Cantal, sont plus ruraux, avec une part de la population vivant dans ce type d'espace dépassant 40 %. La figure 26 présente les espaces ruraux auvergnats tels que définis par l'INSEE ; nous verrons ultérieurement quels sont les liens entre ce découpage officiel et les délimitations adoptées pour notre territoire d'étude.

L'agglomération clermontoise, ressort très nettement, sa position centrale affirmant la position de métropole régionale. Aucun autre pôle ne ressort réellement de cette masse clermontoise ou n'apparaît sur le reste du territoire du Puy-de-Dôme. L'Allier, au réseau urbain tricéphale, laisse déjà paraître une multiplication de zones de tailles similaires, il faudra vérifier si les influences de chacune, en termes d'organisation des soins, sont aussi équivalentes que le schématise la nomenclature territoriale. On note un certain rapprochement entre Moulins et Vichy, le milieu rural s'étriquant en faveur de l'expansion urbaine, des pôles ruraux intégrant au fur et à mesure la couronne urbaine. Le Cantal et la Haute-Loire laissent aisément voir la faible puissance de leur trame urbaine, puisque, hormis leur préfecture, on dénombre uniquement des pôles ruraux (Brioude, Saint-Flour, Mauriac, Langeac, etc.). Curieusement, on ressent pour le second de ces départements un sentiment d'inachevé. En effet, la présence de quelques communes polarisées par des centres extérieurs au département, illustre bien une position en marge de notre région. Par ailleurs, le zonage fait apparaître très nettement une zone Val d'Allier multipolarisée qui s'étend quasiment de Brioude à Vichy.

b - La diversité des campagnes auvergnates

Dans l'ouvrage *Les espaces ruraux* (Diry, 1999), une typologie des campagnes des pays développés est proposée en fonction des densités humaines, des comportements démographiques et de la diversité des activités économiques (Fig. 27). Les campagnes pleines s'opposent donc aux vides.

Fig. 26 - Espace urbain et espace rural en Auvergne

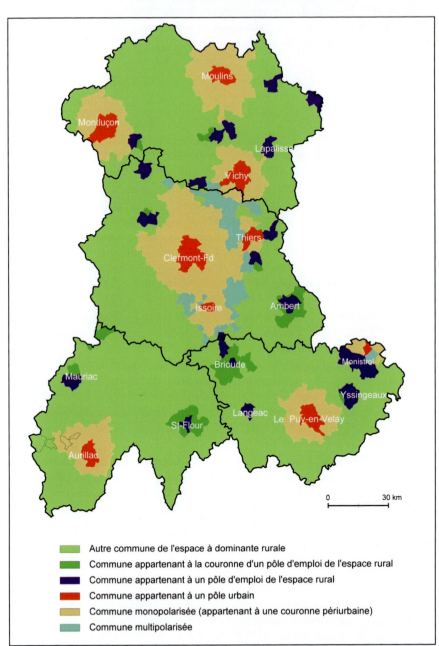

Source : INSEE, 1999.

Les services de santé en France et dans les campagnes auvergnates

- Typologie théorique des espaces ruraux

Le premier type de campagnes pleines repose sur une diversification des fonctions. L'espace rural connaît des densités élevées, l'héritage d'activités industrielles a permis de conserver un peuplement dense. L'exemple des campagnes de l'est de la Haute-Loire est caractéristique. Issues du système de « petite fabrique » très commun dans les campagnes lyonnaises à la fin du XIXe et au début du XXe siècles, ces montagnes manufacturières ont connu de belles réussites économiques. Certains ouvriers sont devenus des chefs d'entreprise dynamiques. L'éloignement de la ville n'a pas empêché l'arrivée de techniques modernes et spécialisées. Tous ces secteurs n'ont pas forcément connu la même réussite, mais ces campagnes restent bien fournies en infrastructures, les fortes densités ont permis la persistance de nombreux bourgs plus ou moins équipés. Traditionnellement, les relations sont fréquentes avec les pôles urbains proches.

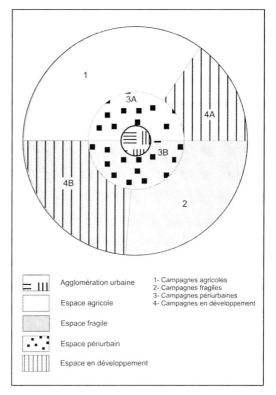

Fig. 27 - Schéma synthétique sur l'hétérogénéité du milieu rural

Source : J.-P. Diry, 1999.

Le second type est les campagnes périurbaines dont le développement est lié à la forte extension des aires urbaines. Essentiellement peuplées de personnes allant quotidiennement travailler dans la ville-mère, leurs niveaux d'équipements varient selon l'ancienneté du phénomène de périurbanisation et la situation initiale de ces milieux. Face à une forte croissance démographique, parfois tous les services et commerces n'ont pas eu le temps de s'installer, on constate certaines carences. Ces espaces en perpétuelles mutations concernent des populations nombreuses, en augmentation sur des territoires en expansion.

Par ailleurs, le monde rural couvre parfois des zones où la présence humaine est faible. Il s'agit d'une part de secteurs où l'agriculture est très dynamique ou, à l'opposé, de lieux en grande faiblesse économique et démographique. Premièrement, les campagnes dites agricoles sont le siège de puissantes exploitations intégrées dans l'économie nationale voire mondiale. Le degré avancé de modernisme a permis de forts gains de productivité et une réduction de la main-d'œuvre. En conséquence, la population est clairsemée et les services se regroupent généralement avec les commerces dans des unités de bonne taille.

Le dernier type de campagne est le plus délicat car il cumule plusieurs handicaps : des densités de populations faibles, une part de personnes âgées élevée et une activité économique essentiellement agricole basée sur des structures de petite taille à la rentabilité faible. De plus, il se situe souvent en zones de montagnes où relief et climat sont défavorables. L'équipement de ces milieux sensibles passe par une concentration à plusieurs niveaux, celui des bourgs-centres pour les commerces banaux et celui de la petite ville pour les besoins plus spécialisés.

• Les campagnes auvergnates

L'Auvergne rurale présente une réelle diversité de milieux, tous les éléments évoqués précédemment se retrouvent dans la région en proportion variable.

Tout d'abord, l'Auvergne « terre d'espaces » en plein cœur de la trop célèbre « diagonale du vide » connaît des densités très faibles ; dans le Livradois où la forêt avance en grignotant le paysage, dans le Cézallier aux airs de désert vert, ou encore en Margeride, en Montagne bourbonnaise ou dans l'Artense. Ces secteurs ont un poids démographique très faible, les densités de populations atteignent difficilement dix habitants au kilomètre carré. Sans pôle urbain dominant, les activités économiques se limitent à l'agriculture, le plus souvent extensive, et aux services et commerces courants. Peuplée par une population de plus en plus âgée, cette moyenne montagne n'a pas suffisamment d'activité économique pour conserver les jeunes qui, après leurs études en ville, ne reviennent pas. Les commerces et services tendent à diminuer et à se concentrer dans les bourgs les plus importants. Le tourisme vert apporte dans certains cas un complément de revenus pour ces secteurs, mais son développement n'est pas une panacée et les difficultés demeurent. Ce type de milieu symbolise l'Auvergne dans nombre de clichés, il est souvent porteur d'un message péjoratif et fataliste car l'accessibilité de ces zones apparaît vraiment difficile.

Ensuite, l'agglomération clermontoise concentre le phénomène de périurbanisation ; il suit avec facilité le Val d'Allier et les principaux axes routiers (A71, A72, A75, A89 et RN 89). Des dizaines de communes ont vu leur profil se transformer radicalement depuis 1945, des bourgs et petites villes ont été intégrés à l'aire urbaine (St-Amant-Tallende, Vic-le-Comte, Pont-du-Château). Cette extension perdure et atteint des secteurs de plus en plus éloignés de la ville centre ; désormais des bourgs comme Combronde, Lezoux, Billom, Pontgibaud accueillent de plus en plus de personnes travaillant sur Clermont. Ce mouvement est amplifié par la hausse des prix de l'immobilier et la raréfaction du foncier disponible vers le centre ; le paysage de ces campagnes en porte désormais l'empreinte avec l'apparition massive et rapide de lotissements. Cette évolution touche parfois des zones rurales fragiles et cet afflux démographique permet de sauver des services menacés de fermeture auparavant (écoles, poste, etc.). Si le cas clermontois est le plus important en Auvergne, le processus se retrouve autour des trois pôles bourbonnais (Vichy, Moulins, Montluçon) et, dans une moindre mesure, autour des deux préfectures méridionales, Aurillac pour le Cantal et Le Puy-en-Velay pour la Haute-Loire.

Les campagnes diversifiées sont proportionnellement moins présentes en Auvergne en comparaison à d'autres régions de l'Ouest de la France. On les retrouve dans l'Yssingelais et, dans une moindre mesure, dans la « Montagne thiernoise ». Ces deux secteurs ne connaissent pas la même réussite économique, le second ayant plus de difficultés de reconversion que le premier. Ces zones ont des densités de population plus importantes que les autres secteurs ruraux, la trame de gros bourgs ou de petites villes est resserrée. L'Yssingelais, spécialisé dans la petite plasturgie, est sous influence de la proche agglomération stéphanoise, de plus en plus il cumule avec le phénomène de périurbanisation. Le second secteur a un pôle moins dynamique, Thiers connaissant des difficultés dans sa reconversion clermontoise, sa spécialisation en petite mécanique étant très concurrencée par les pays étrangers. Néanmoins, l'aire clermontoise commence à atteindre ce secteur et entraînera peut-être, à terme, certaines modifications.

La dernière catégorie de milieu rural est celle de l'Auvergne agricole moderne à productivité élevée. Principalement située dans la Limagne des grandes cultures et dans le « Bocage bourbonnais », spécialisée dans son élevage charolais allaitant extensif, elle fournit de la matière première à des entreprises agroalimentaires de stature nationale et internationale. Organisée sur des exploitations de grande taille, elle n'occupe qu'une faible main-d'œuvre mais engendre des flux financiers conséquents. Les activités tertiaires se concentrent dans de gros bourgs ou de petites villes (Ennezat, Maringues, Gannat, Billom, Ebreuil, Souvigny, etc.) au poids démographique plus important et dont les commerces et services se maintiennent. Dans la Limagne, le poids de Clermont contribue nettement au maintien des activités dans les bourgs par l'influence des populations travaillant dans l'agglomération et vivant désormais dans ces communes.

Contrairement aux idées reçues, l'Auvergne rurale n'a pas uniquement un visage de campagnes difficiles. Cette diversité, réel atout pour notre recherche, nous permettra d'observer la répartition des services de santé dans des territoires variés.

La figure 28 présente une typologie des espaces auvergnats se basant sur l'ensemble des remarques faites sur la région, que ce soit dans la définition de sa fragilité ou la variété de ses campagnes.

Fig. 28 - Les territoires auvergnats, essai de typologie

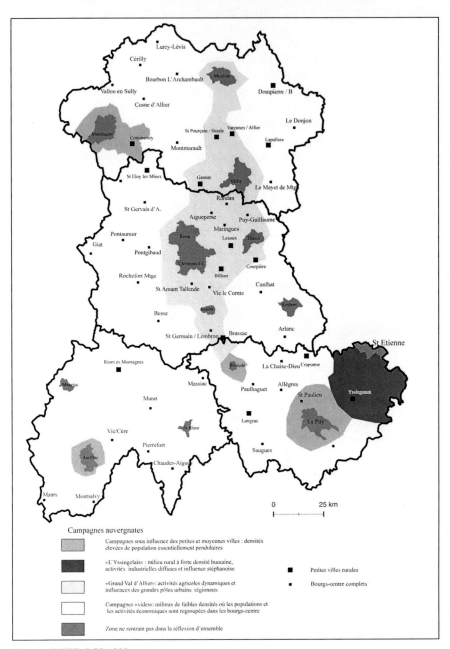

Source : INSEE, RGP 1999.

Hormis les zones urbaines que nous avons volontairement réduites à l'agglomération au sens de l'INSEE, quatre types de territoires apparaissent :

◊ Le « Grand Val d'Allier » : cette zone s'étend des confins du Brivadois à l'agglomération moulinoise au nord, sa partie centrale couvre la majeure partie de l'aire d'extension de l'agglomération clermontoise en englobant Issoire et Thiers. Cet espace connaît un réel dynamisme démographique sous l'influence des grands pôles urbains (Clermont-Ferrand, Vichy, etc.) et d'intenses dynamiques de migrations pendulaires. Les petites villes ou bourgs-centres de ces secteurs (Billom, Lezoux, Vic-le-Comte, Maringues, etc.) ont conservé leur activité et connaissent un maintien voire un certain développement de leurs services et de leurs commerces (ouverture de classe dans les écoles, agrandissement des supermarchés, création de nouveaux commerces, apparitions de services à la personne, etc.). L'agriculture de plaine reste efficace, avec des exploitations souvent agrandies et liées aux filières agro-alimentaires, même si la pression foncière des nouveaux arrivants modifie rapidement le paysage d'openfield en « champs de lotissements ». De nouveaux besoins apparaissent du fait des « modes d'habiter » urbains des populations nouvellement arrivées.

◊ Les campagnes sous influence des petites et moyennes villes : ces secteurs se situent principalement autour de Montluçon, Brioude, Aurillac et Le Puy ; elles ont des points communs avec celles du Val d'Allier, mais sont moins sous l'influence de la métropole clermontoise et le développement varie selon le dynamisme des pôles. D'étendue moins importante, il est plus rare de trouver des petites villes et des bourgs-centres en relais à l'exception de Saint-Paulien pour la capitale ponote. Le cas montluçonnais est particulier car une partie du développement des campagnes est liée au passé industriel, à ses succès comme à ses difficultés, particulièrement autour de Commentry. Ce bassin connaissant une crise, le développement démographique et périurbain est ainsi partiellement contrarié. Trois sous-préfectures (Mauriac, Saint-Flour, Ambert) n'ont pas été intégrées dans cette catégorie car leur aire d'extension n'est pas suffisante et le dynamisme en lien avec le déplacement des populations « pendulaires » insuffisant.

◊ Les campagnes vides ou fragiles : ce troisième type d'espace couvre la majorité des campagnes de la région. Il correspond aux territoires où les densités de populations sont faibles, souvent inférieures à vingt habitants par km². Aucune unité urbaine n'a suffisamment de poids pour avoir une réelle influence sur le développement de ces zones. Les petites villes et les bourgs-centres (Riom-ès-Montagnes, Massiac, Murat, Besse, Rochefort-Montagne, Arlanc, Langeac, Craponne, Montmarault, Lapalisse, Bourbon-l'Archambault, etc.) jouent seulement un rôle sur leur périphérie proche, sans toujours parvenir à impulser un renouveau économique ou démographique. Pourtant, en termes de commerces mais surtout de services, leur

importance est à prendre en considération car, généralement, ils sont les seuls relais aux villes de tailles supérieures et aux espaces mieux équipés.
◊ L'Yssingelais ou les campagnes pleines : le dernier des espaces auvergnats complétant cette typologie s'étend sur la partie orientale du département de la Haute-Loire autour d'Yssingeaux. Cette zone rurale est comme le Grand Val d'Allier sous influence d'une importante aire urbaine, avec Saint-Etienne mais aussi la métropole lyonnaise. Traditionnellement, ce secteur connaît une activité industrielle dynamique, « résiliente », diffuse, particulièrement dans la plasturgie et la petite mécanique, dans des communes relativement bien équipées en commerces et services. Du coup, les pôles ruraux sont nombreux et mal hiérarchisés. En parallèle de ce développement partiellement « endogène », le territoire connaît l'installation de populations travaillant dans l'agglomération stéphanoise, d'où la multiplication des lotissements ; la force démographique et économique y est bien réelle.

3 - L'équipement tertiaire des campagnes auvergnates

a - La concentration des commerces et services dans les bourgs-centres

En 1999 et 2000, le CERAMAC a conduit une étude visant à observer les transformations récentes des infrastructures tertiaires (commerces et services) et leurs conséquences sur l'organisation territoriale des espaces ruraux fragiles.

Le constat de départ montre une tendance globale à la baisse des activités tertiaires dans le milieu rural fragile, avec une chute de 30 % du nombre des commerces dans les campagnes auvergnates entre 1983 et 1998 (Mignon, 2001). Ce pourcentage se trouve aggravé par les effectifs d'origine faibles et un maillage commercial originel lâche avec des distances d'accès longues. La disparition des commerces induit des conséquences territoriales nombreuses et préoccupantes, en termes d'accessibilité et de diversité.

« La concentration structurelle entraîne à son tour une concentration géographique » (Mignon, 2001). La hiérarchie traditionnelle des villages, bourgs et petites villes s'accentue ; les équipements ont, dans la grande majorité des cas, disparu de l'échelon « village », devenu des structures totalement sous influence en faveur des bourgs-centres et des petites villes transformés en entités polarisantes plus dynamiques. En 1998, en Auvergne, « les villages « morts » en matière de commerce concernent les deux tiers des communes rurales » (Mignon, 2001).

Ce glissement des structures commerciales se partage entre les niveaux supérieurs de cette hiérarchie. Les commerces de premier recours se regroupent dans les bourgs, laissant la petite ville concentrer les commerces spécialisés, dits de second niveau. C'est un « reclassement géographique » (Mignon, 2001) par le haut, ainsi l'influence des petites villes sur les bourgs-centres s'accroît. Il a été observé que, d'un point de vue commercial, la survie des bourgs-centres passe, entre autre, par l'existence ou non d'un supermarché. Des nuances apparaissent selon le degré de développement du milieu rural. Les espaces de type périurbain, dynamisés par la proximité des équipements et des emplois urbains, ne peuvent être comparés aux secteurs fragiles en situation « d'abandon tertiaire » où les bourgs-centres sont en rapide perte de puissance. Les campagnes fragiles auvergnates sont celles connaissant le plus de difficultés en matière d'équipement commercial.

Les services tertiaires suivent les mêmes tendances de concentration dans les bourgs-centres et les petites villes et d'abandon des campagnes profondes. Néanmoins, les différences en matière de nature de l'offre entre les deux paliers sont un peu moins flagrantes. A l'opposé de la situation commerciale des bourgs-centres pas très florissante, celle des services tertiaires laisse entrevoir une certaine solidité et une meilleure implantation, y compris dans des zones rurales usuellement classées comme fragiles.

b - Le maintien exceptionnel des « services de santé »

La réalité apparaît plus favorable pour le volet services de l'équipement tertiaire. Pourtant des différences réelles existent entre l'offre publique et privée. A l'échelon du bourg-centre, le secteur public maintient des équipements banaux (école primaire, bureau de poste, etc.) et d'autres plus singuliers (Trésor Public, gendarmerie, etc.). La question est plus délicate pour les collèges ; dans les zones les plus sensibles, souvent, les effectifs d'élèves diminuent rapidement et la question de leur maintien se pose tandis que, dans les zones périurbaines en forte progression démographique, les structures deviennent inadéquates. Par exemple, à cause de la baisse de leur nombre d'élèves, les collèges d'Ardes ou de Blesle sont régulièrement sur la sellette tandis que celui de Billom connaît des difficultés pour intégrer tous les nouveaux effectifs, les pouvoirs publics commençant même à évoquer la construction d'un nouveau collège dans le canton de Vertaizon.

En parallèle de ce comportement stagnant des structures publiques, les services privés sont plus dynamiques et cela est essentiellement dû à l'évolution très positive des services sanitaires et sociaux. Ils connaissent une réelle croissance et font désormais du bourg-centre un véritable centre de soins de proximité. La fonction sanitaire est devenue une fonction *sine qua non* de l'existence et du maintien de l'échelon bourg-centre ; sauf exception, tous comptent des professionnels médicaux et paramédicaux, en nombre et en variété. La création et l'agrandissement des maisons de retraite, le développement des entreprises de transports (taxis sanitaires et VSL) dans ces communes expliquent partiellement cette croissance des services de santé en milieu rural. Le maintien, voire le développement, démentent pour l'instant l'idée de considérer les campagnes auvergnates comme des déserts médicaux. Ce constat général doit être affiné pour examiner comment la présence de ces services engendre organisation et adaptation propres aux particularités de la ruralité auvergnate. Ce sera l'objet de la deuxième partie de cette thèse.

En conclusion, de cette description auvergnate on admet aisément que cette région est un terrain de recherche pertinent tant par son caractère rural que par son niveau d'équipement en services de santé. En effet, l'Auvergne connaît une offre de soins globalement dans la moyenne nationale, ce qui est particulièrement intéressant dans notre démarche car une région sous-dotée ne permettrait pas une vision complète du milieu rural. Ce dernier cumulerait encore plus de facteurs handicapants et il ne serait peut-être pas évident de faire ressortir les caractéristiques propres au monde rural. Par ailleurs, la région Auvergne a une « ruralité intéressante » car variée et reflétant tous les visages des campagnes des pays développés, des plus dynamiques aux plus fragiles. Ce panel permettra d'examiner les caractéristiques de l'offre de soins dans différents types de zones rurales, tout en gardant une cohérence d'ensemble par l'unité régionale. Ainsi on ne peut pas comparer la situation de la Limagne à celle des Combrailles ; néanmoins, toutes les deux sont largement dominées par le même pôle urbain, Clermont-Ferrand, son CHU et sa cohorte de médecins spécialistes.

Ce premier chapitre avait la vocation de présenter les enjeux et les perspectives d'une approche géographique des services de santé dans les campagnes auvergnates. Les conclusions sont multiples et elles permettent de se convaincre que les liens entre territoire et santé sont divers et qu'ils posent un certain nombre d'interrogations malgré les principes d'universalité du système gestionnaire de la santé français. Les territoires administratifs des politiques de santé publique, ceux de l'offre de soins – au cœur de notre travail – ou encore ceux « vécus », envisagés sous l'angle des rapports des populations à la santé et à ces mêmes structures de soins, se retrouvent sur les mêmes espaces ; ils se croisent et s'emboîtent à différentes échelles et le chercheur hésite face à des recompositions récentes et à la nécessité de veiller à une forme d'équité socio-spatiale.

Le système français de Sécurité sociale et les différents régimes d'assurance maladie offrent une prise en charge et des prestations quasi-similaires sur tout le territoire. En théorie, chaque citoyen possède le même accès aux soins. Sur ce plan, la spécificité du monde rural n'apparaît guère même si, du fait des structures socioprofessionnelles traditionnelles (notamment le poids des agriculteurs), le chercheur doit prendre en compte les données de la Mutualité Sociale Agricole et travailler en « inter régime ». Dans le détail de l'offre de soins, les contrastes sont plus évidents. La concentration des équipements hospitaliers et des spécialistes sur les pôles urbains est bien connue ; dans le cas de la médecine ambulatoire, les processus sont plus complexes et évolutifs. A l'exception des pharmaciens, le libre choix d'implantation des professionnels autorise une forte mobilité géographique de ces derniers ; les modes et lieux d'exercice résultent de choix individuels, évidemment diversifiés, mais dans lesquels interviennent des facteurs économiques (aires de patientèle potentielles) ou socio-culturelles (cadre de vie, choix de vie familiaux, perceptions des territoires...).

Certes, des règles d'organisation et de structuration apparaissent très nettement selon des schémas classiques, éprouvés par les géographes, comme par exemple les modèles de polarisation urbaine ou la loi « rang-taille ». Les différentes hiérarchies, particulièrement celles des hôpitaux, mettent la ville au cœur du système. Dans le monde rural, on ressent une fragilité inhérente à ce type d'espace de peuplement diffus ; mais on ne peut se satisfaire de tels résultats. En effet, les campagnes conservent une organisation spécifique. L'offre de soins de proximité y est comparable à celle des pôles urbains mais elle est fréquemment moins diversifiée, avec des professionnels peu nombreux, ce qui accroît la fragilité du système, et plus mobiles. Si les réseaux se densifient, les acteurs sont davantage vieillissants et la relève se fait difficilement par peur des contraintes, des charges de travail. La région Auvergne présente de multiples intérêts pour être un terrain d'analyse adapté ; la diversité de ces campagnes permettra des comparaisons tout en conservant l'unité de l'espace régional qui offre, dans le domaine médical, des caractères « moyens » si on le compare à d'autres terrains français. Il faut désormais s'attarder sur les éléments méthodologiques qui conduisent à construire notre analyse plus finement.

Notes

1 - Classeur de formation UCANSS.
2 - Source : Compte de la protection sociale/DRES.
3 - En 2007, la Haute-Loire a intégré l'AROMSA et il est attendu un profond remaniement de tout le réseau de la Mutuelle Sociale Agricole auvergnate assez rapidement.
4 - Préambule à la Constitution française de 1958.
5 - IRDES, *Questions d'économie de la santé*, n° 44 décembre 2001, « La démographie médicale française : état des lieux ».
6 - *Atlas de l'offre de soins en Auvergne*, DIMA.
7 - ONDPS (Observatoire National de la Démographie des Professionnels de Santé), Rapport 2004, Tome 1 - *Les effectifs et l'activité des professionnels de santé*, La documentation française, 2004, 156 p., p. 11.

Chapitre 2

COMMENT AVOIR UNE VISION GÉOGRAPHIQUE DE L'OFFRE DE SOINS DES CAMPAGNES AUVERGNATES ?

Actuellement, la géographie de la santé et ses concepts sont intégrés aux réflexions contemporaines de nombreux protagonistes (Etat, Assurance Maladie, élus locaux, aménageurs, sociétés d'investissements, etc.). Le souci d'obtenir une vision territorialisée des faits de santé, d'un point de vue à la fois sanitaire et organisationnel, est une constante, les cartes se multiplient, chacun souhaitant apporter son éclairage et ses commentaires. Cette profusion pose la question de la dilution de l'information dans une démarche de communication ; certains se basent sur le principe que « la vie est plus belle en couleur » et qu'il devient judicieux de colorer une étude en mettant une « jolie carte », sans s'attacher réellement à son commentaire, à la qualité des données utilisées ou à la pertinence réelle de leur mobilisation dans l'étude. Dans le domaine de la santé comme dans d'autres, beaucoup se sont improvisés compétents en analyse territoriale ; les résultats ne sont pas toujours à la mesure des espérances. Cependant, la situation se clarifie ; une professionnalisation des expertises s'entrevoit de façon significative.

La démarche de recherche sur le thème de l'offre de soins en milieu rural auvergnat pose trois interrogations méthodologiques majeures ; une sur l'utilisation des informations disponibles, quantitatives et qualitatives, l'autre sur les limites géographiques de l'étude et de la définition donnée aux campagnes auvergnates et la dernière sur le maillage territorial le plus pertinent pour la conduite de notre analyse.

L'approche méthodologique de l'offre de soins dans les campagnes auvergnates passe par un examen des données disponibles. A l'évidence, les plus facilement mobilisables sont majoritairement quantitatives ; elles sont liées aux statistiques des organismes (professionnels ou non) gérant le système de santé. Plusieurs bases de données existent et elles semblent facilement appréhendables. En théorie, ce foisonnement de chiffres promet un grand choix de traitements statistiques laissant entrevoir de larges opportunités pour l'élaboration de cartes. La réalité est tout autre, cette richesse doit être systématiquement mise en perspective dans une démarche territorialisée. L'analyse statistique des données quantitatives en santé n'est pas seulement mathématique ; un nombre imposant de chiffres ne signifie pas forcément une analyse de qualité. La mesure et l'évaluation de l'offre de soins doivent aller au-delà des valeurs numériques, en intégrant les dimensions économiques, sociologiques et politiques de la question de l'offre de soins et de son inégale répartition sur le territoire. La réflexion passe donc tout d'abord par une approche des sources quantitatives, puis par une analyse de la littérature et par l'intégration de cette thématique dans les problématiques de l'Assurance Maladie.

I - Des bases de données aux préoccupations éloignées de la démarche géographique

« Trop de données tue la donnée », tel pourrait être l'adage de l'analyse territoriale en géographie de l'offre de soins. Dans le « monde de la santé » de multiples bases de données co-existent ; chaque organisme intervenant de près ou de loin dans le système stocke des informations quantitatives. Le chercheur doit s'interroger sur la façon pertinente de pénétrer dans cet « imbroglio statistique ».

Trois grandes familles de bases de données sont présentes, elles se distinguent par leur nature, par leur utilisation et par leur mode de mise à jour ; la première se compose des registres professionnels, la seconde englobe le système informationnel de l'Assurance Maladie et la troisième compte les bases de données « classiques » dans lesquelles s'individualisent les professions de santé.

Il est intéressant de constater qu'aucune de ces sources de données n'a été conçue pour dégager une vision territoriale de la santé ou pour mettre en place des études à une échelle fine. La relation entre offre de soins et territoire n'apparaissant pas importante, une vision d'ensemble suffisait lors de leurs conceptions. L'adaptation s'est faite *a posteriori* et l'usage a permis de faire évoluer ces références statistiques.

A - Les registres d'inscriptions et bases professionnelles

Plusieurs bases de données sont issues de registres d'inscription ou bases professionnelles, les deux principales étant le répertoire ADELI et les fichiers des Ordres départementaux des professionnels. Avant une époque récente (milieu des années 1980), elles n'ont pas servi à produire des études statistiques ou géographiques sur l'offre de soins ; elles avaient seulement une vocation de nomenclature et de référencement des professionnels.

Avant la prise de conscience des problèmes démographiques, particulièrement du non-renouvellement des générations, le milieu des professionnels de santé ne voyait pas l'intérêt de l'étude de leurs effectifs. Les professions médicales et paramédicales se sentaient « protégées » par leur statut réel ou fantasmé dans la société. Elles choisissaient pour se préserver de réduire le *numerus clausus,* elles ne cherchaient donc pas à posséder une vision prospective et encore moins territorialisée de l'avenir de leurs corps de métier. Le médecin partant à la retraite trouvait de façon « quasi filiale » un jeune collègue pour reprendre sa charge, l'idée était acquise. L'Etat, hormis un traitement statistique simple de ces bases, travaillait peu en termes de projection ; on était dans une réflexion quantitative de dénombrement.

En conséquence, la prise de conscience du patrimoine statistique fut tardive. Elle fut enclenchée par l'apparition des réflexions sur les inégalités territoriales en termes d'offre de soins et sur le souci d'élaborer des solutions.

1 - Les fichiers du ministère de la Santé

Au ministère de la Santé, la DREES (Direction de la Recherche, des Etudes, de l'Evaluation et des Statistiques), créée par le décret du 30 novembre 1998, assume la statistique et la gestion des systèmes d'information pour l'Etat. Le champ de compétence de cette direction ministérielle couvre la santé, l'action sociale et la protection sociale. La DREES conçoit l'appareil statistique du ministère en assurant la collecte, l'exploitation et la diffusion des données ; de plus, elle veille à assurer la cohérence des différents systèmes. Elle produit de nombreuses synthèses et études, entre autres sur les comptes de la santé et de la protection sociale, ou sur les projections sociodémographiques, économiques et financières sur des thèmes de santé (cf. partie sur la bibliographie et sur les documents émanant de la DREES). Elle participe à la gestion des bases de données du ministère : le répertoire ADELI pour les professionnels et le fichier FINESS pour les établissements.

a - ADELI

ADELI signifie « Automatisation DEs LIstes » ; ce fichier recense tous les professionnels de santé en exercice. En effet, pour avoir l'autorisation d'exercer, ces derniers sont tenus de faire enregistrer leur diplôme auprès de la DDASS (Direction Départementale de l'Action Sanitaire et Sociale) de leur département. La version actuelle du fichier date de 1998 (décret du 17 mai 1998) et le premier fichier fut mis en place en 1982. Ces répertoires sont gérés départementalement par les DDASS, puis coordonnés au niveau régional par les DRASS (Direction Régionale de l'Action Sanitaire et Sociale), centralisés à la DREES pour le cadrage national.

Le répertoire ADELI concerne l'ensemble des professions réglementées par le Code de la Santé Publique plus des métiers du domaine social (ex. : assistantes sociales). Tous les praticiens, quel que soit leur mode d'exercice, ont obligation de faire enregistrer leur diplôme à la DDASS du département dans lequel ils souhaitent exercer leur activité principale.

Un numéro ADELI est attribué à tous les praticiens salariés ou libéraux ; il sert d'identifiant officiel en apparaissant sur la Carte de Professionnel de Santé (CPS). Les services de l'Assurance Maladie et les Ordres l'utilisent également. On le retrouve sur les feuilles de soins et les ordonnances des professionnels libéraux. Les salariés ont une habitude moindre de cet identifiant car leurs prescriptions ou leurs actes se fondent dans l'activité globale des établissements et ils ne travaillent pas avec des documents à leurs noms.

En théorie, ADELI couvre tous les modes d'exercice, ce qui permet de dénombrer les médecins exerçant une ou plusieurs activités exclusivement salariées : par exemple, les médecins travaillant dans un hôpital public, ceux pratiquant dans des centres de soins, ou en médecine du travail, en médecine scolaire, dans les dispensaires de protection maternelle et infantile, ou au sein des services de sécurité sociale. Les médecins dits libéraux sont ceux qui déclarent avoir au moins une activité libérale ; ils peuvent être libéraux exclusifs ou mixtes. Ces derniers travaillent à la fois en clientèle privée en cabinet et à l'hôpital (hors temps plein hospitalier) ou établissements socio-sanitaires. La même distinction existe pour les autres professions, par exemple, infirmiers salariés en établissement, masseurs-kinésithérapeutes intervenant à temps partiel dans des centres de rééducation fonctionnelle. Toutes ces précisions sont répertoriées dans ce fichier.

L'enregistrement du professionnel doit en principe s'effectuer dans le mois suivant la prise de fonction, quel que soit le mode d'exercice choisi. Si le diplômé n'a pas d'activité professionnelle, ADELI enregistre les conditions légales d'exercice au vu des diplômes puis la situation professionnelle est renseignée provisoirement par « recherche d'emploi », l'adresse personnelle définissant alors le lieu d'installation.

De cet aspect déclaratif des informations fournies par les professionnels découlent les deux fragilités majeures de cette base. La première concerne les effectifs de professions salariées : le numéro ADELI n'étant pas indispensable pour exercer dans un établissement, de nombreux professionnels salariés à temps plein mettent un certain temps pour s'inscrire. Régulièrement, des campagnes d'incitation à l'inscription sur le fichier ADELI sont instaurées.

La seconde porte sur les difficultés de mise à jour. En théorie, il est obligatoire pour les professionnels d'informer la DDASS de toute évolution de situation afin d'assurer une mise à jour du fichier. Il est constaté que les grands changements comme un départ vers un autre département sont enregistrés car ils conditionnent des développements dans la pratique au quotidien (ex. : attribution d'un nouvel identifiant pour la carte de professionnel de santé), mais les modifications moins conséquentes ne sont pas toujours signalées : les cessations d'activité temporaires ou définitives, départs en retraite ou non, ne sont pas renseignées rapidement. Dans le domaine salarié, les mutations d'un établissement à un autre ne sont pas renseignées ; ces mouvements sont pourtant fréquents en début de carrière. À partir du fichier ADELI, dans la pratique, il n'est donc pas possible de dénombrer les professionnels de santé salariés par établissement ; il faudra privilégier un autre fichier nommé SAE (Statistique Annuelle des Etablissements).

A petite échelle, les effectifs donnés par ADELI sont globalement justes, même si on a l'habitude de les considérer légèrement surestimés par rapport à l'offre de soins réelle. Néanmoins, l'interrogation de cette base est utile en termes de proportion du salariat. A une échelle plus fine (ex. : la commune), les erreurs sont plus gênantes dans l'analyse car elles concernent des petits effectifs, particulièrement en milieu rural. De plus, ces données sont basées uniquement sur du dénombrement pur d'individu et ne permettent aucune approche en terme d'activité des professionnels.

Les données de ce fichier sont publiées annuellement dans un recueil nommé STATISS[1] (STATistiques et Indicateurs de la Santé et du Social) existant à la fois au niveau national et régional. Cette publication reprend les principaux chiffres du domaine sanitaire et social, et consacre une large partie à la démographie des professionnels et à l'offre en établissements. Les résultats les plus fins géographiquement sont départementaux. Ce document synthétique permet la comparaison entre les différentes régions car chaque DRASS suit la même maquette pour éditer ce document. Sa fréquence et sa régularité sont des éléments intéressants pour mettre en évidence certaines tendances.

En conclusion, si l'utilisation d'ADELI ne doit pas être négligée sur les thèmes de la démographie des professionnels de santé, elle ne s'avère pas pertinente dans notre démarche cartographique fine d'observation de l'offre de soins en milieu rural.

b - FINESS, SAE : la statistique des établissements de soins

En parallèle d'ADELI, le ministère gère un répertoire inventoriant les établissements de soins (hospitaliers et médico-sociaux). Ce fichier nommé FINESS (Fichier National des Etablissements Sanitaires et Sociaux) inventorie tous les établissements hospitaliers privés ou publics et ceux à vocation sociale (centres médicaux éducatifs, établissements d'hébergement pour personnes âgées, centres d'aide par le travail, etc.). En théorie, tous les établissements ont un numéro FINESS utilisé pour toutes les statistiques sur les structures. Il a été conçu afin de pouvoir individualiser les entités juridiques et géographiques. En effet, un centre hospitalier peut compter plusieurs établissements sur des com-

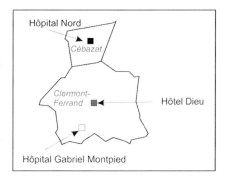

Fig. 29 - **Les unités géographiques du CHRU de Clermont-Ferrand**

munes différentes et, dans ce cas, l'entité juridique compte plusieurs entités géographiques (le cas est fréquent pour les gros CHRU). A Clermont-Ferrand, le CHRU est l'entité juridique, l'hôpital Gabriel Montpied, l'Hôtel-Dieu, l'hôpital Nord de Cébazat sont les unités géographiques (Fig. 29). Le projet de l'hôpital d'Estaing à Clermont-Ferrand est celui d'une nouvelle géographie du CHRU, en remplacement de l'Hôtel-Dieu dont les locaux ont vieilli.

Réalisée par la DREES via les ARH et les CRAM, l'autre source de données sur les établissements est l'enquête SAE. Elle fournit des statistiques concernant l'équipement et l'activité des établissements de santé (nombre de lits, nombre d'entrées ou de journées d'hospitalisation, effectifs de personnels médicaux et non médicaux). Cette déclaration administrative, en théorie obligatoire, est une des principales sources d'informations. La qualité de ce fichier est en nette progression, l'exhaustivité des établissements est presque atteinte. En effet, les structures de tutelle des établissements (ex. : ARH) utilisent ces données pour la mise en place des politiques et des financements, notamment le SROS. En termes d'offre hospitalière, ces fichiers sont donc plus fiables pour le dénombrement et permettent d'obtenir une première approche descriptive des établissements. Cependant, la SAE présente l'inconvénient d'avoir constamment un décalage temporel (entre 18 mois et 2 ans).

c - Le PMSI-MCO

Une autre base de données traite de l'activité des établissements de soins. Il s'agit du PMSI (Programme de Médicalisation des Systèmes d'Informations) qui est une remontée d'informations sur les séjours hospitaliers des patients. L'établissement recueille, pour chaque séjour, des informations sur les caractéristiques des patients (sexe, âge, lieu de résidence), du ou des diagnostics et des actes réalisés pendant le séjour. Lors de la sortie d'un patient d'un établissement de court séjour (MCO), un compte rendu de son hospitalisation est produit, dont les informations déterminent le classement de chaque séjour hospitalier dans un Groupe Homogène de Malades (GHM), présentant une double homogénéité en termes de caractéristiques médicales et de durée de séjour. Les nomenclatures utilisées pour le codage sont la Classification Internationale des Maladies (CIM, version 10) de l'Organisation Mondiale de la Santé (OMS) pour les diagnostics et le Catalogue des Actes Médicaux (CdAM) pour les actes. Jusqu'à présent, le patient n'était pas identifié par son numéro d'assuré social puisque le raisonnement se construit autour du séjour. Le traitement géographique de ces statistiques n'est pas aisé car le lieu de résidence du malade est identifié uniquement par le code postal, ce qui limite les traitements cartographiques fins en milieu rural. Ce fichier permet pourtant d'apporter de nombreux éléments de réflexions en termes de fréquentation des établissements et de flux interrégionaux ou interdépartementaux. La qualité de la saisie peut varier d'un établissement à un autre selon la formation des personnes l'assurant, surtout pour la partie purement médicale.

2 - Les fichiers des Ordres professionnels

Certaines professions de santé sont organisées en Ordre professionnel ; rappelons que c'est le cas des médecins, des dentistes, des pharmaciens et des sages-femmes. Ce mode d'organisation s'est élargi en 2006 aux masseurs-kinésithérapeutes et, en 2007, aux infirmiers. Le caractère récent des Ordres des deux dernières professions les exclut du raisonnement sur les statistiques issues des tableaux des Ordres, mais, à terme, ils devraient pouvoir fournir le même type de données que les autres professions. Dans le langage courant, le fichier de l'Ordre se nomme le « Tableau ». Par exemple, on dit d'un médecin qu'il est inscrit au Tableau.

L'exemple de l'Ordre des médecins permettra d'expliquer la construction de ces bases statistiques puisque les autres « professions de santé à Ordre » suivent la même logique.

Institution privée, le Conseil National de l'Ordre des Médecins, assume une mission de service public. Financé par les seules cotisations de ses membres, il est chargé, par ordonnance gouvernementale, de « veiller au maintien des principes de moralité, de probité et de dévouement, indispensables à l'exercice de la médecine et à l'observation par tous ses membres des devoirs professionnels et des règles édictées par le Code de déontologie » (article L.382 du Code de la Santé publique). Tous les ans, les médecins versent une cotisation, les équipes dirigeantes sont élues par leurs pairs, leurs mandats durent six ans, renouvelables par tiers tous les deux ans. Dans l'exercice quotidien des professionnels, les instances départementales ont des missions de représentativité et de gestion de certains dossiers comme la permanence des soins et le tableau de garde. Une instance ordinale existe à l'échelon régional et ses missions sont essentiellement basées sur la gestion des litiges et les procédures disciplinaires. La radiation du tableau de l'Ordre est synonyme d'une interdiction d'exercice pour le professionnel.

L'inscription à l'Ordre est obligatoire pour tous les médecins souhaitant exercer sur le territoire français, à l'exception des médecins militaires. L'institution ordinale doit vérifier chacun des critères garantissant leur capacité à pratiquer la médecine dans de bonnes conditions : possession des diplômes requis, exactitude des titres et qualifications, conditions de moralité et d'indépendance conformes au Code de déontologie... Les médecins français ou européens, titulaires d'un doctorat de médecine ou d'un diplôme équivalent pour les Européens, sont dans l'obligation de se déclarer à l'Ordre pour pouvoir exercer (article L.4111-1 du code de la santé publique). L'inscription, et donc l'entrée dans le fichier, s'effectuent à l'Ordre du département dans lequel le médecin exercera. Il fournit les informations sur son état civil, son cursus universitaire, ses qualifications, et son type d'activité professionnelle. Ces informations permettent à l'Ordre de réaliser ses Tableaux de l'Ordre, qui donnent une image fiable de la population médicale active.

Les effectifs sont ventilés selon leur mode d'exercice : les médecins libéraux, regroupant les médecins libéraux exclusifs, les médecins ayant un exercice mixte, les médecins salariés à temps partiel ou non. La base contient en principe les exercices particuliers des professionnels (exemple : l'homéopathie ou l'acupuncture). Ces médecins à exercice particulier sont appelés communément « médecins MEP » ou médecins à orientations particulières.

Par ailleurs, les étudiants en médecine de 3e cycle doivent s'inscrire à l'Ordre pour pouvoir exercer en tant que remplaçants. C'est la seule réelle base de données professionnelle qui fournit des informations sur cette catégorie (les remplaçants). Au moment de la cessation d'activité, le médecin retraité peut rester inscrit à l'Ordre en tant que médecin retraité ou choisir de se faire radier ; en restant inscrit, il continue à verser une cotisation et garde son pouvoir d'ordonnance.

L'Ordre national publie des données sur les effectifs de médecins dans chaque département par spécialité et par type d'exercice ; il ne fournit pas réellement de données à une échelle plus fine[2].

L'objectif de ce fichier n'étant pas de pourvoir des données de dénombrement, son exploitation statistique en est rendue complexe ; c'est son principal inconvénient. Par ailleurs, l'inscription à l'Ordre n'est pas toujours significative d'un médecin en exercice. Certains professionnels sont comptés dans les effectifs alors qu'ils n'exercent plus (exemple : les médecins élus politiques ne pratiquent pas forcément une activité médicale).

Au niveau départemental, l'Ordre ne conserve pas une image de son tableau à une date « t » ; en conséquence, les travaux sur l'évolution des effectifs à un niveau fin ne sont pas aisés. Les tableaux de l'Ordre sont essentiellement utilisés pour recenser tous les professionnels. Ce dénombrement n'est qu'une étape préliminaire indispensable à toute la réflexion sur l'offre de soins mais insuffisante dans l'approche souhaitée.

Le fonctionnement du tableau de l'Ordre des médecins ressemble à celui des autres Ordres. La précision des données et leur exploitation ne sont pas forcément des plus évidentes. Le tableau de l'Ordre des pharmaciens apparaît plus précis dans la mise à jour des données car l'exercice est attaché à une officine dont la création est liée à des mesures de *numerus clausus*. La population médicale est plus volatile, en cas d'exercice libéral, son lieu d'installation n'est assujetti à aucune demande d'autorisation.

Que ce soit le fichier ADELI ou le tableau de l'Ordre, il est évident que ces bases de données, construites sur du déclaratif, montrent quelques limites ; de plus, elles rencontrent des difficultés dans les procédures de mise à jour. Ainsi, pour mesurer l'offre de soins, on estime que ces deux fichiers donnent des chiffres surévalués par rapport à l'offre concrète du terrain. La description de ces deux répertoires prouve que les comparaisons entre fichiers sont délicates, puisque chaque organisme enregistre ses propres informations. En conséquence, chacun obtient un nombre de professionnels différent sans pour autant remettre en cause le sérieux de la collecte ou du traitement.

B - Le système informationnel de l'Assurance Maladie

L'Assurance Maladie, pour rembourser les frais de santé des assurés sociaux a dû se doter d'un système informationnel complexe. Dans notre démarche de recherche, cette base de données laisse entr'apercevoir un potentiel considérable : tous les assurés, tous les actes remboursés et tous les professionnels de santé dispensant des soins sont répertoriés. C'est le seul système permettant de lier les professionnels de santé libéraux à leur activité et à leur patientèle.

1 - La logique de fonctionnement du système : « une base pour payer »

Aujourd'hui, le système informationnel de l'Assurance Maladie est réputé pour être une des bases de données les plus complexes existant au niveau international ; il permet de gérer le financement du système de protection maladie dans son entier. Son objectif principal est le remboursement des frais engagés par l'assuré social pour des soins reçus auprès de professionnels conventionnés, ceci dans un délai le plus bref possible.

a - Le « circuit de la feuille de soins »

Les données de cette base sont issues du circuit parcouru par la feuille de soins entre le moment où le professionnel la remplit et le moment où le bénéficiaire perçoit le remboursement des frais engagés (Fig. 30). Cette feuille de soins représente le document de base du système. Traditionnellement en format papier, elle est actuellement majoritairement dématérialisée et passe par voie électronique grâce à la carte Vitale et la télétransmission des professionnels ; néanmoins, les mêmes informations autour de l'acte sont nécessaires pour procéder au remboursement.

Pendant très longtemps, la liquidation des feuilles de soins a représenté la cheville ouvrière du système, cette tâche employait la grande majorité du personnel. Ce travail de « petites mains » était crucial à tout le fonctionnement. Ces techniciens (en majorité des techniciennes) avaient pour mission de saisir l'ensemble des données contenues sur la feuille de soins et d'en vérifier la cohérence. Cette époque voyait parfois des prises de retard importantes symbolisées par des stocks et des entassements de feuilles de soins, particulièrement lorsque les périodes d'épidémies coïncidaient avec celles des congés scolaires. La modernisation du système a entraîné des gains de productivité, le nombre de feuilles de soins traitées manuellement s'est considérablement réduit et les tâches des opérateurs ont qualitativement évolué.

Fig. 30 - Le circuit de la feuille de soins

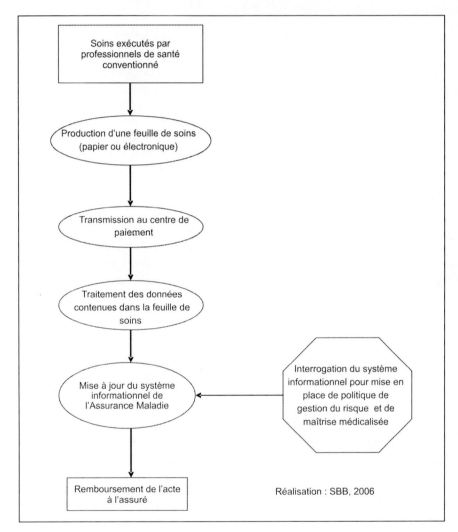

Cette étape de « liquidation » permet d'enrichir le système informationnel. Il existe alors trois façons de liquider des décomptes.

La première concerne les flux électroniques, traités quotidiennement par les centres informatiques lors des télétransmissions des professionnels de santé. Ces derniers, incités à informatiser leur activité depuis plus de quinze ans, sont pour une bonne majorité d'entre eux reliés directement aux centres de paiement. Lors de la consultation, grâce à un boîtier type terminal de paiement bancaire, le professionnel, en utilisant la « carte Vitale » de son patient et sa carte de professionnel, crée une FSE (Feuille de Soins Electronique). Cette demande de remboursement est transmise directement au centre de paiement ; l'assuré est déchargé de l'envoi de sa feuille de soins, son remboursement intervient plus rapidement. Ce système n'est pas encore généralisé à 100 %, il persiste encore des feuilles de soins traditionnelles (ex. : lors des visites à domicile ou auprès des professionnels non informatisés) : elles correspondent au deuxième et troisième type d'enrichissement de la base de données.

Désormais, le traitement des feuilles de soins papiers ne se fait plus totalement manuellement ; une partie d'entre elles sont « scannées » ; des lecteurs optiques lisent et enregistrent les données, le principal centre de traitement de ce type dans la région est en Haute-Loire près du Puy-en-Velay. Cette évolution a été mise en place grâce aux logiciels de reconnaissance de caractères. Cette méthode de « scannerisation » constitue la deuxième technique de traitement des données ; données directement intégrées au système informatique.

Le dernier et troisième moyen de liquidation est traditionnel, c'est-à-dire manuel. Des techniciens reprennent tous les documents n'ayant pu être traités par les deux autres méthodes. Ce reliquat, moindre par rapport aux décennies précédentes, correspond aujourd'hui, en proportion, à un faible nombre de feuilles de soins. Néanmoins, cette technique demeure nécessaire et n'a pas été abandonnée, même si, comme nous le verrons, elle est le plus souvent usitée en deuxième intention dans le cadre du traitement des rejets. En 2007, dans le Puy-de-Dôme, 82 % des flux de feuilles de soins étaient électroniques. L'automatisation de la saisie et la montée en puissance des contrôles sont allées de pair. Des programmes informatiques « surveillent » les entrées de la base de données en utilisant des formules logiques. Lorsqu'une incohérence est décelée, par exemple une nature d'actes inexistante ou un montant d'honoraires perçus erroné, le décompte est rejeté. Quotidiennement les rejets sont repris par des techniciens qui les vérifient et corrigent la première saisie. Tous les modes de liquidation produisent des rejets. Leur reprise s'est donc en partie substituée au temps consacré à la liquidation manuelle des décennies précédentes.

Lors d'une visite au centre de paiement Blatin de la CPAM du Puy-de-Dôme, j'ai pu passé un moment avec une des techniciennes en charge de la liquidation des feuilles de soins. Le centre est installé à l'arrière de l'accueil pour les assurés, sur une vaste plate-forme, typique des clichés que je pouvais avoir. Les bureaux des techniciennes sont regroupés en îlots de quatre ou cinq personnes, des femmes essentiellement, de plus de 45 ans. Chaque bureau est équipé d'un poste informatique et il faut avouer que la masse de fils et de cordons est assez impressionnante, on imagine les connexions multiples au réseau et au CTI. « Faites attention de ne pas vous entraver, c'est pas évident quand on n'a pas l'habitude ! » *Effectivement, je me suis vite sentie un peu « grain de sable » (pas à sa place) dans un système bien huilé ; même trouver un siège pour mes deux autres collègues et moi a engendré un certain chambardement. On ressent un peu l'idée de la chaîne de production où chaque étape est calibrée pour le bon fonctionnement général. L'Assurance Maladie a beaucoup de visages qui ne se connaissent pas, certains pourraient médire en évoquant des symptômes schizophréniques !*

Ce matin-là, la technicienne qui m'a reçue traitait le flux de rejets qui « était remonté du CTI » dans la nuit. Elle m'a expliqué comment son travail avait beaucoup évolué depuis son entrée dans l'organisme qui datait de plus de vingt ans. Désormais, le souci majeur est de réduire le temps de remboursement le plus possible mais aussi d'assurer un « suivi client » afin d'améliorer la qualité de l'offre de services. En théorie, les rejets de la nuit doivent être soldés dans la journée suivante. Les différentes techniciennes de la plate-forme se partagent donc la file d'attente. Mon interlocutrice m'expliquait que, désormais, les flux étaient beaucoup plus réguliers mais elle a connu les « montagnes » de feuilles de soins et des intérimaires embauchés en urgence pour rattraper le travail. Nous avons donc traité plusieurs dossiers, c'était au moment de la mise en place de la CCAM (Classification Commune d'Actes Médicaux) et du parcours de soins. Sur la demi-douzaine de dossiers que nous avons examinés ensemble, la majorité des erreurs était due à une mauvaise codification des actes techniques. Le remboursement était rejeté car l'acte ne pouvait pas (par exemple) correspondre à la spécialité du professionnel. Certaines corrections se font rapidement, l'habitude aidant ; sur ces cas-là « il faut aller vite » car d'autres rejets sont beaucoup plus complexes et nécessitent de « retourner à l'archive » ou de contacter le professionnel de santé pour de plus amples renseignements. Une erreur fréquente est l'attribution d'un mauvais tarif à un acte au moment de la saisie. Désormais les relations avec les professionnels de santé sont suivies et chaque technicien suit son rejet du départ à la résolution, il en devient un peu responsable. Dans les périodes précédentes, il y avait scission entre les liquidatrices et les personnes en charge des rejets. Le changement de procédure a été mis en place pour améliorer la qualité du service et répondre à certaines normes de certification. J'ai évoqué avec elle la question de la qualité de saisie du « code commune » et elle m'a dit que des contrôles supplémentaires avaient été rajoutés et qu'elle ne pouvait plus « coder » avec un numéro fictif sous peine de rejet, qu'il fallait qu'elle fasse des recherches. Elle a dit en souriant que les contrôles n'empêchaient pas tout et elle m'a cité certaines de ses collègues qui codent sur le numéro de Clermont-Ferrand quand elles ne savent pas et qu'elles n'ont pas le temps de chercher. En conclusion, elle me demandait de confirmer que, finalement, le code INSEE ne sert « pas à grand-chose », tant que l'adresse postale est juste pour expédier le relevé de remboursement. Heureusement, elle n'a pas vu ma moue dubitative face à mes préoccupations cartographiques !

Cette expérience m'a montré que la notion de qualité des données, lorsqu'on est utilisateur en aval, n'a pas la même dimension pour les personnes en charge de la gestion du risque et celles travaillant dans les centres de paiement. Cet avis n'a aucune volonté de jugement, et ne reste qu'à un niveau de constatation. Mon hôtesse m'a demandé ce que je faisais dans l'organisme et je pense que, d'une certaine façon, elle se demandait si je servais à quelque chose. Le paradoxe a été de voir que sur l'Intranet de la CPAM du Puy-de-Dôme, il n'y avait aucun lien vers le site Internet de l'URCAM alors que les autres organismes du réseau étaient présents.

b - Présentation de la base SIAM-ERASME

La base principale de données de la CNAMTS se nomme SIAM-ERASME ; les systèmes des autres régimes (RSI, MSA) sont construits sur une architecture similaire et des informations quasi identiques sont accessibles. Schématiquement, la base s'organise autour de trois éléments principaux : le bénéficiaire des soins, l'acte de soins et l'exécutant du soin.

La schéma organisationnel de la base de données (Fig. 31) montre qu'un décompte (ou facture) se compose de 1 à n « cellule acte » et chaque « cellule acte » est détaillée en 1 à n codages détaillés. Une « cellule acte » peut correspondre à un paiement d'acte professionnel (ex. : consultation ou visite d'un médecin), un paiement de prestation sanitaire diverse (ex. : médicament, etc.), un paiement de séjour d'hospitalisation public ou privé, un paiement d'indemnité journalière maladie ou maternité, un paiement de capitaux décès, un paiement de pensions d'invalidité, un paiement de rente d'accident du travail. Une « cellule d'acte affiné » peut représenter un détail de pharmacie délivrée ou prescrite (liste des médicaments prescrits), un détail d'analyse de biologie, un détail de matériel de soins (ex. : lits médicalisés, orthèses, fauteuils roulants, etc.), un détail d'une facture de transport sanitaire, un détail technique d'acte médical ou détail CCAM (ex : appendicectomie, électrocardiogramme, etc.).

Ce type de système informationnel complexe n'est pas consultable par le grand public ; son utilisation est strictement réglementée. Au sein même de l'institution, tous les employés n'accèdent pas au même niveau d'information. Par exemple, les données médicales de la base sont interrogées uniquement par les services médicaux, sous la responsabilité des médecins-conseils, professionnels soumis aux mêmes règles déontologiques que leurs confrères libéraux. Autre exemple, les données bancaires ne peuvent être traitées que par les services comptables. Les contraintes liées à la loi sur « l'informatique et les libertés » sont fortes et veulent préserver l'éthique du système.

En sus des protections juridiques de la CNIL, l'accès aux bases se réalise à partir d'identifiants personnels et de mots de passe ; des fichiers « journal » permettent aux instances de voir l'activité de chaque « requêteur ». Son mode d'interrogation par un langage informatique nommé le SQL (*Search Query Lan-*

Fig. 31 - Schéma organisationnel de la base de données

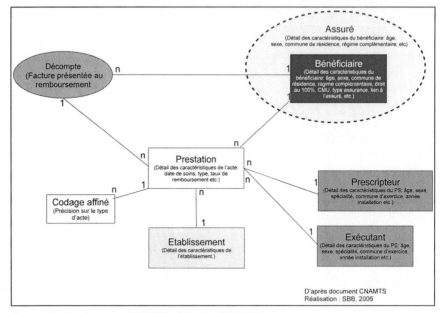

Source : d'après document CNAMTS, réalisation SBB, 2006.

guage) confère à ce système une bonne protection. Extraire de la base des données stables nécessite une réelle compétence ; en effet, la maîtrise du langage informatique et la parfaite connaissance de la structure des tables sont indispensables. Les requêtes comportent systématiquement des restrictions pour que les données en retour ne soient pas dédoublées. Ces astuces de programmation informatique permettent un gain de temps appréciable car la durée de requêtes est parfois longue vu le nombre de personnes et organismes interrogeant simultanément le serveur. Les techniciens spécialisés dans ces requêtes ont souvent une longue expérience, un certain nombre d'entre eux ayant débuté en tant que liquidateur de feuilles de soins dans les centres de paiements, ils ont donc une meilleure appréhension du système et connaissent toutes les « habitudes et manies » des personnes saisissant les données à partir des feuilles de soins. Par exemple, lorsqu'une visite d'un médecin généraliste a lieu entre 20 h et minuit pour un soin urgent, le patient paye au minimum 68 euros, l'équivalent du paiement d'une visite à 22 euros, d'une majoration pour acte urgent de première partie de nuit de 46 euros et des frais d'indemnité de déplacement à 0,61 euros du kilomètre pour les déplacements en plaine (0,91 euros pour les déplacements en zone de montagne ou 4,57 euros pour les déplacements à pied ou à ski !) ; toute la codification apparaît sur la feuille de soins. Le technicien « traitant » ce décompte sera obligé, pour cet acte, d'intégrer trois lignes dans le système, une pour la visite, une pour la majoration et une pour les indemnités kilométriques ; c'est l'unique moyen pour que l'assuré perçoive un remboursement équivalent aux frais engagés. A l'autre bout du système, c'est-à-dire au moment de l'interrogation de la base, si le texte de la requête n'est pas rédigé avec les restrictions adéquates il est aisé d'obtenir que le professionnel a pratiqué trois actes sur le même bénéficiaire la même nuit. Des précautions doivent être prises pour que les résultats ne soient pas erronés. A vrai dire, seule l'expérience permet de faciliter le requêtage de la base et, si le langage SQL s'apprend dans les ouvrages, la connaissance de la base de l'Assurance Maladie s'acquiert sur le terrain.

Fig. 32 - Exemple de table et de lien entre elles

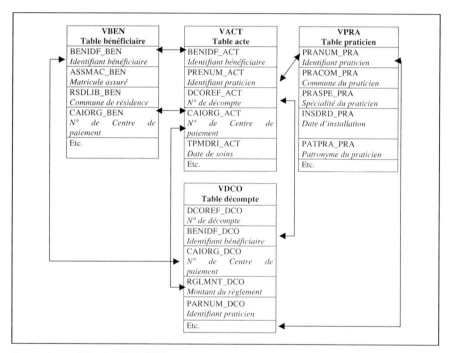

Conception et réalisation SBB, 2007.

Dans ERASME, toutes les tables sont abrégées par un nom de quatre lettres commençant par V. Toutes les entrées des tables sont nommées par un identifiant de neuf lettres, dont les trois dernières reprennent le nom de la table. Les valeurs en index dans plusieurs tables ont, dans la majorité des cas, les mêmes six premières. Par exemple la référence de décompte dans la table décompte (VDCO) est intitulée DCOREF_DCO et dans la table des actes (VACT) elle se retrouve dans l'intitulé DCOREF_ACT.

La base de données du régime général est tellement conséquente qu'elle a été divisée en six régions. Chaque structure interrégionale est gérée par un CTI (Centre de Traitement Informatique). Le travail de gestion est lourd car la base est enrichie quotidiennement. En moyenne, l'historique des données consultables couvre environ 24 mois ; les données les plus anciennes sont archivées.

La base est construite autour de tables de données liées entre elles par des index plus ou moins complexes ; la figure 32 en donne des exemples.

Ces tables sont composées de lignes qui sont autant d'individus statistiques. Un système de lien permet des interrogations plus rapides et des mises à jour moins difficiles, moins lourdes. L'évolution du système induit de multiples modifications de la base ; pour assumer les changements réglementaires, de nouvelles tables viennent s'intégrer au système. Un exemple : la mise en place de la CMU a introduit des informations supplémentaires sur les assurés contenues dans une table à part ; de même la création du médecin traitant a imposé l'intégration d'une nouvelle table. La base compte actuellement plus de deux cents tables liées entre elles.

Le système informationnel s'est bâti au fur à mesure des évolutions sociales ; toutefois, l'adaptation de la base de données n'a jamais une vocation statistique mais une volonté fonctionnelle en lien avec les services à l'assuré. Les informations détenues ont pour objectif premier d'être « utiles au remboursement et à l'amélioration de la qualité des soins ». Les études viennent, dans un second temps, argumenter et évaluer les politiques de gestion des risques et de maîtrise médicalisée des dépenses de l'Assurance Maladie.

2 - Les données détenues dans les bases de l'Assurance Maladie

a - Les informations sur le bénéficiaire des soins

Dans le langage de l'Assurance Maladie, il ne faut pas confondre les termes de bénéficiaire et d'assuré. Plusieurs bénéficiaires peuvent être rattachés à un seul et même assuré ; ils sont alors qualifiés d'ayant-droit. Le cas le plus commun est celui d'enfants mineurs rattachés à un de leurs parents, ou d'une femme sans activité professionnelle bénéficiant de la protection sociale de son époux. En effet, le numéro d'assuré est attribué lors du versement d'une cotisation soit directement par les charges prises sur le salaire, soit pour les professions libérales et les commerçants, par des prélèvements obligatoires versés aux URSSAF.

L'assuré social est identifié par son matricule ou numéro de Sécurité sociale. Cet identifiant, unique, ne change pas au long de la vie. Sa longueur de treize numéros est fixe. Le rang de chaque chiffre a une signification ; l'exemple suivant est explicatif.

Un second numéro composé entre autres de la date de naissance complète est attribué à tous les bénéficiaires, concaténé au matricule de l'assuré il permet une identification complète dont l'unicité est garantie. Cet identifiant est un des index fondamentaux d'ERASME.

Tab. 12 - Ssignification du matricule des assurés Sécurité Sociale

2	76	02	63	113	033	08
Sexe	Année de naissance	Mois de naissance (ici février)	Département de naissance (ici le Puy-de-Dôme)	Code INSEE de la commune de naissance (ici Clermont-Fd)	Numéro de rang de naissance dans la commune	Clef individuelle (calculée à partir des chiffres précédents)

Toutes les données propres à l'individu sont liées à ce matricule : âge, sexe, lieu de résidence, coordonnées bancaires (utiles entre autre pour le règlement des remboursements), information sur l'adhésion ou non à un médecin traitant, sur l'exonération du ticket modérateur à cause d'une Affection de Longue Durée (ALD) ou « prise à 100 % dans le langage commun ». Les cas peuvent être complexes car les ayants-droits n'ont pas forcément le même lieu de résidence ni même un centre de paiement identique à l'assuré (par exemple les étudiants...).

b - L'exécutant de l'acte de soins

Chaque feuille de soins est reliée à un professionnel de santé. Comme l'assuré social, le professionnel de santé a un identifiant individuel composé d'une série de chiffres.

Ce numéro sert d'index dans toute la base. Une table existe reprenant l'ensemble des données individuelles sur les professionnels : nom, prénom, âge, sexe, lieu d'exercice, date de début d'exercice, spécialité, type d'activité (libérale, mixte, etc.), secteur conventionnel, etc.

Le professionnel peut être prescripteur ou exécutant ; exemple : un médecin généraliste prescrit des séances de rééducation auprès d'un masseur-kinésithérapeute. Dans le système, l'acte sera donc rattaché à ces deux professionnels, le médecin sera prescripteur, le masseur-kinésithérapeute sera l'exécutant.

Tab. 13 - Signification de l'identifiant des professionnels de santé

63	1	0	1111	1
N° du département d'exercice	Type de professionnel (1 pour médecin, 6 pour infirmier, 7 pour masseur kinésithérapeute etc.)	Cabinet principal ou cabinet secondaire	N° d'inscription au fichier	Clé individuelle (issue d'un calcul)

c - L'acte de soins

La feuille de soins détient tous les éléments sur l'acte. La codification des actes est issue, entre autres, d'une nomenclature nommée CCAM. Dans le cadre du travail conventionnel, un montant d'honoraires est attribué à chaque acte. Le professionnel, sauf certaines exceptions (exercice dans un secteur conventionnel à honoraires libres), ne peut percevoir un montant différent. La feuille de soins précise à la fois la référence et le montant perçu. La date du soin figure sur le document, elle jouera un rôle important et utile pour les traitements statistiques.

3 - Les précautions à prendre pour avoir une réflexion territorialisée

L'étendue des données détenues par l'Assurance Maladie semble tellement vaste que l'on pourrait imaginer des traitements statistiques à l'infini. La réalité mérite d'être nuancée ; en effet, deux éléments doivent entrer en ligne de compte ; la qualité des données et la notion d'inter-régime.

a - La qualité des données ; l'exemple du code commune

Un système d'une telle envergure pose nécessairement la question de la qualité des données surtout lors de traitement sur des thèmes précis ou à une échelle fine. Les contrôles informatiques de cohérence des données sont très efficaces mais chronophages. Lors de périodes où les retards dans la liquidation des feuilles de soins étaient trop élevés, des choix de gestion ont poussé à conserver uniquement les contrôles indispensables liés aux remboursements et ont écarté ceux destinés à la qualité statistique.

Le cas le plus concret concerne la démarche géographique et le renseignement du « code commune » des bénéficiaires. La nomenclature utilisée, celle de l'INSEE, avec un code sur trois rangs concaténés au département, donne un identifiant à cinq chiffres. Fréquemment, lors de la création d'un bénéficiaire, par gain de temps, le code n'était pas saisi ou avec un identifiant en « 000 » ou « 999 » ou plus original avec toujours le même numéro de commune. Ainsi, on a vu de petites communes avec des identifiants faciles du type « 123 » ou « 222 » compter un nombre de bénéficiaires très supérieur à son nombre d'habitants. Cette saisie erronée du code commune ne posait aucun problème de remboursement à partir du moment où les références bancaires, l'adresse et le code postal étaient renseignés correctement. Avant la mise en place d'étude territorialisée, aucun retour sur ces codes erronés n'était enregistré. Désormais des contrôles sont mis en place afin de vérifier que le « code commune » est un élément du code postal. Notre visite au centre de paiement m'a prouvé qu'il existait encore quelques solutions pour s'affranchir de ces contrôles.

Comment avoir une vision géographique de l'offre de soins ?

Le poids de ce type d'erreur n'était pas homogène selon les régions. En Midi-Pyrénées, il pouvait dépasser 20 % des bénéficiaires ; à ce niveau d'imprécision, on s'interroge sur l'exactitude des cartes produites. Dans notre région, il oscillait seulement entre 5 et 8 %, l'usage de la cartographie en étant moins compromis.

En analysant les extractions et avec l'expérience, on parvient souvent à expliquer le code erroné et à le corriger. Par exemple, en Auvergne, dans la Haute-Loire, on trouve fréquemment des bénéficiaires ayant un code « 43901 » ; ce code n'existe pas officiellement même s'il est utilisé par l'INSEE et certaines instances pour identifier le lieu-dit Arvant dans le Brivadois. Arvant n'est pas une commune éponyme, pourtant elle détient les effectifs de population et les activités d'un chef-lieu de commune ; cette localité appartient à la commune de Bournoncle-Saint-Pierre (« 43038 »). Avant le traitement cartographique de ces données, il faut donc agréger manuellement les résultats de la commune « 43901 » à la commune « 43038 ». Un autre cas fréquent concerne les fusions de communes, le code de l'ancienne commune étant encore attribué à certains assurés.

Ces erreurs tendent à se réduire grâce à l'instauration de nouveaux contrôles et à la sensibilisation des centres de liquidation. Par ailleurs, avec l'usage, certaines erreurs récurrentes sont identifiables, il est alors possible de nettoyer les bases avant de produire des cartes. Le poids de ces anomalies était surtout important pour les assurés et les bénéficiaires. Le phénomène est moindre pour les professionnels de santé pour deux raisons. D'une part, les effectifs sont moins nombreux et, d'autre part, l'enregistrement du professionnel de santé ne se déroule pas dans le contexte d'une liquidation massive mais dans celui de la politique de relations conventionnelles entre l'Assurance Maladie et ces derniers. Le « code commune » d'un praticien est mis à jour lors de l'inscription de ce dernier ; il lui permet d'exercer et d'obtenir des ordonnances et des feuilles de soins à son nom ainsi que sa carte de professionnel.

Pendant longtemps, les erreurs de « code commune » des bénéficiaires ont altéré la qualité des cartographies sur des données de l'Assurance Maladie. Néanmoins, de réels efforts ont été entrepris et les progrès en la matière sont nets. Désormais, via une modalité du langage de requête de la base ERASME, un informaticien du réseau a mis en place un programme recodifiant les communes des bénéficiaires à plus de 98 % lors de l'extraction de la donnée. Le principe consiste à vérifier la cohérence du libellé du code postal avec celui du « code commune ». Par ailleurs, des groupes de réflexions dirigés par les agents comptables des caisses primaires d'Assurance Maladie sont en charge de faire remonter les erreurs à la production, et de s'assurer de la réalisation des corrections. Les procédures de certifications des centres de paiement tendent également à améliorer la qualité des données.

Sur ce point des « codes communes », la prise de conscience de l'institution est née lorsqu'il a été question de conduire des réflexions territorialisées. Dans ce domaine, le rôle des URCAM a donc été fondamental.

b - Les cartographies : la nécessité de l'inter-régime

La volonté de réaliser des cartes sur tous les thèmes a conduit à certaines incongruités par mauvaise utilisation des bases ; par exemple, des représentations cartographiques réalisées uniquement à partir de données du régime général. Lorsque les services statistiques locaux ou nationaux annoncent les montants des dépenses de l'Assurance Maladie en extrapolant les résultats globaux des chiffres de la CNAMTS, la marge d'erreur demeure faible, le régime des travailleurs salariés comptant pour près de 88 % dans l'ensemble des dépenses de l'Assurance Maladie. Ce raccourci, acceptable dans certains domaines, est inadmissible en matière de cartographie à une échelle fine, surtout dans une région rurale comme l'Auvergne. Certains secteurs auvergnats comptent une population agricole active ou retraitée très importante, dans quelques communes, 80 % des bénéficiaires sont affiliés à la MSA. La population MSA de ces campagnes, souvent composée de personnes âgées consommatrices de soins et peu enclines à se déplacer vers les professionnels de santé, s'oppose à la population du régime général plus jeune, aux habitudes plus urbaines en matière d'accès aux soins. De même, les réflexions sur les professionnels de santé se conçoivent impérativement sur la totalité de leurs clientèles. En conséquence, le travail en inter-régime s'impose ; cette volonté complexifie la démarche car, en plus des données immédiatement exploitables sur les bases de la CNAMTS, les chiffres doivent être récupérés auprès des services de la MSA et du RSI.

Les trois régimes principaux font de plus en plus de démarches pour mettre en commun leurs statistiques. Le SNIR, Système National Inter-Régime, fut le premier système regroupant les données des différents régimes. A l'origine, il a été conçu pour disposer d'une vision globale de l'activité des professionnels de santé. Grâce à ce fichier, ces derniers reçoivent trimestriellement des RIAP (Relevé Individuel d'Activité Professionnelle) les informant de leurs niveaux d'activité en comparaison aux moyennes locales, les services fiscaux peuvent accéder sur demande particulière à ces fichiers, ces données étant opposables.

Ce fichier est aisément mobilisable, il est accessible comme la base ERASME sur un serveur ORACLE. Néanmoins, il présente les inconvénients de fournir des données d'activité des professionnels non reliées aux bénéficiaires, d'une fréquence de mise à jour irrégulière et des retards de mise en ligne. On peut espérer les résultats des quatre trimestres de l'année N, courant de l'été de l'année N+1. Mais ces échéances ne sont pas systématiquement tenues ; ainsi en décembre 2006, ont été publiés les résultats de l'année 2005.

Globalement le SNIR est un fichier stable d'utilisation assez aisée, seul le décalage dans le temps et le besoin de travailler sur les données des bénéficiaires incitent à requêter directement sur ERASME et sur les systèmes informationnels des autres régimes.

Depuis 2002-2003, un nouveau système d'information inter-régime se met en place, le SNIIR-AM. Sa montée en charge est réelle et il devrait être réellement opérationnel prochainement. Pour l'instant, le niveau géographique fin n'est pas privilégié et le travail cartographique à l'échelle infra-départementale n'est pas aisé voire impossible sur certains thèmes. Les objectifs des différents protagonistes sont d'une part de systématiser la remontée des données de chaque régime vers une base commune dans un délai réduit et, d'autre part, de parvenir à mettre en place un système dont l'interrogation serait accessible au plus grand nombre sans passer par un langage informatique SQL, dans un délai de réponse raisonnable. Aujourd'hui des soucis techniques perdurent, mais le projet évolue dans un sens positif. A terme, ce système devrait permettre des traitements plus faciles.

En conclusion, pour les personnes souhaitant travailler sur l'offre de soins, les données de l'Assurance Maladie sont d'une richesse assez exceptionnelle. Elles permettent d'avoir accès à la globalité des informations sur les professionnels libéraux et surtout de lier offre et consommation de soins. Le niveau individuel ouvre à un maximum de traitements cartographiques si, au préalable, les bases de données sont « préparées ». Dans notre démarche, pouvoir accéder à la base de l'Assurance Maladie laisse envisager des traitements statistiques et cartographiques originaux. Au-delà de l'autorisation réglementaire, la connaissance de la structure de ces tables et la possibilité de s'adjoindre les compétences de spécialistes ouvrent de nombreuses possibilités d'exploitation et permettent d'espérer des documents aux sources peu exploitées par les utilisateurs, chercheurs, extérieurs au réseau.

C - Les autres bases d'études (URML, INSEE, etc.)

1 - Les bases des URML

Le fichier de l'URML (Union Régionale des Médecins Libéraux) se classe dans les bases de données professionnelles, il est géré par une structure réunissant des médecins libéraux, mais, à la différence du fichier de l'Ordre, il ne fonctionne pas sur le principe du déclaratif. En effet, la base est alimentée par le fichier d'adhérents à l'URML, organisme créé par le décret du 14 décembre 1993 dit « loi Teulade ». La vocation des Unions est de contribuer à l'amélioration de la gestion du système de santé et de promouvoir la qualité des soins. C'est un partenaire institutionnel légal des structures publiques et privées concernées par les problèmes de santé. L'adhésion à l'URML est obligatoire pour les médecins libéraux (généralistes et spécialistes). Une part des cotisations sociales des médecins est utilisée pour financer l'organisation de l'URML. Cette quote-part est collectée par les URSSAF en même temps que les autres charges sociales. Les fichiers des URML se composent de tous les médecins libéraux d'une région. Ce mode de fonctionnement assure une certaine exhaustivité puisque la cotisation est obligatoire ; mais tout le pan salarié de la profession est absent et les informations annexes sur le médecin comme son lieu de thèse ou sa date d'installation, n'existent pas. Les données contenues concernent l'état civil du professionnel mais aucune information sur l'activité n'est disponible. Le fichier de l'URML s'avère trop restreint pour notre démarche et ne permet pas de travailler réellement sur l'évaluation de l'offre de soins en milieu rural.

2 - Les données INSEE

L'INSEE (Institut National de Statistiques et d'Etudes Economiques), fournisseur officiel de données pour l'Etat français, ne détient pas de fichier spécifique sur les professions de santé. Néanmoins, il est possible d'extraire des bases de données « classiques », inventaire communal et recensement de la population, des informations sur ces services et métiers particuliers.

a - L'Inventaire communal

L'Inventaire communal est le fichier fournissant des informations sur les équipements, commerces et services au niveau de chaque commune. Il permet de connaître la densité d'implantation, la fréquentation des équipements et de repérer des pôles d'attraction et des zones de chalandise. Les services de santé s'y individualisent clairement. En théorie, une commission du conseil municipal répondait à cette enquête. Mais dans les petites communes rurales, le questionnaire était généralement renseigné par le maire ou un de ses adjoints ou le secrétaire de mairie ; le contenu était soumis à une certaine subjectivité surtout dans la désignation de la commune fréquentée lorsque l'offre faisait défaut au niveau local. Les réponses reflétaient plutôt les habitudes de la personne interrogée. En croisant ces résultats avec d'autres enquêtes de flux, la qualité des réponses demeurait assez bonne et proche de la réalité.

Mais, en France, l'inventaire communal n'a pas été remis à jour depuis 1998 et l'INSEE propose seulement depuis 2007 une « base permanente des équipements » qui regroupe une gamme de 137 équipements, dont ceux liés à la santé sont issus du fichier ADELI.

b - Le Recensement de la Population

Le RP (Recensement de la Population) est un des piliers de l'INSEE ; son objectif est de décompter à fréquence régulière la population vivant en France. Le dernier recensement global date de 1999, les prochains chiffres seront disponibles en 2009. Après cette date, des mises à jour auront lieu tous les ans car le mode opératoire a évolué, il fonctionne désormais sur un système d'échantillonnage au huitième qui permettra la mise en place d'un recensement permanent. Chaque année, un huitième des communes françaises est recensée, on atteint l'exhaustivité en huit ans.

Dans le recensement, de nombreuses informations sont collectées sur la composition des ménages, sur le logement ou le mode de vie. Certaines concernent l'activité professionnelle ; c'est par cette entrée qu'il est possible d'obtenir des précisions sur les professionnels de santé. Néanmoins, cette source reste déclarative, il est difficile d'obtenir des chiffres fiables. Par exemple, on constate un nombre de médecins surestimé en comparaison des autres sources. En effet, il est fréquent que les étudiants en médecine en fin de formation, se positionnent en tant que médecins et non plus en tant qu'étudiants. Cette réponse semble logique puisque à ce stade de leur cursus universitaire, sans avoir le titre officiel, ils assument souvent cette charge en tant qu'internes dans un service et assurent des remplacements dans des cabinets de ville. De plus, cette source, ne permet pas de distinguer, dans les effectifs, les médecins salariés à temps pleins de ceux à temps partiel ou des libéraux totaux. De même, un médecin élu se déclarera médecin alors qu'il ne participe pas pleinement à l'offre de soins.

Le fichier du recensement n'est pas pertinent pour le dénombrement, par contre il apporte une approche intéressante en terme de sociologie en croisant les informations sur la profession et celles sur le logement ou le mode de vie... Il est possible d'établir des statistiques sur la catégorie socioprofessionnelle du conjoint, la taille du ménage, le nombre d'enfants ou le type de logement. Ces informations décrivent le contexte social de ces professions. Néanmoins, ces données ne sont pas directement accessibles sur les bases grand public du recensement, elles doivent être le fruit de requêtes particulières des services de l'INSEE. Par ailleurs, l'ancienneté des résultats (1999) diminue l'intérêt de cet axe de recherche, le profil sociologique des professions médicales ayant beaucoup évolué depuis dix ans avec la montée en puissance de la féminisation.

En conclusion, l'INSEE ne sera pas un fournisseur direct de données en matière d'offre de soins, le thème étant trop spécialisé pour rentrer dans le cadre « grand public » de ses produits. Néanmoins, toutes les données démographiques de cadrage général seront issues de ses bases.

D - Le projet de répertoire commun en conclusion

Pour les personnes averties ou non, l'énumération de ces différentes bases de données invite à une envie de simplification et de réunification ; il est usuel d'entendre : « au final on travaille tous sur le même thème et chacun le fait avec sa propre source statistique ». Les instances nationales tentent de remédier à cette situation car la multiplication des fichiers implique autant d'inscriptions administratives dans les organismes pour le professionnel de santé qui veut exercer. Ce « parcours du combattant » ne correspond plus aux choix des volontés politiques de simplification administrative.

Un projet de Répertoire Partagé des Professionnels de Santé (RPPS) devrait se substituer prochainement au répertoire ADELI, en réponse aux critiques évoquées : incohérence ou redondance des informations fournies par les répertoires opérationnels des différents acteurs, complexité des démarches de déclaration d'évènements, tels que changements d'adresse,... Pour chaque professionnel de santé, le RPPS livrera près de quatre-vingt-dix données élémentaires et certifiées : état civil, qualification et compétence, mode d'exercice, lieux d'activité, adresse de correspondance,... Il établira un identifiant unique par professionnel, comprenant dix caractères qui restera toujours identique, même en cas de changement de département d'exercice. Le fichier sera commun à tous les partenaires (Ordre, DRASS/DDASS, Assurance Maladie), chaque organisme le complétera des données qui lui semblent nécessaires. Cette unification très attendue se déroulera en plusieurs étapes mais, pour l'instant, le processus a du mal à se mettre en place : d'une première échéance à mi 2006 repoussée à 2008, il faut attendre le printemps 2009 pour voir apparaître les premières bases de l'outil.

La création de ce fichier comportera plusieurs phases, d'abord la stabilisation des données existantes puis la mise en place de nouvelles procédures d'inscription des professionnels. Les problèmes rencontrés sont nombreux, par exemple les cas des médecins hospitaliers salariés ou des médecins militaires. En effet, dans la majorité des cas les premiers n'ont pas de numéro ADELI, les seconds n'ont pas l'obligation d'être inscrits au Tableau de l'Ordre. Une procédure d'inscription sur le fichier ADELI a été mise en place auprès des établissements, cette démarche commence à porter ses fruits.

Ce répertoire commun induira de nouvelles modalités d'inscriptions qui se mettront en place au fil du temps selon l'organisation professionnelle. Tout d'abord, les métiers à Ordres organiseront un circuit d'inscription unique. Désormais, le jeune professionnel s'inscrira auprès de son Ordre qui, après approbation du diplôme, transmettra tous les renseignements aux autres organismes (Etat, CPAM, etc.). Pour les professions sans Ordre, les DDASS se chargeront de l'inscription et de la validation des études. Pour le personnel salarié, l'établissement employeur assumera l'inscription au RPPS et s'assurera de la conformité du cursus de formation. Au final, les professionnels auront, tout au long de leur carrière, un seul et unique identifiant qu'ils conserveront y compris en cas de changement de département d'exercice.

En conclusion, nous avons pu constater que les données quantitatives sont nombreuses et permettent d'établir un certain nombre de statistiques et de cartographies à condition de prendre les précautions adéquates. Dans notre projet de recherche, les plus pertinentes sont issues de l'Assurance Maladie, elles permettent d'appréhender la démographie médicale au-delà du simple dénombrement vers une approche en terme d'offre de soins. La figure 33 donne une vision globale des bases de données disponibles et montre la place centrale occupée par les systèmes informationnels de l'Assurance Maladie.

Comment avoir une vision géographique de l'offre de soins ?

**Fig. 33 - Les principales bases de données
du système de soins en France**

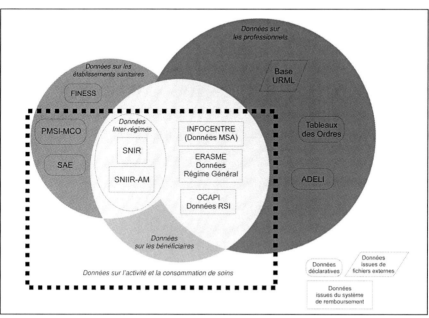

Conception et réalisation : SBB, 2006.

La seule utilisation des données quantitatives ne saurait suffire. On ne peut pas faire l'économie d'une approche qualitative passant par la littérature géographique et professionnelle et surtout par la connaissance du fonctionnement en interne du système de santé, plus particulièrement de celui de l'Assurance Maladie.

L'approche qualitative du sujet est d'abord bibliographique. L'utilisation d'une littérature géographique « classique » fait appel à certains ouvrages et auteurs de références dans le monde de la géographie rurale. L'objectif est d'obtenir une appréhension globale des composantes du monde rural et spécifiquement des campagnes auvergnates. Au-delà de la réflexion sur la ruralité, le travail bibliographique doit s'ouvrir aux thèmes de la géographie de la santé et de l'offre de soins. La documentation, hormis certains travaux universitaires de laboratoires dirigés vers ces thématiques, s'étend essentiellement à des publications d'organismes de Santé Publique. Dans la grande majorité des cas, cette littérature grise non spécialisée en géographie traite de sujets d'économie de la santé ou de Santé Publique au sens le plus large. La question devenant de plus en plus sensible, elle consacre plus régulièrement des numéros sur le thème des liens entre territoire et santé.

II - Analyse géographique et approche qualitative de l'offre de soins : les enseignements de la littérature grise

Au début de notre recherche, trouver des sources bibliographiques apparut une tâche difficile, les ouvrages sur la géographie de l'offre de soins étaient peu nombreux et l'accès à la documentation des organismes n'était pas aisé. Souvent, les mêmes auteurs et les mêmes articles apparaissaient dans plusieurs publications avec des contenus assez similaires ; des extraits d'ouvrages étaient publiés sous forme d'articles dans différentes revues.

En dehors du domaine universitaire, aucun organisme d'études et de recherche n'a officiellement son champ d'étude consacré aux questions de géographie de la santé. La plupart d'entre eux traitent de la problématique à travers le prisme de l'économie de la santé et à partir des travaux sur les statistiques. Ceci est très significatif des mentalités des milieux extérieurs au système de santé ; pendant de nombreuses années, l'objectif visait à quantifier l'aspect financier de l'organisation des soins en termes d'économie générale et de déficit de la Sécurité Sociale. Le CREDOC (Centre de Recherche pour l'Etude et l'Observation des Conditions de vie) installe en 1985 une division spécialement consacrée à l'économie médicale, le CREDES (Centre de Recherche, d'Etudes et de Documentation en Economie de la Santé) avec la participation de la CNAMTS et des autres organismes d'Assurance Maladie.

La situation a évolué : une place de plus en plus importante est accordée aux sciences sociales dans les domaines de Santé Publique face aux démarches de sciences médicales et aux réflexions proches des mathématiques. Certes, les épidémiologistes demeurent des piliers du système pour faciliter l'appréhension de la Santé Publique, mais les réflexions de sociologues ou de géographes commencent à être recherchées et entendues. Classiquement, statisticiens et économistes se plaçaient comme les interlocuteurs des décideurs pour l'ensemble des interrogations autour de la répartition spatiale. Ainsi, le plus souvent, une carte n'était finalement qu'un tableau de chiffres traduit en aplats de couleurs, la multiplication et la démocratisation des logiciels de cartographie encourageant une certaine dérive en permettant la création d'une profusion de cartes. La science géographique est arrivée plus tard, lorsque la nécessité d'aller au-delà de l'image de la carte et de proposer des solutions opérationnelles sur des problèmes a émergé.

Aujourd'hui, en géographie de la santé, le raisonnement dépasse le simple constat et l'analyse doit apporter des pistes de solutions. Le thème de la démographie médicale suit cette même logique, ainsi la réflexion sort du simple dénombrement afin de comprendre l'évolution de l'organisation de ces métiers sur le territoire en fonction des modes de vie des nouvelles générations. Complétées par une approche sociologique, les recherches actuelles offrent des constats de meilleure qualité. Par exemple, le raisonnement sur les honoraires moyens des médecins a radicalement évolué ; dans les années 1970 beaucoup rentraient dans la profession pour s'assurer un niveau de vie confortable et assumer la totalité des charges du ménage, aujourd'hui le revenu du médecin devient une des composantes des revenus du foyer et le professionnel ne souhaite plus privilégier son métier au détriment de sa famille. L'arrivée des sciences sociales dans ces réflexions a impulsé une vision plus qualitative. Le cadre de vie et le lieu d'exercice deviennent un argument non négligeable dans le choix de l'installation.

A - Le tournant des années 2000

1 - Un intérêt venant de multiples directions

A travers l'examen des publications issues de la Santé Publique, de l'économie de la santé ou de la géographie, force est de noter l'existence d'un tournant au milieu des années 1990 et au début des années 2000. Les centres d'intérêts se sont croisés ; la géographie s'est davantage ouverte à la santé et ainsi la santé a intégré la dimension territoriale.

Le Haut Comité de la Santé Publique (HCSP), créé en 1991, a pour mission d'apporter au ministère de la Santé des éléments d'aide à la décision de l'amélioration de la Santé Publique. Il publie une revue trimestrielle ADSP (*Actualité et Dossier en Santé Publique*) dont les thèmes suivent l'actualité des préoccupations de la structure, donc de celles des pouvoirs publics. Cette revue fait référence ; elle a consacré deux numéros spéciaux au thème de « géographie et santé » à la fin des années 1990. La première est intitulée *Géographie de la santé* et la seconde *Santé publique et aménagement du territoire*. Les auteurs de ces articles font partie des références au niveau national et leurs écrits sont largement diffusés dans de nombreuses revues et publications. La proximité entre les deux parutions, moins de dix-huit mois entre juin 1997 et décembre 1999, montre la prégnance du thème dans les préoccupations des dirigeants au tournant des années 2000. Ces articles consacrent une part importante à l'aménagement sanitaire.

Parallèlement (nous l'avons vu plus haut), les travaux des géographes sur les territoires de la santé se sont multipliés. Certains textes, comme celui de E. Vigneron (Vigneron, 1999) essayent d'exposer clairement les notions de base essentielles à la compréhension de la problématique. Preuve de l'intérêt scientifique et médiatique du sujet porté par le « monde de la géographie », en septembre 2000, le Festival international de la géographie de Saint-Dié-des-Vosges s'est tenu sur le thème : « Géographie et Santé ».

En janvier 2000, la DATAR[3] (Délégation à l'Aménagement du Territoire et à l'Action Régionale) a mis en place un groupe de réflexion « Santé et Territoire » pour trois ans dans le cadre de son projet Territoires 2020, programme prospectif. Il était présidé par le professeur R. Sambuc (vice-président du HCSP) et le directeur scientifique était le professeur E. Vigneron. La mission de ce groupe comprenait quatre thèmes : avenir, territoires, santé et action publique. « Le travail du groupe [était] d'élaborer des scénarios contrastés, intégrant des facteurs « mesurables » (démographie, évolution des dépenses de santé, concentration / diffusion de la population sur le territoire, démographie des soignants...), des facteurs non mesurables (demande de contrôle des soignants par les patients, accroissement de la demande de prévention, stratégies des offreurs de soins privés, des assureurs, des régions...), des choix de politique (réglementation de l'installation, des remboursements, de la marge accordée aux différents acteurs régionaux ou locaux...). Dans un deuxième temps, il [devait] « partager » la prospective sur la santé et les territoires en associant des acteurs, des citoyens, des élus, des représentants de la « société civile » à cet exercice » (Vigneron, 2000). Deux rapports ont été publiés en 2003 : *Pour une approche territoriale de la santé* (Vigneron, 2003), *Santé et Territoires : une nouvelle donne* (Vigneron, 2003).

En 2000, Gérard Salem, professeur de géographie à l'université Paris X, publie l'*Atlas de la santé en France : les causes de décès* (Salem, Rican, 2000). Initié par la MIssion REcherche (MIRE) de la Direction de la Recherche, des Etudes, de l'Evaluation et des Statistiques (DREES), ce travail est le fruit d'une collaboration entre le Service Commun 8 de l'INSERM (en charge des statistiques sur les causes de mortalité) et le laboratoire Espace Santé et Territoire (Université Paris X-Nanterre et Institut des Cordeliers). De nombreux géographes, médecins, épidémiologistes et chercheurs en sciences sociales ont contribué au commentaire des données et des cartes. Ce volume se compose de trois grandes parties : la première s'attache à l'étude de la mortalité générale, la seconde à l'analyse par causes de décès et la dernière à l'analyse fine des situations régionales. Cet atlas est le premier d'une série de trois volumes : le second portera sur les indicateurs de santé de la population générale et le troisième sur le système de soins (offre, activité, et recours). En 2006, le second tome, *Atlas de la santé en France : comportement et maladie* (Salem, Rican, 2006), a été publié. Ces ouvrages se veulent d'approche grand public.

La fin de la décennie 1990 et le début des années 2000 ont symbolisé la prise de conscience sur les relations entre Territoire et Santé pour tous les protagonistes du système de soins.

2 - La prise de conscience des instances à travers les publications des organismes de Santé Publique (IRDES, DREES, HCSP, etc.)

Ces années charnières avec ces publications à la visibilité plus significative ne doivent pas pour autant occulter les études et documents « 4 pages » des organismes de recherche et d'études, en lien direct ou non avec le ministère de la Santé ou l'Assurance Maladie. Cette « littérature grise » s'analyse à plusieurs niveaux. Le contenu est souvent riche en enseignement. Au-delà du fond, il est pertinent de s'attarder sur les thèmes abordés, marqueurs des préoccupations du moment des chercheurs et de celles de la société. En effet, hormis certaines enquêtes à la logistique lourde et à la fréquence de parution régulière, les thèmes choisis pour les sujets ponctuels demeurent très conjoncturels. Les principaux fournisseurs dans cette catégorie sont l'IRDES, la DREES ou l'HCSP.

Fondé en 1985, l'IRDES, Institut de Recherche et de Documentation en Economie de la Santé (anciennement CREDES), produit de nombreuses études et analyses ; à l'origine c'était la division économie médicale du CREDOC. Cette association de type loi 1901 a pour objectif de produire des données et des analyses en économie de la santé. Ses thèmes de recherche sont essentiellement centrés sur l'évolution des comportements des consommateurs et des producteurs de soins, sous l'angle médical, économique, géographique et sociologique (Tab. 14). L'institut conçoit et réalise des enquêtes périodiques ou ponctuelles sur des échantillons de population et de professionnels de santé, pour collecter des données sur la consommation et la production de soins, il élabore également des analyses bibliographiques et opère régulièrement des comparaisons internationales.

Tab. 14 - Les thèmes de recherche de l'IRDES

Thèmes	Développements spécifiques
Etat de santé et maladies	Prévalence et incidence des maladies, invalidité et dépendance, motifs de consultation en médecine libérale et motifs d'hospitalisation.
Consommation de soins	Niveau et structure de la consommation médicale en ville et à l'hôpital, disparités démographiques, économiques et socioculturelles.
Protection sociale	Caractéristiques des personnes protégées, niveau et type de couverture complémentaire, relations avec l'état de santé et la consommation médicale.
Pratiques médicales	Caractéristiques sociodémographiques des médecins et de leur clientèle, morbidité diagnostiquée et prescriptions, activité et revenus.
Hôpitaux publics et privés	Caractéristiques sociodémographiques des hospitalisés, morbidité, consommation médicale et de soins.
Personnes âgées	Evolution de l'état de santé, du recours aux soins, de la prise en charge en institution.
Populations défavorisées	Caractéristiques sociodémographiques et biographiques, accès aux soins et consommation médicale.
Analyses géographiques	Disparités de l'offre et de la demande de soins,...
Comparaisons internationales	Systèmes et politiques de santé, niveau, structure et financement des dépenses de santé

Source : Site Internet IRDES (www.irdes.fr).

Ces études et recherches explorent des problématiques variées, relatives à l'offre et à la demande de soins, sous un angle macro ou micro-économique : analyse de l'évolution de la morbidité, de l'accès aux soins, étude des pratiques de prescriptions des médecins, des déterminants de la consommation médicale, évaluation des alternatives à l'hospitalisation...

La bibliographie produite par cet organisme est importante, des études imposantes paraissent de façon régulière *in extenso* et sous le format des bulletins : *Questions d'économie de la santé* et *Echos de la Santé* : doubles ou triples pages de synthèses de l'étude complète. Sur les questions de la géographie de la santé, François Tonnelier, directeur de recherche honoraire, a fortement contribué à la mise en avant de la problématique. Il fait partie des références bibliographiques récurrentes des publications récentes.

La DREES suit les problématiques des pouvoirs publics. Parmi ces publications, il faut citer principalement *Études et résultats* dont les sujets traités régulièrement sont entre autres : les dépenses du système de soins et de la protection sociale, les revenus des professions de santé, l'aide aux personnes âgées, les retraites, l'accueil des personnes handicapées...

B - Les travaux spécialisés sur la démographie des professions de santé : le rôle de l'ONDPS

L'intérêt pour la géographie de la santé s'est accru avec la multiplication des interrogations sur la démographie des professionnels de santé. Interrogations ou inquiétudes, les travaux conduits ont pour origine les professionnels de santé et les pouvoirs publics. Cette prise de conscience a eu lieu vers les années 2000. Il semblerait que le changement de siècle ait poussé les instances à avoir une vision prospective. De façon plus réaliste, cette prise de conscience a des causes plus concrètes mais pas toujours exprimées. Deux événements concomitants sont venus instiller le doute dans les pensées aussi bien du côté professionnel que du point de vue institutionnel.

Tout d'abord, les années 2000 sont le moment où la génération des médecins nés durant l'après-guerre, représentant une forte part des effectifs, arrive à un tournant de leur carrière (entre 50 et 55 ans). Dans la vie d'un médecin, cette phase correspond à une période où la clientèle est construite et le rythme de travail assuré. Le professionnel commence à penser à son départ à la retraite. Or, cette époque a coïncidé avec les années où le flux de médecins sortant de l'université était le plus faible depuis des décennies suite aux augmentations successives du *numerus clausus*. De plus, ces nouvelles générations de praticiens arrivaient sur le marché avec une mentalité moins encline aux concessions sur la vie personnelle. Cette prise de conscience fut assez brutale pour les instances professionnelles qui ont commencé à imaginer le non renouvellement des générations et l'impossibilité pour les médecins ou les paramédicaux de trouver des repreneurs pour leur clientèle.

D'autre part, l'instauration des « 35 heures » dans les établissements hospitaliers a mis en exergue le manque en effectif des services et les difficultés pour trouver des professionnels. Ce constat et la perspective à dix ans de voir les générations de baby-boomers partir à la retraite, ont rendu la question plus prégnante. La société voit ses besoins croître et les données montrent que leurs effectifs proportionnellement se réduisent. En conséquence, les pouvoirs publics ont senti la nécessité de s'investir dans ce questionnement. Par ailleurs, il faut noter que cette restructuration du temps de travail à l'hôpital a pu attirer une partie des nouveaux diplômés pour qui le salariat apparaissait comme rassurant.

Les travaux sur la démographie des professionnels de santé sont légion ; plusieurs rapports ministériels commandés par les différents gouvernements, ont contribué à la prise de conscience collective. En mai 2003, le sénateur Charles Descours produit un rapport intitulé *Propositions en vue d'améliorer la répartition des professionnels de santé sur le territoire* ; après une partie bilan faisant valoir les différences géographiques, il propose un large panel de mesures incitatives allant des bourses de stages en zones déficitaires aux exonérations fiscales. En novembre 2003, le professeur Berland présente à son tour au ministre un rapport sur les transferts de tâches et de compétences chez les professionnels de santé.

Ces rapports ont conduit à la mise en place de l'Observatoire National de la Démographie des Professions de Santé (ONDPS) présidé par le professeur Berland. Cette structure publie annuellement un rapport sur la situation et émet des avis. Par ailleurs, comme autre source bibliographique sur la démographie médicale, il faut mentionner la permanence d'une revue dont l'ancienneté assure la renommée, *Les cahiers de sociologie et de démographie médicale*, qui fournit un travail de fond, avec, en plus de la vision statistique, une part importante octroyée aux enquêtes qualitatives.

L'Observatoire National de la Démographie des Professions de Santé (ONDPS) a été créé par un décret du 19 juin 2003. Il a pour missions de :

◊ rassembler et analyser les connaissances relatives à la démographie des professions de santé ;
◊ fournir un appui méthodologique à la réalisation d'études régionales et locales sur ce thème ;
◊ synthétiser et diffuser les travaux d'observation, d'études et de prospective réalisés, notamment au niveau régional ;
◊ promouvoir les initiatives et études de nature à améliorer la connaissance des conditions d'exercice des professionnels et l'évolution de leurs métiers.

Chaque année, l'Observatoire définit un programme déterminant les thèmes et la composition des groupes de travail qu'il décide de constituer. Les Ordres professionnels et les autres organisations représentant les professionnels sont associés à ces groupes. Il réalise et pilote des travaux et confie des études à des organismes extérieurs. Il utilise les informations statistiques des administrations et des institutions ordinales.

Il se décline dans chaque région en comités présidés par le représentant de l'Etat. Chaque comité régional comprend au plus dix personnalités qualifiées dont le président de l'URCAM, le DRASS, le directeur de l'ARH, le président de l'URML, le président de l'Observatoire Régional de Santé (ORS) et des représentants des professionnels de santé.

L'ONDPS a rendu son premier rapport en 2004, composé de plusieurs volumes, il abordait des thèmes variés. Le premier tome, intitulé *Les chiffres et l'activité des professions de santé*, met en regard l'ensemble des résultats quantitatifs sur les effectifs avec les données sur les conditions d'exercice et l'évolution des métiers en comparant les sources en matière de démographie. Le second, axé sur des projections démographiques pour les médecins généralistes à l'horizon 2025, propose plusieurs scenarii. Le troisième intitulé *Eclairages sur les professions : sages-femmes, infirmières, manipulateurs d'électroradiologie médicale*, est un état des lieux en matière d'effectifs et de conditions de travail et d'exercice de ces professionnels. Le tome 4, *Démographie régionale de cinq professions de santé de premier recours*, décrit, par canton, la situation des différentes régions pour cinq professions : les médecins généralistes, les pharmaciens d'officine, les chirurgiens-dentistes, les infirmiers et les masseurs-kinésithérapeutes.

En 2005, le second rapport suit un plan identique, en mettant en parallèle résultats statistiques, projections démographiques et synthèse d'entretiens qualitatifs.

Sur les questions de la démographie des professionnels de santé, l'Etat dispose aujourd'hui d'une vitrine : l'ONDPS et ses comités régionaux. De plus, tous les organismes professionnels et ceux de l'Assurance Maladie s'intéressent aussi à ce thème, ils multiplient les travaux, en particulier à l'échelon local.

C - La prise de conscience auvergnate : les documents des organismes locaux et régionaux

A l'échelle régionale, la production de documents sur le thème « Territoire et santé » est florissante. En réalité, deux types apparaissent ; d'un côté les déclinaisons d'études nationales et de l'autre les travaux à l'initiative des organismes régionaux. Tous les partenaires institutionnels du monde de la santé réalisent ces études, de leur initiative propre ou en collaboration.

1 - Les travaux de la DRASS et de la plate-forme d'observation sanitaire et sociale d'Auvergne

a - L'*Atlas de l'offre de soins en Auvergne*

Un *Atlas de l'offre de soins en Auvergne* fut édité en 1999 grâce à la collaboration de la DRASS Auvergne, de l'INSEE Auvergne, de l'URCAM Auvergne et du service médical régional Auvergne. Ce document paraît comme un élément fondateur de la réflexion territoriale de la santé dans notre région. Pour la première fois, le souhait de créer une série de cartes dressant un état des lieux précis de l'offre de soins à partir des données de l'Assurance Maladie, de la DRASS et de l'INSEE s'exprimait nettement. Ce panel de cartes est relativement exhaustif. Le fond de carte est à l'échelle régionale, le traitement des données est cantonal ou communal.

La carte sur les équipements de santé de base et sur l'évolution entre 1980 et 1998 de la distance moyenne aux équipements de santé de base fréquentés habituellement apparaît l'une des plus intéressantes. L'étude ne privilégie pas un traitement spécial du monde rural mais le choix du traitement cartographique implique une individualisation forte des milieux. Par ailleurs, dans cet atlas, se trouve une analyse de la répartition des médecins généralistes et de toutes les autres spécialisations médicales et paramédicales.

Les cartes sur les professionnels traitent de différents thèmes :
◊ pour les omnipraticiens : la densité, l'évolution depuis 1980, la fréquentation et l'activité ;
◊ pour les médecins spécialistes (cardiologues, radiologues, ophtalmologues, gynécologues, obstétriciens, psychiatres, anesthésistes, chirurgiens, dentistes, etc.) et les professions paramédicales : la densité et les bassins de patientèle.

Ce document montre l'étendue des cartes réalisables à partir des données disponibles à l'échelon régional pour représenter la répartition de l'offre de soins en Auvergne. Pour la première fois, la notion de « marqueurs de territoire » apparaît grâce à l'idée de pôle de santé de base. Ce pôle est un indicateur qualitatif, il correspond à la présence sur une commune de cinq professionnels de santé différents (médecin généraliste, infirmier, masseur-kinésithérapeute, pharmacie et chirurgien-dentiste). Lorsque les cinq services sont présents, il est qualifié de complet, quand seulement trois ou quatre sont disponibles il est dit incomplet. En dessous de ce seuil, on parle d'éléments isolés. Ce concept permet d'évaluer ce qui est considéré comme l'offre de premier recours, en théorie la plus usitée par les patients. Nous nous attarderons sur cette notion ultérieurement, à partir de données sur l'offre de soins en 2006.

b - L'*Atlas des services de soins à domicile en Auvergne*

En 2001, la plate-forme d'observation sanitaire et sociale a diligenté un *Atlas des services de soins à domicile en Auvergne*, document réalisé à partir d'une enquête détaillée auprès des différentes structures. Le dépouillement des résultats a permis d'élaborer des cartes sur la répartition territoriale des services de maintien à domicile et sur l'activité de chacun d'entre eux. Nous avons effectué une grande partie de ce travail puisque le contrat avait été conclu avec le CERAMAC en partenariat avec l'URCAM Auvergne. Ce document fut révélateur de l'apport d'une réflexion géographique dans le domaine sanitaire et social. Après ce travail, on note une augmentation significative du nombre de cartes et de réflexions territorialisées dans les études produites par cette instance régionale.

c - Le diagnostic sanitaire et social de l'arrondissement d'Ambert

En 2003-2004, la sous-préfecture d'Ambert a commandé à la plate-forme régionale d'observation sanitaire et sociale un diagnostic sanitaire et social de l'arrondissement d'Ambert. Elle souhaitait obtenir un document synthétique sur la réalité socio-sanitaire, vécue et réelle de ce territoire sous-urbanisé, en difficulté économique et démographique. Ce rapport[4] s'est construit autour d'un état des lieux de l'offre, d'entretiens avec des professionnels de santé et d'un questionnaire auprès des populations sur leur ressenti sur l'offre de soins et son accessibilité. Cette étude, voulue la plus complète possible, a permis de mettre en relation la réalité statistique, l'avis des soignants et l'opinion de la population. Un lourd travail de cartographie fut conduit. Le rapport a permis de construire un document de six pages reprenant les points importants de la méthode de l'étude et les principaux résultats[5].

En résumé, le phénomène de polarisation apparaissait important y compris en milieu rural, Ambert concentrant la majorité des services. Quand l'offre est présente dans le chef-lieu, les fuites de patientèle vers Clermont-Ferrand ou Thiers sont faibles, à l'exception des communes en périphérie de l'arrondissement plus proches des autres pôles. Ainsi, sur le deuxième trimestre 2003, 83,4 % des consultations auprès d'un ophtalmologue remboursées à des assurés domiciliés sur l'arrondissement d'Ambert ont eu lieu auprès d'un professionnel exerçant à Ambert.

D'autre part, les professionnels et les populations qui se sont adaptés à la réalité locale, se plaignent des difficultés découlant de l'éloignement et de l'isolement. Par ailleurs, au sein de la zone d'étude, des situations très contrastées existent alors que les cantons semblent similaires économiquement et démographiquement. Ces différences s'expliquent principalement par des comportements individuels ; un seul départ de professionnels non remplacé impulsant le démaillage plus ou moins rapide de tout le réseau local de santé. Cette destructuration apparaît irrémédiable pour les autres soignants et pour la population. Globalement, si la situation semble difficile mais correcte, les perspectives d'avenir s'assombrissent et les acteurs se déclarent relativement pessimistes.

Ce travail fut précurseur car d'autres collectivités territoriales ont conduit depuis des études à la méthodologie similaire : le Pays d'Aurillac et la communauté d'agglomération du Puy-en-Velay.

2 - Les URCAM

Les URCAM, par leur échelon régional et leur travail en inter-régime, ont toujours intégré dans leurs démarches des réflexions territorialisées, convaincues qu'elles représentaient les meilleurs vecteurs pour apporter cette vision fine aux instances de l'Assurance Maladie et aider à la décision de l'ensemble des protagonistes du système de soins. De nombreux travaux furent conduits au niveau d'une seule région ou en collaboration entre plusieurs URCAM.

a - Les études mutualisées

Entre 1998 et 2002, l'URCAM PACA, Franche-Comté et Aquitaine, le CREDES et la MSA, réunis dans un groupe de travail « Santé et Milieu Rural », cherchèrent à dresser un tableau des particularités de l'offre de soins en milieu rural. Ce travail, basé sur plusieurs analyses statistiques, établit une typologie des territoires en termes d'offre de soins. La méthode de type quantitative fait appel à une large base statistique et utilise plusieurs analyses factorielles ; plusieurs cartes sont nées de ces réflexions.

Au-delà du contenu et des résultats obtenus, pour la première fois, les URCAM se positionnent comme des acteurs de poids dans l'approche territoriale de l'offre de soins. Cette offre en milieu rural se différencie de celle des villes et, à plus fine échelle, elle varie selon le type de milieu rural considéré et le poids du périurbain. Les résultats de cette étude furent présentés lors d'un colloque tenu à Besançon en décembre 2002 et intitulé « Santé et milieu rural ».

Dès 2000, les URCAM établirent une approche démographique de l'offre de soins. En collaboration avec les CSDM (*Cahier de Sociologie et de Démographie Médicale*), elles ont diligenté un travail de projections démographiques sur les effectifs des professions médicales libérales. Les chiffres, projetés à l'horizon 2008, annonçaient de façon assez fine (région) la baisse des effectifs et la montée de la féminisation. Ce travail avait pour objectifs de contribuer à la prise de conscience sur le devenir démographique de ces professions et de poser la question du renouvellement des générations.

b - Etude *Médecine ambulatoire et territoire* pour l'URCAM et et l'URML Auvergne

En 2002-2003, l'URCAM Auvergne et l'URML Auvergne commandèrent à un bureau d'études, GEOSANTE, une analyse sur l'offre de soins en Auvergne. Celle-ci, divisée en plusieurs parties, a pour objectif de dresser un état des lieux exhaustif de l'offre de soins, à travers un inventaire détaillé. Ce document dense tend à montrer un panorama complet des composantes des effectifs et de leurs caractéristiques démographiques. Par ailleurs, à l'aide de l'âge potentiel de départ à la retraite des professionnels, une mise en prospective des bassins de patientèle fut établie signalant les secteurs potentiellement les plus fragiles. Ce travail dégagea une approche des disparités géographiques en termes d'adéquation entre l'offre et le recours aux soins en Auvergne.

3 - ARH, les travaux de la MRS

L'Agence Régionale d'Hospitalisation (ARH) constitue un acteur important de l'approche territoriale de l'offre de soins en Auvergne pour le versant de la médecine hospitalière. En effet, parmi ses différentes missions, elle a en charge la définition et la mise en œuvre de la politique régionale de l'offre de soins hospitaliers via des Schémas Régionaux de l'Organisation des Soins (SROS). Ce document, et spécialement son volet introductif intitulé « Territorialisation », joue un rôle primordial dans la meilleure connaissance de la géographie de la santé auvergnate par une approche de coordination entre la médecine de ville et l'hôpital.

Depuis 2004, l'ARH Auvergne et l'URCAM Auvergne forment la Mission Régionale de Santé (MRS), elles se partagent plusieurs objectifs dont l'analyse de la répartition des professionnels de santé et plus particulièrement de la définition des zones déficitaires en offre de soins. Ces secteurs définis permettent la mise en place, en partenariat avec tous les protagonistes (professionnels, élus locaux, collectivités territoriales, Assurance Maladie…) des plans d'incitation à l'installation et des mesures d'aide au maintien et à l'amélioration de l'offre existante (ex. : organisation de permanence de médecins spécialistes, etc.).

a - SROS et territorialisation

Le SROS, pièce maîtresse de la politique hospitalière en région, a pour vocation de planifier toute la politique hospitalière de la région Auvergne, jusqu'en 2011. Le schéma publié en 2006 est le troisième depuis la création des ARH. Pour la première fois, la notion de territoire est intégrée dans les fondements de sa réflexion. Jusqu'à présent, les investissements, notamment en matière d'équipements lourds, variaient en fonction du poids démographique départemental sans forcément rechercher une meilleure adéquation entre l'offre et le recours aux soins à une échelle plus fine.

Ce changement de stratégie fondamental est significatif des mutations de mentalité des décideurs de la Santé Publique. Dans le cas du SROS 3 de la région Auvergne, la réflexion sur les territoires s'est conduite en amont de la démarche thématique. L'objectif était de trouver une logique territoriale à plusieurs niveaux, permettant à l'offre hospitalière et ambulatoire de se coordonner afin de tenir compte de la hiérarchie liée à la spécialisation. La méthode s'est appuyée sur la réalité des flux des patients en 2002, à travers les données PMSI et sur l'ensemble des données disponibles au moment des travaux. Cette approche « territorialisation » a permis de définir neuf territoires de santé, identifiés aujourd'hui comme les unités géographiques de réflexion pour les établissements et pour les instances dirigeantes. La nouveauté de ce travail est d'avoir abouti à un découpage de la région selon des critères propres au domaine de la santé hospitalière et ambulatoire.

b - Le diagnostic partagé[6]

En introduction des SROS 3 et en prémices des MRS, dans toutes les régions, ARH et URCAM furent missionnées pour dresser un diagnostic partagé de l'offre de soins. En Auvergne, ce travail fut conduit sur le dernier trimestre 2004 et le premier de 2005 grâce à la collaboration des équipes des deux organismes. Afin de parcourir l'ensemble de la problématique, cinq grands axes de réflexions se dessinèrent :
◊ L'environnement démographique, socio-économique et géographique.
◊ L'état sanitaire régional.
◊ L'offre de soins libérale, hospitalière et médico-sociale.
◊ L'accès aux soins.
◊ Le recours et la consommation de soins.

Cette étude voulait être un outil de l'aide à la décision des auteurs du SROS de façon à intégrer la dimension territoriale et la réalité de la situation réelle de la région dans leurs réflexions. Cette vision synthétique laissait transparaître les lignes de force des principaux thèmes abordés. Le résultat obtenu répond à la commande initiale et présente l'étendue du champ d'investigation du domaine sanitaire en Auvergne. Ce travail a eu une large portée, car il permit pour la première fois de mettre en commun les compétences de l'ARH et de l'URCAM afin de dresser un état des lieux du système de soin régional tenant compte des complémentarités hospitalo-ambulatoires. Ce fut l'ébauche de la collaboration voulue par le législateur dans le cadre des missions régionales de santé.

En conclusion, nous pouvons être convaincus que l'ampleur des données qualitatives n'a rien à envier à celles des bases quantitatives. Néanmoins, elles ne sont pas toujours faciles d'accès et la variété de leurs origines peut les rendre invisibles aux personnes étrangères aux organismes gestionnaires. Le rôle fondamental de cette littérature grise induit une augmentation de temps nécessaire à la recherche et particulièrement dans l'analyse car il faut, dans tous les cas, comprendre les dimensions politiques et l'objectif premier des documents en notre possession.

III - Le terrain et l'outil géomatique

Le géographe se doit par nature de sillonner son « terrain ». Cette ambivalence du chercheur placé dans un contexte professionnel est enrichissante mais doit néanmoins engendrer la prudence pour conserver une objectivité. Nous allons donc nous attarder sur cette vision de l'intérieur avec les apports de cette « culture Assurance Maladie ». Nous évoquerons aussi l'élargissement nécessaire de notre démarche, avec des rencontres plus classiques auprès des différents acteurs. Enfin nous examinerons l'apport de la cartographie et du SIG dans notre parcours, qui est à la fois un outil d'aide à la décision pour mes employeurs et une démarche plus conceptuelle dans mon travail de recherche.

A - Une vision de l'intérieur : « la culture Assurance Maladie »

Au-delà de la bibliographie, au-delà des références sur le thème « offre de soins et territoire », notre expérience professionnelle au sein de l'Assurance Maladie apparaît l'élément clé de la construction de notre problématique et de notre méthode de recherche.

1 - Un cursus universitaire en entreprise ou une vie professionnelle en lien avec une démarche universitaire

Depuis 2001, j'occupe à l'URCAM Auvergne un poste de chargée de mission sur les questions de géographie de la santé, de démographie médicale et sur les relations avec les professionnels de santé, poste intitulé dans les grilles de métier de l'Assurance Maladie « Chargée de mission Offre de soins ».

Lors de mes travaux préliminaires de DEA (Diplôme d'Etudes Approfondies) consacrés aux services de santé en milieu rural et à l'organisation sanitaire du Puy-de-Dôme, j'ai pris contact avec les organismes de santé de la région afin d'obtenir des données statistiques, j'avais plus particulièrement dirigé mes demandes vers les structures impliquées dans la réalisation de l'*Atlas de l'offre de soins en Auvergne* ; parmi elles, l'URCAM Auvergne. La rencontre avec son directeur, fortement intéressé par la démarche géographique dans le monde de la santé, a changé le déroulement de mon travail universitaire et également celui de mes projets professionnels.

Les URCAM sont des organismes d'assurance maladie en hiérarchie directe avec l'UNCAM, entité regroupant les instances nationales des différents régimes de l'Assurance Maladie : la CNAMTS (Caisse Nationale d'Assurance Maladie des Travailleurs Salariés), la MSA (Mutualité Sociale Agricole) et le RSI (Régime Social des Indépendants, ex CANAM). Nées des « ordonnances Juppé » de 1996 sur la réforme de l'Assurance Maladie, leur vocation est de coordonner les politiques de gestion du risque au niveau régional au nom des différents régimes (principalement la MSA et le RSI). Les relations avec les professionnels de santé sont au cœur des préoccupations, les questions autour de la démographie médicale et de l'adéquation entre offre et recours aux soins constituant des thèmes de travail prépondérants.

Œuvrer à une amélioration du système de santé constitue un élément majeur des objectifs de l'Assurance Maladie. L'URCAM tient une place centrale, grâce à sa taille régionale et à ses nombreuses relations avec ses partenaires. Sa position est facilitée par le fait qu'elle n'est ni en charge des paiements, ni des contrôles. Ce statut particulier lui donne une marge de liberté dans ses relations avec les professionnels.

Son rôle régional est accentué par son implication dans les missions régionales de santé avec les ARH : les Missions Régionales de Santé (MRS) ont parmi leurs objectifs l'amélioration de l'organisation de l'offre de soins et la définition des secteurs déficitaires en professionnels de santé. Cette étape supplémentaire de rapprochement entre le ministère de la Santé et l'Assurance Maladie a montré l'implication des pouvoirs publics dans cette problématique et leur volonté d'instaurer localement des actions. Leurs missions sont fixées réglementairement, leurs légitimités ne peuvent être contredites.

Après mon DEA, en 2001, l'URCAM Auvergne m'a proposé d'intégrer son équipe dans le cadre d'une CIFRE (Convention Industrielle de Formation à la Recherche et aux Etudes) pour une période de trois ans. Ce contrat finançait ma démarche de doctorat tout en me fournissant une expérience professionnelle. Après concertation entre le CERAMAC, l'URCAM et moi-même, le sujet de thèse fut orienté vers l'analyse géographique de l'offre de soins dans les campagnes auvergnates.

Au cours de ces trois années, j'ai réalisé des travaux géographiques aux contours variés : offre de soins, dépistage du cancer du sein, collecte des déchets à risques infectieux, couverture vaccinale des enfants de vingt-quatre mois, atlas des services de maintien à domicile, secteurs de garde de l'agglomération clermontoise, diagnostic sanitaire et social de l'arrondissement d'Ambert, etc. Dans la majorité des cas, ces travaux se concentraient sur une approche territoriale des questions de démographie des professions de santé en Auvergne.

Sur le temps imparti par la CIFRE, les travaux de doctorat n'ont pas abouti ; par contre la réflexion sur la problématique a pris une autre profondeur, plus concrète et proche des réalités du terrain. Afin de fournir le meilleur accès aux soins à tous les assurés, l'Assurance Maladie doit se préoccuper des questions d'inégalités de répartition de l'offre de soins sur le territoire ; les relations avec les professionnels se déroulent dans un cadre de collaboration quasi permanent. L'opportunité de pouvoir rester sur mon poste de chargée de mission avec un contrat à durée indéterminée représentait une chance, alors que, en 2004, on commençait à évoquer des aides à l'installation dans des secteurs déficitaires, secteurs que les URCAM, par le biais des MRS, devaient définir dans chaque région.

L'un des principaux intérêts d'appartenir au réseau de l'Assurance Maladie est d'avoir accès aux bases de données de l'institution. « Avoir accès » s'entend par l'autorisation de s'y connecter en s'étant engagé à respecter le secret statistique. Mais « avoir accès », c'est surtout pouvoir acquérir l'expérience auprès des personnes maîtrisant « toutes les ficelles » du requêtage de la base ERASME et du fonctionnement du système. La maîtrise technique n'est pas le seul élément fondateur. Travailler sur les chiffres issus du système informationnel permet de comprendre les caractéristiques de chaque professionnel et d'appréhender l'idée d'offre de soins dans toute sa complexité. Par exemple, en apprenant à analyser l'activité des professionnels, il est possible de détecter ceux travaillant à temps partiel ; de même, avec la notion de flux de patientèle, on comprend la répartition de la charge de travail sur un secteur ; les mouvements de clientèle sont visibles en les suivant sur plusieurs années. Globalement, le principe « un médecin installé = une offre de soins » est battu en brèche ; les analyses sont plus fines et plus proches de la réalité. Le dénombrement n'est qu'une étape préliminaire de la mesure de l'offre de soins. Travailler continuellement sur l'activité des professionnels, échanger avec eux sur les thèmes des conditions de travail, de la gestion de la permanence des soins ou de la relation aux patients permet de comprendre l'appropriation de leur territoire.

Dans le cadre des programmes de mesures incitatives à l'installation en zones déficitaires, en plus des relations avec les professions de santé, des échanges se nouent avec les collectivités locales et territoriales. Mon appartenance professionnelle à l'Assurance Maladie favorise les discussions avec les porteurs de projets institutionnels (ex. : communes, collectivités locales, région, etc.) car ces derniers sont en attente d'une expertise, et par conséquent détaillent leurs projets ou leur façon de travailler. La relation en est facilitée, la confiance s'acquiert plus aisément.

Ces discussions avec les élus locaux donnent une autre profondeur aux sujets traités et laissent parfois perplexes. Par exemple, j'ai reçu l'appel d'un maire d'une commune rurale de Haute-Loire dont le médecin attitré avait brutalement cessé son activité ; il voulait absolument que sa commune soit classée en zone déficitaire. Il refusait d'admettre que la commune voisine comptait un cabinet de cinq médecins aptes à intégrer le surplus de clientèle. Dans les faits, un nouveau médecin s'installant dans cette commune disposerait certainement de bonnes conditions pour bâtir une clientèle et le service rendu à la population en serait meilleur, mais l'absence de médecin ne transforme pas un secteur en zone prioritaire pour l'installation de nouveaux professionnels, les fonds publics devant privilégier les secteurs les plus fragiles. Néanmoins, la démarche de cet élu est compréhensible, le classement de sa commune comme secteur prioritaire lui aurait permis de subventionner l'arrivée de professionnel, donc de rendre sa commune plus attractive et de multiplier ses chances de réussite. Travailler sur ces thèmes exige de passer en permanence d'un niveau de réflexion global à un niveau local.

Appartenir à une URCAM, structure d'échelle régionale offre la possibilité de comparer nos situations à celle des autres régions. Le réseau des vingt-deux URCAM est actif et il est d'usage de partager les informations sur les projets locaux avec les collègues des autres régions. Cette habitude de travail permet de prendre du recul sur ses propres résultats et sur la méthode employée. Ce partage de compétence fait mûrir les réflexions et permet de mutualiser à toute la France certains projets et méthodes lorsque les résultats obtenus dans une région semblent pertinents.

La « culture Assurance Maladie » est particulière ; comprendre le fonctionnement de cette institution demande une réelle spécialisation et un investissement important. Ce préalable dirige notre recherche dans une autre dimension, en conjuguant principes théoriques et réalité du terrain. Connaître le système informationnel de l'Assurance Maladie apporte une lecture particulière des données et, de fait, l'analyse en est améliorée ; cela va bien au-delà de la simple mise à disposition d'un tableau de chiffres.

Se positionner systématiquement dans une démarche de « recherche action » induit une motivation supplémentaire. La mise en place de projets, leurs échecs ou leurs réussites font en permanence évoluer les réflexions, dans le but d'atteindre plus d'efficacité. Mon activité professionnelle fait partie intégrante de ma démarche de thèse avec une certaine ambivalence. D'une part, le travail de thèse en a été ralenti et, d'autre part, le temps passé sur la réalisation de dossiers concrets a fait mûrir ma réflexion. En conséquence, le fil de la rédaction devient plus aisé, le travail plus fluide spécialement dans le traitement statistique.

2 - Risques et faiblesses d'une implication professionnelle dans la démarche de thèse

L'appartenance professionnelle à l'univers de l'Assurance Maladie est la clé de voûte de ma démarche de thèse, mais par souci d'objectivité il ne faudrait pas sous-estimer les risques inhérents à cette situation. L'examen de ces faiblesses et de ces contraintes est essentiellement lié aux atteintes que l'on peut ressentir en termes d'objectivité du chercheur. L'implication de l'Assurance Maladie en général et particulièrement de l'URCAM Auvergne dans le système de santé français et régional induit des biais sur mon approche de l'offre de soins.

Travailler en permanence du « côté » de l'Assurance Maladie implique forcément un privilège donné aux sources d'informations disponibles émanant de notre système informationnel. L'habitude de manipuler ces fichiers, la rapidité de traitement acquise par l'expérience engendrent une utilisation prioritaire de nos bases de données, alors qu'il faudrait théoriquement vérifier l'existence ou non d'autres sources plus adaptées. Plus généralement, on risque de se limiter aux données disponibles dans la construction des raisonnements. Dans la démarche de recherche, répond-on plutôt à la question « qu'est-ce que je veux montrer ? », ou « qu'est-ce que je peux montrer avec les données à ma disposition ? ». Plus ou moins inconsciemment, on borne notre travail dans le domaine des possibles, mais faut-il en prendre ombrage ?

Cette critique de champ d'investigation restreint doit être relativisée, car l'appartenance même à une URCAM impose une vision élargie. La nature de l'organisme, ses champs de compétence et les liens entretenus avec tous les protagonistes du système de santé nécessitent une bonne connaissance des différentes données et des domaines d'investigation de chacun, ce qui crée un vaste panel de sources disponibles. Le biais n'est donc pas aussi important que l'on pourrait le craindre. Par ailleurs, l'étendue de la base de données Assurance Maladie sur l'offre de soins affaiblit l'argument de restriction du champ de recherche. Elle demeure la base française la mieux renseignée dans le domaine et elle soutient très largement les comparaisons internationales.

Une autre limite potentiellement engendrée par mon appartenance professionnelle est due à l'influence des politiques de santé publique et de gestion du risque menées par les pouvoirs publics (Etat, Assurance Maladie) sur mes réflexions.

Par exemple, la politique très volontariste d'incitation à l'installation de jeunes professionnels de santé dans des zones déficitaires en offre de soins modifie forcément mon approche sur la notion même de carence du système de soins. La politique de plus en plus marquée de l'Assurance Maladie de coordination entre la médecine de ville et l'hôpital impose à mon raisonnement de tenir compte des choix de la politique hospitalière dans l'appréhension du territoire. La distribution de l'offre de soins ne peut se calculer sur des principes géométriques simples de comparaison binaire, il faut réaliser que l'intervention des pouvoirs publics engendre des financements publics dont l'utilisation doit être justifiée.

Avoir une vision de l'intérieur agit sur l'objectivité du chercheur. Mais, pour autant, la recherche, surtout en sciences humaines, doit trouver une résonance dans la société, sur le territoire. Pour être efficace, il faut analyser les résultats de la recherche afin d'adapter les solutions aux réalités, c'est l'unique moyen pour pouvoir, dans un second temps, évaluer les actions entreprises et, dans notre cas, les politiques de l'Assurance Maladie.

Le risque majeur de conduire en parallèle une recherche universitaire et une activité professionnelle est d'omettre parfois le va-et-vient nécessaire entre les problématiques des deux univers, et d'en perdre son objectivité. A terme, il faut accepter cette part de subjectivité et l'annoncer clairement afin que les différents interlocuteurs puissent détenir les outils nécessaires à l'interprétation du message.

B - Le travail sur le terrain, les relations humaines

Le travail de terrain est une partie complémentaire à toute recherche théorique et travaux statistiques. Dans un sujet comme le nôtre, la panoplie des travaux sur le terrain est vaste par le public ciblé, mais demeure limitée par les méthodes à employer. La géographie de l'offre de soins est une géographie des hommes ; notre travail passe par l'échange afin de pouvoir analyser les démarches de chacun et comprendre les tenants et les aboutissants de leurs motivations. Le public est varié, le niveau de connaissances et d'implication dans le sujet est hétérogène. Les entretiens plus ou moins informels constituent les meilleurs moyens d'éclaircir les résultats chiffrés issus des bases statistiques, et d'apporter une vision plus qualitative. Ces discussions n'ont pas été nécessairement préparées comme des entretiens semi-directifs car nombre d'entre elles ont eu lieu spontanément. Très enrichissantes, elles apportent fréquemment un éclairage nouveau à une interrogation, vérifiant ou infirmant notre hypothèse.

Ajoutons que nous ne sommes pas systématiquement à l'origine des demandes d'entretiens ; régulièrement, des interlocuteurs nous contactent, en tant que personnel URCAM pour obtenir un renseignement et, au fil de la conversation, des échanges s'établissent dépassant régulièrement le premier motif de l'appel. Par ailleurs, la participation à de multiples réunions est une source d'informations denses. Les conversations se prolongent souvent au-delà des murs et il est impressionnant de voir le niveau et la richesse des échanges lors des « pauses-café » de ces manifestations. La fréquence des réunions conduit à une certaine proximité avec les acteurs du monde de la santé ; certains, incontournables, se retrouvent fréquemment. La perte de l'anonymat simplifie et enrichit les conversations. Cette continuité, depuis 2001, m'a permis de voir les avis et les états d'esprit évoluer au fur à mesure du contexte politique et législatif d'ensemble et aussi de constater des changements dans les raisonnements et les réflexions y compris les miens.

Ce foisonnement de rencontres et d'échanges non structurés ne remplace en aucun cas des enquêtes plus dirigées notamment pour l'analyse d'exemples concrets et l'élaboration de monographies, mais les complète.

La complexité de ces relations réside dans la variété du public. Un travail de filtre sur le discours doit être permanent pour ne pas conduire à des conclusions erronées. Il faut déchiffrer les différences d'opinion entre les acteurs en tenant compte de leur statut, de leur mandat, de leur appartenance syndicale... ; seules l'expérience et la connaissance approfondie des motivations de chacun le permettent.

Trois grandes familles d'interlocuteurs apparaissent : les institutionnels et les gestionnaires de la Santé Publique, les professionnels de santé et les politiques.

1 - Les institutionnels et les gestionnaires de la Santé publique

Pour appréhender l'offre de soins, on trouve, parmi les partenaires privilégiés, les représentants institutionnels liés directement ou non au monde de la Santé. Plusieurs niveaux sont accessibles. Des échanges ont eu lieu avec des représentants nationaux de la CNAMTS sur les axes de politique générale de gestion de l'offre de soins, et également avec des membres de l'Observatoire National de la Démographie des professionnels de santé. A l'échelon régional, le directeur régional de l'action sanitaire et sociale, les membres de la direction de l'ARH et de l'URCAM, ont des visions propres de ces thématiques mêlant leurs réflexions personnelles à un contexte politique d'ensemble.

A un niveau plus « technique », les nombreux échanges avec les chargés de mission des organismes partenaires (Observatoire régional de la santé, CPAM, MSA, RSI, DRASS, URCAM d'autres régions, etc.) ont l'avantage de montrer les différentes modalités d'application des textes et directives officiels. L'apport méthodologique de ces entretiens est fondamental, il permet d'évaluer l'impact des décisions prises et, au besoin, de moduler nos méthodes pour les rendre plus efficientes.

2 - Les professionnels de santé

Les professionnels de santé sont évidemment des interlocuteurs privilégiés dans notre recherche. Plusieurs familles se distinguent : les professionnels de santé détenant un mandat représentatif, les professionnels de santé en exercice et les étudiants.

Les futurs professionnels sont un public intéressant car ils permettent de dresser une projection de l'offre de soins à moyen terme. L'URCAM s'investit fortement dans le soutien aux étudiants afin de prendre la question de la démographie médicale en amont. Les liens se sont tissés plusieurs fois par le biais du forum organisé par le syndicat des internes en médecine générale de l'Université de Clermont-Ferrand (SARHA : Syndicat Autonome des Résidents Hospitaliers Auvergnats) sur le thème de l'installation. L'Assurance Maladie et d'autres partenaires se réunissent pendant une journée afin d'expliquer, chacun dans leur domaine, les modalités de l'installation et le rôle de toutes les instances. Ce forum permet de discuter avec les étudiants, répartis en petits groupes ; ils conversent alors plus facilement sur leurs attentes, leurs inquiétudes ou leurs projets. Le retour est direct par rapport aux mesures incitatives à l'installation. Ils sont le concret de la démographie médicale et ouvrent notre champ de réflexion sur l'efficience de certaines politiques mais aussi sur le type d'actions utiles à mettre en place. En les interrogeant, les étudiants confirment les tendances générales développées par les analyses à petite échelle : le refus de s'installer seul, le besoin d'être dans un secteur d'emploi potentiel pour le conjoint, le refus d'assumer des gardes de façon trop rapprochées, le souhait d'un temps partiel pour les praticiens femmes, l'envie d'un statut salarié, etc. Au-delà de l'événementiel de la journée, les responsables de cette association sont des partenaires récurrents et ils participent régulièrement à des groupes de travail ; en position de relais, ce sont des vecteurs d'informations primordiaux.

Les professionnels de santé en exercice sont également des interlocuteurs importants, ils prennent contact pour avoir des réponses à des interrogations sur le contexte réglementaire et les aides dont ils sont susceptibles de pouvoir bénéficier. Souvent, les conversations vont au-delà, elles abordent leurs conditions de travail et de vie, leur relation à la clientèle, les clichés sur leur profession et les angoisses pour l'avenir et leur succession.

Par ailleurs, les professionnels de santé assumant une charge syndicale ou de représentation (syndicats signataires ou non de la convention avec l'Assurance Maladie, Ordres, l'URML, etc.) sont très présents dans notre quotidien, ils interviennent lors des instances structurant la gestion de notre système de santé. Certains d'entre eux font partie du groupe permanent de l'organisme. Ainsi, une Commission Paritaire Régionale des médecins (CPR) se réunit trois à quatre fois par an pour assurer un suivi des accords conventionnels et traiter des grandes problématiques de leurs métiers. Un sous-groupe de cette commission se consacre plus particulièrement aux relations avec les étudiants en médecine et l'élaboration des actions à mettre en place pour leur fournir les informations les plus pertinentes sur l'installation en zones déficitaires. Ces groupes permettent de conduire une analyse du vécu et de l'expérience, pour tenter d'améliorer la qualité du service fourni par l'Assurance Maladie.

Enfin, il faut évoquer le corps des médecins conseil et des médecins de Santé Publique. Ces professionnels sont issus du même cursus que les soignants, mais ils ont fait le choix d'intégrer les organismes de Sécurité Sociale ou ceux de Santé Publique. Ils apportent une analyse médicale dans les pans de nos missions où elle est nécessaire, ils assument les contrôles de leurs confrères en cas de problème. Avec la double casquette médico-administrative, ils assurent le lien et permettent d'éclairer certaines données que nous ne pourrions pas exploiter sans eux.

La notion de terrain passe par ces échanges avec les professionnels de santé car ils sont intrinsèquement au cœur des problématiques de l'offre de soins et de sa répartition territoriale.

3 - Les politiques

Les contacts vers l'extérieur se dirigent vers le monde politique, les projets d'aménagement ou de développement du territoire donnent de plus en plus une part belle à l'équipement sanitaire. La richesse de l'offre de soins en milieu rural attire la considération de nombreux élus locaux qui doivent répondre aux inquiétudes de leurs administrés. Aujourd'hui, le cadre réglementaire permet l'investissement des collectivités locales (communes, structures intercommunales) et territoriales (Conseil général, Conseil régional) dans les mesures incitatives à l'installation des professionnels. Ces collectivités, après avoir constaté certaines carences, souhaitent intervenir, mais elles éprouvent parfois le besoin d'un soutien méthodologique, et se tournent alors volontiers vers des organismes comme l'URCAM. Le terme générique de « politiques » intègre à la fois les élus et les techniciens des collectivités en charge de la conduite des projets. Les sujets sont multiples : constats de difficultés dans un territoire (ex. : cessation brutale d'activité pour un médecin…), projets de financement, demandes de subventions. Les implications varient mais on ressent néanmoins une montée en puissance de la question. Parfois, les positions tenues par les élus sont difficiles à admettre et on se doit de leur expliquer le fonctionnement d'ensemble de ces thématiques et de clarifier les droits et devoirs de chacun des protagonistes.

Par exemple, il est intéressant d'analyser les éléments de la prise de conscience du Conseil général de l'Allier en matière de démographie de médecins et le cheminement intellectuel le conduisant à la mise en place de bourses d'étude pour les étudiants en 3e cycle d'études médicales en échange d'une promesse d'installation dans une zone déficitaire du département pour six ans. Le président de Conseil général m'a expliqué que son métier de pharmacien en milieu rural et le fait d'avoir un fils médecin, l'avait éclairé sur la pertinence d'une aide financière pour les étudiants en médecine en échange d'une promesse d'installation en zones fragiles. Il a également émis des réserves sur la définition des zones éligibles à l'installation par la MRS, ne comprenant pas pourquoi son secteur était défini déficitaire alors que « tout allait bien ». Après discussion et explication sur l'élaboration de l'indicateur, il a réalisé que tous les médecins de son secteur avaient plus de 55 ans, qu'ils couvraient une vaste zone de patientèle et que plusieurs communes étaient à plus de trente minutes du service d'urgence le plus proche.

Le manque de recul est parfois difficile à faire admettre aux élus de communes qui ont tendance, pour certains, à restreindre leur raisonnement aux limites communales. En conséquence, le rôle pédagogique du géographe prend toute son importance mais le message ne passe pas toujours aisément.

Le travail de terrain est permanent même si, à première vue, la richesse des bases de données pourrait laisser supposer qu'une analyse très statistique, même coupée des réalités concrètes, serait suffisante. Cette remarque est tout à fait recevable puisqu'il m'a fallu un certain temps pour réaliser à quel point le quotidien de mon poste à l'URCAM était, à sa façon, la majeure partie du travail de terrain de mon doctorat.

De plus, je suis en mesure d'affirmer que le fait de conduire ce projet de thèse me donne un certain recul dans mon exercice professionnel notamment dans l'apport des relations vers l'extérieur, qui dans la précipitation du quotidien, semblent essentiellement chronophages et pas nécessairement efficientes.

C - Cartographie et SIG, le rôle de l'outil

La description de la masse de données disponibles induit la question du traitement de l'information et du rôle de la cartographie dans la géographie de l'offre de soins.

1 - Assurance Maladie et cartographie

Nous avons coutume de raconter que, lors de la signature de notre convention CIFRE avec l'URCAM Auvergne, en 2001, notre directeur, à l'origine de cette idée, a dû négocier pour obtenir le financement du poste. Une réponse lui revenait régulièrement : « Un géographe pour quoi faire, on vient de signer un contrat national pour avoir un prix réduit sur les logiciels de cartographie automatisée ? Le logiciel est facile, tous les statisticiens peuvent faire des cartes ! » Le chemin à parcourir était long... Nous fûmes une des premières à être intégrée en tant que géographe au sein du réseau, par la suite, nous avons découvert dans les autres régions plusieurs collègues avec un cursus de géographie mais qui assuraient des postes sans rapport direct avec leur formation. Depuis, nous avons eu le plaisir de voir arriver plusieurs géographes employés en tant que tels dans le réseau de l'Assurance Maladie, essentiellement dans les URCAM.

Les données géoréférencées sont nombreuses dans le système informationnel de l'Assurance Maladie, le potentiel de traitements cartographiques semble important, pourtant il n'a été mis en valeur que tardivement. De plus en plus, le souhait d'une vision fine pour initier des actions localisées a promu la cartographie comme outil indispensable d'aide au diagnostic et à la décision. La vulgarisation des logiciels de cartographie a fortement contribué à cette diffusion. Dans un premier temps et dans la majorité des cas, les cartes ont servi à remplacer les tableaux et les graphiques, car elles apparaissaient plus parlantes à l'ère de la « communication ».

Faire accepter la carte comme une démarche scientifique de représentation d'informations géographiques est une tâche plus ardue. Les cartes étaient produites principalement par les services statistiques qui ne maîtrisaient pas forcément les connaissances géographiques suffisantes. Elles ressemblaient plus à des tableaux en aplat de couleurs avec des commentaires proches de la nomenclature. Le plus souvent le traitement cartographique des données était simple, voire simpliste, les commentaires inexistants ou réduits à la portion congrue.

Une de mes premières actions fut de refuser la réalisation des cartes lorsqu'elles ne pouvaient pas être construites régulièrement ou lorsque les données semblaient trop parcellaires. La démarche suivante a été de montrer qu'une carte sans commentaire n'a pas de sens et qu'il est préférable que ce soit son auteur qui le produise ou du moins identifie les éléments nécessaires à l'analyse.

Aujourd'hui, la situation a bien évolué et selon le principe de l'offre induisant le besoin, les demandes de cartographies sont de plus en plus nombreuses y compris dans des domaines qui semblaient éloignés des problématiques géographiques. Il est aussi encourageant de voir les caisses primaires d'Assurance Maladie s'interroger sur la démarche et vouloir, au-delà de la maîtrise des nouveaux logiciels, comprendre la construction du raisonnement géographique et demander des formations allant dans cette direction.

2 - Les outils de cartographie automatisée et les SIG

Dans la majorité des cas, les cartes réalisées sur le thème de l'offre de soins sont simples, elles combinent des données brutes à des données relatives. A l'échelle régionale, la trame territoriale est supra-communale mais infra-départementale, ce qui correspond classiquement au canton. Un des document les plus demandés est la carte d'Auvergne des densités de médecins généralistes pour cent mille habitants. Néanmoins, les demandes se complexifient : dans le traitement cartographique d'une part, avec des cartes isochrones ou de flux (ex. : temps d'accès aux services d'urgence le plus proche, attractivité des médecins généralistes) et, d'autre part, dans la construction de la donnée à représenter (ex. : construction d'un indice de fragilité des territoires en termes d'offre de soins). L'amélioration du traitement cartographique n'est pas obligatoirement liée à des éléments complexes. Des changements banaux ont nettement amélioré la qualité de certaines cartes usuelles. Par exemple, la « traditionnelle » carte de desserte médicale cantonale corrélée à l'offre de soins a été amendée en traitant les données de desserte au niveau cantonal et en y ajoutant l'offre de soins au niveau communal. Cette modification d'apparence modeste permet d'obtenir un document final où il est possible de mieux mesurer la dispersion de l'offre à un niveau fin et de voir les différences entre les zones auvergnates.

Par ailleurs, l'évolution des mentalités pousse à s'interroger sur le maillage territorial de base. Ainsi, on privilégie des zones ne reprenant pas forcément les limites administratives mais dessinant plutôt des aires de polarisation : cartes dont l'unité géographique est le bassin de vie, bassin de services intermédiaires ou bassin de patientèle des médecins généralistes. Cette évolution est à la fois cause et conséquence de la professionnalisation de la géographie dans l'Assurance Maladie. Nous y reviendrons dans le chapitre suivant.

En termes d'offre de soins, le traitement cartographique demeure simple, et les logiciels de SIG les plus courants ne sont pas utilisés dans toutes leurs potentialités. Effectivement, les données graphiques sont uniquement vectorielles et géoréférencées à la source par la base INSEE.

Pour ma part, un tableur ou un gestionnaire de données combiné à un Système d'Information Géographique (SIG) permettent la plupart des traitements. Un distancier est nécessaire ainsi qu'un générateur de flux et d'oursins. Afin d'être complet, un logiciel de DAO (Dessin Assisté par Ordinateur) a permis d'assurer une mise en page de qualité des documents servant dans la plupart des cas de supports de réunion ou de communication. Le module de mise en page du SIG se révélant insuffisant pour un rendu final optimal.

L'automatisation de la cartographie permet la publication de documents de qualité dans un délai bref et dans de bonnes conditions, mais le SIG (Système d'Information Géographique) présente l'avantage supplémentaire de créer une cartothèque et de générer une bibliothèque de données aisément disponibles. L'automatisation des tâches donne la possibilité de construire rapidement des séries de cartes intermédiaires éclairant la réflexion et conduisant à des résultats plus fins. Ces documents temporaires ne sont pas utiles à publier mais ils améliorent les raisonnements en testant plusieurs hypothèses et en croisant des indicateurs déjà calculés pour des développements antérieurs. Le gain de temps est considérable, la qualité du travail final réellement améliorée puisque beaucoup plus d'hypothèses sont testées. Par exemple, lors de la mise en place des zones déficitaires en offre de soins, il a été possible de travailler sur plusieurs indicateurs avant de faire la sélection entrant dans le calcul du score. Les raisonnements sont ainsi approfondis. Certaines cartes peuvent se faire en routine, sans être trop chronophages. Par ailleurs, des analyses plus poussées (analyse factorielle, classification automatique) peuvent être engagées par le chercheur/aménageur grâce à la géomatique.

La mise en place d'une réflexion SIG au niveau de l'URCAM Auvergne a nécessité un changement de mentalité, puisqu'il a fallu faire du géoréférencement un préalable aux requêtes dans la base informationnelle. On devait alors prendre l'habitude de toujours faire remonter le « code commune ». L'autre changement fut de cartographier uniquement les données en inter-régime. Les habitudes de travail poussaient à diffuser les résultats uniquement du Régime Général quand ceux inter-régimes n'étaient pas disponibles car ils apparaissaient suffisamment significatifs (plus de 85 % des assurés). En matière de cartographie, cette démarche a été refusée catégoriquement car si, en volume, le régime MSA est largement minoritaire, en termes de répartition territoriale ce n'est pas le cas. En effet, certaines communes rurales sont peuplées à plus de 60 % par des bénéficiaires du régime agricole. Pour avoir une vision juste de ces secteurs, le traitement des données regroupant les trois régimes principaux s'impose.

La qualité des données demeure un souci constant dans le travail du géographe dans l'Assurance Maladie, nous avons auparavant évoqué les erreurs de codage pour les « codes commune » des bénéficiaires. L'amélioration des bases en cours doit perdurer pour que la pertinence de la réflexion géographique soit accrue. La montée en charge de la discipline dans les conduites de projet permet une nette amélioration et les choses évoluent vite.

Actuellement, l'URCAM produit de nombreuses cartes dans ses publications et rapports. De plus, elle sert souvent de relais aux partenaires du réseau pour l'élaboration de cartes complexes et elle assure une formation des agents sur les logiciels et également sur les grands principes de sémiologie graphique en matière de cartographie.

Un projet de SIG à grande échelle pour le réseau de la CNAMTS est en cours d'évaluation. Le groupe projet composé d'une dizaine d'URCAM (dont l'URCAM Auvergne) a été missionné par la caisse nationale pour préparer un dossier d'appel d'offre pour la mise en place d'un SIG à échéance 2009-2010. Secondé par un bureau d'études spécialisé, il doit dans un premier temps présenter à la direction générale un argumentaire justifiant de l'intérêt de la création d'un SIG pour le réseau, puis construire toutes les pièces d'un appel d'offre. Si ce projet aboutit et si le projet SIG se met en place, ce serait une véritable révolution car le système permettrait de rationaliser la production de cartes à tous les échelons. Une immense cartothèque pourrait voir le jour à partir de données stabilisées, le partage de compétence en serait favorisé à grande échelle. Aujourd'hui, il est nécessaire d'évaluer le coût financier et humain de ce produit et de mesurer la pertinence en vue des politiques de réduction des dépenses engagées par la branche maladie de la Sécurité Sociale.

La cartographie et les outils SIG sont indispensables au traitement de l'information dans le cadre de cette recherche, ils doivent être utilisés en conscience afin d'exprimer tout leur potentiel. La rationalisation de la démarche implique en amont une connaissance fine des bases de données et un nettoyage précis avant exploitation pour éviter tout effet pervers d'avoir des « jolies cartes » aux résultats inexploitables.

En conclusion de cette approche terrain, je pourrais dire que « les chemins n'étaient pas trop boueux » et que les rencontres se sont souvent faites en arrière-plan de réunions professionnelles. D'une certaine façon, j'étais tout le temps sur le terrain car du simple appel téléphonique pouvaient découler un témoignage pertinent ou une réflexion ouvrant sur un développement intéressant. Le travail de tri a été le plus difficile car la mise en perspective des éléments apportés pouvait remettre en question un certain nombre d'informations. Tout était enrichissant à condition de ne pas tout retranscrire en l'état. On pourrait presque évoquer l'image du mûrissement, et, dans certains cas, il m'a fallu du temps pour faire le lien entre ce quotidien, mon travail de thèse et les hypothèses construite.

Tout travail de recherche nécessite des matériaux quantitatifs et qualitatifs. Dans notre cas, ces informations ne manquent pas (fichiers du Ministère de la Santé ; fichiers des Ordres professionnels ; système informationnel de l'Assurance Maladie mais aussi « littérature grise »), même si elles ne sont pas toujours aussi facilement accessibles que l'on pourrait l'imaginer. Une certaine profusion statistique peut être également handicapante car le tri et la synthèse ne sont pas des plus aisés ; ils nécessitent une bonne vision de l'ensemble de la problématique pour exploiter les données dans les meilleures conditions. L'irruption des outils cartographiques et géomatiques a aussi permis de mieux prendre en compte la dimension spatiale du système de soins. L'accessibilité est fondamentale pour permettre une mise en perspective critique de ces sources. Ma méthodologie de travail est indissociable de mon expérience de « formation par la recherche » dans le cadre de la CIFRE et de mon activité professionnelle. Cette dernière n'a pas toujours été facilitatrice dans le temps court mais, avec le recul, il faut admettre qu'elle a permis une construction, pas à pas, des réflexions et de multiples possibilités pour l'expérimentation des hypothèses.

Notes

1 - STATISS : mémentos régionaux publiés dans chaque DRASS qui présentent des données départementales et régionales homogènes sur la démographie, l'équipement sanitaire et social, les professions de santé, la protection sociale. http://www.sante.gouv.fr/drees/statiss/default.htm

2 - Tous les ans, le Conseil National de l'Ordre des médecins publie *Démographie médicale française. Situation au 01/01/XX*.

3 - Les actes sont consultables sur http://xxi.ac-reims.fr/fig-st-die/actes/actes_2000/default.htm
4 - La DATAR est devenue la DIACT Délégation Interministérielle à l'Aménagement et à la Compétitivité des Territoires le 1er janvier 2006.
5 - Référence du diagnostic sanitaire et social Rapport.
6 - Photostat. Référence du diagnostic sanitaire et social, 6 pages.
7 - ARH Auvergne, URCAM Auvergne, janvier 2005, *Organisation du système de soins auvergnat : diagnostic partagé ARH et URCAM Auvergne*, 80 p.
8 - BARBAT S., 2000, *Les services de santé en milieu rural : les grands traits de l'organisation sanitaire du Puy-de-Dôme*, Mémoire de DEA, 91 p.

Chapitre 3

QUEL TERRITOIRE DE SANTÉ OBSERVER ?
ENTRE DEFINITION DU MILIEU RURAL
ET CADRE DE NOTRE RECHERCHE

Si la définition des territoires de la santé est facilitée par la diversité des sources statistiques évoquée dans le chapitre précédent, le chercheur se heurte cependant à la complexité même de la notion de territoire. Pendant longtemps, on a considéré que le territoire était une forme d'organisation de l'espace destinée à mieux administrer les choses et les hommes. Dans le domaine médical comme dans d'autres, le territoire est alors institutionnel et repose sur un découpage « administratif », essentiel à l'exercice d'un pouvoir ou de fonctions socio-économiques. La période contemporaine a vu la critique souvent vigoureuse du territoire « naturel » ou « prescrit ». De nouvelles approches ont souligné l'importance des pratiques individuelles et collectives, matérielles ou symboliques. Le territoire est ainsi le produit d'un « construit social », d'une volonté collective, d'une démarche partagée, parfois inscrite dans la durée. Or, il est rare que les territoires des politiques, coïncident avec les territoires vécus ; les logiques sont différentes et les stratégies dites « territorialisées » visent souvent à infléchir les réalités locales pour les faire rentrer dans le moule global du développement. Ce questionnement général conduit à des réflexions complexes « dans la mesure où s'interpénètrent, se complètent et s'emboîtent les divers territoires à prendre en compte dans une optique plus globale d'équité à la fois sociale et territoriale » (Boureille, Commerçon, 2003).

En outre, l'offre de soins en milieu rural n'est pas l'offre de soins du milieu urbain ; dans les campagnes elle est essentiellement du domaine libéral et les professionnels travaillent souvent seuls. Cette offre de premier recours s'exerce en relais avec le système hospitalier et les médecins spécialistes absents de ces secteurs. La notion d'accès aux soins conjugue à l'éloignement géographique l'éloignement sociologique. Entre villes et campagnes, les habitudes de soins varient.

L'objectif de ce chapitre sera alors de montrer les différents territoires auxquels la santé renvoie, ceux des politiques mises en œuvre, ceux de l'offre de soins et enfin ceux des espaces vécus, envisagés sous l'angle des rapports des habitants à la santé et aux structures de soins. Cette approche devra alors être complétée par une double réflexion sur les échelles d'analyse retenues dans ce travail et sur la prise en compte de la dimension historique dans la construction des territoires de la santé.

I - Les différents territoires de la santé

En reprenant les formules proposées par R. Hérin (2003), on peut opposer, en première lecture, des territoires institutionnels « qui servent de cadre et de référence aux politiques de la santé », des « territoires-ressources » que composent les établissements de santé et des « territoires existentiels » dans lesquels une société locale vit ses rapports à la santé. De son côté, A. Vaguet (2000) regrette que « la planification sanitaire des tutelles hésite entre la notion de territoire (par exemple, quatre secteurs sanitaires en Haute-Normandie, ou sept bassins de vie), de lieux (les établissements) et de réseaux (la connectivité entre les lieux que constituent par exemple les coopérations inter–établissements ou les postes de professionnels inter–site) ».

A - Institutions et projets : l'exemple des territoires de santé du SROS 3

Le SROS (Schéma Régional d'Organisation des Soins), mis en place en 2006 en Auvergne, propose, pour une durée de cinq ans, un ensemble de mesures à mettre en place pour améliorer l'organisation hospitalière dans la région et la rendre plus adaptée aux besoins des populations locales. Il résulte de la synthèse de travaux de différents groupes d'experts réunis autour de plusieurs thèmes spécialisés. Une des thématiques travaillées en amont du projet était consacrée à l'approche territoriale de l'organisation hospitalière dans la région. Les réflexions ont porté sur la définition des territoires d'accès aux soins de proximité ainsi que sur le découpage de la région en territoires de santé opérationnels dans lesquels s'élaborent les projets médicaux de territoires ou projets territoriaux d'offre de soins. La méthode s'est appuyée sur la réalité des flux des patients en 2002, à travers les données PMSI et sur l'ensemble des sources disponibles au moment des travaux. Les résultats permettent l'élaboration de la figure 34 et distingue neuf territoires en Auvergne qui servent à la mise en place de différents Projets Territoriaux de l'Organisation des Soins (PTOS). Ces échelons, désignés comme « opérationnels », sont subdivisés en territoires de proximité qui correspondent aux bassins de services intermédiaires. On y reconnaît largement la trame du réseau urbain et de ses principaux pôles même si l'originalité des petites villes est prise en compte (type Saint-Flour).

Fig. 34 - Les territoires opérationnels du SROS 3 Auvergne

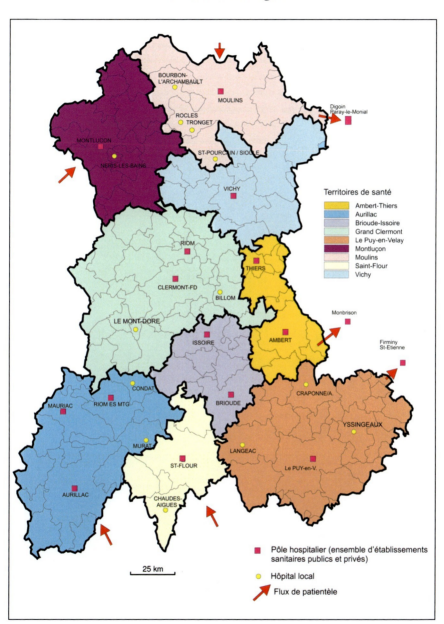

Source : ARH, SROS 3.

Fig. 35 - Les établissements MCO en Auvergne, évolutions prévues par le SROS 3

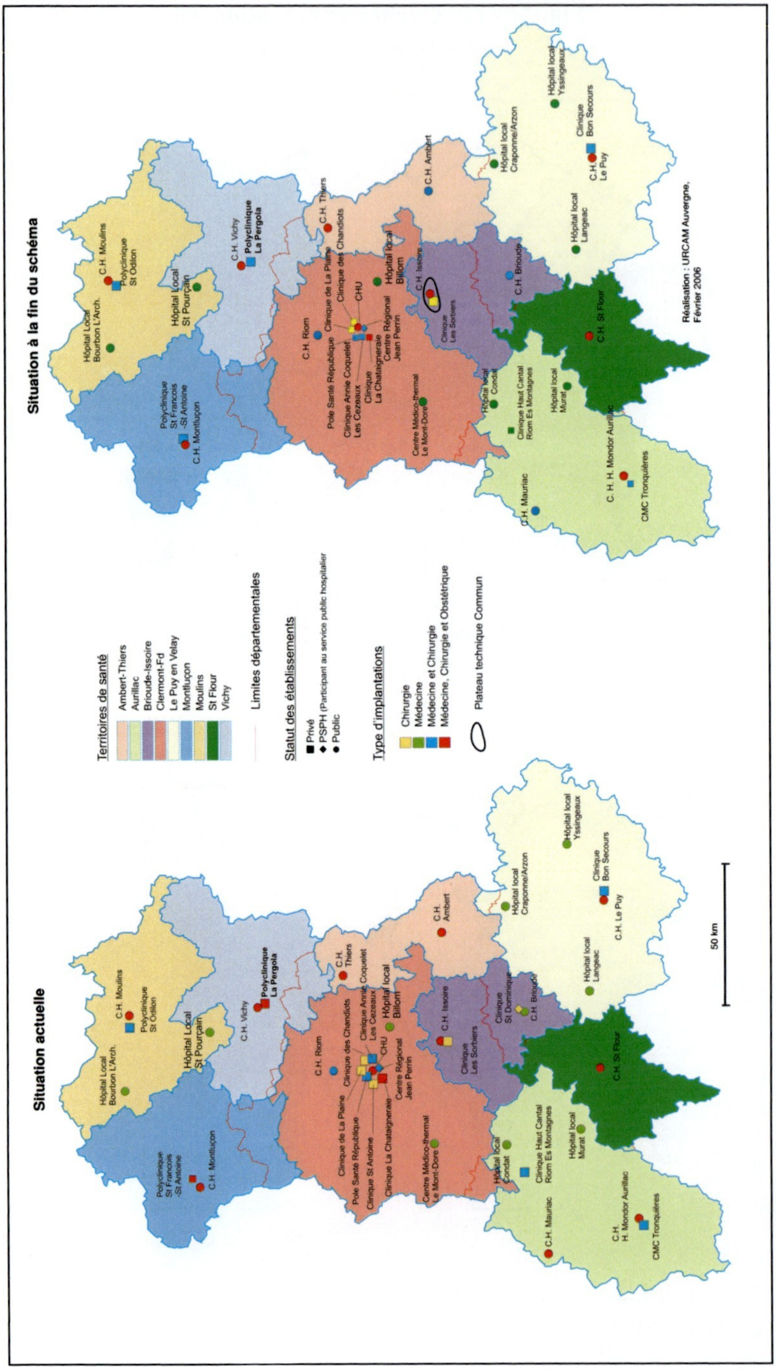

Source : ARH Auvergne.

Trois territoires opérationnels couvrent l'Allier autour des trois principales villes (Vichy, Montluçon, Moulins). Dans le Puy-de-Dôme, le territoire du « Grand Clermont » couvre une large partie du département reflétant ainsi le poids du CHRU de Clermont-Ferrand ; Riom, malgré la présence d'un centre hospitalier, est intégré totalement à cette zone. Un second secteur forme une bande orientale suivant l'axe de la Dore entre Ambert et Thiers ; il dénombre deux centres hospitaliers. Le dernier des territoires du département concerne Issoire et il est commun avec la Haute-Loire en couvrant le Brivadois ; lui aussi a deux établissements hospitaliers de taille similaire. Le reste de ce département forme le seul et unique secteur autour du Puy-en-Velay. Dans le Cantal, Saint-Flour compte son propre territoire qui couvre une partie de la Margeride et de l'Aubrac. Aurillac est le neuvième secteur opérationnel, il s'étend sur tout l'ouest du département et englobe le bassin de Mauriac.

Ce SROS est le troisième depuis la mise en place de ce type de planification, c'est le premier qui place de façon aussi centrale le territoire. Dans le document final publié par l'ARH, on retrouve une déclinaison des évolutions devant être mises en place dans chaque territoire de santé entre 2006 et 2011 pour tous les types d'établissements et pour les équipements médicaux lourds. La figure 35 est extraite du document officiel, les deux cartes présentent la situation en début et en fin de schéma pour les établissements dits de « courts séjours » pouvant assurer les activités de médecine, chirurgie et obstétrique (MCO).

La comparaison de l'offre en établissements MCO entre 2006 et 2011 montre une évolution. Ainsi, on peut noter par exemple la fermeture de l'activité obstétrique dans plusieurs établissements : clinique Saint-François–Saint-Antoine à Montluçon, polyclinique La Pergola à Vichy, centre hospitalier d'Ambert, centre hospitalier de Mauriac. On voit également que, sur le pôle de Brioude, l'activité de chirurgie de la clinique Sainte-Dominique est arrêtée pour être transférée au centre hospitalier. L'établissement privé est alors reconverti en EHPAD. Sur le territoire du Grand Clermont, on peut relever la fermeture de la clinique Saint-Antoine qui va devenir un établissement de soins de suite et de réadaptation. À Issoire, un projet de plateau technique commun entre la clinique des Sorbiers et le centre hospitalier est envisagé.

Le SROS (et sa déclinaison cartographique) est un des exemples les plus aboutis de « territoires institutionnels » dans le domaine sanitaire. Il prend d'autant plus d'importance qu'il a un caractère opposable pour les différents protagonistes. Il dirige ainsi l'action de l'ARH et de ses partenaires. A titre anecdotique, on peut noter que la région détient le record du plus petit territoire de santé de France en terme démographique, celui de Saint-Flour.

D'autres organismes ont mis en place un découpage territorial pour cadrer géographiquement leur action, on peut citer par exemple les conseils généraux et les DDASS qui définissent des territoires d'action sanitaire et sociale qui servent entre autres à cadrer l'action des services de Protection Maternelle et Infantile (PMI).

B - Ressources et offres

1 - Les territoires de la médecine libérale

Les « territoires-ressources » sont ceux instaurés par les acteurs de la santé. A titre d'illustration, la figure 36 met en parallèle la desserte cantonale en médecins généralistes de la Haute-Loire et les secteurs d'astreintes des médecins généralistes mis en place dans le cadre réglementaire de la permanence de soins. Cette sectorisation est issue de négociations entre les représentants des médecins généralistes, les services de secours, l'Assurance Maladie et les représentants de l'Etat (DDASS, Préfecture, etc.). Son objectif est de mailler intégralement le territoire départemental afin que, en cas de besoin, toute la population ait le même accès aux soins, en dehors des heures normales d'ouverture des cabinets médicaux. Ainsi, sur chaque secteur d'astreinte, appelé aussi secteur de Permanence Des Soins (PDS), un médecin généraliste assure une garde toutes les nuits de 20 h à 8 h et les dimanches et jours fériés de 8 h à 20 h. En compensation, l'Assurance Maladie lui verse un dédommagement ou astreinte, et il perçoit une rémunération pour chacun des actes effectués. En simultané, s'est instauré un système dit de « régulation » des appels. Assurée par des personnes spécialisées, cette régulation a pour objectif d'effectuer une présélection des appels afin que toutes les interventions des médecins généralistes libéraux ou des services de secours soient les plus justifiées possibles. Centralisée en un seul et même lieu, lorsqu'elle est assurée par un médecin généraliste libéral, elle est financée par l'Assurance Maladie. En règle générale, elle a permis de rationaliser l'activité des médecins généralistes lors des périodes de permanence des soins, les changements les plus flagrants concernant la réduction des visites de nuit et une augmentation des consultations particulièrement les dimanches et jours fériés. Cette sectorisation et toutes les procédures qui lui sont rattachées (astreintes, régulation, etc.) sont particulièrement liées aux territoires et doivent tenir compte de toutes les contraintes induites. En effet, les médecins généralistes interviennent dans l'élaboration du découpage territorial afin qu'il soit le plus opérationnel possible à leurs yeux.

Au final on s'aperçoit que le maillage reprend les territoires où les médecins exercent couramment. Cette réalité conduit à un nombre élevé de secteurs par rapport à l'activité constatée. Le poids des habitudes est tenace et la plupart des propositions d'élargissement des secteurs est assez mal perçue par la profession. Certains départements sont plus en avance que d'autres ; ainsi l'Allier, entre 2004 et 2006, a considérablement réduit son nombre de secteurs (de 32 à 18, voire même 14 en deuxième partie de nuit et les week-ends) afin de baisser la fréquence des astreintes pour les médecins. A l'opposé, dans le Puy-de-Dôme, il persiste encore plus de quarante secteurs et peu de pistes semblent ouvertes pour que ce nombre diminue dans les conditions et les mentalités actuelles.

La figure 36 met en avant à la fois la notion de desserte et celle de l'organisation interne des médecins généralistes.

Fig. 36 - Les « territoires-ressources » : l'exemple des médecins généralistes en Haute-Loire

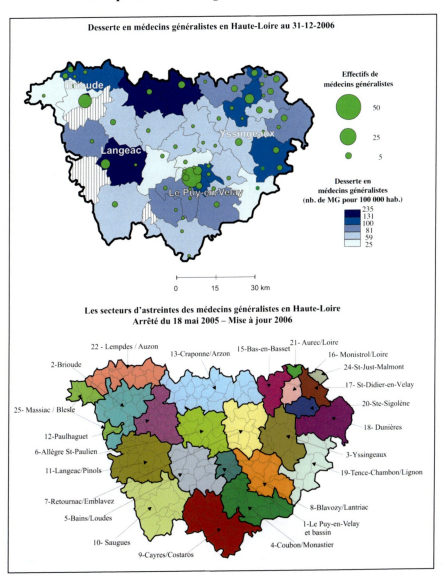

Source : ERASME, CNAMTS, DDASS 43.

En analysant ces documents, on aperçoit qu'il n'y a pas de correspondance entre les cantons et les secteurs de PDS. Les zones orientales en périphérie de l'agglomération stéphanoise connaissent une forte dispersion de l'offre sur les communes : les secteurs de gardes sont de petite taille. *A contrario,* sur les plateaux de La Chaise-Dieu et de Craponne, zones où les fortes densités sont liées à de très faibles effectifs de population et de médecins généralistes, un vaste secteur a été créé ; il est adossé à une maison de garde intégrée à l'hôpital local de Craponne-sur-Arzon, afin que les astreintes soient moins fréquentes pour les professionnels. Le système de base a même été légèrement amendé : l'Assurance Maladie finance sur chaque période de garde deux médecins, le premier assurant toutes les consultations dans la maison de garde et le second garantissant les visites auprès des patients du secteur.

Par ailleurs, on peut noter que les petites villes ou pôles ruraux situés en zones moins densément desservies sont au centre de secteurs plus vastes, car ils regroupent de plus gros effectifs de médecins. Ainsi, Langeac s'étend sur le canton de Pinols et le sud de celui de Lavoûte-Chilhac et Brioude s'étire lui aussi sur ce dernier canton. Les zones des plateaux du sud et sud-est sont vastes, palliatif indispensable afin d'améliorer la desserte et rendre les conditions de travail plus favorables pour les médecins généralistes dans des espaces relativement contraignants. Autre exemple, Saugues étend son territoire de permanence de soins sur les limites cantonales malgré une offre en médecin généraliste faible, les conditions géographiques imposent ce choix. Au final, ce secteur en est d'autant plus fragilisé.

Examiner cette sectorisation permet de mettre en avant le ressenti des médecins en termes d'approche territoriale, ressenti influençant les choix de sectorisation de la PDS. Les habitudes du quotidien pèsent sur tous les temps de l'activité et répondent à une logique fortement liée à l'exercice traditionnel des médecins généralistes avant la mise en place des procédures d'organisation des soins non programmés. En effet, les médecins avaient l'habitude d'assurer les urgences pour leurs patients. Logiquement, dans les esprits, les territoires de gardes correspondent aux bassins de patientèle et, malgré les modifications réglementaires, la sectorisation mise en place suit ces habitudes.

La gestion de la permanence de soins fait débat entre les générations. Les « anciens » partent du principe que la garde va de pair avec leur métier et que l'instauration des astreintes rémunérées n'a pas de raison d'être. Ils sont souvent assez critiques envers leurs jeunes confrères qui utilisent l'argument de la lourdeur de gardes trop fréquentes pour justifier leur refus de s'installer en zone rurale. Paradoxalement, il est commun de voir dans les demandes de remplacement des médecins en exercice la mention « garde pas obligatoire » afin d'avoir plus de chance de trouver un remplaçant ; la rémunération de l'astreinte ne jouant pas de rôle incitatif. Le médecin remplacé prendra alors plusieurs tours de garde rapprochés à son retour de congés. Certains commencent à évoquer la mise en place d'un « service public de la permanence des soins », distinct de la médecine générale libérale, en réponse aux problèmes de démographie médicale. Le débat est ouvert et devrait évoluer très certainement dans les années à venir face aux carences qui apparaîtront dans certaines zones.

2 - Les territoires des structures d'aides aux personnes âgées dépendantes

Les territoires des structures d'aides aux personnes âgées dépendantes sont assez symboliques de la complexité pouvant exister dans la notion de « territoires-ressources ». En prenant l'exemple de l'Allier et en ne comparant que trois types d'associations de services à la personne (les aides ménagères, le portage de repas et les soins infirmiers à domicile), on visualise assez aisément la complexité pouvant exister dans la gestion des politiques en faveur du maintien à domicile des personnes âgées (Fig. 37, 38, 39). Les intervenants sont très variés, les initiatives peuvent être communales, intercommunales, mutualistes ou privées, chacun fonctionnant avec une grande autonomie. Avec une telle organisation, plusieurs communes ne sont pas desservies pour tel ou tel service, mais l'on peut supposer que les organismes privés étendent leur offre selon la demande. Les SSIAD sont dans une position un peu différente puisque leurs territoires d'action sont liés à des autorisations préfectorales. Le département de l'Allier présente l'originalité de compter des SSIAD qui couvrent l'ensemble du département, situation qui ne se retrouve dans aucun des trois autres départements auvergnats.

Les associations d'aides ménagères ne recouvrent pas la totalité de l'Allier, tandis que certaines communes peuvent être dans le champ de plusieurs structures ; par exemple, à l'ouest, dans le bassin montluçonnais, le centre social de Saint-Martinien étend son activité dans les mêmes communes que le comité d'aide aux personnes âgées de Montluçon. Une situation analogue se retrouve dans l'agglomération vichyssoise entre le CCAS de Vichy et celui de Cusset. Les zones rurales sont dans des situations très hétérogènes mais, globalement, cette localisation ne paraît pas discriminatoire pour l'implantation de tels organismes.

Les structures de portage de repas ne couvrent pas l'intégralité du département. Deux types de structures cohabitent : celles de petite taille sont souvent liées à des services municipaux, tandis que les plus vastes sont gérées par les intercommunalités. Les « trous » correspondent alors aux communautés de communes et communes qui n'ont pas fait le choix de ce type de services.

Toutes les communes de l'Allier dépendent d'une structure SSIAD : les autorisations ont été données afin de respecter l'intégrité territoriale. Ce choix est éminemment politique et témoigne d'un certain volontarisme des pouvoirs publics. Au-delà de l'aspect administratif de ce découpage, il faudrait s'attarder sur la répartition des patients. Le constat est souvent fait que, pour des raisons de coûts, tous les malades ne peuvent être intégrés dans les procédures et l'offre réelle se concentre en pratique sur les communes les plus peuplées du secteur, le plus souvent une petite ville ou un pôle rural.

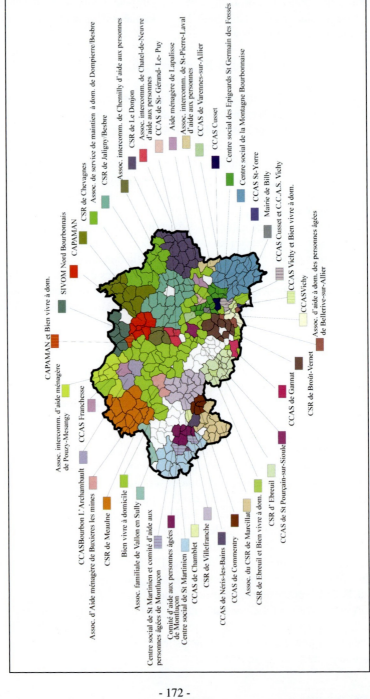

Fig. 37 - Les territoires des associations d'aides ménagères dans l'Allier

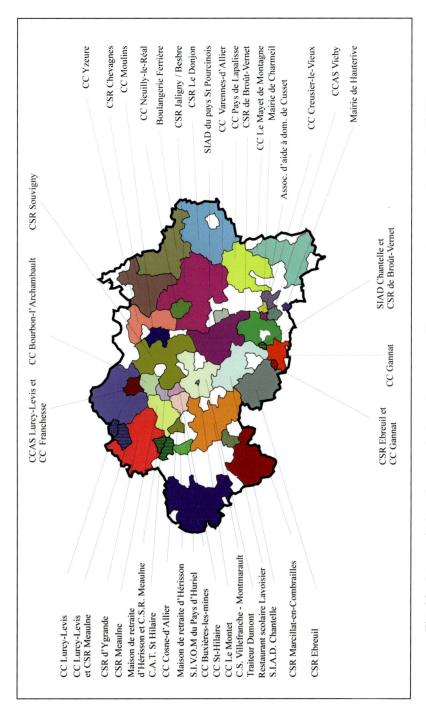

Fig. 38 - Les territoires des associations de portages de repas pour personnes âgées dans l'Allier

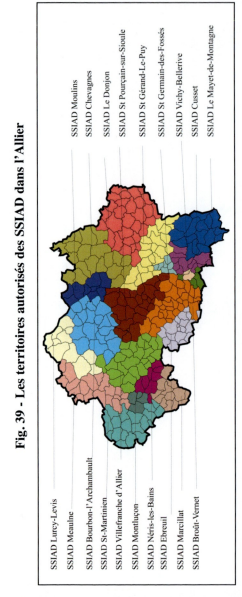

Fig. 39 - Les territoires autorisés des SSIAD dans l'Allier

En conclusion, ces territoires, en lien avec le maintien à domicile des personnes âgées, ne paraissent pas cohérents et n'ont pas de correspondance entre eux et ceci malgré l'existence dans chaque département de Centres Locaux d'Information et de Coordination gérontologique (CLIC), financés par les conseils généraux et l'Etat. Cette multiplication engendre donc de l'incohérence et l'on peut supposer que la qualité globale de la prise en charge serait améliorée par une rationalisation du système tout en préservant les initiatives locales. L'étude cartographique que nous avons mobilisée a été diligentée par la plate-forme d'observation sanitaire et sociale de la région Auvergne, pilotée par la DRASS et menée par le CERAMAC en 2001/2002. Toute la partie atlas avait été élaborée grâce à un questionnaire auprès des structures en complément des données détenues dans les bases officielles (FINESS). L'objectif était d'obtenir une vision plus claire de la situation dans la région, notamment en vue de la mise en place de plans régionaux de santé publique en faveur des personnes âgées. Les conclusions de ce travail ont conforté le sentiment de confusion dans l'organisation territoriale de ces structures et d'une inégalité en termes d'offre selon les territoires. Aujourd'hui, sans avoir réactualisé ce travail, les témoignages des différents acteurs convergent vers une stabilité de la situation, à l'exception d'une légère montée en charge des structures intercommunales à la place des unités gérées en 2001 uniquement par les communes.

3 - Les zones d'influence des hôpitaux

Le troisième exemple de « territoires-ressources » dans la région Auvergne est celui des zones d'influence des hôpitaux.

Les figures 40 et 41 sont extraites du rapport rendu par le groupe « Territorialisation » lors de l'élaboration du SROS 3 en Auvergne. Elles ont été conçues par l'INSEE à la demande des experts de groupe de travail. Elles représentent le nombre d'actes pratiqués par les différents établissements hospitaliers de la région et les flux de patients. Des cartes similaires ont été construites pour les différentes activités (médecine, chirurgie, obstétrique, gérontologie, etc.). Ces réalisations ont permis de concevoir les territoires de santé du SROS 3 que nous avons analysés précédemment. Cet exemple nous permet de confirmer que les territoires institutionnels sont souvent fondés sur les observations des pratiques territorialisées, notamment lorsque l'objectif est de fournir des outils au service de projets de planification.

a - Les zones d'influence pour l'activité de chirurgie

La figure 40 présente les flux des établissements hospitaliers pour l'activité de chirurgie, à partir du PMSI 2002. Tout d'abord, se distingue très nettement la prépondérance du CHU de Clermont-Ferrand qui pratique le plus d'actes de chirurgie ; son influence couvre tous les départements et en dépasse même les limites, particulièrement vers le sud. Les autres hôpitaux du Puy-de-Dôme ne sont pas de taille à concurrencer l'influence du CHU : Riom, Thiers, Ambert ne jouent qu'un rôle très limité. Par exemple, dans le secteur de Courpière, plus de 75 % des patients vont au CHU plutôt que dans les établissements de proximité, Thiers et Ambert. On retrouve les principes évoqués à partir de la loi « rang-taille » dans la desserte hospitalière et sur la subsidiarité des établissements lorsque le plateau technique est nettement plus développé, malgré une accessibilité kilométrique moindre. En résumé, même si le CHU est plus loin en distance et alors que l'hôpital de proximité assure le même type d'actes, les patients favoriseront l'établissement le plus important. La plus grande technicité ressentie par les patients devient alors un argument rassurant et fondamental dans le choix du lieu d'hospitalisation. Seul le centre hospitalier d'Issoire semble relayer l'influence du centre de Clermont-Ferrand vers le sud, particulièrement en direction du Brivadois. Dans l'Allier, les trois centres hospitaliers sont de poids assez similaire et les zones d'influence de taille comparable. Dans les deux départements méridionaux, Aurillac et Le Puy-en-Velay ne polarisent qu'une partie de leur entité administrative. Cette organisation induit une « zone blanche » sur laquelle domine à peine les centres hospitaliers de Saint-Flour et de Brioude. En effet, la Margeride, l'Aubrac et le bassin de Massiac connaissent une activité faible et les flux se partagent entre les établissements plus éloignés. Les centres hospitaliers de Firminy et de Saint-Étienne couvrent très

Fig. 40 - Les zones d'influence des hôpitaux auvergnats pour l'activité de chirurgie en 2002

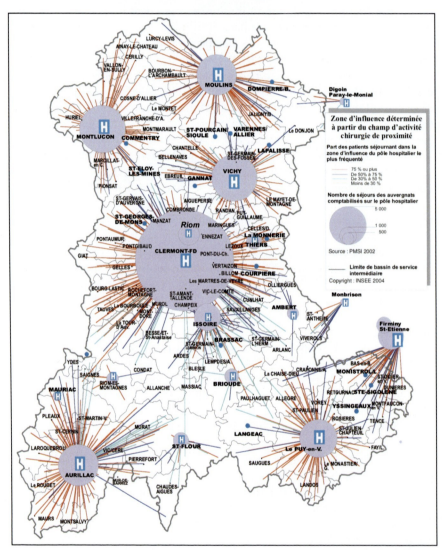

Source : ARH Auvergne.

largement l'est du département, réduisant sensiblement l'influence de l'hôpital du Puy-en-Velay. L'effet « rang-taille » est lui aussi primordial dans cet exemple, d'autant plus que l'accessibilité est facilitée par des voies de communication rapide entre l'Yssingelais et la Loire.

Fig. 41 - Les zones d'influence des hôpitaux auvergnats pour l'activité de gérontologie en 2002

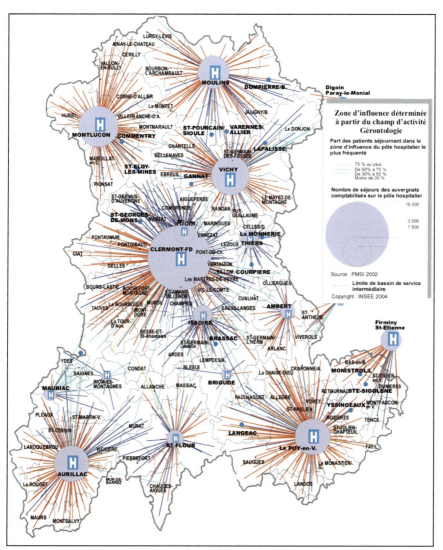

Source : ARH Auvergne.

En définitive, les zones d'influence pour l'activité de chirurgie permettent de dessiner nettement six secteurs autour des plus grands centres hospitaliers ; par contre, davantage d'interrogations apparaissent pour « les petits établissements » dont les aires de polarisations sont moins visibles. Cette réalité peut apparaître préoccupante lorsqu'elle est combinée à de vastes zones rurales à l'accessibilité difficile.

b - Les zones d'influence pour l'activité de gérontologie

Globalement, les zones d'activité de gérontologie des établissements hospitaliers correspondent à celles observées pour la chirurgie, à l'exception d'un moindre pouvoir polarisant du CHU clermontois par rapport aux petits hôpitaux. La gérontologie est plus une activité de proximité que la chirurgie. Elle concerne souvent des séjours plus longs où le niveau de plateau technique importe moins (Fig. 41).

La différence avec la carte des zones d'influence de l'activité de chirurgie est nette : les établissements de taille plus petite semblent jouer un rôle plus important. Ils sont en plein dans leur rôle de soins de proximité. Thiers, Ambert, Mauriac et Saint-Flour dessinent une zone d'influence bien marquée où la concurrence de Clermont-Ferrand ou d'Aurillac se fait moins ressentir. L'Allier présente la même régularité pour la gérontologie que pour la chirurgie, l'organisation tricéphale avec des établissements de poids similaire étant l'explication de tels résultats.

En conclusion, on voit que les zones d'influence des établissements hospitaliers ne sont pas figées ; elles sont liées à l'activité concernée. Une corrélation existe entre l'aire d'extension et le niveau de technicité des soins. Les établissements fonctionnent selon un système gravitationnel ; la desserte globale est liée au maillage des structures. « Tout système hospitalier aboutit à une hiérarchisation au profit des grands établissements, le plus souvent situés dans les agglomérations dominantes. Le déplacement des zones d'attractions des hôpitaux paraît obéir à des forces de gravitation, semblables à celles qui hiérarchisent les aires de marché et les réseaux urbains. Cependant, l'effet de taille incontestable (les hôpitaux de premier rang sont grands) est complété par des effets de spécialisation (équipement lourd, plateaux techniques, présence de services rares, urgences spécialisées) et des effets de notoriété (centres de recherche, sélection des compétences) » (Lambert, 1985, *in* Fleuret 2002).

Pour aboutir à la mise en place des territoires de santé, il faut tenir compte de la variété des soins afin que la solution adoptée soit opérationnelle le plus globalement possible. En effet, toute politique planificatrice doit intégrer tous les types de soins afin de répondre à toutes les demandes. Pour être le plus pertinente possible, elle doit réfléchir aussi à sa coordination avec la médecine ambulatoire. Cette évolution est amorcée dans le SROS 3 qui évoque régulièrement l'offre de soins au niveau local, mais elle sera certainement beaucoup plus tangible dans les prochains schémas, certains évoquent même en parallèle un SROS 4 hospitalier, un SROS des soins ambulatoires.

C - Espaces de vie et rapport à la santé

A la suite des Conférences régionales de Santé de 1998 et 1999, dont le thème principal était les inégalités de santé, huit Observatoires Régionaux de la Santé (ORS) ont autour de la Fédération Nationale des Observatoires Régionaux de la Santé (FNORS), mis en place un groupe de réflexion sur ce propos. Entre 1999 et 2000, ce groupe a testé une méthode au sein des huit régions ; elle a été publiée en 2001. Suite à celle-ci, la DRASS Auvergne a demandé à l'OBservatoire REgional de la Santé d'Auvergne (OBRESA) d'effectuer ce même travail pour la région Auvergne. Il a repris la méthode élaborée par le groupe de travail inter-ORS, pour aboutir à une étude régionale complète que l'on a souhaité, malgré ses imperfections, présenter ici afin de compléter l'approche territoriale en termes de santé.

1 - La méthode

Les données recueillies portent sur trois thèmes : données socio-démographiques, offre de soins et mortalité. Au total, trente-cinq indicateurs ont été sélectionnés, en fonction de leur pertinence et de leur disponibilité à l'échelle du canton. La majorité des indicateurs est présentée sous forme de taux et non d'effectifs et le recueil a porté sur les données les plus récentes possibles.

- Indicateurs « Socio-démographie »

  Proportion de :

  ◊ personnes âgées de 75 ans et plus
  ◊ foyers non imposés
  ◊ agriculteurs exploitants
  ◊ ouvriers
  ◊ employés
  ◊ cadres
  ◊ résidences principales sans confort
  ◊ familles monoparentales
  ◊ ménages d'une personne
  ◊ familles monoparentales bénéficiaires de l'API (Allocation Parent Isolé)
  ◊ personnes âgées vivant seules à leur domicile
  ◊ chômeurs de longue durée
  ◊ jeunes non diplômés
  ◊ allocataires du RMI (Revenu Minimum d'Insertion)
  ◊ allocataires de l'AAH (Allocation Adulte Handicapé

- Indicateurs « Offre de soins »

  Densité de :

  ◊ omnipraticiens libéraux
  ◊ infirmiers libéraux
  ◊ masseurs-kinésithérapeutes libéraux
  ◊ chirurgiens-dentistes libéraux

Proportion d'omnipraticiens en secteur 2 ou droit à dépassement.

Temps d'accès à :

◊ la maternité la plus proche
◊ au service d'urgences le plus proche

Taux d'équipement en structures d'hébergement pour personnes âgées.

- Indicateurs « Mortalité »

    Taux comparatif de :

◊ mortalité générale (toutes causes, deux sexes)
◊ mortalité prématurée (toutes causes, deux sexes, avant 65 ans)
◊ mortalité par cancers
◊ mortalité par cardiopathies ischémiques
◊ mortalité par maladies vasculaires cérébrales
◊ mortalité par maladies respiratoires

◊ mortalité par cancer du poumon
◊ mortalité par cancer de l'intestin
◊ mortalité par cancer du sein chez les femmes
◊ mortalité par cirrhose du foie, psychose alcoolique et cancer des VADS
◊ mortalité par accident de la circulation
◊ mortalité par suicide

Le traitement statistique est basé sur une Analyse en Composantes Principales (ACP) et une classification ascendante hiérarchique qui permet de regrouper les individus (ici les cantons) en un nombre restreint de classes homogènes[1].

2 - Les principaux résultats

Une partition en six classes a été retenue. La typologie fait ressortir des différences entre les milieux urbains et ruraux, les hétérogénéités au sein des zones rurales et les disparités des zones périurbaines et urbaines. Dans un souci de cohérence au niveau de la cartographie, les classes ont été réordonnées. Ainsi les trois premières classes regroupent des cantons plutôt ruraux, la quatrième classe les cantons à dominante ouvrière et enfin les deux dernières classes, les cantons urbains ou périurbains.

Les résultats obtenus permettent d'obtenir la figure 42 (p. 180).

La classe 1 regroupe des cantons ruraux à dominante agricole et se caractérise par une proportion plus élevée de personnes âgées de 75 ans et plus, par une surmortalité générale et prématurée et un éloignement des structures de soins. Trente cantons composent cette classe, répartis inégalement au sein de la région : un dans l'Allier, six dans le Cantal, onze en Haute-Loire et douze dans le Puy-de-Dôme. Ils

**Tab. 15 - Répartition de la population selon
les différentes classes de la typologie**

	Nombre de cantons	Nombre d'habitants au RP 99	% de la classe dans la population totale
Classe 1	30	97 412	7,4
Classe 2	28	121 875	9,3
Classe 3	10	50 578	3,9
Classe 4	40	319 466	24,4
Classe 5	35	356 904	27,3
Classe 6	12	362 190	27,7
Ensemble	155	1 308 425	100,0

Source : INSEE, RP 99.

représentent 7,7 % de la population auvergnate. Cette classe concerne les cantons situés à l'ouest de Puy-de-Dôme et de la Haute-Loire, au nord et au sud du Cantal, globalement peu peuplés, appartenant aux zones les plus fragiles. Au niveau socio-économique, ces cantons se caractérisent par une part plus importante d'agriculteurs et de personnes âgées, une part plus élevée de logements sans confort et de foyers non imposés. En terme d'équipements, ces cantons sont bien dotés en infirmiers mais les temps d'accès aux urgences et à la maternité les plus proches sont plus longs, plus de vingt minutes en moyenne dans cette classe contre treize minutes en moyenne pour l'ensemble de la région. La mortalité générale et prématurée y est plus élevée que dans la région. Une surmortalité est observée pour certaines pathologies comme les maladies de l'appareil respiratoire, les maladies vasculaires cérébrales, la mortalité par consommation excessive d'alcool ou par suicide. Ces cantons sont composés d'une proportion moindre de cadres, d'ouvriers et d'employés. La part des chômeurs longue durée est plus faible que la moyenne régionale.

La classe 2 se compose également de cantons ruraux à dominante agricole mais, à la différence de la classe 1, ces entités sont confrontées à une sous-mortalité et semblent sous-équipées en professionnels de santé. Composée de 28 cantons, cette classe représente 9,3 % de la population auvergnate. Ils se situent principalement dans le Cantal (9) et en Haute-Loire (9). Dans le Cantal, ils sont principalement localisés au sud-est et au sud-ouest du département. Ces territoires ruraux se caractérisent par une part plus importante d'agriculteurs, de logements sans confort et de ménages non imposables. Ils sont peu équipés en services sanitaires, les densités en omnipraticiens, chirurgiens-dentistes et masseurs-kinésithérapeutes et en équipements d'hébergement pour personnes âgées y sont plus faibles que dans la région. La mortalité prématurée, celle par cancers (cancer du poumon) et celle liée à une consommation excessive d'alcool y sont plus réduites qu'en moyenne dans la région.

Fig. 42 - Les inégalités cantonales de santé

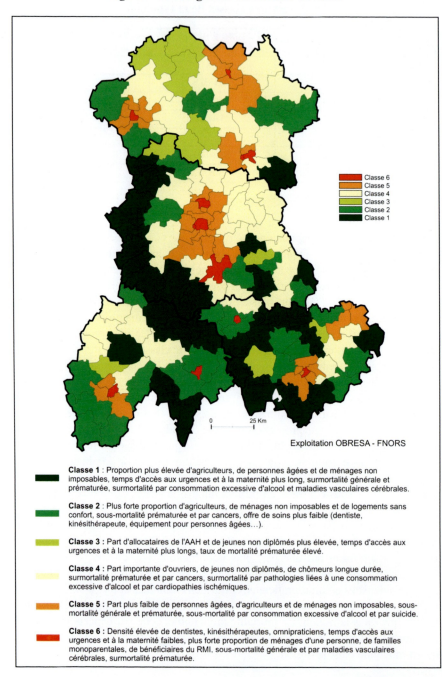

Exploitation OBRESA - FNORS

Classe 1 : Proportion plus élevée d'agriculteurs, de personnes âgées et de ménages non imposables, temps d'accès aux urgences et à la maternité plus long, surmortalité générale et prématurée, surmortalité par consommation excessive d'alcool et maladies vasculaires cérébrales.

Classe 2 : Plus forte proportion d'agriculteurs, de ménages non imposables et de logements sans confort, sous-mortalité prématurée et par cancers, offre de soins plus faible (dentiste, kinésithérapeute, équipement pour personnes âgées…).

Classe 3 : Part d'allocataires de l'AAH et de jeunes non diplômés plus élevée, temps d'accès aux urgences et à la maternité plus longs, taux de mortalité prématurée élevé.

Classe 4 : Part importante d'ouvriers, de jeunes non diplômés, de chômeurs longue durée, surmortalité prématurée et par cancers, surmortalité par pathologies liées à une consommation excessive d'alcool et par cardiopathies ischémiques.

Classe 5 : Part plus faible de personnes âgées, d'agriculteurs et de ménages non imposables, sous-mortalité générale et prématurée, sous-mortalité par consommation excessive d'alcool et par suicide.

Classe 6 : Densité élevée de dentistes, kinésithérapeutes, omnipraticiens, temps d'accès aux urgences et à la maternité faibles, plus forte proportion de ménages d'une personne, de familles monoparentales, de bénéficiaires du RMI, sous-mortalité générale et par maladies vasculaires cérébrales, surmortalité prématurée.

La classe 3 se caractérise par un éloignement aux structures de soins, une surmortalité prématurée, une proportion de personnes âgées de plus de 75 ans et une proportion de bénéficiaires de l'AAH (Allocation Adulte Handicapée) plus élevée. Dix cantons composent cette classe et représentent 3,9 % de la population auvergnate. Ils se caractérisent par une part importante de personnes âgées. La proportion de ménages non imposés et de jeunes non diplômés est plus élevée qu'en moyenne dans la région. Une part plus importante de bénéficiaires de l'AAH y est également relevée. Le temps d'accès aux services d'urgences et à la maternité la plus proche est également nettement supérieur à la moyenne régionale. Au niveau de la santé, la mortalité prématurée est plus élevée qu'en moyenne dans la région.

La classe 4 s'illustre par des cantons à dominante ouvrière, en proie à une surmortalité et composés d'une part plus importante de jeunes non diplômés. Cette classe regroupe quarante cantons soit 24,4 % de la population auvergnate. Ces cantons se distinguent par une part importante d'ouvriers dans la population active et par une faible proportion de cadres. La part des jeunes non diplômés y est plus forte que pour l'ensemble de la région. Une mortalité élevée y est observée, notamment en termes de mortalité prématurée, mortalité par cancers, par consommation excessive d'alcool, par cardiopathies ischémiques, par suicide, par accident de la circulation ou par cancer des intestins. Ces cantons se situent principalement dans les bassins industriels auvergnats, vers Yssingeaux et Sainte-Sigolène en Haute-Loire, au nord-est du Puy-de-Dôme, au nord-ouest du Cantal et sont uniformément répartis dans l'Allier.

La classe 5 est composée de cantons favorisés tant au niveau social qu'en termes d'état de santé. Ces cantons sont proches des structures de soins. Elle regroupe trente-cinq cantons, soit 27,3 % de la population auvergnate. Ce groupe est caractéristique de la périphérie des grandes villes. Ces cantons sont socialement favorisés, ils ont peu de bénéficiaires du RMI, de l'AAH ou de l'API par rapport à la moyenne régionale et connaissent une mortalité faible. La mortalité générale et prématurée est inférieure à la moyenne régionale. Il en est de même pour la mortalité par suicide, la mortalité par consommation excessive d'alcool ou la mortalité liée aux maladies vasculaires cérébrales. Le temps d'accès aux urgences ou à la maternité la plus proche est, en moyenne, inférieur à dix minutes. Ces cantons sont situés majoritairement en périphérie des grandes villes auvergnates ; en Haute-Loire, les cantons de Monistrol-sur-Loire, Saint-Didier-en-Velay et Aurec-sur-Loire sont sous l'influence de Saint-Étienne, situé dans le département de la Loire.

La classe 6 rassemble des cantons fortement urbanisés, présentant une offre de soins très dense et des modes de vie caractéristiques de la ville (ménage d'une personne, familles monoparentales…). Cette classe compte douze cantons qui sont les villes-centres de la région Auvergne. Ces douze cantons rassemblent à eux seuls près de 28 % de la population auvergnate. Au niveau des indicateurs socio-économiques, les villes-centres sont le lieu de contrastes : elles conjuguent à la fois la présence de catégories sociales élevées (cadres, employés...) et de populations en situation de précarité (RMI). Elles s'illustrent également par une part de ménages d'une personne plus élevée, ainsi qu'une part de familles monoparentales ou de personnes âgées vivant seules plus importante. Au niveau sanitaire, ces cantons concentrent tous les équipements (omnipraticiens, infirmiers, masseurs-kinésithérapeutes ou chirurgiens-dentistes). De plus, le temps d'accès aux services d'urgences ou à la maternité la plus proche est, en moyenne, inférieur à cinq minutes. Ces cantons connaissent également une surmortalité prématurée.

En conclusion, les facteurs les plus discriminants pour caractériser les classes sont avant tout les indicateurs de santé et les indicateurs socio-démographiques. Les temps d'accès aux services d'urgences et à la maternité la plus proche apparaissent également fréquemment pour définir les classes de la typologie. Il semblerait que les critères de densité des professionnels de santé aient une influence moindre. Cette étude visait à mettre en évidence les principales corrélations entre les données démographiques, sanitaires et sociales des 156 cantons auvergnats et de dresser une typologie des ces cantons. Elle fait ressortir des contrastes aussi bien entre les centres urbains et leur périphérie qu'au sein même des cantons ruraux. Certains cantons ruraux rencontrent des problèmes sanitaires importants tandis que d'autres sont plus épargnés. Les cantons à dominante ouvrière sont en proie à une surmortalité importante, les cantons périurbains se distinguent quant à eux des centres urbains principalement au travers des indicateurs sociaux et de l'offre de soins.

Les auteurs de ce travail évoquent les limites de leur démarche en précisant que la méthode peut être remise en question à bon escient, par exemple sur la pertinence du canton, la nature des indicateurs, etc. Ces critiques sont louables et doivent faire espérer des travaux supplémentaires sur ce thème. Cependant, ce travail a le mérite de montrer la variété de situations rencontrée en région Auvergne, entre monde urbain et monde rural évidemment, mais aussi dans les campagnes elles-mêmes y compris dans les campagnes les plus fragiles où l'on rencontre des résultats contrastés. C'est cette diversité que nous allons tenter de montrer par la suite, afin de justifier la pertinence de notre choix des campagnes auvergnates pour analyser l'organisation territoriale du système de soins en milieu rural.

II - Le choix de l'échelle

A - Le niveau régional : un choix en toute connaissance de cause

Travailler à l'échelon d'une région administrative, l'Auvergne, simplifie les démarches ; en effet, l'utilisation d'un découpage officiel procure plus de lisibilité aux interlocuteurs. *A contrario*, il impose d'intégrer, dans les différentes phases d'analyse, le caractère artificiel des limites qui ne reflètent pas forcément la réalité des flux de population et des échanges économiques.

Quel territoire de santé observer ?

Se baser sur un découpage administratif permet d'avoir un référentiel commun à tous les détenteurs d'informations. Le niveau régional joue un rôle important dans le domaine socio-sanitaire. L'unité administrative, très usitée dans le système de soins, est le dénominateur commun des différents gestionnaires, l'Etat et l'Assurance Maladie, principalement.

Au niveau régional, la présence de l'Etat s'affirme à la fois avec les DRASS (Direction Régionale de l'Action Sanitaire et Sociale) et les ARH (Agence Régionale de l'Hospitalisation) ; les directeurs de ces deux institutions sont en lien hiérarchique avec la préfecture de région. Les DDASS (Direction Départementale des Affaires Sanitaires et Sociales), quatre en Auvergne, travaillent sous la direction et la coordination de leur DRASS. En matière d'hospitalisation, il n'existe pas d'organe de gestion au niveau départemental. Les planifications recherchent une cohérence régionale, le schéma régional d'organisation des soins pour les années 2006-2011 (ou SROS 3) fut conçu dans une vision d'ensemble pour l'Auvergne. Dans cette approche prospective, lorsque la réflexion se conduit à une échelle infra-régionale, le travail se mène à un niveau infra-départemental, les territoires de santé construits pour mettre en cohérence les zones d'influence des établissements hospitaliers publics et privés et les bassins de patientèle de la médecine ambulatoire. Neuf territoires de santé ont été définis à partir d'une analyse croisée des différents flux de patientèle et d'hospitalisation.

Fig. 43 - Niveau territorial des différentes instances du système de soins : la place de la région

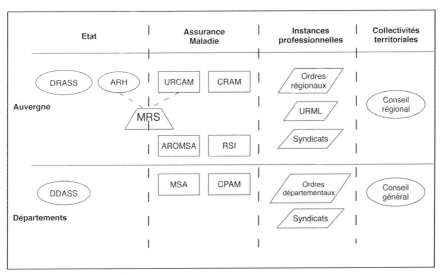

Source : Données personnelles.

L'Assurance Maladie est calquée sur le découpage administratif ; en Auvergne, les caisses primaires et les échelons locaux du service médical suivent la trame départementale. La MSA se divise en une structure par département et une fédération régionale, le RSI est organisé depuis longtemps à un niveau régional. L'URCAM, la CRAM, le service médical régional adoptent ces logiques de construction et de fonctionnement au plan régional. Les organismes professionnels, Ordres et autres instances utilisent le maillage officiel, les Ordres des médecins, des pharmaciens, des dentistes sont départementaux, les médecins libéraux sont regroupés en union régionale (URML), les syndicats professionnels sont départementaux ou régionaux, etc.

Face à la montée en puissance des relations partenariales avec les collectivités locales et territoriales, Conseil général et Conseil régional, il apparaît d'autant plus pertinent de travailler en suivant ces limites administratives.

Les critiques sur le découpage régional ne sont pas récentes, mais, au fil du temps, celui-ci est accepté, perçu et vécu par le plus grand nombre. L'Auvergne ne déroge pas à la tendance, des secteurs ne « sont pas géographiquement » auvergnats : le Bourbonnais, l'Aubrac cantalien ou l'Yssingelais complètement intégré à l'extension de l'aire urbaine stéphanoise. Certes, les limites administratives ne reflètent pas la réalité des flux de population, les polarisations des services et commerces ne suivent pas toujours les découpages officiels. Cependant, un périmètre d'étude doit être défini. La région Auvergne reste une réalité dans les consciences et dans l'organisation territoriale ; les avantages tirés de l'utilisation de données stabilisées à un échelon régional reconnu seront prépondérants dans la conduite de nos travaux.

B – A l'échelle locale : un milieu rural très élargi

Le débat sur la définition du milieu rural est récurrent, chacun allant de la sienne et de ses critiques. Réellement, aucune définition ne fait l'unanimité. Certains classent le milieu rural en milieu à part entière aux caractéristiques propres et bien définies ; d'autres le considèrent en négatif du milieu urbain par l'idée que « ce qui n'est pas ville est rural ». Cette querelle apparaît sans solution ; chacun utilise selon ses besoins et la nature de ses travaux la délimitation lui convenant.

1 - Un cadre officiel et pratique : le découpage INSEE[2]

L'INSEE a établi une nomenclature des territoires entre espace urbain et espace rural (Fig. 44). Des seuils populationnels furent établis pour circonscrire la ville à travers plusieurs notions. Celle d'unité urbaine repose sur la continuité de l'habitat, elle correspond à un ensemble d'une ou plusieurs communes dont le territoire est partiellement ou totalement couvert par une zone bâtie d'au moins deux mille habitants, les constructions étant séparées de leurs voisines par deux cents mètres au plus. Le calcul de l'espace entre deux constructions est réalisé grâce aux photographies aériennes sans tenir compte des cours d'eau traversés par des ponts, des terrains publics (jardins, cimetières, stades, aérodromes...), ni des terrains industriels ou commerciaux (usines, parcs de stationnement,...). Une unité urbaine peut s'étendre sur plusieurs départements et déborder des frontières nationales. Si la zone bâtie se situe sur une seule commune, on parlera de ville isolée sinon d'agglomération multicommunale. Pour ces dernières, un « centre » est défini, composé d'une ou plusieurs communes entières. Si une commune représente plus de 50 % de la population de l'unité urbaine, elle est seule « ville-centre ». *A contrario*, la commune la plus peuplée et toutes celles dont la population est supérieure à la moitié de celle-ci sont « villes-centres ». Les autres communes urbaines constituent la banlieue de l'unité urbaine. Ces comptes de population sont complétés par des critères socio-économiques et des données sur les migrations quotidiennes habitat/travail, la typologie ainsi élaborée définit plusieurs types de territoires y compris des sous-catégories dans le monde urbain et dans le monde rural.

Fig. 44 - Le découpage urbain/rural selon l'INSEE

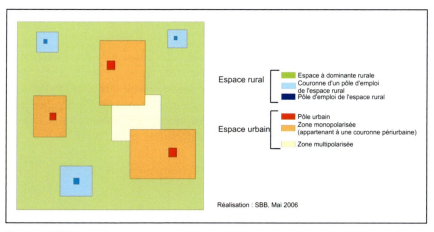

Source : INSEE.

Le zonage en aires urbaines est construit à partir des unités urbaines et des déplacements domicile-travail ; l'espace à dominante urbaine se distingue de l'espace à dominante rurale. Il permet de visualiser le phénomène de périurbanisation en s'appuyant sur l'attractivité en termes d'emploi.

Un pôle urbain est une unité urbaine n'appartenant pas à une couronne périurbaine et comptant au moins cinq mille emplois. Une aire urbaine est un ensemble de communes d'un seul tenant et sans enclave (continuité du bâti), constitué par un pôle urbain et par une couronne périurbaine. Cette dernière est formée de communes dont au moins 40 % de la population résidente ayant un emploi travaillent dans le pôle ou dans des communes attirées par celui-ci. La couronne périurbaine est construite à partir d'un processus itératif ; quelques corrections finales éliminent les communes isolées géographiquement et incluent les communes enclavées. Une aire urbaine peut se réduire au seul pôle urbain. Hormis les communes, les aires urbaines ne prennent en compte aucune autre limite administrative, elles peuvent donc s'étendre sur plusieurs départements ou régions.

Situées hors des aires urbaines, les communes multipolarisées décomptent au moins 40 % de leur population avec un emploi dans plusieurs aires urbaines, sans atteindre ce chiffre avec une seule d'entre elles, elles forment un ensemble d'un seul tenant.

En conclusion l'espace à dominante urbaine regroupe toutes les aires urbaines et communes multipolarisées. A l'inverse, l'espace à dominante rurale est l'ensemble des communes n'appartenant pas à l'espace à dominante urbaine ; on y définit des aires d'emploi de l'espace rural constitué par un pôle d'emploi de l'espace rural et par sa couronne. Le pôle d'emplois de l'espace rural est une commune n'appartenant pas à l'espace à dominante urbaine comptant 1 500 emplois ou plus. La couronne d'un pôle d'emplois de l'espace rural est composée de communes n'appartenant pas à l'espace à dominante urbaine dont 40 % ou plus des actifs résidents travaillent dans le reste de l'aire d'emploi de l'espace rural.

Appliqué au cas de l'Auvergne, le découpage INSEE montre à la fois l'importance des espaces à dominante rurale (centre de l'Allier, montagnes du Puy-de-Dôme, Massif cantalien, périphéries du Velay), le poids encore notable des petites villes, souvent isolées, et la présence d'un axe urbanisé majeur le long du Val d'Allier et de la haute vallée de la Loire. La métropolisation clermontoise est un phénomène essentiel, bien visible sur les cartes avec des auréoles nettement dessinées.

2 - Définition du secteur d'étude

a - Les niveaux d'approche territoriale

La définition de l'INSEE découpe la région Auvergne en différents espaces ; au-delà de cette définition officielle du milieu rural, notre zone d'étude doit être circonscrite. La figure 45 présente les trois niveaux d'approche possibles pour l'appréhender.

Le choix entre ces trois approches doit mettre en concordance la zone d'étude et les dimensions du thème de travail. L'hésitation se place entre le niveau 1, milieu rural très élargi et le niveau 2, milieu intermédiaire ; le niveau 3 est très vite abandonné car le milieu rural s'avère trop restreint. Afin de choisir entre les deux premières hypothèses, il faut s'interroger sur la façon dont on souhaite aborder l'offre de soins en zone périurbaine.

Fig. 45 – Les trois niveaux d'approche territoriale des campagnes auvergnates

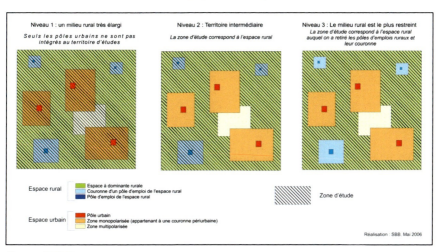

Source : INSEE.

Les services de santé font partie de l'idée de proximité pour les populations. La distance à parcourir pour aller chez le médecin généraliste doit être courte. L'INSEE classe le médecin généraliste comme service de proximité. Notre zone d'étude doit permettre de visualiser tous ces phénomènes y compris dans les secteurs plus périurbains que ruraux, situés à proximité d'un pôle urbain important.

Les populations pendulaires choisissent, pour différentes raisons, de vivre à distance du centre urbain, même si, en majorité, elles continuent à y travailler. En termes d'accès aux soins, leurs comportements apparaissent complexes et s'analysent avec précaution. Le plus souvent, pour les renouvellements de prescriptions ou la « bobologie » du quotidien, le médecin traitant demeure le praticien installé en ville et consulté lors de la pause déjeuner ou à la fin de la journée de travail. Par contre, en cas d'enfant malade la nuit ou de soucis pendant le week-end, ces populations souhaitent avoir accès à un professionnel à proximité de leur lieu de résidence. De même, la présence d'une pharmacie proche de l'école ou de la boulangerie du village est un équipement apprécié et déterminant dans le choix de la commune d'installation.

Par ailleurs, ces secteurs ont vécu l'avancée de l'urbanisation et l'augmentation démographique sur la ou les dernières décennies, l'offre de soins doit pouvoir absorber ce développement de la demande. L'organisation déjà en place assume-t-elle la nouvelle situation ou apparaît-elle comme insuffisante ? L'offre s'est-elle élargie ou au contraire les professionnels ne parviennent-ils pas à trouver de successeurs ? Autant de questions auxquelles nous souhaitons répondre.

En tenant compte de ces éléments, le choix du secteur d'étude se ferait donc pour un milieu rural très vaste, de niveau 1 dans notre schéma, laissant toute sa place au monde périurbain.

L'idée rurale est certes élargie en termes de territoire mais elle est plus exhaustive en matière d'offre de soins de premier recours généraliste. Le milieu rural se définit, du point de vue de l'offre de soins, comme l'espace hors des murs de l'hôpital, ce que les usages de langage – et donc les représentations - appellent le territoire de la « médecine de ville » !

b - Les espaces de la zone d'étude

En reprenant la construction du schéma précédent, notre zone d'étude vaste couvre la totalité de la région à l'exception des agglomérations de Clermont-Ferrand, Issoire, Thiers, Montluçon, Moulins, Vichy, Le Puy et Aurillac (Fig. 46). Par cohérence et pour se rapprocher de la réalité, des modifications seront apportées au découpage INSEE ; l'unité urbaine de Riom (Riom, Malauzat, Mozac et Marsat) a été classée en pôle urbain et rattachée à l'agglomération clermontoise ; l'unité urbaine d'Aigueperse (Aigueperse et Chaptuzat) a été codée comme zone périurbaine afin de supprimer l'enclave ; tandis que les communes cantaliennes de Champs-sur-Tarentaine et de Champagnac, isolées de leur pôle, Bort-les-Orgues, ont été classées en espace rural. Dans la majorité des cas, la représentation cartographique couvrira tout le territoire régional y compris les agglomérations citées précédemment. Ce choix permet de mettre en évidence tous les éléments de comparaison et de proportion.

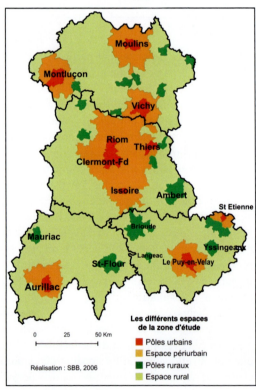

Fig. 46 - **Les espaces de la zone d'étude en Auvergne**

Source : INSEE, RP 1999.

Quel territoire de santé observer ?

La figure 46 présente les différents espaces de la zone d'étude ; quatre catégories se distinguent :
◊ Les pôles urbains regroupent les unités urbaines de Clermont-Ferrand, Riom, Issoire, Thiers, Montluçon, Moulins, Vichy, Le Puy et Aurillac.
◊ L'espace périurbain englobe les communes monopolarisées et les multipolarisées.
◊ Les pôles ruraux reprennent les pôles d'emploi rural et leurs couronnes.
◊ L'espace rural couvre tout le territoire non classé dans les trois autres types d'espace.

Tab. 16 - Espaces auvergnats et territoire d'étude : les principales données

		Population (RP 99)	Part	Superficie en ha	Part	Nombre de communes
Allier	Pôles urbains	161 920	47,0 %	35 815	4,9 %	21
	Espace Périurbain	54 336	15,8 %	177 310	24,0 %	76
	Pôles ruraux	35 412	10,3 %	34 190	4,6 %	16
	Espace rural	93 053	27,0 %	490 315	66,5 %	207
	Ensemble du territoire	344 721	100,0 %	737 630	100,0 %	320
Cantal	Pôles urbains	36 096	23,9 %	7 700	1,3 %	2
	Espace Périurbain	20 734	13,8 %	51 871	9,0 %	28
	Pôles ruraux	15 732	10,4 %	28 300	4,9 %	14
	Espace rural	78 216	51,9 %	489 822	84,8 %	216
	Ensemble du territoire	150 778	100,0 %	577 693	100,0 %	260
Haute-Loire	Pôles urbains	46 324	22,2 %	12 494	2,5 %	12
	Espace Périurbain	38 073	18,2 %	63 313	12,6 %	36
	Pôles ruraux	47 578	22,8 %	54 154	10,8 %	26
	Espace rural	77 138	36,9 %	370 637	74,0 %	186
	Ensemble du territoire	209 113	100,0 %	500 598	100,0 %	260
Puy-de-Dôme	Pôles urbains	313 422	51,9 %	32 447	4,0 %	25
	Espace Périurbain	177 071	29,3 %	270 553	33,8 %	220
	Pôles ruraux	33 453	5,5 %	41 872	5,2 %	19
	Espace rural	80 320	13,3 %	456 486	57,0 %	206
	Ensemble du territoire	604 266	100,0 %	801 358	100,0 %	470
Auvergne	Pôles urbains	557 762	42,6 %	88 456	3,4 %	60
	Espace Périurbain	290 214	22,2 %	563 047	21,5 %	360
	Pôles ruraux	132 175	10,1 %	158 516	6,1 %	75
	Espace rural	328 727	25,1 %	1 807 260	69,1 %	815
	Ensemble du territoire	1 308 878	100,0 %	2 617 279	100,0 %	1 310

Source : INSEE.

L'espace rural en Auvergne couvre près de 70 % du territoire et compte plus de 25 % de la population contre près de 65 % de la population qui se regroupent dans les pôles urbains et les espaces périurbains (près de 25 % du territoire). Ces résultats varient entre les départements, une opposition naît entre l'Allier et le Puy-de-Dôme et les deux départements du sud. En effet, Cantal et Haute-Loire sont très marqués par la ruralité, particulièrement le Cantal qui compte plus de la moitié de sa population habitant dans un espace rural. Un tiers de la population de la Haute-Loire vit dans ce type d'espace. Le Puy-de-Dôme est le département le plus urbanisé avec une part notable de sa population (29,3 %) dans les franges périurbaines ; le poids de l'influence de la métropole clermontoise explique cette situation. Ces différences mises en évidence, il sera intéressant d'examiner si ces distinctions globales de structures territoriales influencent directement les grandes composantes de l'offre de soins libérale.

C - Quel est le bon maillage pour étudier l'offre de soins en milieu rural en Auvergne ?

L'unité territoriale idéale à l'analyse de l'offre de soins n'existe pas. Chacun des protagonistes avec ses habitudes de travail propose son unité de réflexion. Traditionnellement, la cartographie cantonale est amplement utilisée car elle donne la possibilité de couvrir l'ensemble du territoire et d'être à la fois une maille fine du territoire et une unité suffisamment large pour être significative. Son existence administrative permet d'obtenir des données officielles que le secret statistique interdit de diffuser à l'échelle communale.

On reproche à ce niveau de réflexion de ne pas refléter réellement les flux de population et la réalité des polarisations. Cet argument recevable ne saurait être suffisant pour écarter de notre réflexion cette unité territoriale. Travailler sur les secteurs de polarisation impose une démarche rigoureuse de définition et implique une motivation particulière : accepter le fait que la carte établie ne soit pas lisible pour tout le monde. En matière de santé, il est intéressant de travailler sur les bassins de patientèle mais il faut admettre les difficultés de compréhension qu'ils engendrent. Le canton est plus facile d'accès ; il permet d'établir des comparaisons avec des données non significatives pour une zone de patientèle ou simplement indisponibles.

Le découpage en pays ou en structures intercommunales est difficile à utiliser en Auvergne car, contrairement à d'autres régions, il n'y a pas de continuité territoriale. Il n'est pas imaginable de traiter des données géographiques parcellaires. Les bassins de vie et les bassins d'emploi, construits à partir des flux de population sont des concepts intéressants mais on ne les utilisera par car, dans une région à faible densité, ils couvrent chacun une surface trop vaste pour être représentative de services de santé qui sont du domaine de la proximité.

Le Bassin de Services Intermédiaires (BSI) conjugue à la fois l'idée de territoires vécus et de reconnaissance officielle puisqu'il émane de l'INSEE. Sa taille est proche de celle du canton, il pourrait donc être utilisé à bon escient. Cette unité fut mise en avant par le SROS 3 de la région Auvergne. Le fait de ne pas être contraint par les limites départementales ou régionales peut poser certaines difficultés notamment lorsque les interlocuteurs sont des structures territoriales au périmètre d'action départemental ou régional.

Ce choix issu d'une réflexion veut privilégier le vécu des habitants sur les contingences administratives et politiques. En effet, définis lors de l'Inventaire communal de 1998, les bassins de services intermédiaires correspondent à des zones de polarisation de différents services qui attirent les populations des communes environnantes.

La gamme de services intermédiaires comprend :

◊ des commerces : supermarché ou hypermarché, librairie-papeterie, droguerie, quincaillerie, magasin d'électroménager, magasin de vêtements, magasin de chaussures, magasin de meubles ;

◊ des services financiers : banque ou caisse d'épargne, étude de notaire ;

◊ des services locaux de l'État : commissariat ou gendarmerie, collège (public ou privé), perception ;

◊ des professions de santé : dentiste, masseur kinésithérapeute, ambulancier, vétérinaire.

Les communes pourvues d'une gamme d'équipements qualifiés « d'intermédiaires » occupent une position stratégique grâce à l'attraction exercée sur les communes non équipées. Ces pôles de services intermédiaires correspondent aux villes les plus fréquentées pour des motifs non professionnels.

L'espace à dominante rurale possède sa propre dynamique et sa propre organisation autour de petites villes faiblement peuplées mais proposant une gamme complète d'équipements. L'identification de ces bassins de services introduit un échelon géographique pertinent pour l'analyse des problématiques liées aux services ou à la population.

L'aire d'influence des médecins généralistes mesurée grâce aux données bi-localisées « Commune de résidence du patient - Commune d'implantation du cabinet médical » correspond à celle des bassins de services intermédiaires. Les communes disposant d'un cabinet médical et non reconnues comme pôles de services se situent en périphérie des principales agglomérations.

L'approche en communautés de communes n'a pu être retenue car celles-ci ne recouvrent pas l'intégralité du territoire régional ; de plus elles ne sont pas l'expression de seules réalités géographiques.

En conclusion, une forte interaction existe entre les services sanitaires et les autres services rendus à la population. Médecins généralistes, pharmaciens, infirmiers, dentistes et masseurs kinésithérapeutes tendent à se concentrer sur des communes disposant d'une gamme particulière d'équipements, caractérisés par une répartition et une fréquentation similaires. Le territoire ainsi formé apparaît un niveau intéressant de réflexion.

Le BSI, unité de réflexion du SROS 3

Dans le cadre du SROS 3, le BSI est l'unité de réflexion de la démarche de territorialisation. En Auvergne, les quatre départements de la région représentent les quatre territoires de concertation ; ils permettent une concertation facilitée avec les élus, les administrations, les responsables d'établissements, les professionnels de santé et les usagers.

Comme on l'a vu, la région Auvergne est découpée en 130 bassins de services intermédiaires constituant les plus petits territoires pertinents pour l'accès aux soins de proximité. Dans ces BSI sont intégrés les établissements de proximité ainsi que l'offre quantitative de soins des professionnels libéraux (Fig. 47).

Fig. 47 – Des territoires de soins imbriqués et hiérarchisés

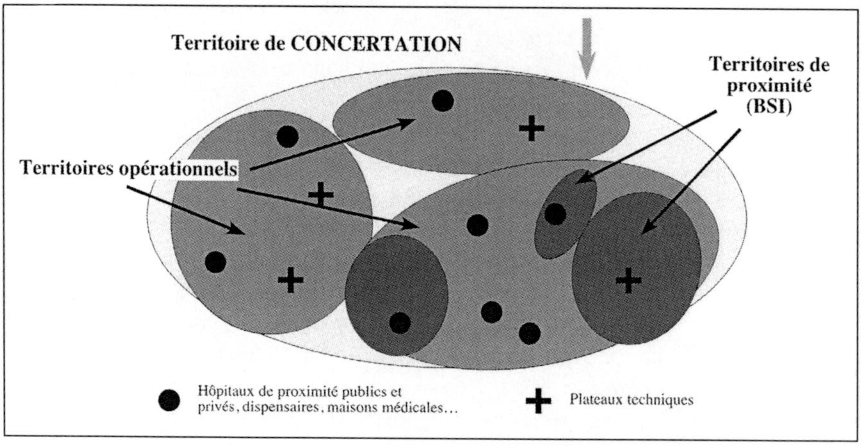

Sources : ARH Auvergne, SROS 3.

Les territoires opérationnels, au nombre de neuf, sont les regroupements des BSI sur lesquels différents acteurs ont en commun l'intérêt de développer un projet médical de territoire (recouvrement des zones de patientèle ou complémentarité de l'offre de soins par exemple).

Au final, dans notre réflexion, on adaptera le maillage territorial aux besoins. Le canton sera principalement utilisé mais dans des cas plus précis, on se donne la possibilité de se servir de la trame la plus adéquate à la problématique (zone de patientèle, secteur de garde, territoires de santé du SROS, etc.).

III - Les dynamiques territoriales

Travailler sur l'offre de soins des campagnes auvergnates et évoquer le maintien des services de santé dans le temps induiraient un travail sur l'évolution et sur les dynamiques territoriales dans ce domaine. Il n'en sera rien, car, malgré l'intérêt de cet axe de recherche « historique », il n'est pas au cœur de notre problématique. Néanmoins, pour compléter la réflexion sur les territoires de santé, nous allons évoquer des travaux conduits dans cette perspective, notamment dans le cadre de problématiques sur la recomposition des territoires ruraux et le devenir des bourgs-centres ou petites villes. Ensuite, nous illustrerons nos propos de quelques exemples locaux dans le domaine de l'offre de soins libérale et dans le champ hospitalier.

Plusieurs travaux ont été conduits avec cette approche historique ; ainsi, on peut évoquer par exemple la thèse de Valérie Jousseaume sur *L'Ombre d'une métropole – Les bourgs-centres de Loire-Atlantique*. Son travail n'est pas uniquement dirigé vers les professionnels de santé mais sur la notion globale d'équipement des espaces ruraux de la région nantaise et des bourgs-centres. Les services de santé ne forment qu'un élément d'une analyse plus vaste des activités économiques, des commerces et services. Les services de santé sont traités sur le même plan que les services bancaires ou les supermarchés. Valérie Jousseaume a par ailleurs repris ces travaux dans un article plus particulièrement consacré à la santé intitulé *Diffusion et recomposition de l'offre médicale : l'exemple des Pays de Loire (1967-2000)* (Jousseaume, 2002). En observant l'évolution entre 1967 et 2000, elle fait le constat que « les services de santé étaient hier concentrés dans les bourgs-centres. Ils se sont répandus dans toutes les communes de plus de 1 000 habitants mais vont connaître un recul d'ici quelques années. A l'opposé, les services hospitaliers se concentrent de plus en plus vers les principales villes » (Jousseaume, 2002). Elle note une différence de situation entre les médecins généralistes libéraux et les pharmacies, particulièrement dans l'évolution de la desserte. Celle-ci s'est globalement améliorée, profitant d'une croissance démographique généralisée dans un contexte de forte métropolisation, mais des nuances apparaissent entre les deux types de professionnels. « Du fait du contrôle des installations par la profession, l'évolution des densités de pharmacies reste moins sensible au niveau d'urbanisation. » (Jousseaume, 2002). Pour l'année 1967, l'auteur a utilisé un rapport régional, « le rapport Caillot », effectué sur l'offre en commerces et services et le recueil des actes administratifs des DDASS. En 1988, elle s'est basée sur l'Inventaire communal et, en 2000, elle a utilisé les bases de la DDASS. Ces sources sont donc toujours de type nomenclature, sans possibilité de vérifier qualitativement si ce sont les mêmes catégories de professionnels qui sont inventoriées. Elles n'apportent pas non plus d'informations descriptives sur les médecins généralistes, par exemple l'âge ou le sexe. Les indicateurs ne peuvent donc pas aller au-delà de calculs de desserte qui, utilisés seuls, biaisent un peu le résultat de l'analyse et ne permettent pas de construire un raisonnement sur la fragilité des territoires en termes d'offre de soins.

Dans sa contribution lors du Festival international de géographie de Saint-Dié en 2000 sur la répartition des pharmacies dans les Pays-de-Loire, Jean Renard signale que, entre 1967 et 2000, dans sa région, « les inégalités d'implantation et de desserte se sont atténuées sans disparaître totalement puisque des écarts importants subsistent ». Il complète en précisant que les créations se sont concentrées dans les espaces urbains, périurbains et sur le littoral, et qu'« il y a une relation étroite avec les évolutions de population ».

Plusieurs géographes font le constat du seuil de 1 000 habitants pour l'apparition des services de soins de proximité et notent une plus grande diffusion communale dans les zones les plus denses mais une concentration au niveau cantonal lorsque la densité de population s'abaisse. En plus de trente ans, le phénomène s'est poursuivi. Jean Renard évoque la question des zones rurales les plus fragiles dotées en pharmacie parce qu'elles atteignaient le quorum il y a plusieurs décennies mais qui sont beaucoup moins peuplées en 2000. « Les inégalités de desserte peuvent être, dans les régions rurales en voie de dévitalisation et de forte diminution des effectifs, préjudiciables aux officines installées et aboutir en quelques cas à des fermetures par défaut de rentabilité ». Les officines ont à la fois le statut de profession de santé et de commerce, les propriétaires pharmaciens doivent donc aussi avoir une politique de gestion commerciale et une diminution de clientèle influence nécessairement le chiffre d'affaires. La proximité des dispensateurs d'ordonnance est aussi primordiale pour la survie économique de l'officine, d'où l'implication des pharmaciens dans les plans de soutien à la démographie des médecins généralistes dans les campagnes.

Le travail de manière longitudinale sur le thème de l'offre de soins dans les campagnes implique de pouvoir bénéficier de sources de données fiables et stabilisées. Comme nous l'avons précédemment décrit et expliqué, les plus fiables que nous souhaitons utiliser pour nos travaux émanent de l'Assurance Maladie ; elles permettent de dresser avec beaucoup de détail les caractéristiques des professionnels de santé dans un secteur donné, leur activité particulièrement. L'inconvénient de cette base est de ne pas avoir de dimension historique puisque son objectif est de permettre les remboursements des actes effectués par les professionnels en exercice. La base ADELI et les Conseils de l'Ordre des médecins sont dans la même situation. Les seules données « historiques » conservées sont à l'échelle du département et en aucun cas sur une trame territoriale fine. Donc, nous ne disposons pas de données communales sur l'offre de soins datant de plusieurs années. La complexité et la variété de situation et de statut des professionnels de santé engendrent un certain scepticisme à travailler sur des bases aux origines variables selon les années, surtout quand elles ne fournissent pas de précision en la matière.

En cherchant à faire l'inventaire des bases permettant de dresser une étude comparative de l'offre de soins à un niveau géographique fin, nous avons dû dresser un constat d'échec en Auvergne car aucune source fiable n'est mobilisable. En se tournant vers d'autres documents officiels, seul l'inventaire communal de l'INSEE est disponible, en sachant toutes les limites qu'on lui connaît. Ses biais sont trop importants pour une utilisation sans risques. Par ailleurs, l'inventaire communal n'apporte aucune information qualitative. Pour tenter néanmoins d'obtenir des données anciennes, on a cherché à partir de sources diverses et quatre années ont pu être traitées :

◊ 1963, grâce à un atlas s'appuyant sur un inventaire communal ;

◊ 1978, en ayant recours à l'annuaire téléphonique, en partant de l'hypothèse que, en 1978, tous les professionnels de santé possédaient une ligne téléphonique ;

◊ 1998, en mobilisant les résultats de l'inventaire communal INSEE déjà cités ;

◊ 2007, en reprenant les données issues du système informationnel de l'Assurance Maladie.

Cette complexité et relative imprécision de bases statistiques guère comparables entre elles, explique pourquoi nous ne nous sommes pas attardés sur une approche longitudinale de l'offre de soins dans les campagnes auvergnates. Néanmoins, à partir des documents cités précédemment, nous avons pu dresser un rapide bilan de l'évolution des effectifs de médecins généralistes et de pharmacies dans l'arrondissement d'Ambert ainsi que celle des structures hospitalières en Auvergne.

A - Exemple de l'arrondissement d'Ambert

Même à l'échelle d'un petit territoire, évaluer l'évolution de l'offre de soins sur plusieurs années n'est pas évident car il n'y a pas de sources fiables à disposition. On parvient à récupérer des chiffres départementaux, mais il est difficile d'avoir plus de détail. Nous avons essayé néanmoins de tracer un historique de l'offre de soins dans une zone rurale. Avec les sources évoquées précédemment, nous sommes parvenus à traiter l'arrondissement d'Ambert en centrant notre analyse sur les médecins généralistes et les pharmacies.

Cet arrondissement compte cinquante-cinq communes regroupées en huit cantons et sept bassins de services intermédiaires. Sa population actuelle atteint presque 29 000 habitants avec une densité moyenne faible de 24 habitants au km^2, trois fois inférieure à la moyenne départementale (Puy-de-Dôme : 76 hab./km^2). Dans cette zone, plus de sept personnes sur dix vivent dans une commune rurale. Ambert avec ses 7 300 habitants est la commune la plus peuplée ; elle représente le quart de la population de l'arrondissement. Force est de constater un réel émiettement communal de la population : en effet, quarante communes ne comptent pas plus de cinq cents habitants et cinq seulement dépassent les mille habitants. La plus petite commune, Saint Eloy-la-Glacière, ne compte pas plus de cinquante-neuf habitants. Depuis 1968, la population n'a cessé de diminuer par l'effet combiné de migrations et d'un déficit de naissance. La figure 48 présente l'évolution des effectifs de population depuis 1968 d'après les recensements de l'INSEE.

Fig. 48 - Evolution de la population de l'arrondissement d'Ambert entre 1968 et 1999

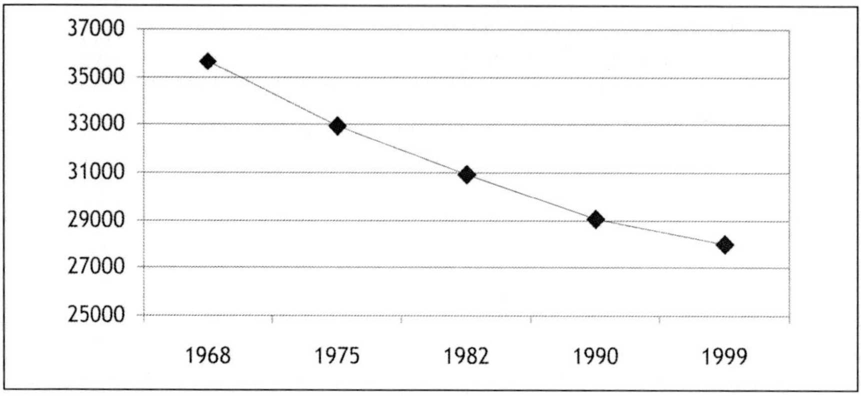

Source : INSEE.

En plus d'effectifs en baisse, la population est marquée par un vieillissement prononcé. D'ici 2030, d'après les projections de l'INSEE, si la tendance 1990-1999 se poursuit, la population baissera de 3 000 habitants ; les plus de 20 ans ne compteront plus que pour 16 % et les plus de 60 ans pour 44 %. La situation économique a connu un fort déclin et l'arrondissement apparaît réellement comme un secteur fragilisé. Il est donc pertinent de s'attarder sur l'évolution des services de santé dans cet espace très marqué par la ruralité et dont les différents indicateurs montrent une grande fragilité socio-économique.

Globalement, on constate un certain maintien de l'offre en médecins généralistes dans l'arrondissement. Depuis 1963, trois communes ont « perdu » leur médecin généraliste : Marat, Saint-Bonnet-le-Bourg et Saint-Amant-Roche-Savine ; une a « gagné » un médecin, Vertolaye. Pour les deux premières, Marat et Saint-Bonnet-le-Bourg, communes à faible poids démographique et situées à proximité de pôles plus importants, il est clair que le processus de concentration sur le chef-lieu de canton a joué. Le départ du médecin de Saint Amant-Roche-Savine conduit à une situation différente puisque ce petit bourg, chef-lieu de canton, présente un certain niveau d'équipement et compte d'autres professionnels de santé, particulièrement une pharmacie. Cette situation de carence est récente et les pouvoirs locaux sont à la recherche d'un nouveau médecin généraliste.

De son côté, et l'on retrouve le rôle des dynamiques démographiques positives observées dans l'Ouest de la France, Vertolaye n'a été dotée d'un médecin qu'assez tardivement par rapport aux communes voisines comme Cunlhat ou Olliergues ; le rôle de l'usine pharmaceutique qui s'y est développée, avec un essor du nombre d'employés vivant à proximité, justifie certainement une telle installation.

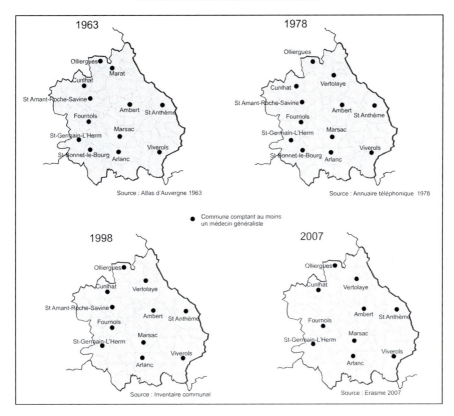

Fig. 49 - Evolution de l'offre en médecins généralistes dans l'arrondissement d'Ambert

Le nombre de communes comptant une pharmacie n'a pas évolué depuis 1963. Le système strict de *numerus clausus* régissant l'ouverture des officines explique cette stabilité. Nous sommes dans les mêmes tendances observées par Valérie Jousseaume. Excepté pour Saint Amant-Roche-Savine, toutes les communes ayant une pharmacie comptent aussi un médecin. En 2007, seule la commune de Fournols a un médecin sans avoir de pharmacie ; ce médecin est installé depuis fort longtemps, il a aujourd'hui plus de 60 ans et son choix d'implantation est plus lié à sa personnalité et à son parcours individuel qu'à une logique géographique. La présence d'un médecin généraliste dans une commune sans pharmacie est, comme nous le verrons, assez rare ; l'arrondissement d'Ambert vérifie cette réa-

Fig. 50 - Les pharmacies dans l'arrondissement d'Ambert en 2007

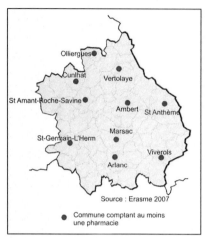

Source : ERASME, 2007.

lité. Nous devons aussi signaler que la commune de Vertolaye est restée, en 2006, quelques mois sans médecin généraliste. Le médecin installé actuellement n'est pas en permanence sur cette commune, il a ouvert un cabinet secondaire, son lieu principal d'exercice étant à Ambert. Cette installation partielle est liée à une démarche active du pharmacien qui, suite au départ du médecin, craignait de voir chuter son activité.

En conclusion, l'évolution de l'offre en médecins généralistes sur l'arrondissement d'Ambert montre un maintien dans l'implantation des professionnels, particulièrement dans les chefs-lieux de cantons, les bourgades ou les villages-centres. Les communes de plus petite taille paraissent avoir des difficultés à conserver leur offre. Les tendances dans ce secteur qui apparaît fragilisé par sa situation démographique et économique ne montrent pas une détérioration de la situation des services de santé entre les années 1960 et aujourd'hui, preuve du relatif maintien de l'offre.

B - Les établissements hospitaliers en Auvergne

La figure 51 présente l'organisation hospitalière publique de la région Auvergne en 1963, 1982 et 2006. L'offre privée n'a pas été intégrée par manque de précision pour les sources les plus anciennes. Néanmoins, l'analyse de la répartition des établissements publics de courts séjours est suffisante pour évaluer les dynamiques territoriales hospitalières de la région depuis 1963. La structure d'ensemble n'a pas évolué avec toujours les six plus gros établissements (Clermont-Ferrand, Montluçon, Moulins, Vichy, Aurillac et Le Puy-en-Velay), relayés par des centres de taille intermédiaire (Ambert, Issoire, Thiers, Saint-Flour, Mauriac et Brioude) ; on constate un parallélisme avec la trame urbaine auvergnate. Ces douze hôpitaux ont changé de dénomination mais ils ont toujours été à des niveaux similaires dans la hiérarchie entre le centre hospitalier universitaire et les hôpitaux locaux. Clermont-Ferrand, en tant que métropole régionale, confirme sa place prépondérante et le CHU a toujours été placé au niveau supérieur de la pyramide. La trame urbaine tricéphale de l'Allier aboutit à trois établissements de taille semblable, malgré des niveaux différents dans la hiérarchie administrative. Montluçon et Vichy, sous-préfectures, ont des hôpitaux de stature comparable aux

Quel territoire de santé observer ?

**Fig. 51 - Les établissements publics hospitaliers
en Auvergne de 1963 à 2006**

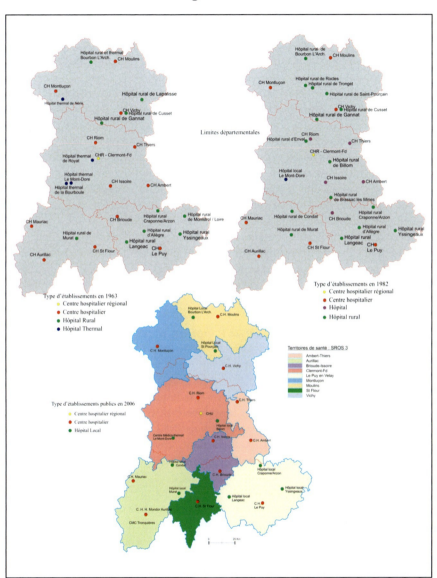

Source : Atlas d'Auvergne du service régional d'étude pour l'aménagement du territoire de l'Auvergne, 1983, *L'Auvergne en 113 cartes*, 1983 – ARH Auvergne, 2006. Réalisation : URCAM Auvergne, SBB.

préfectures des départements du Cantal et de la Haute-Loire, mais sensiblement différents de ceux d'Issoire, Brioude, Saint-Flour, Thiers ou Ambert. Les changements les plus importants en termes d'organisation hospitalière concerne les établissements du niveau inférieur, les établissements étant passés au fil du temps de la dénomination d'hôpital rural à celle d'hôpital local.

En 1963, il y avait quatorze hôpitaux ruraux ou thermaux, l'Allier et la Haute-Loire étant les mieux dotés. En 1982, ils étaient quinze mais la distribution avait changé avec notamment la fermeture des établissements de Lapalisse, Royat, La Bourboule et Monistrol-sur-Loire et l'ouverture de ceux de Saint-Pourçain, Tronget, Rocles, Enval, Brassac-les-Mines et Condat. Les ouvertures ne sont pas des créations *ex-nihilo* mais la promotion d'établissements classés auparavant comme sanatorium ou hospice. De même, les fermetures sont essentiellement des changements de statut, les hôpitaux locaux devenant des hospices. Dans la distribution de 1982, on ressent la volonté des pouvoirs publics de faire des hôpitaux locaux un outil de l'aménagement sanitaire. Ainsi, le cœur du Bocage bourbonnais qui n'était pas du tout desservi en 1963, se voit doté de trois établissements ; dans le Cantal, l'apparition de Condat correspond à la volonté de doter le Cézallier d'une unité, en complément de la clinique privée venant d'ouvrir à Riom-ès-Montagnes. L'unité de La Bourboule est reconvertie car trop proche de celle du Mont-Dore, de même pour l'hôpital thermal de Royat. Un hôpital local apparaît à Brassac en place des dispensaires et centres de soins liés à l'activité minière ; cette création est concomitante des arrêts des extractions et vise également la création d'emplois dans une zone où la question de la reconversion économique était sensible.

La carte actuelle ne fait que suivre les mêmes principes : les hôpitaux ruraux ont pris la dénomination d'hôpitaux locaux mais leur activité est restée la même. Ceux qui ont changé de statut sont devenus selon les cas des EHPAD (Allègre, Brassac, Gannat) ou des centres de moyens séjours (Enval). Le phénomène constaté par Valérie Jousseaume en Loire-Atlantique est identique en Auvergne, avec une concentration de l'activité hospitalière au niveau des villes moyennes. Le nombre d'hôpitaux locaux a diminué depuis 1982 et, actuellement, tous les territoires de santé n'en ont pas. Actuellement, ces établissements assurent en complément de l'activité de médecine des activités en soins de suite et de réadaptation.

Au total, la trame hospitalière de la région est un indicateur pertinent des recompositions territoriales et montre les phénomènes de concentration des activités en zones urbaines. Cette approche chrono-spatiale est aussi un des critères parmi d'autres permettant d'évaluer la desserte en professionnels de santé dans les campagnes auvergnates.

Ce chapitre a permis de se convaincre de la variété des territoires dans une approche de la santé. La multiplicité des exemples entraîne autant de pistes alimentant peu ou prou, notre problématique et laisse paraître un vaste champ des possibles. Par ailleurs, nous avons aussi pu déterminer nos contraintes spatiales, en particulier celles de la délimitation du territoire rural. Le choix d'une vision très élargie nous confère le plus de liberté possible et permet d'atteindre le niveau de précision souhaité. Ainsi on tient compte du fait que le système de soins n'a pas de limites géographiques strictes et que, nécessairement, on ne peut concevoir une santé du monde rural s'individualisant totalement de celle de la ville. La dialectique du local et du global reste essentielle : même les secteurs les plus isolés sont intégrés dans un système englobant un champ spatial nettement plus vaste. Un tel fonctionnement nous positionne nettement dans une démarche privilégiant les territoires de l'offre de soins plutôt que ceux de la demande. Mais dans ce jeu des échelles, on devine que la spécificité de cette offre en milieu rural mérite d'être nuancée.

Notes

1 - Tous les résultats détaillés sont consultables dans l'étude complète faite par l'OBRESA et publiée par la plate-forme régionale d'observation sanitaire et sociale de la DRASS Auvergne.
2 - INSEE, 2001, « Aires urbaines auvergnates en 1999 : délimitation et évolution », *Les Cahiers du Point économique de l'Auvergne*, n°83, 8 p.

Conclusion de la Première partie

Que conclure de cette première partie dont la vocation était de montrer toutes les dimensions de la problématique de l'offre de soins dans les campagnes auvergnates et de présenter les éléments méthodologiques fondamentaux ?

Tout d'abord, notre approche, à partir des gestionnaires du système de soin, ouvre une nouvelle dimension territoriale de recherche puisque, jusqu'à présent, l'Assurance Maladie n'a pas cherché à tirer profit de sa position pour avoir une vision géographique de l'offre de soins. Quoi qu'il en soit, la nécessité de cette réflexion territoriale s'impose et le géographe peut montrer les liens et les relations entretenus entre l'implantation de l'offre de soins et les structures et configurations des espaces géographiques.

Par ailleurs, nous avons pu constater que si, en principe, l'offre de soins en milieu rural est la même que celle des centres urbains, elle conserve certaines spécificités car elle est orientée vers des soins de niveau primaire. La ville est synonyme de spécialisation et les deux territoires fonctionnent de manière complémentaire depuis toujours. Il n'y a pas réellement de questionnement sur la concurrence entre les espaces, les soins de premiers recours induisant une accessibilité aisée incompatible avec des distances longues. Une originalité réside dans les perceptions de l'espace rural. Alors que l'on connaît un « désir de campagne » dans notre société citadine, ce qui explique, par exemple, une inversion des mouvements migratoires, le bilan est plus nuancé si l'on se tourne vers les professionnels qui redoutent un exercice trop isolé et pas toujours synonyme de qualité de vie. Enfin nous avons confirmé la justesse du choix de la région Auvergne où la diversité de milieux ruraux laisse entrevoir un champ de recherche complexe. Malgré une perception souvent négative de ces campagnes « fragiles », les évolutions récentes semblent contribuer à une « situation normale » des effectifs de professionnels de santé. Un exemple médian à une échelle moyenne est toujours utile dans une première approche. Parfois mieux dotée que des régions urbanisées du Nord de la France ou du Centre-Est, l'Auvergne offre ainsi un tissu assez dense de médecins généralistes mais surtout de dentistes, infirmiers ou masseurs. Les équipements se maintiennent, même si les processus contemporains ont favorisé les rangs supérieurs de la hiérarchie urbaine (villes moyennes, métropole régionale). Les perspectives demeurent inquiétantes compte tenu des structures par âge. Mais, il est temps d'analyser dans le détail la réalité des campagnes auvergnates en termes d'offre de soins.

Deuxième partie

L'OFFRE DE SOINS

DES CAMPAGNES AUVERGNATES :

UNE FRAGILITE NATURELLE ?

L'offre de soins en milieu rural est-elle fragile ? Quelles sont les menaces qui pèsent sur elle dans certains territoires et particulièrement dans les campagnes à faibles densités ? Existe-t-il un parallèle entre fragilité du milieu et fragilité de l'offre de soins ? Quel est le poids de l'accès « physique » aux soins dans l'idée de fragilité du milieu rural ? Milieu rural signifie-t-il un accès « physique » aux soins plus difficile ? Comment la fragilité de l'offre est-elle compensée par une adaptation des professionnels ? Compter les professionnels de santé représente l'étape fondamentale dans la mesure de l'offre de soins, mais elle ne saurait être suffisante.

C'est ainsi que nous allons tenter de dresser un état des lieux de la réalité des campagnes auvergnates en termes d'offre de soins. Trois étapes semblent se dessiner, la première doit permettre de dénombrer les professionnels de santé en tenant compte de toutes les dimensions possibles ; l'objectif étant d'évaluer si les campagnes auvergnates ont assez de professionnels de santé. Ensuite, nous tenterons de nuancer les premiers résultats d'effectifs en intégrant la question de l'âge des professionnels et implicitement celle du renouvellement des générations. Enfin, nous nous attarderons sur l'activité des professionnels de santé, afin de compléter les résultats bruts et de sortir du raisonnement binaire, « un médecin équivaut à une offre ». Cette évolution dans le raisonnement va sans aucun doute nuancer les premiers résultats et permettra de laisser poindre une image plus juste de l'offre de soins des campagnes auvergnates qui risque de présenter plus de signes de fragilité.

Chapitre 4

LES CAMPAGNES AUVERGNATES COMPTENT-ELLES ASSEZ DE PROFESSIONNELS DE SANTE ?

Compter les professionnels de santé et mesurer l'offre de soins sont deux choses différentes. En effet, il est impossible d'affirmer sans risque d'erreur qu'un professionnel de santé équivaut mathématiquement à une offre de soins. Néanmoins, on ne peut négliger de comptabiliser les différents professionnels et de multiplier les comparaisons entre métiers et entre territoires. Cette première étape sera le socle, nécessaire mais non suffisant, de toute réflexion plus fine permettant d'obtenir une vision de l'offre de soins allant au-delà d'un simple dénombrement. Cette démarche conduit à présenter toutes les composantes de l'offre de soins mais surtout à lui donner ses dimensions territoriales. Ainsi, à partir de constats au demeurant assez simples, par exemple en examinant les dessertes de professionnels et les densités de population, nous pourrons élaborer des pistes pour construire des indicateurs plus complexes permettant la synthèse nécessaire afin d'évaluer la fragilité des territoires en termes d'offre de soins.

I - L'offre de soins auvergnate : les grands axes

La base de données la plus adaptée à notre démarche est celle de l'Assurance Maladie ; les effectifs sont issus d'une extraction de la base de données ERASME au 31 décembre 2006. Tous les types de professionnels ont été retenus dans le domaine médical et paramédical, du moment où ils ont exercé en 2006 une activité en libéral, y compris à temps partiel et que leurs honoraires ont dépassé un euro. Les professionnels ayant cessé leur activité durant l'année 2006 ne sont pas comptabilisés. Les cabinets secondaires sont intégrés dans les effectifs, un professionnel ayant deux cabinets est comptabilisé deux fois ; l'offre réelle sur le territoire étant ainsi représentée plus justement. Le concept de cabinet secondaire et son emprise territoriale seront détaillés ultérieurement. En définitive, si l'activité des professionnels n'est certes pas prise en compte, ceux à faible activité sont donc inclus, ce qui donne une vision d'ensemble des effectifs au niveau régional et départemental.

Les données brutes restent le préalable à toute réflexion mais elles apparaissent rapidement insuffisantes, et il devient nécessaire d'examiner les statistiques d'un point de vue relatif en les mettant en perspective avec d'autres repères sociodémographiques.

A - La répartition des effectifs par métiers

1 - Au niveau régional

La répartition des professionnels de santé par métier (Fig. 52 et tab. 17) montre, au niveau régional, un partage conforme aux tendances connues ; les médecins et plus particulièrement les généralistes sont les plus représentés. En seconde et troisième positions, arrivent les infirmiers et les masseurs-kinésithérapeutes. Les médecins spécialistes sont moins nombreux que les médecins généralistes (14,2 % contre 20,2 %). Le noyau des professionnels de premier recours (les médecins généralistes, les infirmiers, les masseurs-kinésithérapeutes) apparaît ainsi nettement. Le domaine de la santé emploie en Auvergne, dans son versant libéral, plus de six mille six cents personnes en 2006.

Tab. 17 - Répartition des effectifs de professionnels de santé en Auvergne au 31/12/06 par type

	Auvergne	
	N	%
Médecins généralistes	1 337	20,2
Médecins spécialistes	941	14,2
Infirmiers	1 286	19,5
Masseurs kinésithérapeutes	1 132	17,1
Autres professions paramédicales	391	5,9
Chirurgiens-dentistes	835	12,6
Pharmacies	588	8,9
Laboratoires d'analyses médicales	66	1,0
Sages-femmes	35	0,5

Source : CNAMTS-Erasme au 31/12/2006.

Les résultats sont complexes en comparaison avec les résultats nationaux. On remarque que l'Auvergne dispose, d'une part, de médecins spécialistes moins nombreux, mais, d'autre part, d'une proportion plus grande de masseurs-kinésithérapeutes et d'infirmiers. Au sommet des effectifs, un professionnel de santé sur cinq en Auvergne est un médecin généraliste libéral (20,2 %) ; à l'opposé, les sages-femmes libérales, au nombre de 35, représentent 0,5 % du total des professionnels de santé auvergnats. Ces dernières exercent plus aisément en établissement. En effet, en France, le suivi des grossesses et des accouchements a

Les campagnes auvergnates comptent-elles assez de professionnels de santé ?

Fig. 52 - Répartition des effectifs de professionnels de santé en Auvergne au 31/12/06 par type

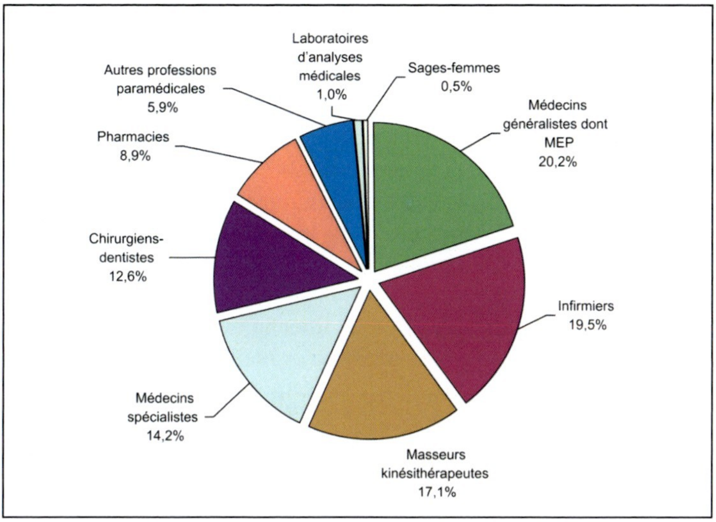

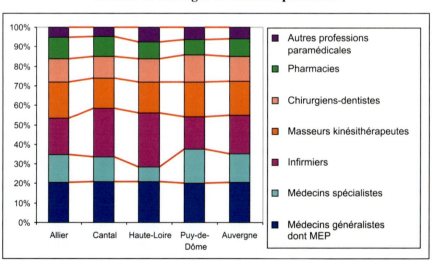

Source : CNAMTS-ERASME au 31/12/2006.

Fig. 53 - Répartition des effectifs de professionnels de santé en Auvergne au 31/12/06 par métier

Pour plus de lisibilité et étant donné les faibles effectifs, les sages-femmes et les laboratoires d'analyses médicales n'ont pas été intégrés au graphique. * MEP : Médecins à exercice particulier.
Source : CNAMTS-Erasme au 31/12/2006.

lieu le plus souvent en milieu hospitalier. L'exercice libéral de ce métier reste très minoritaire par rapport à la part salariée, avec seulement 10 % des professionnels (en 2006, au total, tous types d'exercices confondus, 341 sages-femmes travaillaient en Auvergne[1]).

Selon le même principe, la majorité des infirmiers travaille dans les établissements et est salariée. L'Auvergne compte plus de 9 500 infirmiers, tous types d'exercices confondus en 2006[2]. Une enquête nationale conduite en 2005[3] confirmait cette tendance en montrant que, au niveau national, les infirmiers sont les professions paramédicales dont les effectifs exerçant en libéral sont proportionnellement les plus faibles[4]. La proportion est inversée avec des métiers comme les masseurs-kinésithérapeutes, les orthoptistes et les orthophonistes (Tab. 18).

Tab. 18 - Part des effectifs libéraux en Auvergne chez certains auxiliaires médicaux

	Infirmier	Masseur-kinésithérapeute	Orthoptiste	Orthophoniste
Part des effectifs libéraux	15,6 %	75,8 %	79,5%	78,5 %

Source : Assurance Maladie, 2005.

Dans ce recensement, soixante-six laboratoires d'analyses médicales sont comptés ; l'offre est donc réduite puisqu'elle ne dénombre que les établissements à proprement dit et pas les médecins et les pharmaciens biologistes professionnels de santé. Pour cette offre de soins, tout comme les pharmacies, il est plus pertinent de recenser les établissements « physiques » plutôt que les professionnels.

En effet, l'investissement indispensable pour ces structures est aujourd'hui conséquent ; le plus souvent, plusieurs médecins biologistes ou pharmaciens biologistes s'associent pour créer un laboratoire d'analyses et, depuis quelques années, on peut constater des mises en réseau de ces laboratoires formant des grands groupes répartis sur le territoire auvergnat, tendance présente aussi au niveau national. Cette concentration est corrélée à la modernisation des technologies d'analyses. Les examens les moins fréquents, demandant une hyper spécialisation (ex. : l'hormonologie ou les diagnostics prénataux, etc.), sont concentrés en un même lieu pour réduire les coûts. La mise en commun des fichiers des patients et des réseaux informatiques permet d'offrir le même niveau d'offre de soins dans tous les établissements, de réduire les coûts d'exploitation et d'assurer un meilleur suivi des malades (par exemple, l'historique des résultats des analyses précédentes est accessible dans tout le réseau de laboratoires, ce qui permet une meilleure approche de l'évolution des pathologies des patients). Ce travail en réseau est ancien pour les laboratoires, il était usuel de transmettre les prélèvements pour les examens les plus rares vers Paris ou Lyon (notamment vers les Instituts Pasteur ou les grands hôpitaux). Aujourd'hui, le nombre d'examens praticables en Auvergne est de plus en plus important. Clermont sert de pivot et plusieurs laboratoires implantés dans le reste de la région sont associés à des structures clermontoises (ex : établissements d'Issoire, Thiers, Lempdes, etc.). Cette évolution remet en perspective l'idée d'offre car, pour cette branche de l'offre de soins, il n'est pas nécessaire, avec les moyens modernes de communication, que le lieu de prélèvement et le lieu d'analyse soient identiques. Le réseau de soins se construit avec des relais, ces derniers sont démultipliés à un niveau fin. L'infirmier assure la prise de sang de son patient, il dépose à la pharmacie du chef-lieu le prélèvement, le laboratoire le collecte et procède à l'analyse dans son établissement, il transmet les résultats au médecin traitant via une messagerie Internet sécurisée. L'offre de soins est assurée sans présence physique de professionnels. Cette réalité fait poindre les réflexions entourant les relations « physiques » à venir entre soignants et soignés.

Néanmoins, une telle organisation n'est pas envisageable pour tous les professionnels de santé car tous les diagnostics médicaux ne peuvent être dématérialisés, et ils impliquent nécessairement des êtres humains. Les projets de télémédecine, qui tentent de se développer, avec une certaine difficulté, essayent de visualiser dans quelle proportion l'offre de soins peut-être relayée à distance. Les interrogations sur la démographie médicale incitent fortement aux réflexions dans cette direction ; mais il est encore complexe d'évaluer la marge de manœuvre existant dans ce domaine. Plusieurs expérimentations sont en cours actuellement au niveau national et aussi dans notre région, par exemple autour des thèmes de la périnatalité.

2 - Au niveau départemental

La répartition des professionnels de santé par métier varie selon les départements auvergnats à l'exception des médecins généralistes dont la représentation est constante dans toute la région, soit environ 20 %, valeur proche des résultats nationaux (Tab. 19).

Les différences apparaissent pour les autres professions, médecins spécialistes et infirmiers particulièrement. Ainsi, le Puy-de-Dôme concentre les médecins spécialistes (17 %), l'Allier se place en seconde position avec 13,8 %, résultat proche de celui du Cantal 12,5 %. La plus faible représentation est en Haute-Loire avec les médecins spécialistes qui équivalent à seulement 7,3 % des professionnels de santé libéraux ; *a contrario*, dans ce département, la part des infirmiers libéraux est supérieure de près de huit points à la part régionale et de onze points aux résultats du Puy-de-Dôme (27,4 %). Masseurs-kinésithérapeutes, chirurgiens-dentistes et autres professions paramédicales connaissent une répartition plus uniforme entre les quatre départements. De même, par l'effet uniformisant du *numerus clausus* à l'installation, les pharmacies tiennent une part constante dans l'offre de soins (entre 8 et 10 %) (Fig. 53, p. 213).

Tab. 19 - Effectifs de professionnels de santé auvergnats par département et par métier

	Allier		Cantal		Haute-Loire		Puy-de-Dôme		Auvergne	
	N	%	N	%	N	%	N	%	N	%
Médecins généralistes	336	20,3	149	20,5	210	20,8	642	19,9	1 337	20,2
Médecins spécialistes	228	13,8	91	12,5	74	7,3	548	17,0	941	14,2
Infirmiers	304	18,4	179	24,6	276	27,4	527	16,4	1 286	19,5
Masseurs kinésithérapeutes	307	18,6	113	15,5	158	15,7	554	17,2	1 132	17,1
Autres professions paramédicales	86	5,2	35	4,8	74	7,3	196	6,1	391	5,9
Chirurgiens-dentistes	190	11,5	79	10,9	118	11,7	448	13,9	835	12,6
Pharmacies	178	10,8	72	9,9	88	8,7	250	7,8	588	8,9
Laboratoires d'analyses médicales	19	1,1	7	1,0	7	0,7	33	1,0	66	1,0
Sages-femmes	5	0,3	3	0,4	4	0,4	23	0,7	35	0,5

Source : ERASME au 31/12/2006.

D'une manière générale, le Puy-de-Dôme, par son caractère plus urbain, par le poids de la métropole clermontoise, concentre les professionnels de santé les plus spécialisés, du domaine médical et paramédical. L'Allier, du fait de la présence de ses trois pôles urbains, connaît des données se rapprochant des normes régionales, cette trame urbaine joue donc un rôle structurant similaire à la métropole régionale.

B - Le lien entre offre de soins et démographie à l'échelle départementale

Au-delà des chiffres bruts de l'offre de soins, il est intéressant de voir comment se partagent les effectifs des professionnels de santé selon les territoires, tout d'abord d'un point de vue macroscopique en s'attachant au maillage départemental, ensuite en montrant la répartition de l'offre selon les types de territoires et particulièrement en milieu rural.

1 - Les effectifs par département

La distribution de l'offre de soins ne suit pas nécessairement le poids démographique de chaque département. Le tableau 20 présente la part des professionnels de santé par métiers dans les quatre départements en comparaison de la répartition démographique.

Tab. 20 - Effectifs et part de professionnels de santé auvergnats par départements

	Allier		Cantal		Haute-Loire		Puy-de-Dôme		Auvergne
Médecins généralistes	323	25,4 %	143	11,3 %	206	16,2 %	599	47,1 %	1 271
Médecins MEP	13	19,7 %	6	9,1 %	4	6,1 %	43	65,2 %	66
Médecins spécialistes	228	24,2 %	91	9,7 %	74	7,9 %	548	58,2 %	941
Infirmiers	304	23,6 %	179	13,9 %	276	21,5 %	527	41,0 %	1 286
Masseurs kinésithérapeutes	307	27,1 %	113	10,0 %	158	14,0 %	554	48,9 %	1 132
Autres professions paramédicales	86	22,0 %	35	9,0 %	74	18,9 %	196	50,1 %	391
Chirurgiens-dentistes	190	22,8 %	79	9,5 %	118	14,1 %	448	53,7 %	835
Pharmacies	178	30,2 %	72	12,2 %	88	14,9 %	250	42,5 %	588
Laboratoires d'analyses médicales	19	28,7 %	7	10,6 %	7	10,6 %	33	50,0 %	66
Sages-femmes	5	14,3 %	3	8,6 %	4	11,4 %	23	65,7 %	35
Population INSEE		26 %		12 %		16 %		46 %	

Source : CNAMTS-Erasme au 31/12/2006.

La figure 54 visualise la différence en points entre le poids de chaque type de professionnel de santé sur son effectif régional et le poids démographique de chaque département par rapport à la masse de la population auvergnate. Très nettement, il apparaît que le Puy-de-Dôme est « suréquipé » en professionnels de santé par rapport aux autres départements si l'on considère sa masse de population. A contrario, les trois autres départements semblent moins bien desservis, la Haute-Loire est le département où l'offre est la plus éloignée de la moyenne. Le Cantal, connaît une situation déficitaire mais plus proche des moyennes régionales (autour de deux points pour la plupart des types de professionnels de santé). L'Allier présente une situation plus contrastée avec des variations tant positives que négatives à la valeur absolue assez marquée.

Les médecins généralistes sont les professionnels répartis de façon la plus homogène à l'échelle des départements, l'écart à la moyenne est faible (moins de 1 point), les résultats suivent donc la répartition des habitants. Les médecins MEP (Médecins à Exercice Particulier) et les médecins spécialistes reflètent des tendances similaires avec une forte représentation dans le Puy-de-Dôme et une moindre dans les trois autres départements, notamment en Haute-Loire où l'écart est très sensible. Paradoxalement, la distribution des pharmacies ressemble le

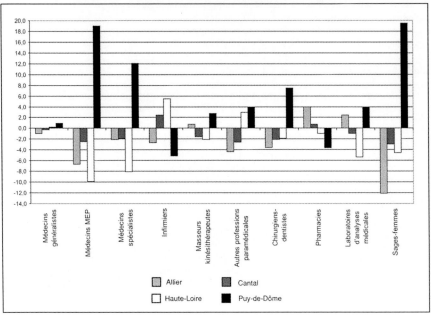

Fig. 54 - Comparaison de la répartition des effectifs de professionnels de santé par rapport à la répartition de la population totale en Auvergne (en points)

Source : CNAMTS-ERASME au 31/12/2006.

moins aux autres professions de santé, alors que l'ouverture d'officines est directement liée à des seuils populationnels. Les pharmacies dans l'Allier semblent en surnombre (part supérieure de 4 points), tandis que le Puy-de-Dôme apparaît avec une offre moindre (moins 4 points). Cantal et Haute-Loire comptent un nombre d'officines corrélé à leur démographie. L'exode rural massif du département bourbonnais explique en partie le nombre élevé de pharmacies, qui correspond au poids démographique des communes dans les années 1960 et 1970 et non à celui d'aujourd'hui, sans compter sur la grande taille moyenne des communes. Actuellement, les valeurs seuils nécessaires à l'attribution d'une autorisation d'ouverture ne seraient pas atteintes. A l'opposé, la situation du Puy-de-Dôme et le fort essor démographique de l'agglomération de Clermont-Ferrand, n'ont en proportion pas influencé de nouvelles ouvertures d'officines ; ils ont certainement plus contribué au développement des officines déjà existantes (agrandissement des surfaces, augmentation des équipes, etc.). Les résultats pour les sages-femmes et les forts écarts constatés sont liés à la méthode de construction statistique sur des petits nombres et non pas à une situation de carence très marquée, d'autant que nous avons évoqué auparavant le faible poids de cette profession dans le domaine libéral.

La profession d'infirmière est la plus sous-représentée dans le Puy-de-Dôme et la plus surreprésentée en Haute-Loire. Ce paradoxe ne trouve pas réellement d'explication à grande échelle, la situation doit être examinée à un niveau plus fin. Il est de tradition d'évoquer le rôle important du catholicisme dans le Velay, la tradition des « sœurs de village » ou « béates » et le poids des couvents de religieuses. Le rôle des « béates » a été bien analysé par les ethnologues (Vincent, 1983) ou les géographes (Arbos, 1953). L'essor de l'enseignement public sous la Troisième République explique leur « reconversion » vers les soins aux malades présentés comme la principale tâche après la responsabilité religieuse ou éducative. Pour J.-F. Vincent (1983), la « sœur » de village « connaissait et utilisait des simples, en tisanes dont elle avait le secret de fabrication. Grâce à la sœur, on ne faisait pas appel au docteur pour les petites maladies. Avec le développement de la médecine, elle avait appris à faire des piqûres, sans pour cela passer le diplôme d'infirmière ». En Haute-Loire, la plus faible représentation des professionnels de santé et particulièrement celle des spécialistes ne doit pas conduire à dresser un bilan négatif de l'offre de soins, *a priori*. En effet, ces chiffres globaux, dont l'aire de référence est délimitée par des frontières administratives masquent une réalité : l'influence de l'agglomération stéphanoise sur tout l'est du département. Les populations les plus nombreuses vivent sur le plateau yssingelais sous influence directe de Saint-Etienne dont l'offre de services peut être comparée à celle de Clermont-Ferrand.

2 - La desserte départementale

Dans l'analyse de l'offre, la notion de desserte est un indicateur dont les différentes instances sont friandes, mais l'usage montre qu'il faut l'utiliser avec précaution et construire les analyses avec soin car les risques de contresens sont réels. En effet, comme tout ratio, il faut tenir compte à la fois du numérateur et du dénominateur pour évaluer le degré de développement de l'offre, particulièrement à niveau territorial fin. Un résultat de desserte élevé peut être dû à une offre nombreuse mais aussi à une population faible ; le commentaire explicatif n'est pas le même. Cette situation, comme nous le verrons avec les différentes cartographies, se retrouve assez fréquemment en Auvergne.

Usuellement, la desserte en offre de soins se calcule pour cent mille habitants, les résultats apparaissent plus lisibles et n'ont pas trop de décimales pour être manipulés. Il arrive aussi de trouver, dans la littérature, des dessertes calculées pour cinq mille habitants, notamment pour les médecins généralistes. Cette base de calcul est lisible pour les professions à effectifs conséquents mais donne des résultats pas toujours évidents à manipuler avec les professions plus rares car les valeurs sont alors inférieures à 1 et il faut travailler avec plusieurs décimales. Nous comparons les dessertes de tous les professionnels de santé et nous travaillerons donc avec un dénominateur égal à cent mille habitants. La valeur des dessertes varie selon les départements auvergnats et entre les différentes sortes de professionnels (Tab. 21).

**Tab. 21 - Desserte des principales professions de santé
pour 100 000 habitants par départements**

	Allier	Cantal	Haute-Loire	Puy-de-Dôme	Auvergne
Médecins généralistes dont MEP	93,7	94,8	98,5	99,1	**97,1**
Médecins spécialistes	66,1	60,4	35,4	90,7	**71,9**
Infirmiers	88,2	118,7	132,0	87,2	**98,3**
Masseurs kinésithérapeutes	89,1	74,9	75,6	91,7	**86,5**
Autres professions paramédicales	24,9	23,2	35,4	32,4	**29,9**
Chirurgiens-dentistes	55,1	52,4	56,4	74,1	**63,8**
Pharmacies	31,9	24,8	66,5	76,0	**44,9**
Laboratoires d'analyses médicales	3,4	2,4	5,3	10,0	**5,0**
Sages-femmes	1,5	2,0	1,9	3,8	**2,7**

Source : CNAMTS-ERASME au 31/12/2006, INSEE.

Les résultats de la desserte des différents professionnels de santé dans les départements auvergnats confirment la concentration de l'offre de soins dans le département le plus urbain, le Puy-de-Dôme, à l'exception des infirmiers.

3 - Commentaires sur l'ancienneté du recensement

Actuellement, toutes les réflexions statistiques conduites en corrélation avec des résultats démographiques sont biaisées par l'ancienneté du recensement de la population effectué par l'INSEE. En effet, les derniers chiffres opposables en termes de population datent de 1999 et les prochains ne seront pas disponibles avant mi-2009 ; pour l'instant, les données les plus récentes ne sont que partielles. Elles sont certainement très proches de la réalité mais il est apparu délicat de les utiliser pour notre réflexion ; de plus, si elles existent à l'échelon départemental, elles ne sont pas disponibles au niveau communal puisque toutes les communes auvergnates n'ont pas été recensées. On n'a donc pas souhaité utiliser des bases différentes selon le niveau territorial de réflexion, pour garder une continuité entre résultats communaux et départementaux.

Le tableau 22 présente la marge d'erreur des résultats liée à l'ancienneté du recensement de la population, à partir des estimations fournies par l'INSEE pour l'année 2004.

Tab. 22 - Effectifs de population et marge d'erreur sur le calcul de la desserte liée à l'ancienneté du recensement de population

	Effectifs de population		Evolution entre 1999 et 2004
	1999	2004*	
Allier	344 721	342 000	-0,79 %
Cantal	150 778	151 000	0,15 %
Haute-Loire	209 113	217 000	3,77 %
Puy-de-Dôme	604 266	621 000	2,77 %
Auvergne	**1 308 878**	**1 331 000**	**1,69 %**

*Estimation INSEE à partir des résultats partiels de recensement de population.
Source INSEE.

Fig. 55 - Exemple de marge d'erreur pour le calcul de la desserte en offre de soins selon les données populationnelles choisies : les médecins généralistes et les infirmiers

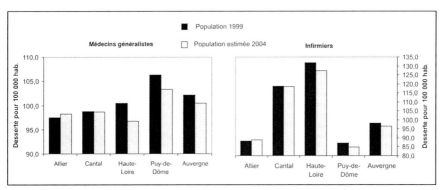

Source : INSEE.

Le Cantal connaît un certain maintien de ses effectifs (+ 0,15 %), les analyses seront proches de la réalité. L'Allier a perdu 0,79 % de sa population, donc on peut considérer que les résultats de 1999 sont légèrement surestimés. Haute-Loire et Puy-de-Dôme ont vu un net essor démographique, respectivement +2,77 % et +3,77 %. En conséquence, il faudrait relativiser le « suréquipement » du Puy-de-Dôme par rapport aux autres départements auvergnats et surévaluer les « carences » de la Haute-Loire dans la plupart des professions de santé.

L'approche départementale semble insuffisante et il faudrait approfondir à niveau fin les raisons de ces évolutions et si elles induisent ou non des réorganisations à l'intérieur des territoires départementaux. Par exemple, il semblerait logique que la hausse de population en Haute-Loire soit concentrée dans l'aire d'influence stéphanoise ou ponote et non en Margeride déjà vidée par l'exode rural. Seuls les résultats détaillés, lorsqu'il seront disponibles, pourront permettre un travail précis. La figure 55 visualise la marge d'erreur dans le calcul de la desserte. A titre d'exemple, seuls les infirmiers et les médecins généralistes ont été sélectionnés.

Comme nous l'avons évoqué précédemment, les variations les plus sensibles apparaissent pour les départements du Puy-de-Dôme et de la Haute-Loire. Néanmoins, il faut relativiser ce biais et ne pas douter de la pertinence des résultats que nous exploitons. L'Auvergne est une région peu peuplée au niveau national et, globalement, les écarts entre 1999 et 2004 ne peuvent pas induire une analyse qui se serait complètement inversée sur cette période.

C - Offre de soins en Auvergne, le partage inégal entre monde urbain et milieu rural

1 - Les effectifs de professionnels de santé corrélés au poids démographique ?

La répartition des professionnels de santé selon le type de territoire est révélatrice d'inégalités. La nomenclature des territoires est celle adoptée par l'INSEE (cf. Partie 1, Chapitre 3, B, 1), elle a été exposée précédemment. Quatre sortes de zones existent : les pôles urbains, les aires périurbaines, les pôles ruraux et le milieu rural. La comparaison de la distribution des effectifs de professionnels avec celle de la population générale affirme certaines vérités déjà plus ou moins pressenties. En matière de santé et de concentration des effectifs, la prépondérance du milieu urbain est incontestable.

La répartition des effectifs globaux selon les territoires et la desserte en professionnels de santé montre la même tendance lorsqu'on les lie au poids démographique des territoires (Tab. 24).

La figure 56 vient compléter le tableau sur la répartition des effectifs (Tab. 23) puisqu'elle permet d'exposer, grâce à l'écart à la moyenne régionale, les disparités entre les territoires et les professionnels de santé.

Les résultats le prouvent, les professionnels de santé se concentrent en majorité dans les pôles urbains et les couronnes périurbaines, plus de 70 % en Auvergne en 2006 pour 66 % de la population. Le même gradient se retrouve entre pôles urbains et zones périurbaines et entre pôles ruraux et zones rurales. Cependant, cette donne globale cache certaines disparités et des écarts prononcés pour certains métiers, par exemple les médecins spécialistes.

La médecine spécialisée se confirme être l'apanage de la ville. En Auvergne, 92,3 % des spécialistes y sont installés, à l'opposé seulement 56 d'entre eux, soit 6 %, sont en pôles ruraux et milieu rural ; ce chiffre est « gonflé » par le thermalis-

Tab. 23 - Effectifs et répartition des professionnels de santé auvergnats par type d'espace

	Pôles urbains		Périurbain		Pôles ruraux		Rural	
	Effectifs	%	Effectifs	%	Effectifs	%	Effectifs	%
Médecins généralistes	630	49,6	219	17,2	150	11,8	272	21,4
Médecins MEP*	44	66,7	8	12,1	3	4,5	11	16,7
Médecins spécialistes	869	92,3	16	1,7	41	4,4	15	1,6
Infirmiers	591	34,3	193	23,2	120	10,8	228	31,7
Masseurs kinésithérapeutes	441	52,2	298	17,0	139	10,6	408	20,1
Autres professions paramédicales	260	66,5	40	10,2	58	14,8	33	8,4
Chirurgiens-dentistes	486	58,2	113	13,5	107	12,8	129	15,4
Pharmacies	254	43,2	105	17,8	2	12,2	57	26,7
Laboratoires d'analyses médicales	43	65,1	5	7,5	16	24,2	2	3
Sages-femmes	27	77,1	2	6,7	3	8,6	3	8,6
Population INSEE	557 762	42,6	290 214	22,1	132 175	10,1	328 727	25,1

*MEP : Médecins à exercice particulier. Source : CNAMTS-ERASME au 31/12/2006.

Tab. 24 - Desserte des principales professions de santé pour 100 000 habitants par types du territoire pour la région Auvergne

	Pôles urbains	Périurbain	Pôles ruraux	Rural	Ensemble des territoires
Médecins généralistes	112,95	75,46	113,49	82,74	97,11
Médecins spécialistes	155,80	5,51	31,02	4,56	71,89
Infirmiers	79,07	102,68	105,16	124,12	98,25
Masseurs kinésithérapeutes	105,96	66,50	90,79	69,36	86,49
Autres professions paramédicales	46,61	13,78	43,88	10,04	29,87
Chirurgiens-dentistes	87,13	38,94	80,95	39,24	63,80
Pharmacies	45,54	36,18	54,47	47,76	44,92
Laboratoires d'analyses médicales	7,71	1,72	12,11	0,61	5,04
Sages-femmes	4,84	0,69	2,27	0,91	2,67

Source : CNAMTS-Erasme au 31/12/2006.

Fig. 56 - Ecart à la moyenne des dessertes en offre de soins selon la nature des territoires

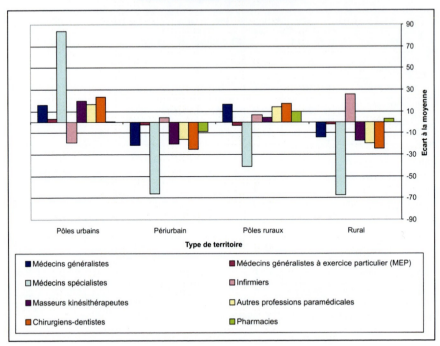

Source : INSEE, CNAMTS.

me auvergnat implanté en zone rurale dans des bourgs qui accueillent des spécialistes de façon pérenne (ex. : Bourbon-l'Archambault, Chaudes-Aigues, Le Mont-Dore, etc.) et par la présence de certains cabinets secondaires dans des petits bourgs-centres, Riom-ès-Montagnes par exemple. L'écart entre les deux territoires est tellement signifiant qu'aucun commentaire n'est nécessaire. Néanmoins, on peut nuancer en évoquant l'existence de permanences de certains médecins spécialistes en zone rurale, dans les hôpitaux locaux mais en exercice libéral. Par exemple, Le Mont-Dore accueille au sein de son établissement, toutes les semaines, plusieurs médecins spécialistes pour des consultations privées. Quatre dermatologues installés dans l'agglomération clermontoise ou à Issoire viennent une demi journée par semaine une fois par mois pour recevoir des patients. L'offre est présente mais invisible dans les systèmes informationnels. Ces professionnels n'apparaissent pas dans nos statistiques car, officiellement, ces consultations ne correspondent pas à un cabinet secondaire. Pour ces professions, la desserte passe de plus de 155 pour cent mille habitants en ville à moins de cinq pour le milieu rural.

En dehors des médecins spécialistes, il faut noter pour les professions paramédicales « spécialisées » (orthophonistes, orthoptistes, pédicures, etc.), les laboratoires d'analyses médicales et les sages-femmes que, au-delà de la concentration en milieu urbain « classique », on note une présence significative dans les pôles ruraux ; celle-ci étant parfois supérieure à celle des secteurs périurbains. Au-delà de ces remarques, la zone rurale proprement dite est sous-équipée par rapport à son poids démographique.

Assez logiquement, les pharmacies suivent une distribution régulière, influence incontestable du *numerus clausus*. Cette répartition territoriale porte les traces de l'évolution démographique de notre société et on ressent nettement que la politique de régulation des ouvertures d'officines s'est mise en place avant les grandes périodes de modernisation. Ainsi, on constate aujourd'hui une légère surreprésentation des pharmacies dans les pôles ruraux et le milieu rural par rapport à la population actuelle (38,9 % des pharmacies pour 35,2 % de la population de 1999) et une sous-représentation dans les zones périurbaines (17,8 % contre 22,1 %) dont la croissance démographique fut rapide.

Les chirurgiens-dentistes et les masseurs-kinésithérapeutes ont des comportements assez similaires, globalement leur répartition suit les tendances démographiques, avec une nette surreprésentation en pôles urbains (10 à 16 points au-dessus de la moyenne), mais avec une homogénéité entre les trois autres types de territoires, soit une présence marquée en zone rurale.

Enfin, les infirmiers sont les professionnels de santé les plus représentés en zone rurale, avec un taux de 31,7 % ; cette proportion est proche de celle du milieu urbain (34,3 %) où, par contre, on note un écart négatif. Pour les deux autres secteurs, les taux correspondent à ceux de distribution générale de la population. La profession d'infirmier exige des déplacements auprès de la clientèle, l'implantation locale est donc prépondérante, la proximité jouant un rôle fondamental.

Il ne faudrait pas oublier de relever la situation particulière des territoires périurbains qui, assez paradoxalement, ne sont pas dans une situation plus favorable que les zones rurales en termes d'offre de soins ceci malgré leur proximité de la ville. Les habitudes d'installation des professionnels de santé près de la « ville-hôpital » ne sont pas un mythe ; même elles apparaissent comme bien ancrées dans les usages actuels. Les tropismes anciens fonctionnent encore malgré les essors démographiques et les potentiels de développement démographique des milieux périurbains.

2 - Une offre de soins variant selon les territoires

Si on examine, la desserte pour cent mille habitants des professionnels de santé dans les secteurs ruraux (pôles ruraux et zone rurale) de chaque département, peu de différences apparaissent avec les conclusions tirées de l'analyse des données départementales. Ainsi, la Haute-Loire apparaît avec une forte desserte en infirmiers en milieu rural alors que l'espace rural de l'Allier connaît des chiffres plus faibles (150 en Haute-Loire contre 96 dans l'Allier). L'offre en généralistes reste homogène entre les départements, y compris pour les zones rurales.

Les pôles ruraux présentent plus d'hétérogénéité en matière d'offre entre les départements mais, incontestablement, ces résultats sont sous influence de la méthode INSEE et de l'organisation territoriale des départements auvergnats. Avec ses trois villes de taille moyenne, l'Allier compte des pôles ruraux à l'influence moindre (par exemple Saint-Pourçain-sur-Sioule, pourtant petite ville) en comparaison de ceux du Cantal ou de la Haute-Loire : Saint-Flour et Mauriac sont sous-préfectures et classés comme pôles ruraux tout comme Brioude ou Yssingeaux en Haute-Loire. La hiérarchie administrative et géographique n'a pas toujours influencé la nomenclature INSEE.

Fig. 57 - Comparaison de la desserte des principaux professionnels de santé en zone rurale

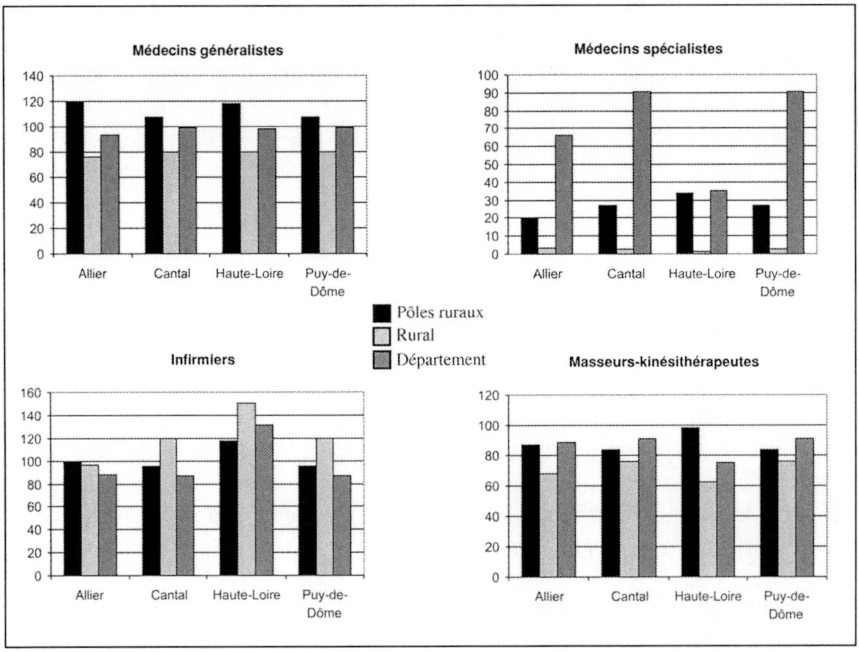

Source : CNAMTS-ERASME au 31/12/2006.

En conclusion, les disparités au sein même du milieu rural ne sont pas réellement perceptibles à l'échelon du département. L'examen doit s'établir à un

Les campagnes auvergnates comptent-elles assez de professionnels de santé ?

	Médecins généralistes	Médecins spécialistes	Infirmiers	Masseurs kinés.	Autres professions paramédicales	Pharmacies	Chirurgiens-dentistes
Allier							
Pôles ruraux	118,6	19,7	98,8	87,5	28,2	62,1	67,7
Rural	76,3	3,2	96,7	67,7	6,4	50,5	34,3
Σ	93,7	66,1	88,1	89	24,9	51,6	55,1
Cantal							
Pôles ruraux	107,6	26,9	95,6	83,7	29,8	50,8	92,67
Rural	79,6	2,49	119,5	75,9	9,9	44,1	52,2
Σ	99,1	90,6	87,2	91,6	32,4	72,5	74,1
Haute-Loire							
Pôles ruraux	117,7	33,6	117,7	98,7	60,9	62,1	75,6
Rural	80,3	1,3	150,3	62,2	18,1	33,3	33,7
Σ	98,5	35,3	131,9	75,5	35,3	25,5	56,4
Puy-de-Dôme							
Pôles ruraux	107,6	26,9	95,6	83,7	29,8	50,8	92,6
Rural	79,6	2,4	119,5	75,9	9,9	44,1	52,2
Σ	99,1	90,6	87,2	91,6	32,4	72,5	74,1
Auvergne							
Pôles ruraux	113,4	31,0	105,1	90,7	43,8	54,4	80,9
Rural	82,7	4,5	124,1	69,3	10,0	47,7	39,2
Σ	97,1	71,8	98,2	86,4	29,8	44,9	63,8

S= desserte pour 100 000 habitants du département. Source : CNAMTS-ERASME au 31/12/2006.

Tab. 25 - Desserte des principales professions de santé pour 100 000 habitants par type du territoire pour les quatre départements auvergnats

niveau plus fin en induisant une exploitation cartographique des données sur la desserte en offre de soins.

3 - Quelles places pour les spécialistes dans les campagnes auvergnates ?

Les médecins spécialistes sont concentrés dans les pôles urbains auvergnats à près de 90 % (Tab. 26). En zone rurale, les installations sont liées au thermalisme (La Bourboule, Le Mont-Dore, Chaudes-Aigues ou Bourbon-l'Archambault) ou à la présence d'un petit établissement hospitalier (Riom-ès-Montagnes, Chambon-sur-Lignon). Par ailleurs, beaucoup de médecins spécialistes travaillent dans des cabinets secondaires en zone rurale en complément d'exercice en pôles urbains.

Tab. 26 - Répartition des médecins spécialistes en Auvergne

	Nombre de médecins spécialistes	Nombre de spécialités différentes	Nombre de cabinets secondaires	Nombre de médecins spécialistes libéraux exclusifs
1 - Pôles urbains	946	36	75	563
2 - Espace périurbain	48	12	7	29
3 - Pôles ruraux	43	13	16	29
4 - Espace Rural	15	11	6	13
Total	1 052	36	104	634

Source : CNAMTS-Erasme au 31/12/2006.

En 2006, en Auvergne, huit des quinze médecins spécialistes exerçant en zone rurale sont implantés à Riom-ès-Montagnes en lien avec la présence de la clinique du Haut-Cantal. Cet établissement a été reclassé courant 2007 et ne pratique plus de chirurgie, les effectifs de médecins spécialistes devraient donc se réduire en espace rural particulièrement dans le Cantal.

Les résultats issus du système informationnel de l'Assurance Maladie ne donnent pas une vraie vision des cabinets secondaires des médecins spécialistes car on ne connaît que de façon informelle les consultations se mettant en place dans certaines communes rurales, sans ouverture de cabinets secondaires. Par exemple, des médecins dermatologues de Riom, Issoire et Chamalières assurent en alternance une journée de consultation par mois à l'hôpital thermal du Mont-Dore ouvert à toutes les populations en plus des malades hospitalisés dans l'établissement. D'autres spécialistes clermontois utilisent aussi cette infrastructure au Mont-Dore. Les cabinets secondaires sont officialisés lorsque la présence du médecin spécialiste est plus importante, par exemple plusieurs jours par semaine.

En conclusion, les campagnes auvergnates, en dehors de quelques cas exceptionnels, n'offrent pas de médecins spécialistes, les patients consultent donc principalement dans les pôles urbains.

II - Les variations de desserte à niveau fin, l'exemple des médecins généralistes

Réalisée à l'échelon cantonal, la représentation cartographique du taux de desserte pour cent mille habitants mobilise des aplats de couleurs, tandis que les effectifs de professionnels de santé sont représentés par des symboles proportionnels sur une trame communale. Ce choix permet de visualiser la dispersion de l'offre au sein du territoire du canton. En repère, les zonages INSEE rural/urbain ont été délimités.

A - Première approche

La carte auvergnate de la desserte cantonale en médecins généralistes (Fig. 58) permet de dresser un état des lieux de la distribution de ces praticiens sur le territoire. Elle affiche une certaine hétérogénéité, particulièrement en zones rurales. En effet, si les pôles urbains appartiennent aux classes les plus fortes, on ne peut schématiser et attribuer à toutes les campagnes un taux de desserte faible. Si, incontestablement, le gradient existe, il ne s'identifie pas aussi nettement. L'analyse cartographique se révèle plus précise que celle des graphes et tableaux précédents qui dressaient un bilan de la desserte en médecins généralistes « relativement » homogène entre les quatre départements puisque l'Allier, avec 93,7 médecins généralistes pour cent mille habitants, détient la valeur minimale, à l'opposé, le Puy-de-Dôme, avec un taux à 99,1 (moyenne régionale 97,1 médecins généralistes pour 100 000 habitants) a le taux le plus fort.

Le maillage cantonal apporte une vision plus composite de la desserte régionale dont l'amplitude s'étend de cantons sans médecin généraliste (ex. : Pinols et Brioude-Sud dans la Haute-Loire, Saint-Amant-Roche-Savine dans le Puy-de-Dôme, Moulins-Sud dans l'Allier, Saint-Flour-Nord dans le Cantal) à des zones où l'on dénombre près de 235 médecins généralistes pour cent mille habitants (canton de Brioude-centre).

Cinq cantons ne comptent pas de médecin généraliste, mais ce chiffre est à relativiser car, en analysant plus finement, seuls deux d'entre eux sont des cantons au sens propre du terme : Pinols et Saint-Amant-Roche-Savine ; les trois autres sont des pseudo-cantons dont les pourtours ne correspondent pas aux cantons administratifs. En effet, le découpage en pseudo-cantons, constructions statistiques élaborées par l'INSEE, est utilisé lorsqu' un canton comporte une partie infra communale où il n'est pas possible d'obtenir des statistiques.

Fig. 58 - Desserte et effectifs de médecins généralistes en Auvergne en 2006

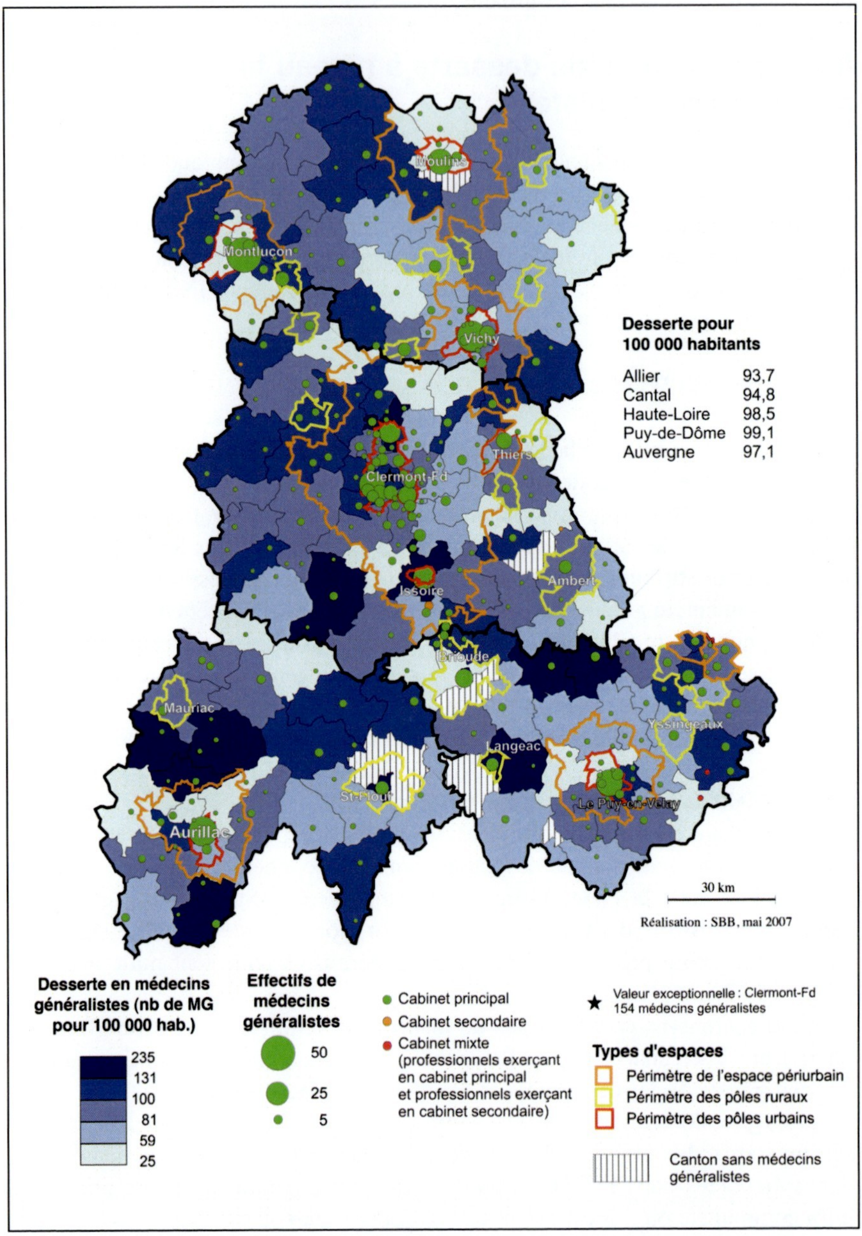

Desserte pour 100 000 habitants

Allier	93,7
Cantal	94,8
Haute-Loire	98,5
Puy-de-Dôme	99,1
Auvergne	97,1

30 km

Réalisation : SBB, mai 2007

Desserte en médecins généralistes (nb de MG pour 100 000 hab.)
- 235
- 131
- 100
- 81
- 59
- 25

Effectifs de médecins généralistes
- 50
- 25
- 5

- Cabinet principal
- Cabinet secondaire
- Cabinet mixte (professionnels exerçant en cabinet principal et professionnels exerçant en cabinet secondaire)

★ Valeur exceptionnelle : Clermont-Fd 154 médecins généralistes

Types d'espaces
- Périmètre de l'espace périurbain
- Périmètre des pôles ruraux
- Périmètre des pôles urbains

Canton sans médecins généralistes

Source : ERASME/Assurance Maladie, mai 2007.

Les pseudo-cantons correspondent toujours à des communes entières, le découpage est élaboré selon les principes suivants :
◊ *En créant un canton unique lorsqu'une commune est divisée en plusieurs cantons :*
  Ex. : La commune de Clermont-Ferrand est subdivisée en huit cantons, elle correspond à un seul pseudo-canton.
◊ *En restreignant aux seules communes entières les cantons qui contiennent des parties de communes et des communes entières :*
  Ex. : Autour de Brioude, en Haute-Loire, il y a deux cantons « administratifs » mais trois pseudo-cantons (Fig. 59).
◊ *En conservant tels quels les cantons qui ne comptent que des communes entières ; ce qui correspond à la majorité des cantons ruraux.*

Fig. 59 - Cantons et pseudo-cantons de Brioude

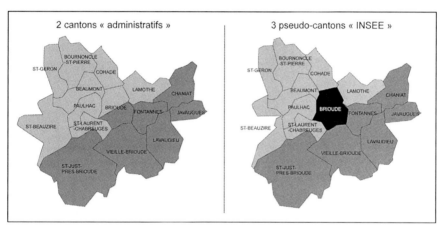

Source : INSEE.

Par ces principes même, cette construction statistique crée, particulièrement dans les périphéries des villes, des territoires sans chef-lieu à la cohérence géographique faible. Ces agrégats de communes sans pôles comptent généralement peu de services traditionnellement regroupés au chef-lieu. Brioude-Sud, Saint-Flour-Nord, Moulins-Sud sont des exemples typiques de pseudo-cantons sans médecin généraliste en raison du choix du maillage. On doit s'interroger sur l'absence de professionnels dans ces secteurs mais il faut la relativiser du fait de la nature même des territoires.

A première vue, la partie orientale de la région connaît une desserte plus faible que dans sa moitié occidentale, notamment dans la Sologne bourbonnaise et la Montagne bourbonnaise, dans la Limagne, la Montagne thiernoise, le Livradois-Forez et la majeure partie de la Haute-Loire. Les résultats du Cantal semblent, à cette échelle, meilleurs, mais une analyse plus fine montrera qu'ils sont liés, dans de nombreux cas, à l'influence des poids démographiques faibles de ces territoires plutôt qu'à une offre en médecin généraliste abondante.

La figure 60 illustre le rapport existant entre les effectifs de médecins généralistes et la masse de la population. Une même desserte, dans l'exemple quatre-vingts médecins généralistes pour cent mille habitants, peut induire un nombre de professionnels très différent selon le poids démographique du territoire. Le ratio doit être analysé avec soin en tenant systématiquement compte des valeurs brutes.

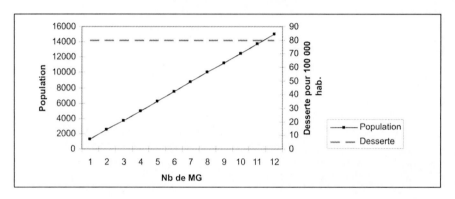

Fig. 60 - Rapport entre le nombre de médecins généralistes et la population dans le calcul de la desserte

La distribution de l'offre sur le territoire cantonal semble influencer la desserte ; ainsi les cantons où les médecins généralistes sont concentrés dans une seule commune, ont en moyenne une desserte moindre. Les seules exceptions sont les cantons à population très faible où le calcul de la desserte est mécaniquement enflé par un dénominateur faible (par exemple La Chaise-Dieu, Pionsat) et non pas par un numérateur fort.

Les cantons de Chantelle, du Donjon, de Marcillat dans l'Allier ; de Saugues, de Blesle en Haute-Loire ; de Ruynes-en-Margeride, de Pierrefort, de Champs, de Condat dans le Cantal ; et d'Aigueperse, Randan, Viverols, Saint-Anthème dans le Puy-de-Dôme ont des dessertes inférieures à 80 médecins généralistes pour 100 000 habitants et leurs professionnels sont regroupés dans le chef-lieu. Les cantons ruraux où l'offre est concentrée ont essentiellement une densité de population faible (moins de 50 habitants au km^2) ou très faible (moins de 20 habitants au km^2) (Fig. 61).

Dans notre lecture, il faut comprendre qu'une desserte équivalente peut correspondre à des situations très variées. La figure 62 prend l'exemple de deux cantons dans l'Allier, celui de Chevagnes et celui de Gannat.

Les campagnes auvergnates comptent-elles assez de professionnels de santé ?

Fig. 61 - Effectifs de médecins généralistes et densité de population

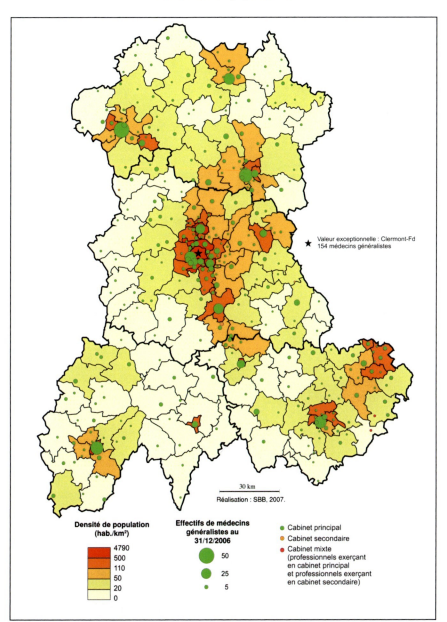

Source : INSEE, CNAMTS.

**Fig. 62 - Comparaison de la distribution de l'offre
en médecins généralistes dans deux cantons de l'Allier en 2006**

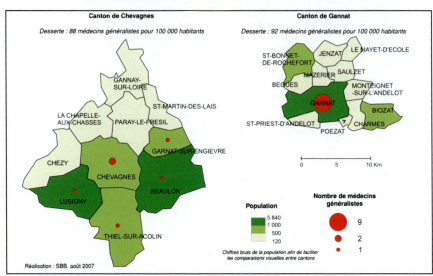

Source : CNAMTS.

Dans le canton de Chevagnes, qui compte six médecins généralistes, la desserte moyenne est de quatre-vingt-huit médecins généralistes pour cent mille habitants. Sur les dix communes, cinq ont un médecin installé et ce sont des implantations individuelles, sauf à Chevagnes où deux professionnels exercent. Dans le canton de Gannat, la desserte est voisine (92 médecins généralistes pour 100 000 habitants) ; par contre les neuf médecins sont regroupés sur la commune de Gannat.

Deux modèles se dessinent et nous les retrouverons dans d'autres territoires auvergnats :

◊ Le type des espaces qui possèdent de vastes communes, longtemps suffisamment peuplées, qui ont su attirer les services de santé de proximité (médecin généraliste, mais aussi pharmacien, dentiste, infirmière…) et les diffuser du fait du rayonnement des commerces et services de ces « petites » bourgades.

◊ Le type des espaces composés de petites communes rurales polarisées par de gros bourgs-centres ou des petites villes ; ici, les professionnels de santé n'ont pas pu se diffuser sur le territoire et ils demeurent concentrés dans ces « lieux centraux ». Les commerces et servivces sont rares dans les petites communes et il y a plutôt eu renforcement du chef-lieu.

En conclusion, à l'échelle régionale, la disparité de la desserte en médecin montre un milieu urbain bien couvert, un espace périurbain dans un relatif sous-équipement et un milieu rural très contrasté. Une analyse plus fine s'impose, à l'échelle départementale.

B - Les réalités départementales

1 - L'Allier

Paradoxalement, l'Allier apparaît à première vue assez homogène en termes de desserte avec de nombreux cantons dans la classe moyenne alors que son taux départemental est le plus faible de la région. Effectivement, deux zones semblent plus faiblement dotées. La première au cœur du Bourbonnais autour de Chantelle, Saint-Pourcain-sur-Sioule, Escurolles et Le Montet et la seconde, à l'est, dans la Sologne bourbonnaise entre Dompierre-sur-Besbre, Jaligny-sur-Besbre, Le Donjon et Lapalisse. Un troisième secteur, plus excentré vers l'ouest, pourrait être évoqué : composé du seul canton de Marcillat-en-Combrailles où seulement deux médecins généralistes exercent pour 5 500 habitants soit une desserte de 36.

Les dessertes élevées se concentrent autour du bassin de Montluçon / Commentry, dans le Bocage bourbonnais en direction de Moulins, autour des gros bourgs de Cérilly, Lurcy-Lévis, Bourbon-l'Archambault, Souvigny et sur l'axe du Val d'Allier entre Vichy et Moulins. Les trois centres urbains aux taux élevés ont des zones limitrophes à l'offre très réduite voire inexistante. Au-delà de l'influence du maillage urbain déjà évoqué, l'espace périphérique apparaît moins bien doté. Les effectifs de l'offre de soins n'ont pas nécessairement suivi l'évolution du poids démographique de ces secteurs. Pour autant, ce constat ne signifie pas que les besoins de soins de ces populations ne soient pas assouvis, leur consommation est dirigée vers le centre urbain, notamment pour les actes courants ; lieux de travail et lieux de soins se confondent.

Tab. 27 - Desserte de l'agglomération moulinoise : le poids du découpage en pseudo-cantons

Cantons	Population en 1999	Nombre de médecins généralistes	Desserte
Moulins-sud	2 042	0	0
Moulins-ouest	6 948	3	43,2
Yzeure	16 496	9	54,6
Moulins	21 892	28	127,9
Total	47 378	40	84,4

Source : INSEE, CNAMTS.

Comme le montre le tableau 27, l'agglomération de Moulins est subdivisée en quatre cantons : le premier n'a pas de médecin généraliste, les deux du nord ont une desserte très basse et le dernier, celui de la commune-centre, une desserte très élevée.

En regroupant ces quatre cantons, on obtient un secteur avec une desserte moyenne (84,4) significative, proche des comportements des territoires voisins mais néanmoins inférieure aux moyennes départementales et régionales ; de nouveau, le poids d'un certain sous-équipement périurbain apparaît.

Globalement, l'Allier, grâce à sa trame urbaine tricéphale, semble avoir une desserte répartie de façon assez homogène même si deux secteurs fragilisés par une offre quantitativement moins présente s'individualisent, le premier dans le cœur du département et le second, à l'est, en direction de la Saône-et-Loire.

Un secteur septentrional apparaît favorablement desservi autour de Saint-Bonnet-de-Tronçais, Le Veurdre, Lurcy-Lévis. Il conjugue des effectifs de médecins dispersés dans des cantons à la densité de population faible. Cette « bonne » situation apparente doit être relativisée car ce cumul de circonstances pourrait être un ferment de fragilité à moyenne échéance, notamment en termes de renouvellement des professionnels ; un ou deux professionnels non remplacés peuvent détruire l'équilibre apparent aujourd'hui. Un approfondissement de ce constat avec, par exemple, une réflexion sur l'âge des professionnels installés doit compléter cette approche.

A l'analyse de la desserte en médecins généralistes, l'Allier apparaît dans des dispositions actuellement correctes malgré un taux départemental peu élevé, mais la situation pourrait porter les germes d'une certaine sensibilité, hypothèse à confirmer ou non avec des données plus qualitatives sur l'offre de soins.

2 - Le Puy-de-Dôme

Le département le plus peuplé de la région est aussi celui qui compte le plus grand nombre de médecins généralistes ; leur répartition territoriale est largement influencée par la métropole clermontoise et l'axe du Val d'Allier. La desserte en médecins généralistes présente des écarts importants et la variation entre les cantons semble marquée. Le seuil communément acquis pour évoquer un secteur sous-doté est de soixante médecins généralistes pour cent mille habitants. Ce seuil peut être critiqué puisque, comme nous l'avons évoqué, la desserte n'est pas le seul indicateur du déficit en offre de soins, mais cette valeur repère permet néanmoins de fixer les esprits sur un niveau de desserte faible.

Au nord du département, un secteur allant des Combrailles en passant par le nord de la Limagne, présente des taux faibles voire très faibles : Randan, Aigueperse, Menat oscillent entre 51 et 56 médecins généralistes pour cent mille habitants. Le deux cantons de Limagne ont leur offre concentrée dans la commune chef-lieu, quatre professionnels y exercent, la population est assez importante. Dans le canton de Menat, l'offre partagée entre le bourg de Saint-Pardoux et de Menat est faible, les médecins généralistes exercent seuls. Dans la continuité de ce secteur géographique,

Les campagnes auvergnates comptent-elles assez de professionnels de santé ?

la Limagne et le Livradois ont également des dessertes inférieures à la moyenne régionale. Dans la Limagne, « campagne de la ville » de Clermont-Ferrand, l'offre est dispersée dans les nombreux villages qui voient leur population augmenter avec les nouveaux arrivants travaillant dans l'agglomération. Les valeurs ne dépassent pas 80 médecins généralistes. Par exemple, c'est le cas des cantons de Vertaizon, Ennezat, Billom ou Lezoux. Le fait d'être des petites villes rurales ne donne pas plus de poids sur leur territoire à Billom et Lezoux. Au regard de l'ancienneté du recensement, la réalité de la desserte doit être encore plus faible. Ces dessertes « faibles » ne sont pas nécessairement significatives d'une offre insuffisante compte tenu du caractère du peuplement, de la taille des communes et des habitudes de consommations des personnes sur le cœur de l'agglomération.

Par contre, les dessertes basses du Livradois concernent des secteurs où les flux « domicile-travail » vers Clermont-Ferrand sont moins importants, où la population vieillissante a besoin d'une offre de soins à proximité. Les conséquences sont donc plus problématiques. Révélateur, le canton de Saint-Amant-Roche-Savine ne compte aucun médecin généraliste et ne parvient pas, pour l'instant, à attirer un nouveau professionnel pour une installation. Dans ce secteur, Ambert et Thiers drainent les effectifs. Les cantons comme Viverols ou Saint-Anthème semblent assez fragiles, la desserte est dans les classes inférieures et l'offre dans chacun de ces territoires contigus est unique, un seul médecin généraliste exerce. Cette zone cumule à la fois, faible desserte, offre réduite et densité de population faible.

La partie occidentale du département se divise en deux : dans sa partie septentrionale, dans l'axe allant de Clermont-Ferrand aux Combrailles, la desserte est assez élevée, l'offre se repartit entre les différents bourgs : Manzat, Pontaumur, Pontgibaud, Les Ancizes, etc. Ce secteur, avec son passé d'une économie locale d'ouvriers paysans, connaît une offre plus nombreuse que d'autres cantons, dans des bourgs accueillant des médecins généralistes. L'auréole d'urbanisation de la capitale régionale maintient cette tendance. *A contrario*, la partie méridionale allant du Sancy au Cézallier et à l'Artense présente des dessertes beaucoup plus faibles, à l'exception du canton de Besse traditionnellement moteur du plateau, et des deux centres thermaux, La Bourboule et Le Mont-Dore. Les dessertes élevées doivent être fortement nuancées par des effectifs de population très faibles, le nombre de professionnels de santé n'en est pas pour autant élevé. Par exemple, le canton d'Ardes ne compte qu'un seul médecin généraliste, celui de Besse six dont un à Egliseneuve-d'Entraigues et un à Murol. Ces deux cantons couvrent de vastes espaces où les conditions climatiques hivernales sont des facteurs handicapants dans l'exercice quotidien des médecins généralistes.

La zone autour d'Issoire présente offre et desserte conséquentes ; les villes moyennes ont, à leur échelle, les mêmes effets que les métropoles les plus importantes, on retrouve des comportements similaires dans l'Allier autour de Moulins ou de Montluçon.

En conclusion, le Puy-de-Dôme apparaît contrasté : des secteurs ruraux à forte desserte cohabitent avec d'autres beaucoup plus mal dotés... La densité de population semble parfois influencer la répartition de l'offre, mais pas de façon systématique. L'explication de cette répartition doit donc être multiple et précisée par d'autres indicateurs. Des zones plus fragiles se discernent dès l'analyse de la desserte.

3 - Le Cantal

Le département cantalien, est le plus rural de la région Auvergne, ses densités de population sont, dans certains secteurs, très faibles, la desserte en médecins généralistes également.

Les deux cantons de Champs-sur-Tarentaine et de Condat apparaissent comme les plus faibles avec une desserte inférieure à trente-cinq médecins généralistes. Ils se révèlent d'autant plus fragiles qu'ils sont dans la continuité des cantons du Puy-de-Dôme, eux aussi faiblement desservis. La situation de Champs-sur-Tarentaine est moins sensible, la proximité de la petite ville de Bort-les-Orgues, en Corrèze, assez bien pourvue en services, compense partiellement les carences de ce canton.

Le canton voisin d'Allanche semble détenir des résultats meilleurs avec une desserte de cent onze médecins généralistes pour cent mille habitants. Pourtant, il ne compte que trois professionnels, mais sa population totale est faible (environ 2 600 habitants). Ainsi, si on examine le Cézallier dans son ensemble, un vaste secteur apparaît avec une offre très dispersée où seulement Riom-ès-Montagnes, Allanche et Besse en bordure semblent mieux équipés. Les villages de Condat, Marcenat, Egliseneuve-d'Entraigues ont beaucoup de mal à assurer un relais en terme d'offre de soins, particulièrement avec les médecins généralistes.

Sur le plateau de Mauriac et vers Salers (canton de Saint-Cernin, de Pleaux et de Salers), les dessertes sont très fortes : de 138 à 155 médecins généralistes pour cent mille habitants, mais la situation est identique à celle d'Allanche, l'indicateur n'étant pas réellement représentatif de la réalité étant donné les conditions géographiques. Par contre, la situation semble plus fragile car l'offre est plus dispersée, certains professionnels exercent seuls ou à deux dans les communes (ex. : Ally, Saint-Martin-Valmouroux, Salers, etc.). Comme dans le nord de l'Allier, cette dispersion pourrait être un facteur de fragilité à plus ou moins moyen terme. Ces pans des monts du Cantal présentent des caractéristiques très similaires. En continuant avec le Cézallier, le territoire à la desserte affaiblie s'étend considérablement. La vallée de Mandailles et Laroquebrou prolongent cet ensemble, malgré la plus grande proximité de l'agglomération aurillacoise.

L'axe Massiac–Aurillac via Murat, entre Cère et Allagnon, donne l'impression d'être mieux doté, l'offre est en fond de vallée, concentrée dans les bourgs avec des effectifs de population faibles ; la desserte est certainement un peu gonflée artificiellement.

Au sud d'Aurillac, en direction de la Châtaigneraie, les cantons de Saint-Mamet-la-Salvetat et de Montsalvy ressentent l'influence de l'agglomération d'Aurillac et des effectifs de population plus importants. Sur ce dernier, trois communes accueillent des médecins généralistes : un au Calvinet, deux à Lafeuillade et quatre à Montsalvy. Maurs, aux confins du département, présente une desserte faible (65 médecins généralistes pour 100 000 habitants) et concentrée sur le chef-lieu.

La Planèze possède des densités de professionnels faibles notamment vers Pierrefort, Valuéjols ou Neuvéglise avec des effectifs de médecins peu nombreux. Saint-Flour, en tant que pôle, concentre les effectifs. Plus au sud, contrairement à d'autres stations thermales rurales de la région (Bourbon-l'Archambault, La Bourboule, Le Mont Dore), Chaudes-Aigues a un effet moins catalyseur puisque seulement deux médecins exercent et la desserte est faible.

Globalement, le département du Cantal présente une situation assez homogène, où l'offre est moindre pour une population très dispersée. La faiblesse de la trame urbaine complète ce sentiment de fragilité. Quelques gros villages concentrent les effectifs. Dans ce département, l'indicateur de desserte n'est pas pertinent pour analyser, vu le poids démographique, les densités de population et les conditions climatiques notamment en hiver.

4 - La Haute-Loire

Le département altiligérien apparaît comme le plus fragile en termes de desserte en médecins généralistes. En effet, il cumule de nombreux cantons à la desserte faible. Une large bande en englobe plusieurs en partant du Brivadois et de la Margeride pour aller jusque dans l'Yssingelais et le plateau sigolénois. La Chaise-Dieu, malgré une desserte élevée, est dans cette même tendance puisque sa population est peu nombreuse. Le tableau 28 compare trois cantons contigus avec des effectifs de médecins généralistes et de populations très voisins, mais l'effet sur le calcul de la desserte est important.

**Tab. 28 - Comparaison de la desserte
dans trois cantons de la Haute-Loire**

Canton	Population	Nombre de médecins généralistes	Desserte pour 100 000 habitants
Allègre	2 856	2	70,1
La Chaise-Dieu	2 198	3	136,5
Paulhaguet	3 905	3	76,8

Source : INSEE, CNAMTS.

La fragilité du département se symbolise par la continuité des zones faiblement desservies. L'offre est concentrée dans les chefs-lieux, mais demeure peu importante (Saint Paulien, Paulhaguet, Allègre, Retournac, Vorey). Ainsi, dans toute la partie occidentale du département, seuls les pôles ou les gros bourgs et petites villes de Brioude, Langeac et Craponne sont mieux lotis.

A contrario, la partie orientale sous influence plus ou moins directe de Saint-Etienne se comporte mieux, avec une offre plus importante, répartie plus harmonieusement sur le territoire, de nombreuses communes étant pourvues en médecins généralistes au sein des cantons. Dans les cantons de Bas-en-Basset, de Sainte-Sigolène, d'Aurec-sur-Loire, de Monistrol-sur-Loire et de Saint-Didier-en-Velay, sur un total de vingt communes, seulement sept ne comptent pas de médecins généralistes ; au total quarante et un omnipraticiens exercent sur ce secteur.

Le Meygal, autour de Saint-Julien-Chapteuil, et le sud du plateau yssingelais font partie intégrale de la large bande décrite précédemment. Le pôle d'Yssingeaux concentre l'offre mais la desserte du canton reste modeste avec soixante-sept médecins généralistes pour cent mille habitants ; il apparaît en position intermédiaire entre le secteur moins bien desservi et celui où la situation est meilleure. Cette condition d'interface peut être fragilisante, même si d'autres éléments devront venir confirmer ou non ce premier constat.

Les hauts plateaux du sud suivent le même gradient avec une offre plus nombreuse côté Vivarais autour du Chambon-sur-Lignon et de Tence ; elle s'affaiblit en direction des monts du Mezenc, surtout vers Fay-sur-Lignon ; la situation du Monastier-sur-Gazeille semble un peu meilleure. Densité de population, effectifs de professionnels et desserte baissent.

Le Devès et le Pays de Saugues font aussi partie de ces territoires à la desserte faible avec une offre peu nombreuse.

En définitive, la Haute-Loire présente, en termes de desserte, une vraie fragilité notamment par l'étendue des secteurs à faibles densités. Seule la partie orientale stéphanoise connaît des comportements plus urbains et similaires à ceux d'autres pôles urbains auvergnats particulièrement de l'Allier.

En conclusion, cette carte de desserte en médecins généralistes pour cent mille habitants de la région Auvergne à l'échelon du canton constitue un document riche en enseignements sur l'offre de soins dans la région et particulièrement pour les zones rurales. Avec une analyse fine tenant compte des effectifs de populations et de professionnels, on discerne les secteurs les mieux et les moins bien dotés. Néanmoins cela demeure insuffisant pour étudier la fragilité en offre de soins au sens large. En effet, nous avons été limités, lors de l'examen de certaines situations qu'il aurait fallu éclairer avec d'autres informations comme les caractéristiques de professionnels de santé, les habitudes de consommation de soins ou les perspectives d'évolution à moyenne échéance. S'attarder sur les médecins généralistes est porteur de sens puisque c'est le maillon essentiel du réseau de soins de proximité ; il n'apparaît pas beaucoup plus pertinent de travailler sur la desserte des autres professionnels de santé comme les infirmiers ou les masseurs-kinésithérapeutes, les analyses devraient avoir de nombreuses similitudes. Pour mieux approcher l'idée de zones fragiles en offre de soins, il vaut mieux persévérer dans l'analyse des différentes composantes socio-démographiques qui influent sur la répartition territoriale de l'offre de soins dans les campagnes auvergnates.

III - L'offre de soins des campagnes auvergnates : une fragilité dépendant de l'organisation du territoire ?

Les logiques territoriales auxquelles répond la distribution de l'offre de soins en Auvergne et particulièrement dans les campagnes suivent l'organisation sociospatiale, la hiérarchie urbaine et administrative. La liberté d'installation des professions de santé libérale, « chèrement » revendiquée à maintes reprises, obéit à certaines règles… « géographiques ».

A - Trame territoriale et professionnels de santé

1 - Effectifs de professionnels de santé et taille des communes

Le seuil démographique d'apparition des professionnels de santé varie selon la profession ; il suit un gradient en fonction du degré de spécialisation des métiers. Certaines communes d'installation des professionnels de santé affichent seulement quelques centaines d'habitants (Tab. 29). En dehors de ces valeurs exceptionnelles, la population moyenne des communes où sont installés des professionnels de santé est nettement plus élevée.

Tab. 29 - Taille des plus petites communes d'installation de professionnels de santé en Auvergne, en 2006

	Population (RP 99)	Département	Communes
Médecins généralistes	176	Cantal	Saint-Cirgues-de-Jordanne
Médecins spécialistes	561	Allier	Ferrières-sur-Sichon
Infirmiers	80	Puy-de-Dôme	Clémensat
Masseurs-kinésithérapeutes	60	Haute-Loire	Ouides
Autres professions paramédicales	213	Puy-de-Dôme	Landogne
Dentistes	432	Cantal	Calvinet
Officines de pharmacie	302	Haute-Loire	Lavoûte-Chilhac
Sages-femmes	173	Cantal	Méallet
Laboratoires	2153	Cantal	Murat

Source : INSEE, CNAMTS.

La répartition des effectifs de professionnels de santé selon la taille des communes d'installation montre que les médecins généralistes, les infirmiers libéraux, les masseurs-kinésithérapeutes et les pharmacies sont les plus représentés dans les petites communes auvergnates. Le seuil d'apparition de ces professions se situe dans la tranche des communes inférieures à mille habitants. Les faibles densités de population du monde rural auvergnat expliquent ce seuil bas qui se retrouve également pour d'autres commerces et services. Un tel chiffre ne se vérifierait pas dans d'autres régions françaises aux campagnes plus peuplées.

Tab. 30 - Répartition des effectifs de professionnels de santé libéraux selon la taille des communes d'installation en Auvergne en 2006 (en %)

	Moins de 500 hab.	Entre 500 et 1 000 hab.	Entre 1 000 et 2 000 hab.	Entre 2 000 et 5 000 hab.	Plus de 5 000 hab.
Médecins généralistes	1,50	9,38	16,20	21,68	51,24
Médecins spécialistes	0,00	0,29	0,76	4,38	94,58
Infirmiers libéraux	4,67	15,55	22,24	24,18	33,36
Masseurs-kinésithérapeutes	1,24	7,95	16,17	20,49	54,15
Autres professions paramédicales	0,51	1,79	4,60	15,86	77,24
Dentistes	0,12	5,39	12,69	21,08	60,72
Officines de pharmacie	1,98	12,21	19,47	19,97	46,37
Laboratoires	0,00	0,00	0,00	17,91	82,09
Toutes professions de santé libérales	1,66	8,08	13,88	18,62	57,76
% des communes en Auvergne	63,6	18,4	9,9	5,5	2,6

Source : INSEE, CNAMTS.

Près de 10 % des médecins généralistes auvergnats exercent dans des municipalités de moins de mille habitants, alors que ces dernières représentent plus de 82 % des communes auvergnates (Tab. 30). En dessous de ce niveau populationnel, leur présence demeure marginale, à l'exception des infirmiers pour lesquels près de 5 % des effectifs sont installés dans des communes de moins de cinq cents habitants.

Les professions plus « rares » comme les médecins spécialistes ou les laboratoires d'analyses médicales apparaissent dans des tranches populationnelles plus élevées, au-delà de deux mille habitants, seuil français pour définir les communes urbaines. Par ailleurs, il faut noter les correspondances entre la distribution des effectifs des professionnels de santé les plus courants (médecin généraliste, infirmier, masseur-kinésithérapeute et pharmacie) et celle des communes auvergnates.

La moindre importance du lieu d'implantation des infirmiers explique les variations notées. En effet, la proximité aux malades se fait dans le sens professionnels de santé patients et non pas dans le sens inverse plus fréquent notamment pour les médecins généralistes et les pharmacies.

La population moyenne des communes où exercent des professionnels de santé libéraux selon la nature du territoire vérifie les règles de distribution précédemment évoquées (Tab. 31). Ces résultats montrent l'hétérogénéité existant entre les professions au sein de territoires de nature similaire. Les moyennes sont enflées par la surreprésentation en zone urbaine, particulièrement dans l'agglomération clermontoise.

Tab. 31 - Population moyenne des communes d'installation des professionnels de santé en Auvergne par type de territoire

	Pôles urbains	Périurbain	Pôles ruraux	Rural	Ensemble des territoires
Médecins généralistes	47 281	2 637	5 103	1 339	25 084
Médecins spécialistes	62 142	4 592	6 490	2 206	58 134
Infirmiers	35 644	2 232	5 033	1 231	13 675
Masseurs-kinésithérapeutse	41 498	2 742	5 322	1 432	22 986
Autres professions paramédicales	49 520	4 513	5 797	1 925	34 413
Dentistes	52 112	2 952	5 230	1 543	31 639
Officines de pharmacie	47 214	3 977	4 683	1 251	22 320
Laboratoires	47 393	11 091	5 163	2 498	33 259
Population moyenne par commune	49 586	2 869	5 249	1 357	28 928

Source : INSEE, CNAMTS.

Si la population moyenne des communes « rurales » est de 1 357 habitants, les cinq professions les plus représentées (médecin généraliste, infirmier, masseur-kinésithérapeute, dentiste et pharmacie) apparaissent dans des communes de ce poids démographique avec une marge de 15 % environ.

2 - Effectifs de professionnels de santé et statut des communes

La trame communale assez serrée en Auvergne se relâche dans les secteurs de plus faibles densités, dans les secteurs montagnards par exemple. Le poids démographique des communes étant faible en Auvergne, les effectifs de population ne justifient pas systématiquement l'installation de professionnels de santé.

A contrario du niveau démographique, le rôle de l'échelon administratif semble prépondérant. En effet, le niveau de chef-lieu de canton paraît fondamental dans l'attractivité des professionnels de santé : dans la région, seuls deux chefs-lieux de cantons, Saint-Amant-Roche-Savine et Pinols ne comptent pas de médecins généralistes.

Tab. 32 - Répartition des effectifs de professionnels de santé libéraux selon le statut administratif des communes d'installation en Auvergne en 2006 (en %)

Répartition des effectifs	Communes simples	Chefs-lieux de canton	Sous-préfectures et niveau supérieur
Médecins généralistes	29,48	34,51	36,01
Médecins spécialistes	3,62	16,84	79,54
Infirmiers libéraux	39,66	39,35	21,00
Masseurs-kinésithérapeutes	27,92	36,66	35,42
Autres professions paramédicales	12,28	32,99	54,73
Dentistes	24,07	32,46	43,47
Officine de pharmacie	32,51	34,16	33,33
Laboratoires	11,94	32,84	55,22

Dans les communes simples	Moins de 500 hab.	Entre 500 et 1 000 hab.	Entre 1 000 et 2 000 hab.	Plus de 2 000 hab.
Médecins généralistes	3,05	19,34	27,99	49,62
Médecins spécialistes	0,00	5,26	2,63	92,11
Infirmiers libéraux	9,02	25,29	30,00	35,69
Masseurs-kinésithérapeutes	3,48	17,72	26,58	52,22
Autres professions paramédicales	4,17	6,25	12,50	77,08
Dentistes	0,50	10,95	26,37	62,19
Officine de pharmacie	3,55	22,84	32,49	41,12
Laboratoires	0,00	0,00	0,00	100,00

Source : INSEE, CNAMTS.

Le poids de la tradition de la concentration des activités et services dans les chefs-lieux est valable pour les professionnels de santé. Dans le cas des communes simples, le seuil de cinq cents habitants apparaît de nouveau. Sur les 237 communes auvergnates de plus de mille habitants, six ne dénombrent aucun professionnel de santé et toutes se situent dans les espaces périurbains. Sur les 240 communes dans la tranche de 500 à 1 000 habitants, 114 ne comptent aucun professionnel de santé, 65 d'entre elles sont en espace périurbain et 34 en milieu rural (Tab. 32).

Héritage historique, le canton conserve un rôle organisationnel en termes de territoire rural. L'identité cantonale n'est pas à sous-estimer dans certaines zones : elle correspond à une réalité de vie, amplifiée aujourd'hui par les nombreuses structures inter-communales ayant choisi les mêmes délimitations. Le conseiller général reste un élu de poids dans les campagnes auvergnates. En tant que service de proximité, le médecin généraliste et les autres professionnels de santé doivent être représentés à cette échelle. Sans insister sur cet attachement au canton, cette réalité explique une partie des motivations des élus locaux pour faire installer de nouveaux professionnels de santé.

B - La coordination entre les professionnels locaux : l'idée de pôle de santé de base ?

Plus que la répartition de l'offre sur le territoire, la coordination entre différentes professions de santé dans l'espace joue un rôle fondamental. En effet, les acteurs du système de santé travaillent de fait en réseau, qu'il y ait formalisation ou non de celui-ci. Ces réseaux sont les piliers de l'offre de soins au niveau local et particulièrement dans les campagnes.

1 - Les pôles de santé de base en Auvergne : répartition territoriale

L'idée de réseau de professionnels de santé se concrétise simplement dans le fonctionnement du système de soins français le plus usuel. Dans la plus grande majorité des cas, l'acte du médecin généraliste induit la délivrance d'une prescription de pharmacie. Ce binôme est l'épine dorsale de l'organisation des soins au plan local, pour les cas les plus usuels et fréquents. L'idée de réseau de professionnels de santé reprend le trajet suivi par les patients. Le noyau fondamental ou pôle de santé de base se compose de cinq professions différentes (médecin généraliste, infirmier, masseur-kinésithérapeute, pharmacien et dentiste).

Ces professionnels fournissent le panel de soins susceptible de couvrir la majorité des besoins des populations locales. Cette unité de réflexion est un indicateur de mesure sur la diversité de l'offre des territoires ; très pertinent dans les campagnes, cette unité de base est moins significative en zone urbaine, la diversité de l'offre de soins ne constituant pas l'élément fondamental à mesurer. Par contre, en milieu rural, les effectifs sont faibles et la variété est importante pour évaluer la qualité de l'offre de soins du territoire.

a - Les pôles de santé dans les départements

L'Auvergne compte 411 communes hébergeant des professionnels de santé libéraux, soit 31,4 % de communes auvergnates. 45 % de ces communes équipées sont dotées de pôles de santé complets, soit, au niveau régional, à peu près une commune sur six (Tab. 33).

L'Allier observe la plus grande part de communes hébergeant des professionnels de santé, 35,9 %, le Cantal est le département le moins bien couvert avec seulement 22,7 %.

Tab. 33 - Distribution communale des pôles de santé en Auvergne

	Nombre de communes	Pôles complets		Pôles incomplets		Eléments isolés		Total	
		Nb	%	Nb	%	Nb	%	Nb	%
Allier	320	43	13,4	24	7,5	48	15,0	115	35,9
Cantal	260	22	8,5	17	6,5	20	7,7	59	22,7
Haute-Loire	260	42	16,2	14	5,4	22	8,5	78	30,0
Puy-de-Dôme	470	78	16,6	35	7,4	46	9,8	159	33,8
Auvergne	1 310	185	14,1	90	6,9	136	10,4	411	31,4

Source : INSEE, CNAMTS.

Le Puy-de-Dôme et la Haute-Loire comptent des pôles de santé complets dans environ 16 % de leurs communes, ce taux est de 13,4 % dans l'Allier et il n'atteint que 8,5 % dans le Cantal.

Les pôles incomplets se trouvent dans des proportions similaires dans le Puy-de-Dôme et l'Allier, autour de 7,5 %, mais ils sont plus faiblement représentés en Haute-Loire (5,4 %). Les éléments isolés sont plus fréquents dans l'Allier, induisant une distribution des professionnels de santé diffuse sur l'ensemble du territoire.

La figure 63 reprend la répartition par type des pôles de santé : la Haute-Loire est le département le mieux couvert en pôles de santé complets (près de 8 points au dessus de la moyenne régionale) ; le Cantal et l'Allier ont la même proportion de pôles de santé complets.

Dans le Cantal, il y a une forte part de pôles de santé incomplets, très nettement au-dessus de la moyenne régionale, 28,8 % contre 21,9 %. Il semblerait que, dans ce département, les difficultés soient plus importantes à regrouper les cinq professionnels dans une même commune, dans la majeure partie des cas, il en manque un ou deux. En Haute-Loire et dans une moindre mesure dans l'Allier, on perçoit une concentration des services dans des pôles de santé complets tandis que le reste des professionnels de santé se disperse en éléments isolés sur le reste du territoire. En conséquence, les pôles de santé incomplets sont en proportion moins fréquents. Il est normal à l'échelon départemental de constater une corrélation entre une plus forte part de pôles de santé complets et un caractère plus urbain dans le Puy-de-Dôme et dans l'Allier.

Fig. 63 - Répartition des pôles de santé par type et par département

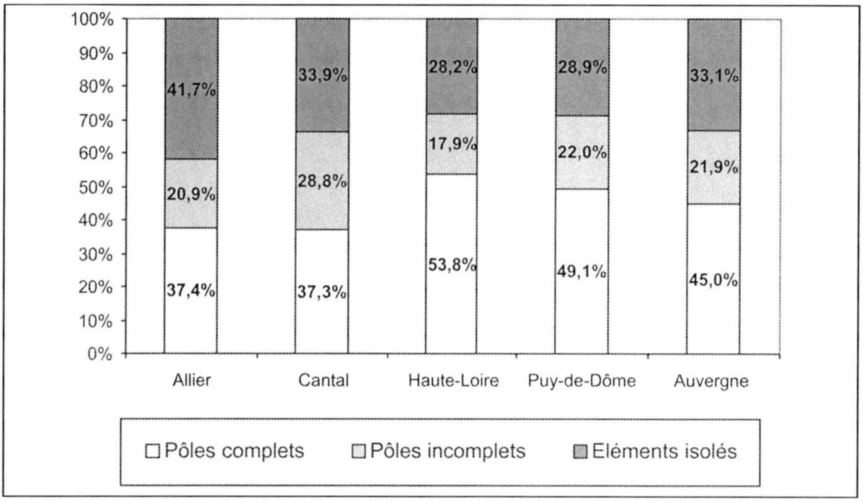

Département	Pôles complets	Pôles incomplets	Eléments isolés
Allier	37,4%	20,9%	41,7%
Cantal	37,3%	28,8%	33,9%
Haute-Loire	53,8%	17,9%	28,2%
Puy-de-Dôme	49,1%	22,0%	28,9%
Auvergne	45,0%	21,9%	33,1%

Sources : CNAMTS ; calculs personnels.

En conclusion, à l'échelle départementale, on sent des différences dans la dispersion des pôles de santé sur le territoire. Des variantes qualitatives apparaissent dès ce stade d'observation. Mais, les données départementales peuvent être affinées par une analyse par type de territoire pour mieux appréhender la réalité du milieu rural.

b - Les pôles de santé de base : une présence marquée en milieu rural ?

Numériquement, les pôles de santé complets sont plus nombreux en milieu rural compte tenu du nombre de communes appartenant à cet espace en Auvergne (815 sur 1 310, soit plus de 62,2 %) (Tab. 34) ; mais, en proportion, ils ne sont pas les plus présents (81,1 % des pôles urbains). Ce résultat vérifie le fait que le pôle de santé de base n'est pas l'indicateur adapté de la diversité de l'offre de soins en milieu urbain. La diversification ne se fait pas en ville par rapport aux professions les plus courantes mais dans les métiers les plus spécialisés (médicaux, chirurgicaux ou paramédicaux).

Dans l'espace périurbain, le pôle de santé apparaît être un indicateur pertinent car l'offre de soins courante n'est pas nécessairement diversifiée. Les résultats se rapprochent de ceux de l'espace rural, avec néanmoins une part plus forte des pôles complets dans cet espace.

En conclusion, il s'avère que, dans les espaces ruraux, les pôles de santé complets ne représentent qu'un tiers des communes dotées en professionnels de santé libéraux (Fig. 64). Il sera donc intéressant de voir quelle est la composition de l'offre présente dans les autres communes équipées de l'espace rural.

Tab. 34 - Nombre de pôles de santé par types d'espace en Auvergne en 2006

Types d'espace	Pôle complet	Pôle incomplet	Eléments isolés	Ensemble
Pôles urbains	43	3	7	**53**
Espace périurbain	51	26	45	**122**
Pôles ruraux	22	6	7	**35**
Espace rural	69	55	77	**201**
Total	185	90	136	**411**

Source : INSEE, CNAMTS.

Fig. 64 - Répartition des pôles de santé auvergnats par type d'espace en 2006

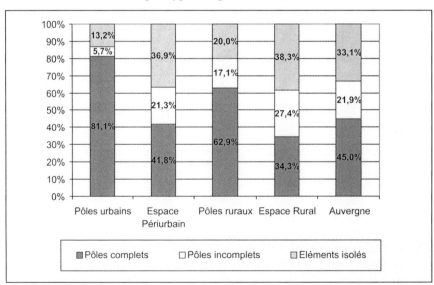

Source : INSEE, CNAMTS.

c - Pôle de santé de base et poids démographique

Les pôles de santé complets en espace périurbain ou rural apparaissent à partir de cinq cents habitants alors que le seuil atteint mille habitants pour les pôles ruraux et urbains. Par nature, les pôles urbains ou ruraux ont une forte capacité à concentrer les services et à « stériliser » les communes avoisinantes ; il est cohérent de voir apparaître les pôles complets dans des communes de plus grande taille. *A contrario*, la diffusion des activités entre les communes est plus forte dans les espaces périurbains et ruraux, le poids démographique ne joue pas toujours un rôle rédhibitoire ; il peut être compensé par un statut de chef-lieu. En milieu rural,

Tab. 35 - Répartition des pôles de santé selon la taille
des communes et le type d'espaces

	Taille des communes	Pôle complet	Pôle incomplet	Eléments isolés	Total
Pôles urbains	Entre 500 et 1000 hab.			2	2
	Entre 1000 et 2000 hab.	4	2	5	11
	Entre 2000 et 5000 hab.	17	1		18
	Plus de 5000 hab.	22			22
Total pôles urbains		43	3	7	53
Périurbain	Moins de 500 hab.		1	7	8
	Entre 500 et 1000 hab.	5	6	26	37
	Entre 1000 et 2000 hab.	19	17	12	48
	Entre 2000 et 5000 hab.	24	2		26
	Plus de 5000 hab.	3			3
Total périurbain		51	26	45	122
Pôles ruraux	Moins de 500 hab.			2	2
	Entre 500 et 1000 hab.			2	2
	Entre 1000 et 2000 hab.	2	5	3	10
	Entre 2000 et 5000 hab.	11	1		12
	Plus de 5000 hab.	9			9
Total pôles ruraux		22	6	7	35
Rural	Moins de 500 hab.		7	37	44
	Entre 500 et 1000 hab.	19	30	36	85
	Entre 1000 et 2000 hab.	34	18	4	56
	Entre 2000 et 5000 hab.	16			16
Total rural		69	55	77	201
Total		185	90	136	411

Source : INSEE / CNAMTS.

les professionnels de santé « isolés » exercent principalement dans de « très petites communes », moins de mille habitants. Les pôles incomplets apparaissent nettement comme une caractéristique de l'espace rural dans les communes à population peu nombreuse, particulièrement dans la tranche des cinq cents à mille habitants. Le seuil des mille habitants devient significatif pour l'existence d'un pôle de santé complet. Dans l'espace rural, la population moyenne des communes pôle de santé complets est de 1 435 habitants, elle diminue à 806 habitants pour le pôle de santé incomplet (Tab. 35).

d - Pôles de santé de base et trame administrative

Plus que le seuil démographique, le statut administratif et la tradition de concentration des activités dans le chef-lieu de canton jouent un rôle important. En effet, sur les cent vingt chefs-lieux de cantons, cinq seulement ne comptent pas de pôles complets ou incomplets ; tous se situent en milieu rural (Tab. 36).

Tab. 36 - Nombre de communes par territoires et niveau d'équipement de santé en Auvergne en 2006

Nombre de communes concernées	Type	Pôles urbains	Espace périurbain	Pôles ruraux	Espace rural	Total
Pôles complets	Chef-lieu de canton	10	23	11	45	89
	Commune simple	25	27	6	24	82
	Sous-préfectures et préfectures	8	1	5	0	10
Total pôles complets		43	51	22	69	185
Pôles incomplets	Chef-lieu de canton	0	3	1	22	26
	Commune simple	3	23	5	33	64
Total pôles incomplets		3	26	6	55	90
Eléments isolés	Chef-lieu de canton	0	0	0	5	5
	Commune simple	7	45	7	72	131
Total éléments isolés		7	45	7	77	136
Total		53	122	35	201	411

Source : INSEE / CNAMTS.

Par ailleurs, la grande majorité des « communes simples » pôles complets comptent plus de mille habitants. Toutes ces observations confirment l'existence du lien entre présence de professionnels de santé et niveau hiérarchique des communes, au plan démographique ou administratif, l'un compensant l'autre et réciproquement.

En conclusion, une petite commune, chef-lieu de canton, pourra avoir le même niveau d'équipement en offre de soins qu'une commune « simple » de plus de mille habitants.

2 - Les caractéristiques des pôles de santé en Auvergne

a - Nature des pôles de santé incomplets

En Auvergne, on compte quatre-vingt-dix pôles incomplets, cinquante-cinq d'entre eux sont composés de quatre professionnels de santé, trente-cinq de trois (Tab. 37). Ces pôles incomplets sont majoritairement présents en milieu rural et en zone périurbaine (55 et 26) et absents des communes des pôles ruraux. Ce constat logique vérifie la notion générale de pôle rural doté de commerces et services de portée locale.

Tab. 37 - Composition détaillée des pôles incomplets (Auvergne et espace rural)

	Auvergne		Espace rural	
	Nombre de pôles	%	Nombre de pôles	%
Pôles incomplets : 4 professionnels de santé différents				
Absence de dentiste	29	52,7	18	52,9
Absence de masseur-kinésithérapeute	13	23,6	9	26,5
Absence d'infirmier	8	14,5	4	11,8
Absence de pharmacie	3	5,5	1	2,9
Absence de médecin généraliste	2	3,6	2	5,9
Total	55	100,0	34	100,0
Pôles incomplets : 3 professionnels de santé différents				
Professionnel absent				
Absence de dentiste	30	85,7	18	85,7
Absence de masseur-kinésithérapeute	20	57,1	11	52,3
Absence d'infirmier	16	45,7	12	57
Absence de pharmacie	4	11,5	1	4,8
Total	70		42	
Binôme de professionnels absents				
Absence masseur-kinésithérapeute et dentiste	16	45,7	8	38,1
Absence infirmier et dentiste	12	34,3	9	42,9
Absence infirmier et masseur-kinésithérapeute	3	8,6	3	14,3
Absence pharmacie et dentiste	2	5,7	1	4,8
Absence pharmacie et masseur-kinésithérapeute	1	2,9	0	0,0
Absence pharmacie et infirmier.	1	2,9	0	0,0
Total	35	100,0	21	100,0

Source : INSEE / CNAMTS.

Si l'on observe la composition des pôles incomplets (3 ou 4 professionnels de santé différents) présents en milieu rural, l'importance du médecin généraliste dans le fonctionnement des réseaux informels se confirme. Au sein d'une même commune, le regroupement des professionnels de santé se réalise autour du médecin généraliste et de la pharmacie. En effet, l'absence du médecin généraliste dans les pôles incomplets est ponctuelle (2 cas), et elle est inexistante dans le cas des communes avec seulement trois professionnels de santé différents. Le dentiste est le professionnel le plus souvent absent dans les pôles de santé de base en milieu rural (52,9 %), la proportion étant la même pour le niveau régional (52,7 %). L'absence du masseur-kinésithérapeute arrive en seconde position, dans environ un quart des cas. Logiquement, dans les communes pôles de santé incomplets à trois services, le binôme masseur-kinésithérapeute et dentiste est le plus souvent absent (45,7 % pour l'Auvergne, 38,1 % pour l'espace rural).

Par ailleurs, dans le cas des communes avec trois types de professionnels de santé, l'absence de l'infirmier est fréquente, ce n'est pas le cas dans les pôles à quatre services de santé. Ces constatations confirment que le triumvirat de base des services de santé de proximité en milieu rural est le médecin généraliste, le pharmacien et l'infirmier. Le masseur-kinésithérapeute et le dentiste se poseraient comme des marqueurs d'une offre de soins d'un niveau hiérarchique supérieur, le second, étant un marqueur encore plus sélectif.

Ces observations prouvent que l'organisation territoriale des médecins généralistes influe sur l'organisation générale de l'offre de santé dans les campagnes auvergnates, où le poids des bourgs-centres et de l'habitat regroupé sur le chef-lieu marque la trame cantonale.

L'analyse des pôles complets et incomplets prouve la mise en place de réseau informel de santé primaire, s'intéresser aux éléments isolés montrera plus particulièrement l'offre résiduelle et permettra d'expliquer sa localisation soit par l'insuffisance de développement des territoires, soit par la spécificité propre à certaines professions (les infirmiers essentiellement), soit par des comportements liés à des parcours individuels éloignés de logiques géographiques régulières.

b - Les « éléments isolés » de santé

Le médecin généraliste, le pharmacien et l'infirmier sont les professionnels les plus présents dans le cas des unités à deux services de santé. La pharmacie se place en retrait des deux autres professions, preuve de l'influence du *numerus clausus* et de l'ouverture d'officine dans les communes les plus peuplées du monde rural. L'absence des masseurs-kinésithérapeutes est plus marquée dans les espaces ruraux qu'au niveau régional (Tab. 38).

Pour les professionnels exerçant seuls dans une commune, le tiercé change puisque les pharmaciens passent en quatrième position en faveur des masseurs-kinésithérapeutes. Cet élément prouve l'interdépendance très forte entre médecins

Tab. 38 - Les professionnels de santé isolés
(Auvergne et espace rural)

	Auvergne		Espace rural	
	Nb de pôles	%	Nb de pôles	%
Eléments isolés : 2 professionnels de santé différents				
Professionnels présents				
Présence de médecin généraliste	29	69,0	16	69,5
Présence d'infirmier	24	57,1	13	56,5
Présence de pharmacie	20	23,8	11	37,6
Présence de masseur-kinésithérapeute	10	11,9	5	21,7
Présence de dentiste	1	2,3	1	4,3
Binôme de professionnels présents				
Présence médecin généraliste et pharmacie	13	30,9	8	34,6
Présence médecin généraliste et infirmier	12	28,5	6	26,0
Présence pharmacie et infirmier	6	14,3	3	13,0
Présence masseur-kinésithérapeute et infirmier	5	11,9	3	13,0
Présence masseur-kinésithérapeute et médecin généraliste.	4	9,5	2	8,6
Présence dentiste et infirmier	1	2,3	1	4,3
Présence masseur-kinésithérapeute et pharmacie	1	2,3	0	0,0
Total	42		23	
Eléments isolés : 1 professionnel de santé				
Professionnels présents				
Présence infirmier	56	60,2	32	59,3
Présence médecin généraliste	17	18,3	9	16,7
Présence masseur-kinésithérapeute	13	14,0	8	14,8
Présence pharmacie	6	6,5	5	9,3
Présence dentiste	1	1,1	0	0,0
Total	93	100,0	54	100,0

Source : INSEE / CNAMTS.

généralistes et pharmaciens (binôme le plus fréquent des communes comptant seulement deux professions différentes). L'obligation de prescription médicale pour la délivrance de la majorité des médicaments en France entraîne l'installation des officines à proximité immédiate des médecins. Dans la majorité des cas l'achat de médicament se déroule dans un délai court après la prescription, la proximité joue un rôle important dans le fonctionnement territorial de ces deux professions. En Auvergne, la situation selon laquelle la pharmacie est le seul service de santé dans une commune est très rare ; on recense six cas seulement, deux dans l'Allier (Isserpent et Laprugne), deux dans le Cantal (Trizac et Laveissière) et deux dans le Puy-de-Dôme (Perrier et Jumeaux).

En installation isolée, les infirmiers sont numériquement les plus présents puisque le lieu « administratif » de rattachement n'a guère d'importance dans leur exercice quotidien ; les déplacements se font du soignant au soigné contrairement aux autres professions médicales et paramédicales. Par exemple, au 1er janvier 2007, les visites auprès des patients en France ne représentaient que 13 % des actes des médecins généralistes et 12,5 % en Auvergne.

3 - Répartition territoriale des pôles de santé de base

La répartition territoriale des pôles de santé est en lien avec le poids démographique des communes. La figure 65 présente la distribution des pôles de santé complets, incomplets et des éléments isolés sur le territoire auvergnat en parallèle avec le peuplement des communes d'implantation.

La première approche montre une répartition homogène sur tout le territoire régional et entre les départements ; à partir de mille habitants, les communes comptent des professionnels de santé. Les pôles de santé complets sont presque systématiquement présents en milieu urbain et dans les pôles ruraux. Il existe un réel *continuum* de « commune-pôle de santé complet » en milieu urbain, y compris dans les parties limitrophes de la « commune mère », la proche banlieue. L'exemple de l'agglomération clermontoise est symptomatique mais, y compris dans les agglomérations de taille plus modeste, la situation est similaire (Vichy, Montluçon, Aurillac, Le Puy-en-Velay, etc.). Les pôles ruraux sont tous des pôles de santé de base mais, contrairement aux zones urbaines, les « banlieues » ne sont pas ou peu dotées (ex. : Saint-Flour, Ambert, Saint-Pourçain-sur-Sioule, Langeac). Les secteurs périurbains sont moins homogènement équipés, on y observe un plus grand nombre de pôles incomplets. La distribution des professionnels de santé semble suivre un gradient où, logiquement, la concentration des pôles est plus marquée à proximité des cités urbaines. La figure 65 illustre ce phénomène de concentration des pôles de santé complets à proximité des grandes villes.

La construction de la figure 66 a été réalisée en plusieurs étapes. Dans un premier temps, on a calculé, par l'intermédiaire d'un distancier de l'IGN (Institut Géographique National) « Route 500 », les distances les plus courtes entre toutes les communes auvergnates et les villes principales (Clermont-Ferrand, Moulins, Montluçon, Vichy, Thiers, Issoire, Aurillac et Le Puy). Dans un second temps, on a classé toutes les communes par tranche de distances (moins de 5 km, de 5 à 10 km, de 10 à 20 km, de 20 à 30 km, plus de 30 km). Finalement, on a dénombré toutes les communes de chaque tranche de distance, par type d'équipements en professionnels de santé et on a calculé le poids de chaque type de communes (pôles complets, incomplets, éléments isolés et communes sans professionnels de santé).

Les campagnes auvergnates comptent-elles assez de professionnels de santé ?

Fig. 65 - Pôle de santé et population communale

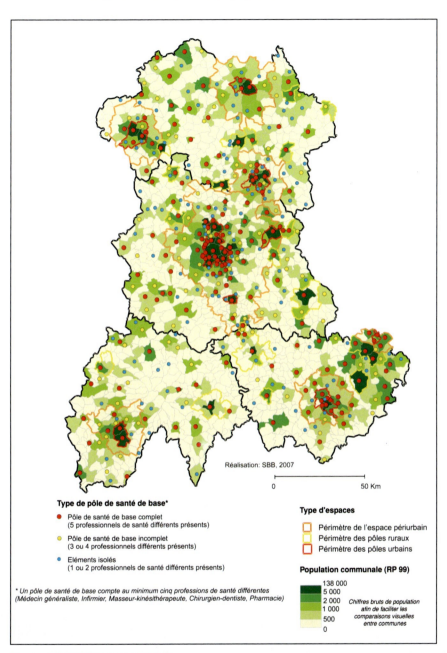

Source : ERASME/Assurance Maladie.

Fig. 66 - Répartition des communes en fonction de la distance aux villes principales (au 31/12/2006)

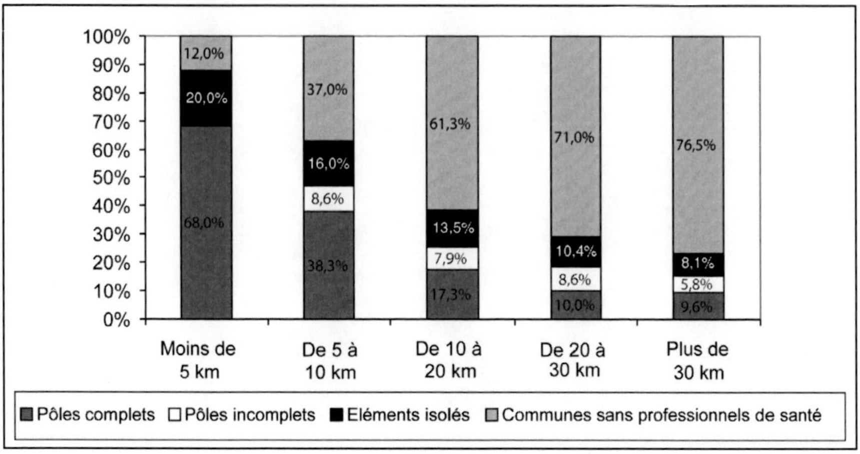

	Moins de 5 km	De 5 à 10 km	De 10 à 20 km	De 20 à 30 km	Plus de 30 km
Pôles complets	68,0%	38,3%	17,3%	10,0%	9,6%
Pôles incomplets		8,6%	7,9%	8,6%	5,8%
Éléments isolés	20,0%	16,0%	13,5%	10,4%	8,1%
Communes sans professionnels de santé	12,0%	37,0%	61,3%	71,0%	76,5%

Source : ERASME/IGN.

On voit très nettement la part des communes non équipées en professionnels de santé augmenter avec l'éloignement aux principales villes, de 12 % à 76 %. La proportion des pôles complets diminue de 68 % à 9,6 %. Les pôles incomplets sont absents dans la première proximité, ensuite la part se stabilise autour de 8 % ; au-delà de trente kilomètres, elle descend en dessous de 6 %. Le poids des communes « éléments isolés » s'affaiblit également avec la distance de 20 % à 8,1 %. L'image du gradient est réellement appropriée pour montrer les différences de variété de l'offre de soins entre espaces urbains et zones rurales.

Cependant, la méthode employée pour la construction de cette figure 66 comporte certaines limites puisqu'elle corrèle distance aux pôles urbains principaux et ruralité. Cette démarche volontaire admet cette restriction, mais le choix de ne pas intégrer les pôles ruraux dans le calcul des distances permet d'avoir une vision large de la problématique des pôles de santé de proximité en Auvergne.

Dans le cas de l'aire d'extension de l'agglomération clermontoise, au-delà de la première couronne où chaque commune compte des professionnels de santé (Chamalières, Royat, Cournon, Pont-du-Château, Cébazat, etc.), si l'on se dirige vers les zones plus éloignées, on observe une répartition proche de celle de l'espace rural, à savoir des communes non équipées autour d'un pôle complet ou incomplet. Ce sont les secteurs qui s'agrègent au fil du temps à l'espace clermontois et qui auparavant fonctionnaient avec une polarisation locale d'une petite ville ou d'un bourg-centre complet (exemple : Lezoux ; Billom, Aigueperse, Maringues, Vic-le-Comte). Ce phénomène ne se fait pas sentir autour des autres agglomérations régionales car leur marge périurbaine est moins étendue. Les confins de l'agglomération stéphanoise, qui couvrent l'extrême est de la Haute-Loire, prolongent cette organisation sur la majeure partie de l'Yssingelais en montrant une distribution de pôles complets similaire à la première couronne clermontoise.

Les espaces ruraux se présentent avec une trame assez lâche de pôles de santé (complets ou incomplets) et avec de nombreux éléments épars. Le maillage cantonal est souvent respecté, quarante-cinq chefs-lieux de cantons sont des pôles de santé complets et vingt-deux des pôles incomplets, cinq seulement sont dans la catégorie des éléments isolés (Pinols, Saint-Amant-Roche-Savine, Cayres, Blesles, Jumeaux).

Les zones de moyenne montagne à faibles densités de population, le Livradois et le Cézallier, sont les secteurs avec le moins de pôles complets. Ainsi dans la région aux confins du Cantal et du Puy-de-Dôme, les pôles de santé de base complets peu nombreux se trouvent en marge du plateau à Riom-ès-Montagne, Ydes, Massiac, Ardes. Au cœur de ce périmètre, se dénombrent majoritairement des pôles de santé incomplets à Allanche, Marcenat, Egliseneuve-d'Entraigues, Champs-sur-Tarentaine.

Le cas de la commune de Condat est révélateur des difficultés rencontrées dans ces zones fragiles. En effet, au 31 décembre 2006, le pôle apparaît incomplet avec l'absence de médecin généraliste. En septembre 2007, la situation a évolué après une intervention soutenue de la municipalité puisqu'un médecin qui revenait d'une expérience Outre-Mer s'est installé courant août. Si cette installation se pérennise, elle marquera la fin d'une période de trois ans où la commune s'est retrouvée sans médecin généraliste par intermittence après le décès brutal, en 2004, de celui qui exerçait depuis de longues années. Cette cessation brutale fut lourde de conséquence car ce professionnel avait une activité supérieure à la moyenne (plus de 7 000 actes annuels) et le secteur de garde auquel il appartenait ne comptait que peu d'effectifs. La masse de clientèle s'est redistribuée sur les médecins généralistes des communes limitrophes, ceci a donc été très conséquent et le système de rotation des astreintes de garde s'est concentré sur peu de professionnels, induisant une fréquence élevée des nuits de garde. La situation fut lourde à gérer pour l'ensemble de la zone et les conséquences furent redistribuées sur un vaste secteur. Après quelques mois, en 2005, un nouveau médecin s'était installé mais sans succès, son activité étant demeurée très faible (moins de 500 actes). Il s'est retiré en juillet 2006. Un an a donc été nécessaire pour qu'un nouveau médecin généraliste s'installe en 2007. La démarche a été difficile et la commune a investi pour faciliter son arrivée, en fournissant le cabinet professionnel et l'habitation et en l'exonérant de la taxe professionnelle. Aucun jeune médecin ne souhaitait s'implanter dans cette commune et c'est donc un médecin plus âgé (plus de 45 ans), en reconversion professionnelle, qui a fait le choix de Condat. Cet exemple illustre les problèmes du renouvellement des professionnels de santé lors de départ imprévu, surtout lorsque ces derniers travaillent isolés et que la zone à couvrir est vaste.

De manière analogue, le sud Livradois ne compte pas ou peu de pôles de santé complets (Ambert, Arlanc et Cunlhat) aux périphéries et seulement des pôles incomplets ou des éléments isolés dans son cœur (Marsac-en-Livradois, Fournols, Saint-Germain-L'Herm, Saint-Amant-Roche-Savine, Vertolaye, etc.). Cette répartition de l'offre semble caractériser certains secteurs les plus fragiles.

Mais ce schéma n'est pas le seul pour montrer la répartition de l'offre en zones fragiles, un autre se dessine. Ainsi les secteurs au sud-ouest de la Haute-Loire et leurs prolongements dans la Margeride et l'Aubrac montrent des pôles de santé calés sur le chef-lieu de canton et une absence quasi-totale de professionnels de santé dans les communes avoisinantes ; ainsi se trouvent dans cette configuration, Saugues, Ruynes-en-Margeride, Pierrefort, Chaudes-Aigues et Neuvéglise. La même situation se reproduit autour d'Allègre, Paulhaguet et La Chaise-Dieu en Haute-Loire et dans l'Allier au cœur du département dans le Bocage vers Chantelles, Bellenaves, Tronget. Ces pôles de santé complets ne sont pas épaulés dans les communes avoisinantes par des pôles incomplets ou des éléments isolés : dans cette organisation, rien n'existe en termes d'offre de soins, en dehors du petit pôle local. Cette organisation très centralisée pourrait être qualifiée « de structure convergente » en opposition aux précédents exemples basés sur une « structure divergente » de l'offre de soins.

Dans les campagnes bourbonnaises, en Sologne bourbonnaise, dans la Montagne bourbonnaise et dans le nord du département du Puy-de-Dôme (Combrailles et nord de la Limagne), la trame des communes dotées de professionnels de santé est plus resserrée même si, très souvent, on constate une multiplication des éléments isolés.

Au total, dans l'espace régional, la distance aux pôles de santé reste au cœur des problèmes et on devine toute la complexité des facteurs à prendre en compte (densité de population, degré de vieillissement, tissu communal, attractivité des bourgs et des petites villes), sans négliger la diversité même de ces campagnes (périurbaines et marquées par une forte mobilité des résidents ; touristiques et donc caractérisées par la présence d'une population saisonnière…).

La description de la composition des pôles de santé montre comment fonctionne la proximité entre les différents professionnels de santé. Cet indicateur est pertinent mais cette démarche reste insuffisante pour montrer l'adéquation de l'offre d'un territoire de vie. En effet, les limites communales ne sont pas significatives pour les populations puisque les échanges entre soignants et soignés se font via des déplacements usuels, ce sont des mouvements liés à ceux du quotidien. Pour améliorer l'analyse de l'offre de soins, il faudrait trouver un maillage territorial qui tiendrait compte des déplacements habituels et acceptés de la population.

Les campagnes auvergnates comptent-elles assez de professionnels de santé ?

Notre démarche de dénombrement a suivi le chemin escompté puisque, de façon assez naturelle, les constats bruts sur les effectifs ont conduit à mettre en place des compléments de réflexions pour éclaircir les premiers résultats. Ainsi, nous avons pu retrouver des tendances connues dans la région, la santé suivant des logiques similaires à celles du peuplement – même hérité – ou de l'organisation administrative et économique. Dans ce cadre, le monde rural apparaît nécessairement moins équipé, notamment sur les territoires de confins. Par contre, on ressent très vite que, au-delà de certaines « banalités », les cartes montrent des nuances qui conduisent à s'attarder sur un élément pour le préciser. Davantage que les pharmacies régulièrement distribuées, la desserte en médecins généralistes (qui représentent un professionnel sur cinq) est un exemple pertinent car, derrière des chiffres plutôt encourageants, on voit qu'un même effectif cantonal cache de fortes disparités potentiellement fragilisantes. Ainsi la dispersion communale de médecins généralistes dans l'Allier peut conduire à une structuration en réseau beaucoup plus fragile que la concentration en pôles hiérarchisés des praticiens de la Haute-Loire. Globalement, des départements davantage urbanisés comme le Puy-de-Dôme ou l'Allier sont proches des moyennes nationales. Le Cantal est moins bien doté alors que la Haute-Loire présente plusieurs spécificités (bon réseau d'infirmières ou de pharmaciens ; proximité concurrentielle de la métropole stéphanoise). Ces diversités d'organisation se retrouvent à toutes les échelles et nous pourrions reprendre l'exemple de la distribution des médecins généralistes au cœur d'un même département, en fonction de la trame hérité des communes. Il a aussi été intéressant de voir émerger des lignes de forces dans l'implantation des professionnels de santé, en lien notamment avec l'organisation administrative et le statut de chef-lieu de canton. Deux « modèles » de distribution ont été mis en relief : une diffusion spatiale des professionnels dans les territoires de vastes communes, autrefois peuplées, une concentration sur les pôles (bourgs, petites villes) dans les campagnes de « petites » communes. Autre régularité : l'apparition des professionnels de santé à partir d'un seuil fixé vers mille habitants et les liens interprofessionnels qui conduisent à de fréquents binômes entre le médecin et le pharmacien par exemple. La « désertification médicale » et son corollaire de mesures incitatives à l'installation doivent en tenir compte. Une municipalité a-t-elle vraiment intérêt à investir dans la recherche d'un médecin généraliste alors qu'aucun autre professionnel de santé n'est installé ? Faut-il tenter de diversifier l'offre sur un même territoire ou miser sur le regroupement des professionnels de santé ?

Le dénombrement demeure pourtant insuffisant pour désigner les secteurs déficitaires, y compris si l'on examine uniquement la desserte, celle-ci lissant les situations. Il ne doit pas être négligé mais il doit servir de tremplin pour examiner d'autres composantes fondamentales de l'offre de soins, la structure par âge principalement.

Notes

1 - Source : STATISS au 31/12/05.
2 - Source : STATISS au 31/12/05.
3 - Résultats de l'étude URCAM/CSDM, 2005, *Infirmiers et masseurs-kinésithérapeutes en pratique libérale*.
4 - Comme nous l'avons évoqué précédemment, les sages-femmes sont intégrées aux professions médicales.

Chapitre 5

LES CARACTÉRISTIQUES DE L'OFFRE SONT-ELLES SOURCE DE FRAGILITÉ ? LE POIDS DE L'ÂGE CHEZ LES PROFESSIONNELS DE SANTÉ

L'approche purement qualitative sur les effectifs des professionnels de santé n'est qu'un préliminaire à l'analyse de l'offre. Par l'examen de la desserte, notamment en recouvrant un maillage territorial fin, il est possible de relativiser les valeurs brutes et de présenter certains axes structurant l'offre de soins sur le territoire. Mais cette démarche doit aller plus loin afin d'obtenir des éléments pour mieux appréhender le concept d'offre de soins et celui de sa fragilité.

Au-delà du dénombrement, il faut s'attarder sur les composantes démographiques et la structuration de l'offre pour parvenir à mieux analyser la situation locale. La fragilité de l'offre de soins prend source dans les caractéristiques des professionnels de santé ; le facteur âge est l'une d'entre elles.

La réflexion sur les structures par âge des professionnels de santé, n'a pas pour objectif de s'inquiéter du poids ou des compétences des plus âgés d'entre eux, mais de montrer en quoi la question de l'offre de soins en milieu rural doit s'appréhender de façon dynamique afin de prévoir les situations locales qui seront sensibles dans quelques années. Le renouvellement des professionnels partant à la retraite est une problématique fondamentale, particulièrement lorsque l'on prend conscience des nouvelles mentalités des jeunes formés. Nous dresserons donc un bilan global au niveau régional et, au fur et à mesure du déroulement de notre réflexion, nous préciserons notre démarche pour centrer notre travail sur la question du renouvellement des médecins généralistes qui vont partir à la retraite à échéance de cinq à dix ans.

I - La répartition par âge des professionnels de santé

Evoquer le thème de l'âge des professionnels de santé n'a pas pour objectif de faire un procès d'intentions. Il s'agit bien de la partie visible d'une problématique plus large, celle du renouvellement des générations et des changements sociologiques connus par ces professionnels, par exemple dans le refus de rythmes de travail effrénés ou la préférence de la vie en milieu urbain. Il est acquis que bon nombre de médecins qui partiront à la retraite dans la prochaine décennie ne parviendront pas à trouver de successeurs ; une double raison à cette situation : la Faculté a réduit la quantité de diplômes délivrés par le biais du *numerus clausus* dans les années 1980 et 1990 et les jeunes médecins refusent pour le plus grand nombre de travailler dans les conditions les plus sensibles, notamment en termes d'amplitudes horaires ou de contraintes d'exercice. Il apparaît donc pertinent d'examiner avec minutie les caractéristiques « âge » des professionnels de santé et puis, à titre d'exemple, de s'attarder sur la situation des médecins généralistes pour évaluer les risques induits, au niveau géographique fin, du non renouvellement des générations suite aux cessations d'activités et aux départs en retraite.

A - Des différences entre les professions

Tous les professionnels de santé ne connaissent pas la même situation en matière de répartition par classe d'âge de leurs effectifs. Il y a des professions plus âgées que d'autres. Les médecins font partie des métiers vieillissants. En Auvergne au 31 décembre 2006, les plus de cinquante ans représentent 59,1 % des médecins généralistes, 32,9 % des infirmiers et 43,1 % des masseurs-kinésithérapeutes (Fig. 67). A l'inverse, pour les professionnels libéraux de moins de quarante ans, ce sont les masseurs-kinésithérapeutes les plus représentés avec 39,8 % des effectifs, puis les infirmiers avec 30,9 % et enfin les médecins généralistes avec seulement 11,1 %.

Dans les classes d'âge les plus jeunes, infirmiers et médecins généralistes ne sont quasiment pas représentés chez les moins de trente ans, ces professionnels rentrant dans la vie active très tard (Fig. 67). Ce phénomène s'explique pour les infirmiers par l'obligation d'exercer au minimum trois ans en établissement avant toute installation en cabinet libéral. Ainsi, ces professionnels à grande majorité féminine débutent leur carrière en tant que salariés et retardent leur entrée en monde libéral. Pour les médecins généralistes, c'est la longueur du cursus, les années d'internat, de clinicat et de remplacement qui expliquent l'âge tardif d'installation. Un médecin généraliste s'installe en cabinet en moyenne vers trente-huit ans. La part importante des plus de cinquante ans est un facteur nettement significatif du vieillissement de la profession, la part faible des jeunes pointe de façon tangible la question du renouvellement. Les masseurs-kinésithérapeutes sont ceux dont la répartition semble la plus équilibrée avec néanmoins une période plus creuse pour les 40/50 ans.

L'âge moyen des médecins généralistes, infirmiers et masseurs-kinésithérapeutes libéraux est élevé, puisque supérieur à quarante-trois ans. Les infirmiers sont les plus jeunes avec 43,8 ans, puis ce sont les masseurs-kinésithérapeutes avec 44,3 ans et enfin les médecins généralistes, les plus âgés, avec 49,2 ans. Ces résultats montrent donc une prépondérance des classes âgées (Tab. 39).

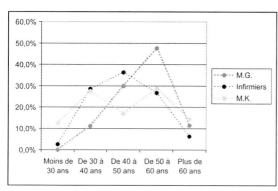

Fig. 67 - Part des classes d'âges dans les effectifs des différents professionnels de santé en Auvergne en 2006

Source : CNAMTS.

Tab. 39 - Age moyen des professionnels de santé libéraux en Auvergne en 2006

	Age moyen en 2006
Médecins généralistes	49,2 ans
Infirmiers	43,8 ans
Masseurs-kinésithérapeutes	44,3 ans

Source : CNAMTS.

B - Les pyramides des âges : un outil de prospective

L'analyse de la répartition par âge des professionnels de santé implique de construire des pyramides des âges ; ces graphiques sont d'excellents outils de prospective qui permettent de visualiser la question du renouvellement des générations suite au départ à la retraite des professionnels les plus âgés.

1 - Les médecins généralistes

La pyramide des âges des médecins généralistes auvergnats a été construite à partir des effectifs de professionnels libéraux au 31/12/2006, en classe d'âge décennale (Fig. 68).

Les effectifs de médecins généralistes se répartissent de façon irrégulière entre les sexes et entre les classes d'âges. Les effectifs de femmes sont moindres que ceux de leurs confrères masculins. Toutes classes d'âges confondues, les femmes représentent seulement 28 % des médecins généralistes. Cette proportion augmente chez les jeunes professionnels ; aujourd'hui, l'université forme plus de femmes que d'hommes. Cette féminisation plus intense des études a commencé à partir du milieu des années 1980 (Fig. 69).

La composition par âge des effectifs de médecins généralistes forme une pyramide ventrue, avec une base se rétrécissant, forme typique des populations vieillissantes. Le départ à le retraite des médecins généralistes se situe vers soixan-

Fig. 68 - Pyramide des âges des médecins généralistes en Auvergne en 2006

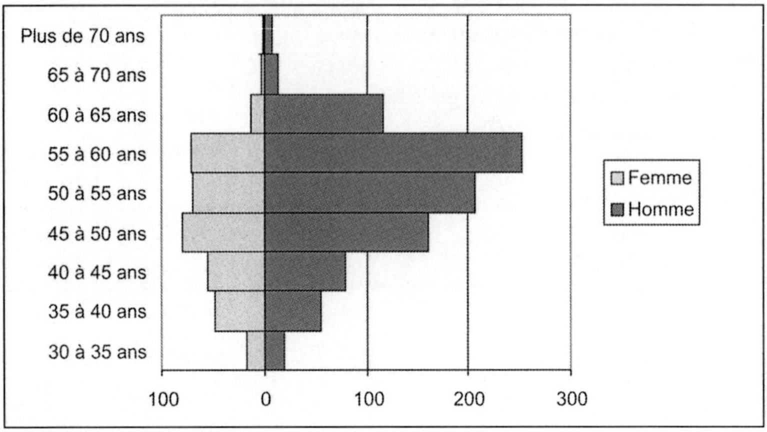

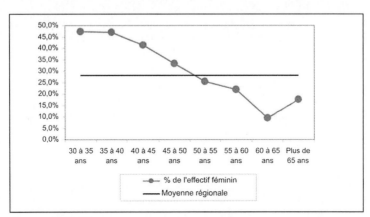

Source : INSEE / CNAMTS.

Fig. 69 - Part des femmes dans les effectifs de médecins généralistes libéraux par classe d'âge en 2006

Source : CNAMTS.

te-cinq ans, les départs massifs à la retraite qui auront lieu d'ici cinq à dix ans s'identifient très nettement sur le graphe, plus d'un tiers des médecins généralistes libéraux auvergnats sont susceptibles de cesser leur activité (36,3 %). Aujourd'hui, malgré la hausse du *numerus clausus*, le nombre de professionnels sortant du cursus est encore inférieur à celui des cessations d'activité. Cette diminution du nombre d'entrées dans la carrière libérale est liée à l'effectif plus réduit d'étudiants mais aussi à la moindre attractivité de la médecine générale face à la médecine spécialisée. En troisième cycle, les étudiants passent l'Examen Classant National (ECN) qui leur permet, à partir des résultats obtenus et de leur rang, de choisir quelle spécialité ils souhaitent prendre. En 2006, trois cent vingt-trois places de médecins généralistes n'ont pas été pourvues pour seulement sept places pour les autres spécialités. Le choix de médecine générale ne vient qu'en cinquième position dans l'ordre de préférence des étudiants après les spécialités médicales, les spécialités chirurgicales, l'anesthésie réanimation et la pédiatrie (source : fichier de gestion automatisé des ECN, DHOS, exploitation DREES). A la Faculté de Clermont-Ferrand, en 2006, tous les postes de médecine générale ont été pourvus.

Sur la pyramide, il faut signaler le creux d'effectifs autour de la classe d'âge des cinquante–cinquante-cinq ans qui s'explique par la mise en place du *numerus clausus* après 1971. Le *numerus clausus* est en progression constante depuis la fin des années 1990, l'objectif est d'atteindre plus de sept mille étudiants entrant en seconde année. Les effectifs plus faibles des jeunes générations ont aussi pour origine un âge d'installation libérale élevé après un passage de quelques années en milieu hospitalier.

En conclusion, la pyramide des âges des médecins généralistes auvergnats montre le net vieillissement des effectifs ; elle ne diffère pas fondamentalement de la pyramide nationale, le phénomène est une constante pour la profession ; à grande échelle l'Auvergne ne se distingue pas particulièrement sur ce thème.

2 - Les infirmiers

La pyramide des âges des infirmiers (Fig. 70) montre la surreprésentation des femmes dans cette profession. Le déséquilibre se voit nettement plus, la féminisation des effectifs libéraux est supérieure à 82 %. La répartition par classes d'âge apparaît plus homogène et la pyramide présente des effectifs par âge assez proches ; les plus importants se situent pour les quarante–quarante-cinq ans. Un net décrochage se distingue après soixante ans, en lien avec les départs à la retraite souvent « plus » avancés que dans d'autres professions paramédicales. Le choix de retour vers l'activité salariée en fin de carrière est assez courant. L'exercice libéral assez contraignant, engendre de nombreux déplacements auprès des patients.

Globalement, les études qualitatives sur la profession infirmière montre des carrières non linéaires avec des changements d'activité assez fréquents. Ces mouvements ne sont pas visibles dans les systèmes informationnels. Avec la pyramide, il demeure pour les infirmiers délicat de prédire les difficultés pour le renouvellement des générations. En effet, l'obligation d'exercice en établissement ralentit l'entrée en activité libérale et il est difficile de savoir quels choix seront faits par les jeunes professionnels. L'attrait du salariat et des rythmes basés sur les 35 heures de travail hebdomadaire commencent à peser sur les choix de début de carrière.

Fig. 70 - Pyramide des âges des infirmiers en Auvergne en 2006

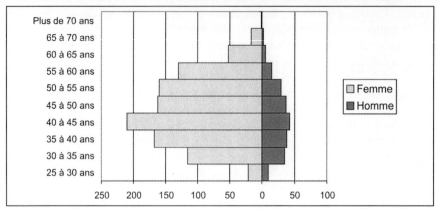

Source : CNAMTS.

3 - Les masseurs-kinésithérapeutes

Les masseurs-kinésithérapeutes connaissent une répartition homogène tant par sexes que par classes d'âge (Fig. 71). Deux « pics » sont à noter pour les trente–trente-cinq ans et pour les cinquante–soixante ans, entre des effectifs moindres. Les hommes représentent plus de 62 % des masseurs-kinésithérapeutes libéraux. La part des femmes demeure assez constante dans toutes les classes d'âges. Elles sont majoritaires chez les vingt-cinq–trente ans.

Fig. 71 - Pyramide des âges des masseurs-kinésithérapeutes en Auvergne en 2006

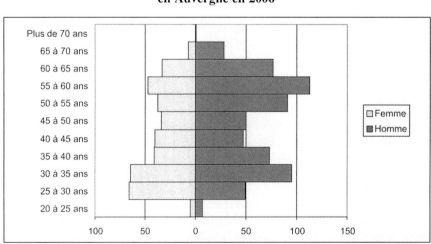

Source : CNAMTS.

L'équilibre de la pyramide laisse supposer moins de difficultés pour le renouvellement des générations, le vieillissement de la profession est moins marqué. Ce constat quantitatif doit être atténué car la société actuelle a nettement augmenté sa consommation de soins de kinésithérapie. Les écoles ont, au cours des dernières décennies, augmenté leur potentiel de formation.

II - Les inégalités par rapport à l'âge entre les territoires ?

A - Au niveau départemental

Au-delà des grandes caractéristiques de l'âge des professionnels de santé en Auvergne, ce sont les variations à échelles géographiques fines qui permettent de déceler les fragilités potentielles. Dès le niveau départemental, elles apparaissent fortes en termes de composition par âge. L'âge moyen varie d'un an et demi entre les médecins généralistes de la Haute-Loire et ceux de l'Allier (Tab. 40).

Tab. 40 - Age moyen et médian des médecins généralistes, infirmiers, masseurs kinésithérapeutes dans les quatre départements auvergnats

	Médecins généralistes		Infirmiers		Masseurs-kinésithérapeutes	
	Age moyen	Age médian	Age moyen	Age médian	Age moyen	Age médian
Allier	50,0	51	45,7	45,5	46,3	49
Cantal	48,9	50	44,0	43	44,1	46
Haute-Loire	48,5	49,5	42,2	40	42,2	42
Puy-de-Dôme	49,1	50	43,4	42,0	43,9	46,0
Auvergne	49,2	50	43,8	43	44,3	46

Source : CNAMTS.

L'âge médian au niveau régional est de 50 ans, signe confirmant le vieillissement des médecins de la région. Le décalage apparaît nettement entre les différents métiers, les infirmiers étant beaucoup plus jeunes.

B - Age et effectifs dans les quatre départements

1 - Les médecins généralistes

En examinant la répartition par âges des médecins généralistes dans les quatre départements, on note des tendances similaires, avec une nette prépondérance des classes les plus âgées, surtout celle des cinquante-cinq à soixante ans. Néanmoins, les départements présentent des variantes significatives (Fig. 72).

Fig. 72 - Répartition par âge des effectifs de médecins généralistes dans les départements auvergnats

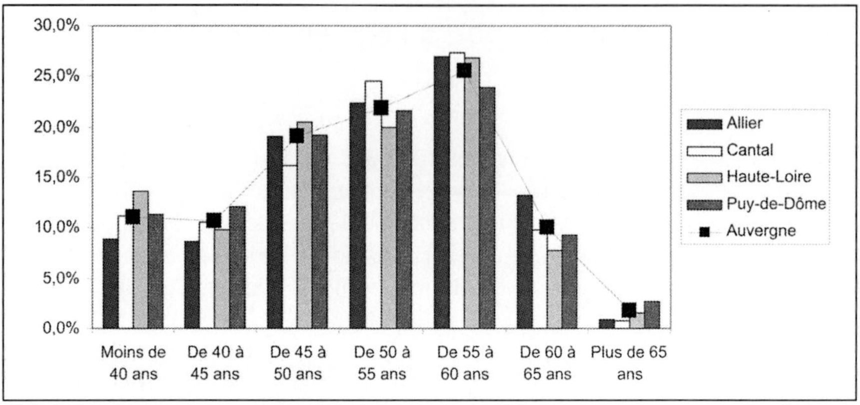

Source : CNAMTS.

L'Allier est le département qui présente le plus fort taux de professionnels âgés, notamment pour les plus de cinquante-cinq ans. Les taux sont nettement supérieurs à la moyenne régionale ; *a contrario*, les moins de quarante ans et les quarante–quarante-cinq ans représentent chacun moins de 8 % des effectifs. Le déséquilibre est donc très marqué et le renouvellement des générations plus compromis qu'ailleurs.

A l'opposé, la Haute-Loire, présente une part plus forte de jeunes générations avec des valeurs plus élevées qu'au niveau régional. Pour les classes de moins de quarante ans et pour les quarante-cinq à cinquante ans, c'est ce département qui connaît la part de médecins généralistes la plus forte.

Le Cantal connaît un vieillissement proche de la moyenne régionale avec une part des cinquante-cinq–soixante ans très voisine de l'Allier et de la Haute-Loire. Néanmoins, il faut signaler un poids marqué des cinquante–cinquante-cinq ans, ce qui peut impliquer que ce département va connaître, comme l'Allier, une phase de départs massifs à la retraite de ses médecins généralistes. Dans ces deux départements, plus de 61 % des professionnels devraient partir à la retraite d'ici 2020, soit un écart de plus de cinq points avec le Puy-de-Dôme et la Haute-Loire.

Le Puy-de-Dôme semble, comme la Haute-Loire, dans une meilleure situation démographique avec des classes de médecins plus jeunes mieux représentés. L'influence d'aires urbaines importantes et la proximité de facultés à Clermont-Ferrand et à Saint-Etienne expliquent ce phénomène. Pour les moins de quarante-cinq ans, le Puy-de-Dôme est très proche de la donne régionale.

Les caractéristiques de l'offre sont-elles source de fragilité ?

En conclusion, la répartition par classes d'âge des médecins généralistes dans les départements confirme le constat d'ensemble précédemment montré. Les nuances apportées laissent présager des perspectives assez complexes dans la décennie à venir avec deux départements plus touchés que les autres. Cette vision reste néanmoins globale et il semble important de préciser l'analyse tout d'abord pour le Puy-de-Dôme et la Haute-Loire mais aussi pour le Cantal et l'Allier. La « meilleure » situation globale des deux premiers doit être mise en parallèle avec les fortes inégalités de répartition analysées auparavant afin de vérifier les lieux d'implantation des professionnels les plus âgés et de voir s'il existe un lien entre faible desserte et médecins proches de la retraite. Ce constat conduirait à dresser un bilan plus nuancé sur le devenir de l'offre de soins dans ces départements. Pour les deux autres départements, la plus mauvaise situation d'ensemble doit aussi être mise en perspective avec une analyse territoriale fine, afin de graduer avec soin la fragilité constatée. L'approche cartographique sera le moyen d'approfondir « l'impact territorial » des médecins âgés en Auvergne et les sources de fragilité en termes de renouvellement des générations.

2 - *Les infirmiers*

Les infirmiers libéraux laissent paraître une répartition par classes d'âge contrastée entre les départements. De manière générale, dès cinquante-cinq ans, la part des effectifs diminue, les classes les plus présentes sont celles des professionnels âgés de quarante à cinquante ans (Fig. 73).

Fig. 73 - Répartition par âge des effectifs d'infirmiers libéraux dans les départements auvergnats

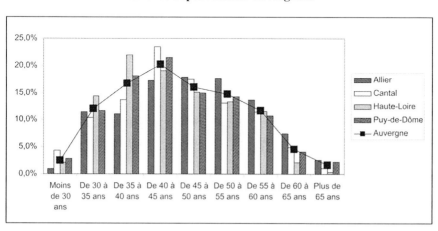

Source : CNAMTS.

Par rapport à la distribution régionale, l'Allier connaît pour ses infirmiers une plus forte représentation des infirmiers âgés de quarante-cinq ans, les jeunes sont moins présents notamment pour les trente-cinq à quarante ans. A l'opposé, le département de la Haute-Loire présente des effectifs rajeunis avec une forte présence des trente à quarante ans ; les plus de cinquante ans sont nettement moins présents. Le Puy-de-Dôme suit la tendance régionale avec des valeurs proches de la moyenne ; tout comme le Cantal, ce département connaît une légère surreprésentation de la classe d'âge quarante–quarante-cinq ans. Le Cantal subit des parts plus faibles à la fois des professionnels les plus âgés mais aussi les plus jeunes.

3 - Les masseurs kinésithérapeutes

La courbe de représentation des effectifs par classes d'âge des masseurs-kinésithérapeutes a une forme de « M » avec un premier sommet pour les cinquante-cinq–soixante ans et un second pour les trente–trente-cinq ans, les professionnels d'âge médian étant plus faiblement représentés (Fig. 74). Le Cantal et la Haute-Loire ont les plus fortes parts des moins de trente-cinq ans. Le Cantal présente une classe creuse pour les quarante–quarante-cinq ans, tandis que pour le second département évoqué, c'est plus flagrant pour les trente-cinq–quarante ans. Le Puy-de-Dôme, pour sa part, a nettement une sous-représentation des professionnels de quarante à cinquante ans.

Fig. 74 - Répartition par âge des effectifs de masseurs-kinésithérapeutes dans les départements auvergnats

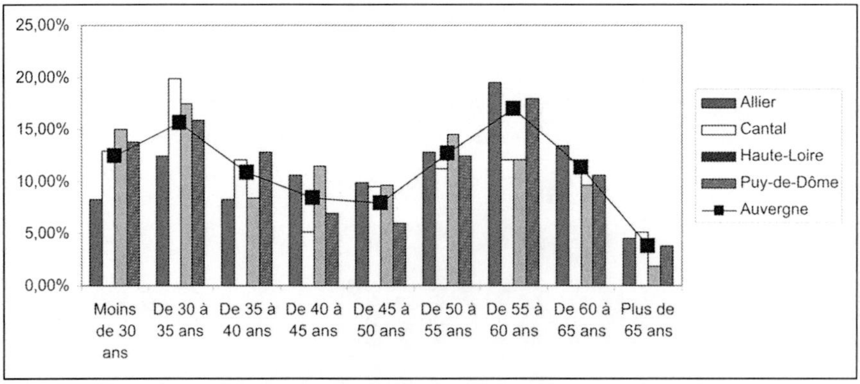

Source : CNAMTS.

C - Entre espace urbain et milieu rural

Le tableau 41 et la figure 75 permettent la comparaison de la répartition des professionnels de santé selon le type de territoire. Par rapport à la moyenne ré-

Les caractéristiques de l'offre sont-elles source de fragilité ?

Tab. 41 - Répartition par âges des professionnels de santé selon le type de territoire en 2006 (en %)

	Moins de 30 ans	De 30 à 40 ans	De 40 à 50 ans	De 50 à 60 ans	Plus de 60 ans
Médecins généralistes					
Pôles Urbains	0,00	10,21	29,98	47,16%	12,64%
Espaces périurbains	0,00	15,54	29,48	44,62%	10,36%
Pôles Ruraux	0,00	10,53	28,29	46,05%	15,13%
Espaces ruraux	0,00	8,42	28,07	51,93%	11,58%
Ensemble	0,00	11,1%	29,80	47,60%	11,50%
Infirmiers					
Pôles Urbains	2,55	27,15	36,43	24,83%	9,05%
Espaces périurbains	1,58	35,02	36,59	22,08%	4,73%
Pôles Ruraux	1,38	31,03	34,48	27,59%	5,52%
Espaces ruraux	3,37	24,58	36,63	30,84%	4,58%
Ensemble	2,50	28,40	36,20	26,70%	6,20%
Masseurs-kinésithérapeutes					
Pôles Urbains	11,02	27,19	17,38	31,33%	13,08%
Espaces périurbains	18,75	28,37	11,06	28,37%	13,46%
Pôles Ruraux	13,71	21,77	17,74%	30,65%	16,13%
Espaces ruraux	9,66	25,21	17,65%	26,05%	21,43%
Ensemble	12,60	27,20	17,00%	28,60%	14,50

gionale, les espaces ruraux montrent une part de médecins généralistes de cinquante à soixante ans nettement plus forte (plus de 4 points au-dessus de la moyenne) ; les pôles urbains ont aussi la même situation. Les espaces périurbains comptent proportionnellement le moins de médecins âgés ; la génération des plus jeunes (30-40 ans) est très présente. Ces professionnels les plus récemment installés ont privilégié les secteurs en expansion démographique où l'offre était moins présente par rapport aux pôles urbains qui peuvent sembler dans certains cas saturés. Les espaces ruraux ont donc été attractifs pour les générations de professionnels nés aux lendemains de l'après-guerre, généralement ils se sont installés au milieu et à la fin des années 1970, au moment où les pertes de populations liées à l'exode rural étaient compensées, en termes de besoins de soins, par le vieillissement des populations et des progrès médicaux favorables à l'allongement de l'espérance de vie et où le modèle urbain et, surtout son mode de vie, n'était pas autant prégnant que quelques décennies plus tard. On voit les pôles ruraux suivre la même tendance, un peu moins marquée, significative dans certains cas de leur perte de pouvoirs. Le milieu urbain semble toujours attractif avec des valeurs proches de la moyenne régionale.

Fig. 75 - Répartition des professionnels de santé par classes d'âge selon les territoires

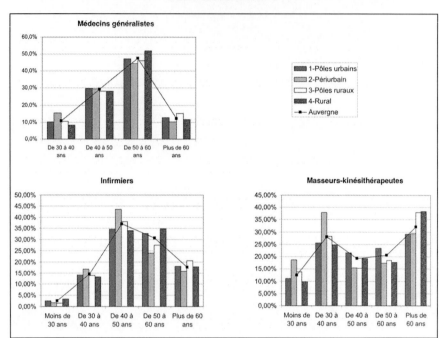

Source : CNAMTS / INSEE.

Les infirmiers libéraux et les masseurs-kinésithérapeutes connaissent les mêmes comportements spatio-temporels que les médecins généralistes. La montée en puissance des installations dans les espaces périurbains apparaissant comme une tendance forte depuis une à deux décennies. Il faut noter que le mouvement a commencé un peu plus tôt pour les infirmiers.

La problématique du renouvellement des générations dans les espaces ruraux se pose donc pour ces trois professionnels de façon assez similaire ; la situation des masseurs-kinésithérapeutes et des médecins généralistes semble la plus préoccupante à courte échéance, mais les interrogations sur les infirmiers ne sont décalées que de cinq à dix ans et se poseront inexorablement.

III - Comment gérer géographiquement les départs massifs à la retraite ? L'exemple des médecins généralistes dans les campagnes auvergnates

La répartition par âge des professionnels de santé à un niveau territorial fin est un indicateur pertinent pour mesurer, dans une démarche prospective, l'aspect qualitatif de l'offre de soins. Comme nous l'avons déjà abordé, le problème global du non-renouvellement des générations de médecins généralistes trouve ses causes tant dans les critères quantitatifs que sociologiques. Compte tenu des attentes professionnelles des nouvelles générations, le milieu rural est mal perçu, car synonyme de large amplitude horaire, d'isolement, de nuits de gardes fréquentes et de mode d'exercice contraignant.

L'utilisation de l'analyse cartographique permet sur ce thème de dresser un diagnostic précis et d'obtenir une vision synthétique du risque de « désertification » médicale à venir des campagnes auvergnates. La cartographie de la distribution des médecins généralistes de plus de cinquante-cinq ans montre la quantité de départs « prévisibles » à courte échéance (entre 5 et 10 ans), et en visualise l'impact sur le territoire en cas de non remplacement.

Sur la figure 76, la part des professionnels de plus de cinquante-cinq ans sur l'ensemble des effectifs cantonaux (en trame) matérialise « le risque âge ». Plus le taux est fort, plus les départs seront nombreux et rapprochés, d'où un besoin primordial d'installation de nouveaux médecins généralistes.

Un secteur qui connaîtra un départ massif de professionnels sur une courte durée prend le risque d'être déstabilisé en termes d'organisation de l'offre de soins sur un temps plus ou moins long. Cette déstructuration potentielle apparaît d'abord préjudiciable pour la population locale, mais elle a un impact plus profond puisqu'elle rendra encore plus difficile la nouvelle installation de professionnels, effrayés par l'isolement et, de plus, elle risque de démotiver les médecins généralistes toujours en exercice par des charges de travail en augmentation.

A première vue, la carte sur la part des médecins généralistes de plus de 55 ans (Fig. 76) montre un regroupement des cantons où les proportions de professionnels âgés sont importantes. Ces zones sont principalement situées en zone rurale ; le Puy-de-Dôme apparaît être le département le moins marqué par ce phénomène. Dans le département de l'Allier, un vaste territoire allant du nord du Bocage bourbonnais aux confins des Combrailles et de la vallée de la Sioule en limite du Puy-de-Dôme, compte au minimum un médecin généraliste sur deux de plus de cinquante-cinq ans. Le maximum est atteint dans le secteur de Lurcy-Lévis et de Cérilly où la part des médecins généralistes âgés est de plus de 80 %. Dans ces cantons les plus au nord, nous avions déjà évoqué une offre dispersée, avec des effectifs de professionnels faibles mais présents dans de nombreuses communes. Cette dispersion se retrouve dans la répartition des médecins de plus de cinquante-cinq ans ; le taux de vieillissement est d'autant plus important à l'échelle communale. Dans ces deux cantons bourbonnais, les médecins se répartissent sur six communes et deux seulement comptent un médecin de moins de cinquante-cinq ans. Le « risque âge » transparaît comme très fort dans cette zone. Le canton du Donjon, dans un cas un peu similaire en matière de structure par âge, semble être dans une situation plus préoccupante car l'offre et la desserte sont très faibles (2 professionnels en exercice et seulement 38,3 médecins généralistes pour

**Fig. 76 - Effectifs et part des médecins
généralistes de plus de 55 ans**

Réalisation : SBB, sept. 2007

0   25   50 Km

Part des médecins généralistes de plus de 55 ans
- 100
- 80
- 50
- 30
- 12
- 0

Effectifs de médecins généralistes de plus de 55 ans
- 23
- 11
- 2
- 1

★ Valeur exceptionnelle : Clermont-Fd
54 médecins généralistes

Types d'espaces
- Périmètre de l'espace périurbain
- Périmètre des pôles ruraux
- Périmètre des pôles urbains
- Canton sans médecins généralistes

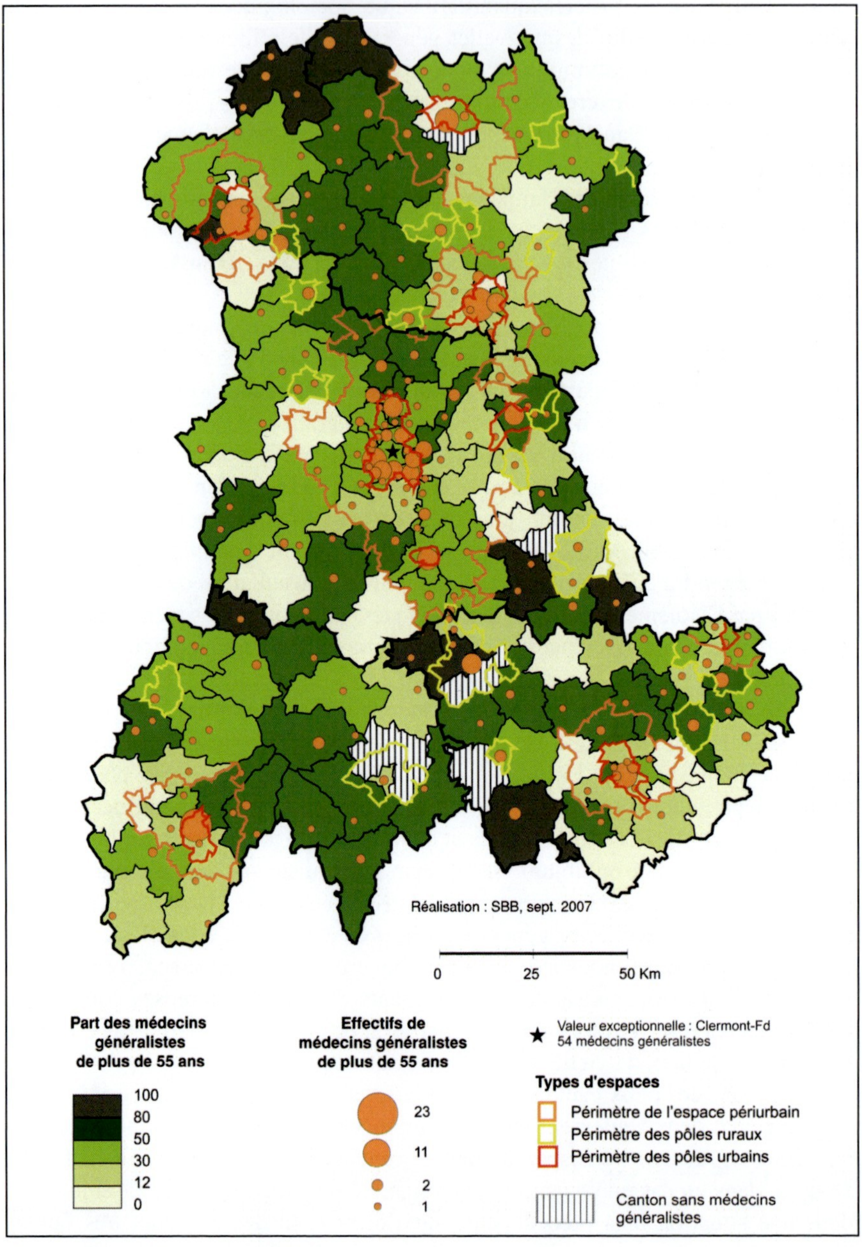

Source : ERASME/Assurance Maladie.

Les caractéristiques de l'offre sont-elles source de fragilité ?

100 000 habitants). Cette zone se prolonge dans le nord du Puy-de-Dôme sur les cantons d'Aigueperse, de Menat et de Combronde ; ces trois derniers cumulent, eux aussi, effectifs âgés et faible desserte. A l'exception du canton de Champs-sur-Tarentaine, le Cantal ne compte pas de territoires où plus de 80 % des effectifs ont plus de cinquante-cinq ans, mais la plupart des cantons ruraux connaissent des taux supérieurs à 50 %, notamment dans la partie orientale en direction de la Planèze et dans l'Aubrac. De par son influence urbaine, le secteur d'Aurillac est plus jeune. La répartition par âge des professionnels de la Châtaigneraie semble bénéficier de l'influence aurillacoise. Dans la Haute-Loire, les territoires où la structure par âge est la plus défavorable correspondent aux régions signalées comme les moins bien desservies. Cette « bande » ouest/est apparaît assez nettement, le phénomène de continuité déjà vu dans le nord de l'Allier se repète. L'Yssingelais compte de nombreux médecins généralistes de moins de cinquante-cinq ans, mais les effectifs plus nombreux induisent mathématiquement des ratios plus faibles. Les plateaux du sud, tout comme La Chaise-Dieu ou Craponne, étonnamment, font partie des secteurs les plus jeunes ; ceci malgré les problèmes d'offres évoqués ultérieurement. La Margeride, pour sa part, semble être dans la situation la plus préoccupante, tout particulièrement le pays de Saugues. Le Puy-de-Dôme donne une image hétérogène en matière d'âge, les secteurs âgés sont moins vastes que dans les autres départements. Au-delà des cantons septentrionaux, en limite de l'Allier où l'offre des médecins généralistes de plus de cinquante-cinq ans connaît des taux élevés, plusieurs autres zones ont un « risque âge » plus fort : la montagne thiernoise, le Livradois et le massif du Sancy.

En examinant de façon générale cette carte, il est étonnant, parfois, de voir des secteurs, notamment dans des campagnes isolées, que la logique voudrait avec un « risque âge » fort se trouver avec des effectifs jeunes (ex. : Ardes, La Chaise-Dieu, La Tour-d'Auvergne). Ces cantons ont connu des installations assez récentes car la situation en matière d'offre n'était pas bonne et il était vraiment vital de trouver des solutions. Très souvent, il y a eu une motivation plus forte des collectivités locales et actions entreprises dans ce sens). Ainsi, aujourd'hui, les médecins de ces cantons sont plus jeunes que ceux aux alentours, car installés récemment, mais les effectifs ne sont pas élevés. Dans ces cas, typiquement, la jeunesse n'est pas signe de non fragilité de l'offre. Les zones périurbaines et urbaines dans l'influence de l'agglomération clermontoise ont une offre en proportion plus jeune, même si, en valeur absolue, les effectifs les plus nombreux de médecins généralistes de cinquante-cinq ans sont dans cette zone.

Au total, en Auvergne, les plus de cinquante ans représentent 60 % des médecins généralistes, un tiers des infirmiers et plus de 40 % des kinésithérapeutes. Même si la tendance est moins marquée avec la féminisation de ces métiers, le monde rural paraît aggraver encore ces tendances, notamment dans le Puy-de-

Dôme, l'Allier ou le sud du Cantal. Seules les zones périurbaines s'en sortent un peu mieux. Parallèlement, l'âge est un indicateur prospectif intéressant. Non seulement, nous avons les moyens d'évaluer avec précision le devenir des effectifs en place, mais ce travail peut être utilisé pour qu'une réflexion collective se mette en place afin de trouver les solutions qui permettront le renouvellement des professionnels nés pendant le « baby-boom ». Mais, tout comme la notion de desserte, le facteur âge ne permet pas de déceler de façon suffisante les zones fragiles en matière d'offre de soins. En croisant avec les résultats de desserte ou la dispersion des installations, la part des médecins généralistes de plus de cinquante-cinq ans, on précise l'évaluation de l'offre. Néanmoins, il est encore nécessaire d'analyser les autres composantes de l'offre pour comprendre quels sont les critères pouvant interférer dans l'idée de fragilité de l'offre de soins.

Chapitre 6

ACTIVITÉ DES PROFESSIONNELS DE SANTÉ, DES MARQUEURS DE FRAGILITÉ POUR LE MILIEU RURAL ?

Nous avons déjà évoqué la non–correspondance entre dénombrement des effectifs et mesure de l'offre de soins ; il est temps de confirmer cette hypothèse en examinant dans le détail l'activité des professionnels de santé en Auvergne et en particulier dans les campagnes. Ce travail a été engagé parce que nous pouvions exploiter les données de l'Assurance Maladie et que cette recherche en situation professionnelle nous permettait de déceler ce que de telles statistiques signifiaient.

Dans une logique similaire à celle suivie jusqu'à présent, nous examinerons tout d'abord les données globales d'activité afin de mettre en avant les particularités des professionnels de santé exerçant en zone rurale. Ensuite, nous nous attarderons sur les particularités de l'activité des médecins généralistes en deux temps. Le premier sera celui de l'évaluation de l'activité des médecins ruraux en nous focalisant tout particulièrement sur l'acte de visite, aujourd'hui marqueur de cette médecine rurale et de son évolution. Le second temps permettra de montrer pour la première fois comment, grâce à ces données sur l'activité, il est possible de bâtir un certain nombre d'indicateurs dont la représentation spatiale permet de dresser un premier bilan de l'espace auvergnat et de voir quels sont les territoires apparaissant déjà plus fragilisés que d'autres.

I - L'analyse de l'activité des professionnels, des particularités spécifiques au monde rural auvergnat

A - La mesure de l'activité : les limites méthodologiques

1 - Où trouver les données ?

A ce niveau, notre réflexion s'est basée sur le dénombrement de professionnels et sur le postulat qu'un soignant équivaut à une offre de soins. Cette démarche permet de dresser les grandes lignes de l'offre de soins et de la mettre en parallèle avec des données démographiques de la population générale. Cependant, il faut développer notre raisonnement en tenant compte de l'activité des professionnels. Tout comme les effectifs de salariés sont mesurés en Equivalent Temps Plein (ETP), il faut évaluer l'offre de soins libérale à partir de l'exercice réel des professionnels de santé via leur activité. Elle est mesurable en France car les actes effectués sont remboursés par l'Assurance Maladie selon différentes nomenclatures. Chaque acte a un code équivalent à un tarif. Le système informationnel de l'Assurance Maladie conserve une trace de tous les actes effectués en les rattachant au prescripteur, à l'exécutant et au bénéficiaire du soin.

Les données sur l'activité sont systématiquement disponibles avec un décalage lié aux délais de liquidation par les centres de paiement. Il faut patienter environ deux mois après la date de soins pour trouver plus de 95 % des actes effectués dans les bases informationnelles. Ce délai tend à se réduire surtout pour les médecins utilisant la télétransmission et les feuilles de soins électroniques. Tous les traitements doivent tenir compte de ce laps de temps.

Par ailleurs, pour avoir une vision territorialisée la plus cohérente possible, il faut raisonner avec des données inter régimes englobant en sus des résultats du régime général des travailleurs salariés, ceux de la Mutualité Sociale Agricole (MSA) et du Régime Social des Indépendants (RSI). Deux possibilités existent pour obtenir ces statistiques, la première consiste à formuler des demandes identiques aux trois régimes, les chiffres les plus récents disponibles seront des données âgées *a minima* de deux mois. Les bases immédiatement consultables couvrent deux années glissantes. Ainsi, début mars 2007, le fichier contient les données de mars 2005 à mars 2007, en sachant que les résultats ne seront fiables et exploitables que jusqu'à début janvier 2007. Il sera alors possible d'avoir des résultats « propres » d'activité sur l'année 2006 à partir de février-mars 2007. Le temps de traitement peut durer plusieurs heures, une fois la requête rédigée avec la bonne syntaxe. A cela s'ajoute le temps pris par les services des autres régimes pour interroger leur système et intégrer notre demande à leur charge de travail.

La seconde façon de récupérer des données inter régimes est d'interroger le fichier nommé SNIR (Système National Inter-Régime), ce fichier stabilisé est d'accès aisé, les requêtes renvoient des résultats rapidement (de l'ordre de quelques minutes). L'avantage de cette base réside dans la fiabilité des données obtenues ; elles sont en effet opposables et servent de support aux relations entre les professionnels de santé et l'Assurance Maladie en termes de suivi d'activité personnelle. L'inconvénient majeur de ce fichier est le décalage entre la mise à disposition des données et la date de soins. Les bases sont trimestrielles, et généralement, l'année complète devient accessible l'été suivant. Ainsi, l'année 2006 était disponible en août 2007. Ces délais sont nécessaires aux instances nationales pour récupérer les données des autres régimes et « stabiliser » les bases.

Pour obtenir des informations sur l'activité des professionnels de santé libéraux, le choix de privilégier une méthode plutôt qu'une autre dépend de la démarche statistique souhaitée. L'utilisation du SNIR se fait uniquement dans le cadre de travaux sur l'activité pure, aucun lien n'est possible vers les données de consommation. Il sera possible de connaître le nombre d'actes effectués pas un médecin généraliste mais impossible de déterminer les caractéristiques des bénéficiaires des soins. Le SNIR est un fichier portant uniquement sur les professionnels ; pour avoir des précisions sur le bénéficiaire des soins, seule la démarche auprès de chaque régime est envisageable.

En URCAM, les relations avec les autres régimes sont bonnes et institutionnalisées ; l'habitude de travailler ensemble existe ; néanmoins, faire des demandes de statistiques à titre personnel pour nos travaux de thèse demeurait délicat. Le besoin de données inter-régimes ne se posait pas en termes de démographie car le stock de professionnels de santé est le même dans chaque régime et le fichier est commun, mais il existait pour travailler sur l'activité de professionnels de santé et leur clientèle. La solution fut d'utiliser des bases de données déjà existantes à l'URCAM et mises à jour régulièrement par chaque régime dans des procédures pérennes. J'ai eu la chance de pouvoir travailler des bases de données servant à l'alimentation des outils de cartographie dynamique présents sur les sites Internet des URCAM et mises à jour annuellement.

Depuis 2003, toutes les URCAM de France ont mutualisé leurs compétences pour gérer des outils nommés C@rtosanté et C@rtosanté Pro. Le premier est un applicatif de cartographie dynamique présent sur le site Internet des URCAM. Il fournit des cartes et des tables de données géoréférencées sur plusieurs thèmes ayant trait à l'offre et à la consommation de soins (desserte de professionnels, nombre moyen d'actes). Le second outil, disponible auprès des services des relations avec les professionnels de santé des différents régimes de l'Assurance Maladie, contribue à la politique d'accompagnement des futurs installés. Son objectif est de produire, sur un secteur choisi, une étude regroupant des informations sur l'offre de soins, la composition de la patientèle potentielle et sur la consommation actuelle de soins. Pour la version parue en mars 2007, trois professions sont traitées : les médecins généralistes, les infirmiers et les masseurs-kinésithérapeutes. Tous les ans, les responsables du projet intègrent une nouvelle profession. En 2008, ce seront les chirurgiens-dentistes. Chaque URCAM est en charge de récupérer les données pour alimenter la partie régionale de la base nationale ; dans ce cadre, la collaboration de tous les régimes est demandée, les requêtes couvrent des champs très vastes reliant activité, consommation de soins et territoire.

Ces bases régionales sont des mines d'informations inter-régime. Les données sont stabilisées, les erreurs de code commune des bénéficiaires ont été en partie corrigées. Sous format Access, elles sont aisément accessibles. L'inconvénient de cette base est le décalage dans le temps ; en effet, ce projet est lourd à gérer en particulier pour coordonner toutes les régions : la version parue en 2007 traite de données issues des bases au 31 décembre 2005. A première vue, ce décalage temporel pourrait pénaliser, mais il existe la possibilité de « nettoyer » la base et de la mettre partiellement à jour. L'activité de professionnels, en général, varie peu d'une année sur l'autre et, sauf disparition brutale de l'offre, les flux de patientèle se modifient lentement. Les données de fin 2005 correspondent en grande partie à la réalité de 2006 à condition d'ôter les professionnels ayant cessé leur métier et d'ajouter les nouveaux installés, particulièrement dans les secteurs où l'offre est faible. L'activité de ces derniers n'est pas disponible mais on a suffisamment de recul pour savoir qu'il faut plusieurs mois à la construction d'une patientèle, que la première année est rarement significative surtout si elle démarre lentement. Lors de la première année, si le jeune installé assure un nombre d'actes proche de l'activité moyenne de ses confrères, on est à peu près certain de la pérennité de son installation. *A contrario*, un faible mouvement constaté ne signifie pas nécessairement un échec, il faut parfois du temps au professionnel pour s'intégrer, en particulier lorsqu'il ne reprend pas une clientèle d'un professionnel partant à la retraite. Il est commun de dire qu'une installation est plus dure en milieu urbain où la concurrence est nombreuse qu'en zone rurale plus défavorisée en termes d'offre. Pour analyser les résultats des professionnels à faible activité et obtenir des conclusions cohérentes, il est important de distinguer les jeunes installés de ceux qui ont une activité limitée choisie volontairement (salariat partiel, activité syndicale ou politique en parallèle, choix de vie, etc.) ou non (maladie, etc.)

2 - A propos de la mesure de l'offre de soins

Travailler sur l'activité impose de s'interroger sur la mesure de l'offre de soins. Un entretien avec un médecin clermontois illustre assez bien cette question. Ce professionnel d'une cinquantaine d'années synthétise, par son propre exemple, une belle combinaison des possibles. Avec humour, il me faisait constater qu'il était un individu et que son diplôme de médecine lui donnait le droit d'être compté comme un médecin généraliste. Si le constat s'arrête là, rien de complexe : un médecin équivaut une offre de soins. Il signale néanmoins qu'il exerce deux jours par semaine une fonction salariée non liée à la dispension de soins, il conclut alors : « Je ne suis que le trois cinquièmes d'un médecin ». Il continue son raisonnement en disant qu'il a fait le choix d'orienter son activité libérale uniquement vers l'homéopathie, dans le jargon administratif professionnel il est alors considéré comme « un MEP exclusif » (Médecin à Exercice Particulier), ce qui ne répond pas à une activité classique de médecin généraliste. Il reconnaît ne pas pouvoir traiter toutes les pathologies, pourtant son carnet de rendez-vous est plein et sa clientèle fidèle. En tant que MEP, il n'a aucun statut de médecin spécialiste mais, pourtant, son exercice de la médecine est hyper spécialisé. Comment le compter ? Paradoxalement, il est un médecin généraliste un peu hors norme et on peut ne plus le compter dans l'offre de soins générale. La conclusion semble radicale. Pour s'y retrouver, on peut se reporter à la comparaison de ses honoraires à la moyenne régionale, il est alors « un tiers de médecin ». Mais il a fait le choix d'être conventionné avec un système d'honoraires libres ; ses patients sont remboursés sur le prix conventionnel et le dépassement d'honoraires demeure à leur charge. Considère-t-on tous les honoraires au-dessus du tarif Assurance Maladie comme des honoraires qui ne sont pas en lien avec une offre de soins régulière ? Dans ce cas-là, il devient « un sixième de médecin ». Le choix de traiter moins de patients mais de pouvoir passer plus de temps avec eux, lui confère une activité qui équivaut au quart de l'activité moyenne régionale, il devient alors « un quart de médecin ». Pour des raisons personnelles, il n'assure pas d'astreintes de permanence de soins, il « n'est plus médecin puisque hors offre de soins pour les urgences ! ». A la fin de cette description, le sourire de ce médecin permettait de conclure qu'il ne connaissait pas non plus « la bonne réponse ».

Son exemple conduirait à dire que, lorsqu'on traite l'offre de soins primaire, on ôte des bases tous les MEP et les choses se simplifient ! Mais si ce choix fonctionne assez bien pour les médecins implantés en milieu urbain, il interpelle pour les professionnels qui se déclarent MEP et exercent en zone moins dotée, en campagne notamment. En effet, dans ces cas-là, l'orientation acupuncture ou homéopathie est un complément thérapeutique et, pour répondre aux besoins de leur patientèle, nos enquêtés pratiquent tout d'abord une « médecine générale classique ». Ils ne sont pas « MEP exclusif », mais rien dans les bases de données ne permet de les déceler de façon automatique. Pour compléter cette réflexion sur les MEP et leur implantation au territoire, on peut citer ce maire d'une commune de la grande périphérie de Clermont-Ferrand connaissant une périurbanisation assez récente depuis une petite dizaine d'années qui recherche activement un médecin généraliste. Je lui ai exprimé mes réserves en lui évoquant l'offre dans les communes avoisinantes et surtout la présence d'un médecin généraliste dans sa propre commune, médecin apprécié localement. Sa réponse fut limpide : « Vous savez, il a 55 ans, cela fait 30 ans qu'il est dans la commune, depuis des années il fait de l'acupuncture et il voudrait lâcher la médecine classique. Vous savez, il est reconnu, il peut facilement en vivre ! Alors il faut un autre médecin avec les lotissements ». Cet exemple local montre les évolutions sociologiques des territoires et des professionnels de santé. Le professionnel en question souhaite réorienter son activité professionnelle, son expérience, l'extension de la « mentalité urbaine » en parallèle de l'urbanisation de sa zone d'installation lui permettant désormais de s'assurer un revenu adéquat en étant « spécialisé » en acupuncture. Alors que, à première vue, en comptant les médecins, le secteur n'aurait pas nécessairement besoin d'un médecin supplémentaire. Le souhait de changement d'activité du praticien en place et la prise en considération de l'évolution démographique de la zone laissent entrevoir une possibilité d'intégration d'un nouvel installé. Par ailleurs, cet exemple confirme le lien entre médecine spécialisée et urbanisation.

Pour savoir quels sont les professionnels de santé qui participent à l'offre de soins, il faut, dans la plupart des cas, nettoyer les bases « à la main » par recoupement des données du fichier et celles obtenues par la connaissance du terrain. Les services de relations avec les professionnels de santé des caisses primaires sont des mines d'informations car ils ont une bonne connaissance des individus, surtout dans les départements où les effectifs ne sont pas nombreux. Cette façon de procéder fait toujours sourire mon collègue de l'URCAM Ile-de-France qui ne peut pas appliquer une telle méthode étant donné son stock de professionnels de santé. En Auvergne, c'est possible, avec un peu de recul, les résultats semblent convenir au plus grand nombre des besoins et les professionnels de santé s'en satisfont.

Cette méthode ne saurait être au sens premier « statistiquement juste » ; nos collègues statisticiens me le font suffisamment remarquer, mais elle a l'avantage de coller à la réalité et, en termes de gestion de projet, il est primordial que la phase d'état des lieux fournisse des informations précises et proches de la situation du terrain. En effet, dans les démarches de l'URCAM ou de la Mission régionale de santé, l'objectif est la mise en place des plans d'action susceptibles d'avoir de réelles répercussions sur les territoires et de pouvoir soutenir les professionnels dans les zones sous-dotées. Dans le cadre des dialogues avec les professionnels de santé, notamment dans les démarches d'incitation à l'installation, il est préférable qu'ils aient le sentiment que leurs partenaires conventionnels ont une vision juste de leur réalité même si celle-là doit déroger un tant soit peu aux principes statistiques.

En conclusion, la base utilisée sera issue des données de C@rtosanté au 31/12/2005, avec des mises à jour partielles sur les stocks pour correspondre aux réalités démographiques au 31/12/2006. Travailler sur ces échéances permet l'utilisation d'un autre fichier d'indicateur de l'Assurance Maladie, le Référentiel Offre de Soins (ROS) disponible au 31/12/2005 pour vérifier les résultats. Cette base, inter-régime, fournit des données sur l'activité et sur la clientèle de chaque professionnel, afin de permettre des comparaisons. Selon les besoins, les données de C@rtosanté seront validées par les résultats de ces professionnels au 31/12/2006 parus dans le SNIR. Les sources et méthodes seront précisées.

B - L'activité des médecins généralistes

L'activité des professionnels de santé se mesure à partir des bases de données de l'Assurance Maladie, le système de conventionnement liant le paiement des actes au remboursement des assurés. Cette démarche permet d'individualiser chaque acte pratiqué par un professionnel. Aucune autre source n'atteint ce niveau de détail et d'organisation y compris les bases du système fiscal qui pourraient fournir des données sur les revenus mais en aucun cas sur la nature de l'activité.

L'analyse de l'activité des professionnels de santé permet d'envisager la réponse fournie à la demande de soins des populations. Les informations issues du système informationnel sont à première vue essentiellement quantitatives, mais une approche qualitative demeure envisageable puisque la complexité de la nomenclature des actes permet un certain niveau de détail dans la conduite des analyses. Des différenciations territoriales apparaissent nettement et individualisent des pratiques rurales. Ces observations statistiques pourront se vérifier par des enquêtes auprès des professionnels.

1 - L'activité des médecins généralistes

L'activité des médecins généralistes se compose essentiellement de deux types d'actes : les consultations et les visites à domicile (usuellement abrégés « C » et « V »), avec pour chacun un montant fixé conventionnellement. Le dénombrement de ces deux types d'actes ne correspond pas totalement aux honoraires des médecins généralistes mais permet néanmoins de mesurer l'ampleur du travail de ces professionnels. Pour obtenir une vision plus proche des revenus totaux, il faudrait ajouter les actes techniques, les compléments d'actes (par exemple les majorations de nuit ou de jour férié), les astreintes de la permanence des soins, les indemnités kilométriques et les dépassements d'honoraires dans certains cas particuliers. Néanmoins, le cœur de métier des médecins généralistes reste les consultations et les visites, majeure partie de leurs honoraires.

L'analyse du nombre moyen de C+V annuel sera notre indicateur principal pour appréhender l'activité des médecins généralistes. Le seuil de 4 500 actes annuels est le niveau « acceptable » pour que les revenus des médecins généralistes correspondent aux années d'études accomplies et soient dans les mêmes proportions que le revenu moyen d'autres professions libérales et des cadres supérieurs. Cela correspond à peu près à 25 actes par journée travaillée (en comptant le même nombre de journées travaillées que pour les salariés) soit une moyenne de trois actes par heure sur une amplitude journalière de huit heures. Ce chiffre reste théorique puisque les professions libérales choisissent leur emploi du temps et le revenu souhaité. Ils ne sont pas contraints

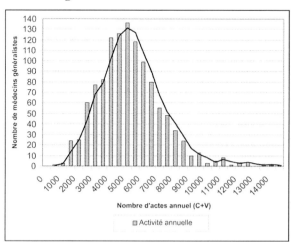

Fig. 77 - Répartition des effectifs de médecins généralistes selon leur activité

Source : SNIR 2006, CNAMTS.

aux règles de limitation du temps de travail ou à celles des congés obligatoires. Ce seuil permet néanmoins de se donner des repères et d'évaluer l'activité.

La figure 77 présente la répartition des effectifs des médecins généralistes auvergnats selon leur activité (C+V), la courbe de tendance suit un modèle gaussien avec un pic autour de cinq mille actes par an.

2 - L'influence de l'âge et du sexe sur l'activité du médecin généraliste

L'activité moyenne des médecins généralistes évolue avec le déroulement des carrières et selon le sexe du professionnel. Les moyennes cachent une grande hétérogénéité de situation (Tab. 42).

Tab. 42 - Principaux résultats sur l'activité des médecins généralistes en Auvergne en 2006

	Homme	Femme	Ensemble
Activité moyenne	5 188	4 189	**4 918**
Activité maxi	14 441	10 765	**14 441**
Ecart-type	2 057	1 663	**2 007**
Nombre de médecins généralistes	850	316	**1 166**
Activité totale (C+V)	4 410 098	1 323 879	**5 733 977**

Source : SNIR 2006, CNAMTS.

En Auvergne, en 2006, les médecins généralistes hommes travaillaient en moyenne plus que leurs homologues féminins ; environ mille actes de plus, 5 188 C+V pour les hommes et 4 189 C+V pour les femmes. Ce chiffre cache une répartition très hétérogène des valeurs puisque l'écart-type est de 2 057 pour les hommes et de 1 663 pour les femmes. Le minimum d'actes annuels par un médecin atteint zéro car certains professionnels sont inscrits dans les fichiers mais n'ont pas d'activité remboursée, le maximum atteint plus de 14 440 actes pour les hommes et 10 765 pour les femmes, soit un écart pour les activités maximales de 30 %. Les médecins hommes comptent pour près de 73 % des effectifs et représentent près de 77 % de l'activité totale.

En moyenne, l'activité des femmes médecins généralistes est inférieure de 20 % à celle de leurs collègues masculins ; cette proportion n'est pas le plus souvent ressentie par le plus grand nombre même si elle atteint presque le seuil des 4 500 actes. Souvent, les discours des observateurs communs considèrent facilement l'activité moyenne des femmes proche de la moitié de celle des hommes. Cet écart de mille actes est présent dans toutes les tranches d'âges jusqu'à soixante ans, il est de près de deux mille chez les soixante–soixante-cinq ans et quasi nul après soixante-cinq ans (Fig. 78 et Tab. 43). Ces deux derniers résultats ne sont pas réellement significatifs car la part des femmes est trop faible et les chiffres finaux sont influencés par ces distorsions d'effectifs (12 femmes pour 124 hommes).

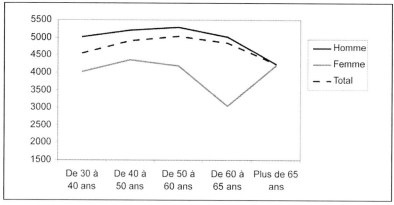

Fig. 78 - Activité moyenne des médecins généralistes auvergnats en 2006

Source : SNR 2006, CNAMTS.

Tab. 43 - Activité moyenne des médecins généralistes auvergnats en 2006 par classes d'âge

Classes d'âge	Hommes	Femmes	Ensemble
De 30 à 40 ans	5 011	4 018	4 546
De 40 à 50 ans	5 211	4 354	4 905
De 50 à 60 ans	5 280	4 198	5 045
De 60 à 65 ans	5 009	3 054	4 846
Plus de 65 ans	4 238	4 217	4 235
Tous âges confondus	**5 188**	**4 189**	**4 918**

Source : SNR 2006, CNAMTS.

La différence d'activité moyenne annuelle entre les différentes classes d'âges n'est pas très importante : environ cinq cents actes (entre deux et trois actes par jours[1]) entre les médecins généralistes de trente à quarante ans et ceux âgés entre cinquante et soixante ans dont l'activité est la plus élevée. Cette différence est encore plus faible chez les hommes puisque, entre la moyenne la plus élevée et la plus basse (hors les classes d'âge après 65 ans), on atteint seulement deux cents actes annuels.

Si on considère une activité basse inférieure à 2 500 actes (la moitié de la moyenne régionale) et haute supérieure à 6 500 actes (soit une activité supérieure de 30 % à la moyenne régionale), les effectifs se partagent inégalement entre les sexes (Tab. 44).

Tab. 44 - Répartition des médecins généralistes auvergnats par sexe dans les différentes tranches d'activité en 2006 (en %)

	Hommes	Femmes	Total
Basse (moins de 2 500 actes par an)	59,3	40,7	100
Moyenne (entre 2 500 et 6 500 actes par an)	70,1	29,9	100
Haute (plus de 6 500 actes par an)	88,3	11,7	100
Total	72,3	27,7	100

Source : SNR 2006, CNAMTS.

Les femmes sont surreprésentées dans la classe basse (13 points de plus que la moyenne), tandis que pour la classe moyenne, elles sont dans une proportion quasi équivalente (+1,2 point) mais nettement moins présentes dans la classe haute (–16 points par rapport à la moyenne).

Tab. 45 - Répartition des effectifs de médecins généralistes par sexe et par niveau d'activité en 2006 (en %)

	Hommes	Femmes	Total
Basse (moins de 2 500 actes par an)	7,74	13,86	9,43
Moyenne (entre 2 500 et 6 500 actes par an)	70,55	78,61	72,79
Haute (plus de 6 500 actes par an)	21,71	7,53	17,78
Total	100,00	100,00	100,00

Source : SNR 2006, CNAMTS.

Si, en termes d'activité moyenne, la différence entre les femmes et les hommes médecins ne semble pas aussi forte que ce que l'on pourrait imaginer, on ne peut néanmoins contester que les professionnelles ont une activité moins importante que leurs collègues masculins ; ainsi deux tiers des femmes médecins généralistes réalisent moins de cinq mille actes pour seulement la moitié des hommes. Au final, seulement 7,5 % des médecins généralistes femmes pratiquent plus de six mille cinq cents actes par an contre 21,7 % des médecins généralistes hommes. Ce constat laisse supposer que la large féminisation de la profession médicale devrait induire une baisse de l'activité générale. Cette tendance sera d'autant plus affirmée qu'il y a une corrélation entre médecin généraliste en fin de carrière et forte activité. Sur les vingt-cinq médecins généralistes faisant plus de dix mille actes par an, deux sont des femmes et vingt ont plus de cinquante ans, dont douze plus de cinquante-cinq ans, neuf exercent en milieu urbain et autant en milieu rural, quatre dans les espaces périurbains et trois dans les pôles ruraux.

3 - Une activité variant selon le type de territoire : la distinction du milieu rural

Entre les quatre départements, l'activité moyenne des médecins généralistes varie assez nettement. Le Cantal est le département où la moyenne est la plus forte par rapport aux valeurs régionales : 4 918 actes pour l'Auvergne, 5 435 actes pour le Cantal. *A contrario*, le Puy-de-Dôme, le département le plus urbanisé, connaît une activité moyenne de seulement 4 723 actes. Dans l'Allier et dans la Haute-Loire, les valeurs se rapprochent du niveau régional avec respectivement 5 041 et 4 915 C+V par an (Fig. 79).

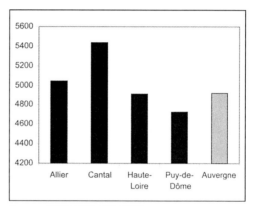

Fig. 79 - Activité moyenne des médecins généralistes auvergnats en 2006

Source : SNIR 2006, CNAMTS.

Si on classe les médecins généralistes en trois niveaux d'activité, en mettant les seuils à 2 500 et à 6 500 actes, l'espace rural et les pôles ruraux présentent la part de forte activité la plus importante : 20,7 et 25 % contre 17,8 % au niveau régional (Fig. 80). La part des professionnels à moins de 2 500 actes est faible (entre 6 et 7 %). Les pôles urbains sont dans la situation inverse, les faibles activités représentent 12 % des médecins généralistes et les fortes activités 13,4 % des effectifs. Les professionnels de l'espace périurbain semblent se répartir de manière similaire à ceux de l'espace rural, les médecins à forte activité sont proportionnellement plus présents.

La forte représentation des faibles activités en milieu urbain ne doit pas conduire à une explication sommaire faisant le lien entre une offre plus nombreuse entraînant une activité moindre. Les chiffres présentés sont ceux de l'activité des médecins généralistes ayant fait l'objet d'un remboursement par l'Assurance Maladie. En ville, les MEP exercent en plus grand nombre, seulement une partie des actes est remboursée et une partie de leurs honoraires est libre. Ces médecins (acupuncteurs, homéopathes, etc.) apparaissent avec une faible activité remboursable alors que leur chiffre d'affaires est beaucoup plus conséquent.

Fig. 80 - Répartition des médecins généralistes auvergnats par niveau d'activité et par type de territoire

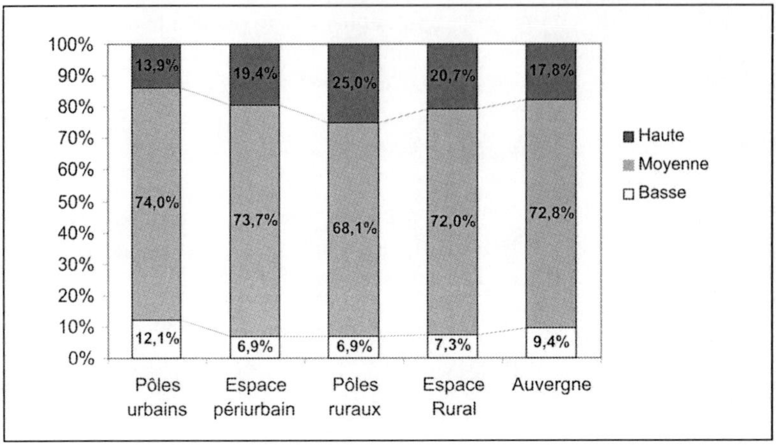

	Pôles urbains	Espace périurbain	Pôles ruraux	Espace Rural	Auvergne
Haute	13,9%	19,4%	25,0%	20,7%	17,8%
Moyenne	74,0%	73,7%	68,1%	72,0%	72,8%
Basse	12,1%	6,9%	6,9%	7,3%	9,4%

Source : CNAMTS.

La nature du territoire d'exercice influe sur l'activité des médecins généralistes et des professionnels de santé en général (Tab. 46 et Fig. 81). La plus faible offre de soins des campagnes induirait, au moins en partie, une activité plus conséquente. Au niveau régional, cela se vérifie puisque les médecins généralistes exerçant en espace rural et dans les pôles ruraux ont une activité moyenne de 5 233 et de 5 346 C+V alors que, en pôle urbain, la moyenne dépasse à peine 4 600 actes. Par rapport à la moyenne régionale, l'activité moyenne dans les pôles urbains est inférieure de près de 6 % et elle est supérieure de près de 9 % et de 7 % dans les pôles ruraux et en espace rural.

Tab. 46 - Activité moyenne des médecins généralistes auvergnats en 2006 par type de territoire

Activité moyenne	Pôles urbains	Espace périurbain	Pôles ruraux	Espace rural	Département
Allier	4 876	5 248	5 583	4 995	5 041
Cantal	5 109	5 248	5 176	5 679	5 435
Haute-Loire	4 536	4 778	5 066	5 179	4 915
Puy-de-Dôme	4 492	4 899	5 532	5 031	4 723
Auvergne	4 644	4 960	5 346	5 233	4 918

Source : CNAMTS.

Fig. 81 – Activité moyenne des médecins généralistes auvergnats par type de territoire, en 2006

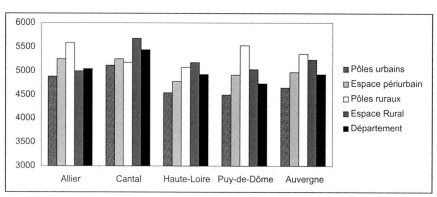

Source : SNIR 2006.

Systématiquement, dans les quatre départements, l'activité des pôles urbains est nettement inférieure tandis que celle de l'espace rural et des pôles ruraux est forte. Seul le département de l'Allier connaît des résultats dans l'espace rural inférieur à sa moyenne départementale. Ces valeurs s'expliquent par le découpage de ce département où le poids des pôles ruraux est très marqué par rapport au monde rural (ex : Saint-Pourçain-sur-Sioule). Dans le Cantal, les médecins exerçant en milieu rural font en moyenne plus de 5 670 actes par an, ce sont les professionnels qui travaillent le plus dans toute la région. Cette forte activité est liée à la fois à une offre moins nombreuse mais aussi à une demande de soins plus élevée de par l'importance des patients de plus de 65 ans dans la population, classe d'âge à partir de laquelle la consommation de soins augmente.

C - Les infirmiers

Pour évaluer l'activité des infirmiers, contrairement aux médecins généralistes, l'analyse des honoraires est pertinente, car elle permet d'examiner en détail le poids des indemnités kilométriques. En effet, les honoraires des infirmiers libéraux sont calculés à partir d'une codification d'actes affectés de coefficients et de lettres-clés. Deux grandes familles existent, les Actes Infirmiers de Soins (AIS) englobant dans la majorité des cas tous les soins d'hygiène et de maintien à domicile et les actes infirmiers (AMI) regroupant tous les actes techniques comme les injections ou les poses de perfusion par exemple. Une lettre AIS vaut 2,5 euros et une lettre AMI 3 euros. Selon le degré de technicité ou le temps nécessaire, dans la nomenclature un coefficient multiplicateur est appliqué aux lettres-clés ; on parle alors d'AIS3 ou AMI2 qui valent respectivement 7,5 euros et 6 euros. Une série de soins sera facturée et codée par exemple 8 AIS3 et 8 AMI2, plus les Indemnités Kilométriques (IK). Le système informationnel de l'Assurance Maladie ne permet pas de faire ressortir directement le détail des actes, ainsi la série précédemment décrite « apparaîtra » dans le système comme 24 AIS et 16 AMI et il ne sera pas possible de détailler plus et de préciser la technicité et la lourdeur des actes.

1 - Les honoraires moyens

En Auvergne, les honoraires moyens des infirmiers libéraux sont de 71 239 €, à échelle départementale, les honoraires moyens des infirmiers dans le Cantal et le Puy-de-Dôme sont dans les mêmes moyennes tandis que, en Haute-Loire, ils se situent autour de 66 000 € et dans l'Allier, ils dépassent 74 400 € (Tab. 47).

Tab. 47 - Honoraires annuels moyens des infirmiers libéraux auvergnats en 2005

	Moins de 30 ans	De 30 à 40 ans	De 40 à 50 ans	De 50 à 60 ans	Plus de 60 ans	Tous âges confondus
Allier		73 556	78 817	70 784	73 079	74 407
Cantal	65 164	74989	68 526	75 428	68 366	71 524
Haute-Loire	58 035	61 919	67 872	68 079	74 523	66 052
Puy-de-Dôme	48 494	69 160	71 400	77 738	63 978	71 991
Auvergne	57 231	68 438	71 932	73437	69 339	71 239

Source : SNR 2006, CNAMTS.

Les honoraires ont tendance à augmenter avec l'âge des professionnels jusqu'à 60 ans avant de fléchir ensuite fort logiquement (Fig. 82). Le métier d'infirmier libéral est physiquement contraignant et souvent, en fin de carrière, les professionnels diminuent leur activité libérale ou se réorientent vers le salariat. Les infirmiers connaissent une forte mobilité dans leur parcours professionnel entre activité libérale et salariée.

Encore plus que pour les médecins généralistes, les honoraires des infirmiers libéraux varient selon le lieu d'exercice, ils sont plus importants dans les campagnes (pôles ruraux et espace rural). La plus faible moyenne se trouve dans les pôles urbains (Fig. 83).

2 - Le poids des indemnités kilométriques

Un des éléments explicatifs des variations d'honoraires entre les différents espaces est le poids des déplacements dans l'activité des infirmiers (Fig. 84). Ces professionnels facturent la distance parcourue pour se rendre auprès de leur patient en utilisant le code IK (Indemnités Kilométriques), dont la lettre-clé équivaut à 0,30 euro

**Fig. 82 - Evolution des honoraires moyens
des infirmiers libéraux auvergnats selon l'âge, en 2005**

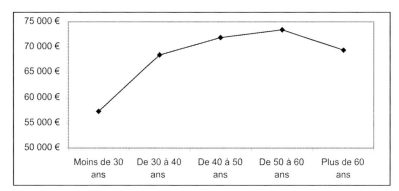

Source : SNIR 2005, CNAMTS.

**Fig. 83 - Honoraires annuels moyens des infirmiers auvergnats
par type de territoires et par département**

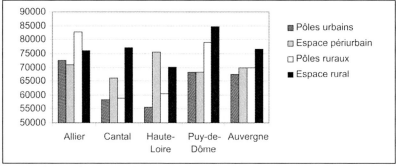

Source : SNIR 2005, CNAMTS.

Fig. 84 - Part moyenne
des indemnités kilométriques
dans les honoraires
des infirmiers auvergnats
en 2005

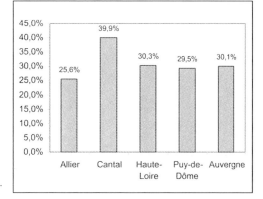

Source : SNIR 2005, CNAMTS.

ou à 0,45 euro, le montant variant selon le type de territoire (plaine, montagne). En ville, les infirmiers libéraux appliquent un forfait systématique de deux euros.

En Auvergne, la part des indemnités kilométriques atteint 30 % des honoraires des infirmiers : dans le Cantal, elle est maximale avec 39,9 % ; dans l'Allier, elle est la plus faible avec 25,6 %. La Haute-Loire et le Puy-de-Dôme ont des résultats proches de la moyenne régionale. Deux raisons différentes pour un résultat similaire ; dans la Haute-Loire, l'offre infirmière est assez importante, la desserte étant plus forte que dans le reste de la région, les déplacements sont donc en proportion moins nombreux ; dans le Puy-de-Dôme, une plus grande urbanisation entraîne des distances plus courtes et des taux proches de la moyenne régionale.

La part des indemnités kilométriques dans les honoraires varie selon le lieu d'installation des infirmiers : les premières tendances apparaissaient dès les analyses départementales mais sont plus nettes avec une approche par territoires (Tab. 48 et Fig. 85).

Tab. 48 - Part des indemnités kilométriques dans les honoraires moyens des infirmiers auvergnats en 2005, par type de territoire et par département (en %)

	Pôles urbains	Espace périurbain	Pôles ruraux	Espace rural	Ensemble
Allier	19,4	26,3	25,2	34,0	**25,6**
Cantal	26,3	37,2	45,5	42,2	**39,9**
Haute-Loire	20,0	27,9	29,8	35,4	**30,3**
Puy-de-Dôme	21,3	31,2	34,8	41,5	**29,5**
Auvergne	20,8	30,2	31,1	38,4	**30,1**

Source : SNIR 2005, CNAMTS.

Fig. 85 – Part des indemnités kilométriques dans les honoraires moyens des infirmiers auvergnats, par type de territoire et par département, en 2005

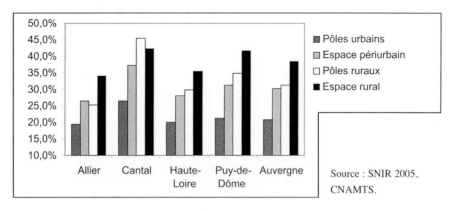

Source : SNIR 2005, CNAMTS.

Le poids des indemnités kilométriques est le plus fort dans les pôles ruraux et dans l'espace rural ; au niveau régional, il y a un écart de près de dix-huit points entre pôles urbains et espace rural, il dépasse vingt points dans le Puy-de-Dôme tandis qu'il avoisine quinze points dans les trois autres départements. Le monde périurbain connaît des comportements plus proches de ceux du monde rural que du pôle urbain, le lien avec la densité de population et de professionnels est révélateur des modes d'exercice des infirmiers.

La valeur de l'indemnité kilométrique est régulièrement au centre des négociations conventionnelles entre Assurance Maladie et infirmiers libéraux ; sa revalorisation est souvent le point de départ de polémiques.

3 - Les actes en « AIS », le maintien à domicile

L'activité des infirmiers libéraux permet la prise en charge du maintien à domicile des personnes âgées ; ils sont souvent au cœur du dispositif pour les personnes les plus dépendantes. Les soins dits de « nursing » sont essentiellement dirigés vers ce type de patientèle, ils sont codés dans la nomenclature conventionnelle par les lettres clés « AIS ». En observant, le poids de ce type d'actes par rapport aux autres actes infirmiers, on peut mener une analyse qualitative des activités. Il suffit de calculer le poids des actes AIS dans l'activité totale (Fig. 86).

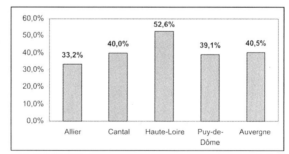

Fig. 86 - Part moyenne des actes AIS dans l'activité des infirmiers auvergnats en 2005

Source : SNIR 2005, CNAMTS.

Selon les départements, le taux varie de 33,2 % à plus de 52 % entre l'Allier et la Haute-Loire, la moyenne régionale est à 40,5 %. Le Cantal et le Puy-de-Dôme se rapprochent de cette valeur auvergnate.

Comme pour les indemnités kilométriques, la part des AIS varie selon la nature du territoire, mais il n'est pas possible de faire un lien entre ruralité et une plus forte proportion d'AIS (Tab. 49). En effet, les valeurs ne suivent pas une logique territoriale basée sur une dichotomie « rural et urbain ». Les explications sont plus liées à l'organisation des territoires en matière de maintien à domicile.

Les AIS méritent une attention particulière, car ils touchent, dans la plupart des cas, des personnes âgées qui ne pourraient pas demeurer à leur domicile sans cette prestation et devraient rentrer en établissement d'accueil. Dans une région vieillissante comme l'Auvergne, cette thématique est importante. Les AIS sont reconnus très chronophages par les professionnels ; certains infirmiers viennent à refuser des patients supplémentaires pour des soins de toilettes quand leur charge de travail leur paraît trop lourde ; ces exemples de refus sont fréquents, particulièrement en ville.

Tab. 49 - Part moyenne des actes AIS dans l'activité des infirmiers auvergnats selon la nature du territoire, en 2005 (en %)

	Pôles urbains	Espace périurbain	Pôles ruraux	Espace rural	Ensemble
Allier	39,3	32,2	36,8	21,8	**33,2**
Cantal	32,6	46,5	24,4	41,3	**40,0**
Haute-Loire	55,4	61,7	47,4	49,4	**52,6**
Puy-de-Dôme	42,1	42,2	18,5	33,6	**39,1**
Auvergne	42,2	44,5	35,7	37,1	**40,5**

Source : SNIR 2005.

Par ailleurs, avec les AIS, on aborde la question des SSIAD (Services Infirmiers de Soins à Domicile), structures sanitaires autorisées par la DDASS et l'Assurance Maladie après une enquête de besoin. Un périmètre d'action est défini (plusieurs communes) ainsi qu'une capacité d'accueil. Le financement se mesure en journées et en nombre de places. Les SSIAD sont dirigés par une infirmière coordonnatrice qui gère une équipe d'aides-soignantes salariées, assurant tous les actes de toilettes auprès des patients. Si les malades ont besoin d'actes infirmiers spécifiques (prises de sang, pansements, etc.), des infirmières libérales choisies par le patient interviennent et facturent leurs soins au SSIAD selon les tarifs conventionnels. Cette organisation permet de réduire le coût du maintien à domicile et offre l'avantage à des patients, assez lourdement atteints, de rester chez eux. De plus, les infirmiers libéraux du secteur ont la possibilité de se concentrer sur les actes les plus techniques. Cette organisation apparaît intéressante, particulièrement dans les zones où l'offre infirmière est surchargée. Les SSIAD s'occupent le plus souvent de personnes intégrées dans un système de prise en charge globale des services sociaux (la téléalarme, le portage de repas, les auxiliaires de vie ou les aides ménagères). Généralement, la cohabitation entre les SSIAD et les infirmiers locaux se passe assez bien, même si, parfois, les débuts furent houleux. Globalement on ne peut pas réellement considérer qu'il y a concurrence entre les deux intervenants. Les infirmiers continuent de pratiquer des actes en AIS malgré la présence d'un SSIAD, ces derniers ont une capacité contrainte par leur financement. A titre d'exemple, le département de l'Allier, entièrement couvert par des structures SSIAD, connaît la moyenne des honoraires des infirmiers la plus forte, et le taux d'AIS est faible. *A contrario*, la Haute-Loire est exactement dans la situation inverse. Les SSIAD, souvent portés par les structures intercommunales, sont souvent rattachés aux centres d'action sociale ou à des SIVOS (Structure Intercommunale à VOcation Sociale).

II - L'activité des médecins généralistes dans les campagnes auvergnates : quelles particularités ?

A - Une activité plus soutenue des médecins généralistes en milieu rural

1 - Un niveau d'activité plus élevé en milieu rural

La part des médecins généralistes exerçant en milieu rural par niveau d'activité est présentée au moyen de la figure 87.

Fig. 87 - Part des médecins généralistes exerçant en milieu rural dans les effectifs régionaux par niveau d'activité

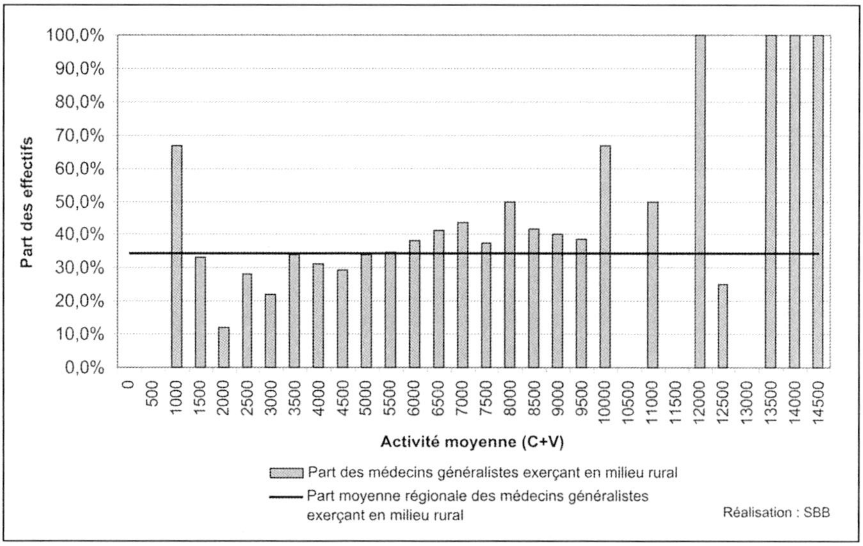

Source : SNIR 2006, CNAMTS.

Le poids des médecins généralistes exerçant dans les pôles et dans les espaces ruraux est mesuré par niveau d'activité. Ce schéma permet de montrer dans quelle mesure les médecins généralistes « ruraux » travaillent plus que leurs confrères en milieu urbain et périurbain. En moyenne, les médecins généralistes ruraux comptent pour 34,4 % des effectifs globaux. Dès cinq mille cinq cents actes, les professionnels ruraux sont plus représentés dans les effectifs totaux. Les conclusions sont évidentes : les médecins généralistes avec les plus grosses activités pratiquent dans les campagnes, particulièrement dans les valeurs extrêmes (12 000 actes et plus).

2 - L'activité des médecins généralistes, une approche à niveau fin

La carte sur « L'activité des médecins généralistes dans les campagnes auvergnates » (Fig. 88) permet d'analyser la répartition des médecins généralistes selon leur niveau d'activité et de voir si les comportements en zones rurales se distinguent selon les secteurs. Sur une trame cantonale est présentée, en aplat de couleur, la moyenne des actes (C+V) effectués par les professionnels exerçant dans le canton. L'échelle des valeurs va de 370 actes à 7 620 actes, la valeur la plus basse est attachée au canton d'Herment où le professionnel n'a pas exercé à plein temps en 2006 et la moyenne maximale est celle du canton de Champeix. Les taux les plus élevés s'observent dans l'ouest du Bocage bourbonnais, dans le sud de la Sologne, dans l'ensemble du Val d'Allier avec les annexes du pays de la Dore et du Thiernois, de l'Yssingelais ou de l'ouest du Cantal. La moyenne cantonale est aux environs de quatre mille actes, soit la borne médiane dans les classes de couleurs. Pour plus de lisibilité, tous les pôles urbains sont grisés.

Pour affiner la notion d'activité moyenne, il a été fait le choix d'ajouter des symboles ponctuels sur une trame communale permettant une classification des médecins généralistes selon leur niveau d'activité. Six couleurs représentent six types de communes caractérisées par leur offre en médecins généralistes. Le premier type représente les communes où tous les professionnels ont une faible activité (moins de 2 500 actes par an). Elle peut avoir plusieurs causes mais il n'y a pas la possibilité de les connaître dans ce type de travail. Le second type de communes correspond à celui où tous les médecins généralistes ont une activité inférieure à 6 500 actes dont certains avec une plus faible activité (moins de 2 500 actes). Les deux types suivants représentent les communes avec des professionnels à forte activité : soit ils font tous plus de 6 500 actes par an, soit ils font tous plus de 2 500 actes par an, mais, parmi eux, certains médecins dépassent 6 500 actes. La cinquième catégorie est celle où tous les praticiens ont entre 2 500 et 6 500 actes par an ; et, dans la dernière, tous les niveaux d'activité sont présents.

Globalement, la classe médiane (entre 2 500 et 6 500 actes) est la plus représentée sur le territoire auvergnat, en milieu rural également. Les secteurs hétérogènes avec tous les niveaux d'activité sont peu nombreux ; ils correspondent le plus souvent aux pôles ruraux (Saint-Flour, Langeac, Saint-Pourçain-sur-Sioule et Saint-Eloy-les-Mines). Les communes avec uniquement des médecins généralistes à activité faible sont clairsemées dans les différents départements sauf dans le Cantal qui n'en compte pas. L'Allier, du fait de sa plus grande dispersion de l'offre, compte plus de communes de cette classe. Les communes où les profes-

Activité des professionnels de santé, des marqueurs de fragilité ?

**Fig. 88 - L'activité des médecins généralistes
dans les campagnes auvergnates**

Type d'activité des médecins généralistes installés

- Présence de professionnels avec une activité annuelle inférieure à 2500 actes.
- Les activités de tous les professionnels sont comprises entre 2500 et 6500 actes.
- Présence de professionnels avec une activité annuelle supérieure à 6500 actes.
- Présence de professionnels avec une activité annuelle faible (inférieure à 2500 actes) et d'autres avec une activité élevée (supérieure à 6500 actes)

Activité moyenne en 2006 (C+V)
7620
5000
4000
3000
370

Types d'espaces
Périmètre de l'espace périurbain
Périmètre des pôles ruraux
Périmètre des pôles urbains
Canton sans médecins généralistes
Espace urbain hors étude

Réalisation : SBB, nov. 2007

Source : SNIR 2006/Assurance Maladie.

sionnels ont les plus fortes activités ont tendance à se trouver dans des secteurs voisins, par exemple autour de Mauriac ou dans l'Yssingelais ou dans la Limagne, entre Clermont et Thiers.

A un niveau départemental, l'Allier présente une grande hétérogénéité de situations : autour de Vichy, dans le secteur périurbain, on constate plusieurs communes avec des professionnels ayant une activité conséquente, de même que dans les gros bourgs type Chantelles, Lapalisse, Varennes-sur-Allier, Lurcy-Lévis, Marcillat-en-Combrailles ou Le Donjon. A l'échelle cantonale, l'activité moyenne dépasse cinq mille actes dans plusieurs cantons, particulièrement le long de la Sioule et au nord du bassin montluçonnais. Le cœur du « Bocage bourbonnais » semble plus homogène avec une offre dispersée.

Dans le Puy-de-Dôme, deux types de secteurs se distinguent. Dans la partie occidentale, sur le plateau des Dômes et dans son prolongement vers les Combrailles, les activités moyennes sont intermédiaires, les médecins généralistes sont dans des classes similaires. On note même un gradient décroissant lorsqu'on se dirige vers le nord avec une activité moyenne moins élevée par exemple autour de Manzat, Pionsat ou Saint-Gervais-d'Auvergne. Dans le Cézallier, les activités se situent dans les moyennes basses à l'exception de la commune d'Egliseneuve-d'Entraigues dont l'isolement et la faible offre alentour induisent une très forte activité. *A contrario*, dans la partie centrale et orientale, surtout dans les secteurs de Limagne où l'influence clermontoise est la plus importante, l'activité moyenne est élevée, par exemple dans les cantons de Billom, Maringues, Lezoux ou Vertaizon. En dehors des chefs-lieux de canton cités, plusieurs communes ont des médecins généralistes à forte activité : Bouzel, Chauriat, Dallet, Mezel, Plauzat, Veyre-Monton, Champeix. Ces communes ont connu une importante augmentation démographique avec l'arrivée de nouvelles populations, notamment des pendulaires. Autour d'Issoire et en direction du Livradois, l'activité des professionnels semble assez régulière. Elle augmente légèrement dans l'Ambertois et vers Courpière où les densités de populations sont légèrement plus élevées que dans les massifs voisins.

La Haute-Loire se scinde en deux par rapport à l'activité des médecins généralistes en suivant le découpage classique est-ouest entre Brivadois, Velay central et Yssingelais. Brioude, Langeac et l'ancien bassin minier (Lempdes, Sainte-Florine, Brassac) affichent des activités élevées en opposition à certaines communes proches où elles sont très faibles (Blesle, Lavoûte-Chilhac). Le canton de Saugues, de par son isolement et son offre en médecins généralistes réduite, se situe dans les classes hautes. Les secteurs périurbains du Puy-en-Velay connaissent les mêmes situations que les alentours de Vichy ou Montluçon avec des communes dénombrant des médecins généralistes à forte activité. La partie orientale du département a une offre avec une activité plus importante, particulièrement en se rapprochant de l'agglomération stéphanoise ou autour de chefs-lieux comme Tence ou Chambon-sur-Lignon.

Le Cantal compte un grand nombre de médecins généralistes avec une activité variée ou dans la moyenne. Les secteurs les plus ruraux, notamment dans les monts du Cantal vers Allanche et Murat ou plus au sud vers l'Aubrac avec Chaudes-Aigues, présentent des moyennes faibles, mais il ne faut pas oublier que, dans cet indicateur, les frais de déplacements ne sont pas intégrés. Seuls le plateau de Mauriac et le grand pays aurillacois voient des médecins généralistes avec des moyennes fortes, en lien avec une offre moindre.

En conclusion, on remarque principalement des médecins généralistes avec une forte activité dans des secteurs de rural isolé et dans les zones périurbaines.

Deux explications sont alors envisageables pour interpréter les plus fortes activités individuelles :

◊ Dans le rural isolé, la demande de soins se répartit entre une offre locale faible.

◊ Dans le périurbain, la demande de soins est forte de par la présence de bassins de populations importants.

B - Les visites à domicile : un des derniers particularismes des médecins généralistes ruraux

1 - Les visites : une spécificité rurale ?

La visite est l'acte marqueur pour les médecins généralistes. La tournée du médecin rural et montagnard auprès de ses patients conserve dans les imaginaires un côté épique aux accents balzaciens. La réalité actuelle est éloignée de ces clichés, mais dans les campagnes, il est fréquent d'écouter encore des récits de professionnels sur des tournées difficiles en hiver. Dans ces espaces, les visites sont particulièrement dirigées vers des populations fragilisées n'ayant pas la possibilité de se déplacer, essentiellement des personnes âgées avec des maladies chroniques.

Par ailleurs, dans les villes les plus importantes il devient de plus en plus fréquent de rencontrer des praticiens refusant les visites à domicile. *A contrario*, des associations du type « SOS Médecins », assurant des permanences de garde 24 heures sur 24 dans les grandes agglomérations, font, dans leur activité, plus de 95 % de visites. Parfois, cet acte revêt donc, en milieu urbain, un caractère de soins d'urgence alors que, à la campagne, il est, en schématisant, du ressort du service aux personnes et du maintien à domicile.

L'Assurance Maladie, dans ses politiques de maîtrise des dépenses, avait mis en place en 2002 un plan de réduction du nombre de visites non justifiées, et avait alors conçu une liste des justifications des visites basée sur des critères socio-environnementaux comme l'âge ou l'impossibilité de se déplacer.

La figure 89 présente la part des actes de visites dans l'activité des médecins généralistes dans chaque département auvergnat en 2006.

Fig. 89 - Part des visites dans l'activité des médecins généralistes auvergnats en 2006

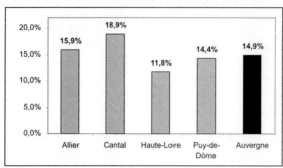

Source : SNIR 2006, CNAMTS.

La part des visites est variable selon les médecins, leur lieu et leur type d'exercice. A l'échelle départementale, la Haute-Loire détient le taux de visites le plus bas, avec seulement 11,8 % des actes, et le Cantal le taux le plus fort (18,9 %). L'Allier, avec 15,9 %, et le Puy-de-Dôme, avec 14,4 %, se situent autour de la moyenne régionale (14,9 %). Plusieurs éléments participent à un taux plus ou moins fort de visites comme la ruralité, la dispersion de l'offre, la densité de population, le poids des populations âgées, les comportements individuels des médecins généralistes, etc. Il n'y a pas de solution type et seule une analyse à niveau fin peut expliquer un comportement plutôt qu'un autre ; ainsi le Cantal et la Haute-Loire, départements ruraux, connaissent des situations opposées. D'où l'hypothèse d'une combinaison de critères pour expliquer la part plus ou moins importante des visites ; les explications combinent entre autres le poids des populations âgées à faible mobilité, la densité de population, l'offre en médecins généralistes, la densité des communes comptant des médecins généralistes, les habitudes des populations et des professionnels de santé.

Tab. 50 - Part des visites dans l'activité des médecins généralistes selon le lieu d'installation en Auvergne, en 2006 (en %)

	Pôles urbains	Espace périurbain	Pôles ruraux	Espace rural	Total
Allier	16,2	17,8	10,7	17,7	15,9
Cantal	13,8	15,4	14,7	22,4	18,9
Haute-Loire	9,1	11,8	11,8	13,8	11,8
Puy-de-Dôme	13,1	12,6	17,8	21,8	14,4
Auvergne	13,7	13,6	13,4	19,2	14,9

Source : SNIR 2006, CNAMTS.

La part des visites dans l'activité des médecins généralistes varie selon le lieu d'installation, les visites sont en proportion plus importantes en milieu rural (Tab . 50 et Fig. 90). Ce résultat était pressenti mais les différences sont nettes : au niveau régional, la part des visites avoisine 13,5 % dans les pôles urbains, l'espace périurbain, les pôles ruraux, elle atteint 19,2 % pour l'ensemble de l'espace rural. Au niveau infra-départemental, les résultats varient plus. Ainsi, dans l'Allier, le taux général assez élevé (15,9 %) correspond à une situation homogène entre les territoires, entre 16 et 17 %, à l'exception des pôles ruraux (10,7 %). Dans les autres départements, le milieu rural se caractérise par un taux plus élevé. La Haute-Loire est le département où les visites sont les plus faibles : il faut dire que l'on y trouve de vastes aires périurbaines (Yssingelais), une population partiellement rajeunie et une offre médicale diffuse dans le centre et l'est, ce qui réduit les déplacements.

Fig. 90 - Part des visites dans l'activité des médecins généralistes auvergnats par type de territoire, en 2006

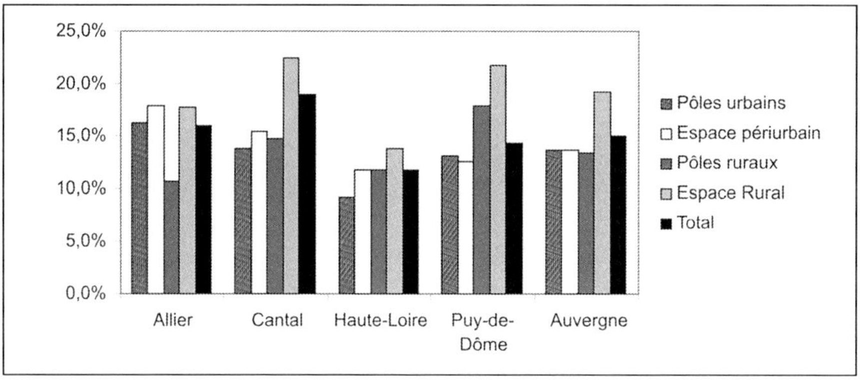

Source : SNIR 2006, CNAMTS.

2 - La baisse inexorable du nombre de visites

Actuellement, les visites à domicile ne représentent plus pour les médecins généralistes la même charge de travail qu'auparavant. Les médecins sont en fin de carrière et ont connu une véritable transition dans ce domaine, particulièrement ceux exerçant en milieu « mixte » autour des petites villes. Ils ont vécu l'urbanisation des comportements des patientèles et la modification des habitudes. De plus, les politiques de l'Assurance Maladie en faveur de la consultation ont aussi appuyé cette tendance.

L'exemple d'un médecin, installé à Issoire depuis octobre 1973, illustre assez bien ce phénomène. Au début de sa carrière, sa clientèle est très mixte, entre population rurale et urbaine, le pôle issoirien ayant une influence sur des campagnes étendues dont certaines sont fortement marquées par le monde agricole et partiellement isolées. Pendant longtemps, son travail se répartit entre visites à domicile et consultations au cabinet en scindant ces journées en deux moitiés plus ou moins égales. En prenant le vendredi et le dimanche comme jour de repos, il se rend « en campagne » le lundi et le jeudi après-midi ainsi que le mardi, mercredi et samedi matin. Le temps restant, il reçoit ses patients à son cabinet. Il parcourt en moyenne 25 000 km par an. Actuellement, les matins sont en principe réservés aux visites, il consulte de 7 h à 10 h et, les après-midi, après quelques visites à l'extérieur, d'autres consultations sont prévues. En conséquence, son kilométrage a diminué (environ 17 000 km par an) et le temps de présence au cabinet s'est allongé. Son indicateur personnel est assez subjectif : « Je n'écoute quasiment plus la radio, je ne reste plus assez dans la voiture ». Pour lui, la patientèle a pris l'habitude de se déplacer au cabinet et la part des visites injustifiées s'est nettement réduite ; elles se concentrent dorénavant sur les populations les plus en difficultés (âge, état de santé, etc.) sans moyens de locomotion. Les données objectives vérifient son ressenti sur l'évolution de son activité (Tab. 51).

Tab. 51 - Evolution de la part des visites dans l'activité des médecins généralistes

	Docteur B.			Référence régionale		
	Nombre de consultations	Nombre de visites	Total	Nombre de consultations	Nombre de visites	Total
1998	6 016	1 653	7 669	3 294	1 110	4 404
2000	6 116	1 655	7 771	3 534	1 043	4 577
2001	6 305	1 611	7 916	3 638	6 73	4 311
2002	6 446	1 479	7 925	3 783	871	4 654
2003	6 885	1 180	8 065	3 918	727	4 645
2004	6 870	905	7 775	3 850	654	4 504
2005	6 743	971	7 714	3 943	639	4 582
2006	6 507	879	7 386	3 871	603	4 474
Evolution 1998/2006	8,16%	-46,82%	-3,69%	17,52%	-45,68%	1,59%

Source : RIAP[2].

L'exemple de ce médecin généraliste n'est pas une exception, il devient plus rare, y compris en zone rurale, de trouver des médecins généralistes faisant beaucoup de visites. A l'exception des associations spécifiques de médecins d'urgence comme « SOS Médecins » exerçant dans les grandes agglomérations, les professionnels effectuant le plus de visites travaillent en zone rurale ou dans les pôles ruraux. Sur l'ensemble des médecins généralistes auvergnats, seulement dix médecins ont fait plus de trois mille visites en 2006 dont trois plus de cinq mille. Sur ces dix médecins généralistes, deux exercent en milieu urbain dans des structures d'urgences, deux travaillent en zone périurbaine et les six autres en milieu rural.

Les autres médecins généralistes interrogés sur cette thématique affirment que cette évolution est bénéfique d'un point de vue qualitatif mais qu'elle nécessite une pédagogie afin que la patientèle accepte ce nouveau mode de relation avec le soignant. Un médecin de l'Allier me racontait que, régulièrement, un couple de personnes âgées qu'il suit depuis longtemps pour des pathologies chroniques, tentait de décaler d'une semaine la visite pour le renouvellement de leurs ordonnances. Il devait donc systématiquement leur expliquer qu'il venait tous les mois, qu'ils avaient suffisamment de médicaments pour se traiter jusqu'à la semaine suivante et que le fait d'avancer d'une semaine la visite n'apporterait rien mais, au contraire, viendrait pénaliser d'autres patients. Pour ce médecin généraliste, les professionnels ruraux peuvent économiser du temps et de l'énergie sur ce type d'habitude et en conséquence rendre l'exercice en milieu rural plus agréable et plus conforme aux normes actuelles.

3 - Part des visites dans l'activité : approche cartographique

Dans l'inconscient collectif, la notion de ruralité est en lien avec l'idée d'éloignement, ce qui est corroboré par des éléments objectifs tels que le constat d'une part de visites plus importante dans les espaces ruraux. Le poids relativement fort des personnes âgées en campagne, la consommation de soins plus importante de ces classes d'âges et les difficultés rencontrées pour se déplacer expliquent « ce particularisme rural ». Néanmoins, il est intéressant d'examiner si ce comportement est stable sur l'ensemble des campagnes auvergnates ou si on constate des différences selon les secteurs.

Afin d'évaluer ce phénomène, le choix fut de mettre sur une trame cantonale en aplats de couleurs la part des visites dans l'activité des médecins généralistes exerçant sur le canton. Afin de modérer cette valeur relative, sur une trame communale, le nombre total de visites effectuées par les médecins généralistes fut rajouté (Fig. 91).

La répartition zonale exprime distinctement une opposition est-ouest, la Haute-Loire apparaissant plus faiblement consommatrice de visites (11,8 %), le Cantal est à l'opposé (18,9 %), l'Allier (15,9 %) et le Puy-de-Dôme (14,4 %) sont dans des positions intermédiaires hétérogènes à l'échelle cantonale. La part des visites dans l'activité totale des médecins généralistes change selon les territoires, sans individualiser nettement le monde rural. En effet, les niveaux varient fortement sans nécessairement mettre les campagnes en exergue, les pôles urbains étant parfois bien représentés en valeur absolue. Pourtant, de manière générale, la proximité des agglomérations tend à faire baisser la part des visites, le comportement plus urbain des populations favorisant le déplacement des patients vers les cabinets médicaux et non l'inverse.

Le Val d'Allier entre Issoire et Vichy confirme cette tendance, et on perçoit aisément l'extension de l'aire urbaine clermontoise vers la région thiernoise.

Fig. 91 - Part des visites dans l'activité des médecins généralistes en 2006

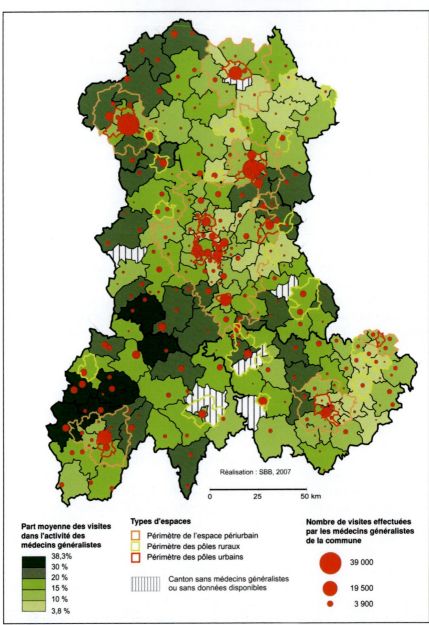

Source : SNIR 2006/Assurance Maladie.

Néanmoins des nuances demeurent, en lien avec le dynamisme des pôles urbains de taille inférieure. Une couronne de cantons, avec une part des visites plus faible, voire inférieure à la moyenne régionale (15 %), apparaît autour des métropoles. Dans l'Allier, les espaces périurbains de Moulins et de Vichy entrent dans ce cas de figure, alors que, *a contrario,* l'aire autour de Montluçon est moins étendue. Dans le détail, une hétérogénéité autour de Vichy se distingue, la partie méridionale en direction de la Montagne bourbonnaise au dynamisme moins marqué s'affirme avec des parts de visites plus fortes qu'au nord le long des axes structurants. Le cas aurillacois suit le même schéma ambivalent avec, dans le secteur le plus dynamique, des parts de visites faibles (en direction d'Arpajon et de la Châtaigneraie) et dans les zones au développement plus difficile des taux de visites plus forts (vers le plateau de Mauriac et la vallée de la Jordanne). La capitale ponote montre une situation plus homogène avec des taux faibles ; cette situation confirme la tendance départementale où les visites représentent une part moindre de l'activité des médecins généralistes locaux.

Les taux les plus élevés se rencontrent dans des zones rurales fragiles ; six cantons ayant un taux supérieur à 30 % (Laroquebrou, Saint-Cernin, Condat, Pleaux, Salers, La Tour d'Auvergne). Le poids de la ruralité interagit incontestablement sur l'activité des médecins généralistes en augmentant la part des visites. Ces actes peuvent apparaître contraignants, les secteurs cités étant d'accès difficile pendant les périodes hivernales. Le nord du Bocage bourbonnais, les confins des Combrailles et le plateau de La Chaise-Dieu, suivent la même tendance. Les faibles densités et les effectifs de personnes âgées disséminées sur de vastes territoires créent une demande plus importante. Le lien entre les professionnels les plus âgés et une plus grande habitude à effectuer des visites se vérifie aussi au niveau cantonal et explique les résultats.

Néanmoins, certains secteurs fragiles n'intègrent pas cette logique, particulièrement le cœur du Bocage bourbonnais, la Sologne bourbonnaise, la Margeride, le sud des Combrailles et le nord du Livradois. Ces zones connaissent de faibles densités, mais la part des visites semble moindre. Dans l'Allier et dans le Puy-de-Dôme, sur les zones évoquées, l'offre en médecin généraliste peu importante, très dispersée, explique en partie le moindre poids des visites. Dans le sud de la Haute-Loire et du Cantal, en Margeride, l'offre est plus concentrée et on ne peut évoquer l'explication précédente ; il s'agit certainement d'habitudes plus locales, notamment une fréquentation encore assidue des bourgades, lieux traditionnels de marchés, influençant la diminution du poids des visites dans l'activité des médecins généralistes.

L'Yssingelais et la partie orientale du Velay connaissent les taux les plus faibles de la région pour des espaces ruraux, certes imbriqués avec la ville. Ce résultat est donc en lien avec la dissémination d'une offre abondante, d'une densité de population plus élevée et de comportements traditionnellement plus urbains des populations influencées par le développement de l'agglomération stéphanoise.

En conclusion, l'exercice de la médecine en milieu rural se compose d'une part importante de visites et de déplacements auprès des patients ; cela caractérise l'activité de ces professionnels et la rend nécessairement plus complexe dans les zones de moyennes montagnes de la région. La contrainte du territoire est donc patente. Face à de jeunes médecins moins enclins à la pratique de ce type d'acte, le poids des visites apparaît comme une contrainte dans le renouvellement des générations de médecins dans les campagnes. Des solutions structurelles doivent être cherchées pour pallier cette fragilité directement en lien avec l'organisation du territoire.

III - Approche territoriale de la relation entre les médecins généralistes et leur patientèle dans les campagnes auvergnates

A - Les flux de patientèle : la notion d'accès aux soins

1 - A propos de la notion de flux de patientèle

La notion de flux de patientèle est l'élément le plus géographique des relations soignant/patient. Schématisé par un trait entre deux points, des « oursins » se dessinent dont les surfaces couvrent les zones de patientèles. Les cartes obtenues peuvent sembler confuses par le nombre important d'informations, néanmoins elles sont régulièrement diffusées dans les diverses publications car elles sont très appréciées par de nombreux décideurs.

Pour obtenir les données nécessaires à l'élaboration de ce document (Fig. 92), pour chaque acte, la commune du bénéficiaire des soins est rattachée à celle du praticien. Les bases de données créées sont énormes, atteignant plusieurs dizaines de milliers de lignes, y compris pour une petite région comme l'Auvergne. Malgré l'existence des logiciels et la faisabilité technique de la carte, si on souhaite exploiter les résultats, il faut retravailler les informations initiales ou accepter de présenter un nombre réduit de zone de polarisations, nombre inférieur à ceux comptés dans un département voire même un arrondissement.

Comme dans de nombreux autres cas, il faut s'interroger sur le rôle de la carte ; des questions qui vont de la pertinence du document à concevoir, à la volonté de respecter une certaine rigueur statistique. Pour ma part, ce choix n'est pas à faire et la lisibilité et l'utilité de l'outil priment, même si cela représente davantage des tendances générales qu'une réalité précise.

L'objectif de la carte des flux de patientèles des médecins généralistes auvergnats est alors de présenter les territoires du quotidien de ces professionnels et de montrer dans quelles mesures ces derniers peuvent interagir sur un même territoire et déceler des concurrences spatiales éventuelles.

Activité des professionnels de santé, des marqueurs de fragilité ?

Fig. 92 - Flux de patientèles des médecins généralistes auvergnats en 2005

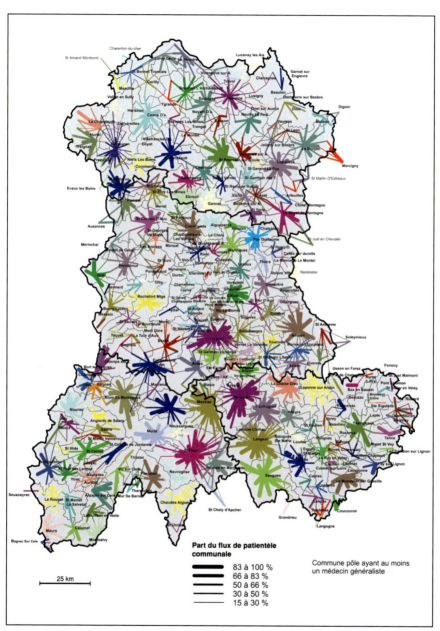

Sources : CNAMTS – Base Cartosanté.

La médecine générale est la médecine de la proximité, du local, et il n'est pas nécessaire d'étendre la liste des praticiens à d'autres régions de France. En examinant dans le détail les flux en lien avec des zones éloignées de l'Auvergne, ils concernent un nombre peu élevé de bénéficiaires. Dans la plupart des cas, il peut s'agir d'assurés qui, pour différentes raisons, sont encore rattachés à une caisse auvergnate mais qui ne vivent pas à plein temps dans la région ; typiquement, on retrouve les étudiants. Les périodes de vacances sont également propices à des actes de professionnels aux origines variées.

Puisque l'exhaustivité n'est pas notre objectif, on a choisi de travailler en valeur relative. La part de chaque destination de soins est calculée pour chaque commune avec un « nettoyage » de la base qui a conduit à supprimer tous les flux inférieurs à 15 % du total communal, à cinq bénéficiaires sur l'année et à moins de douze actes. Ces trois paramètres subjectifs réduisent la base de données à un nombre de lignes raisonnables permettant la création d'une carte lisible malgré une réelle complexité. Des communes extrarégionales sont conservées, car elles cumulent les conditions précitées.

Le résultat correspond aux attentes mais, pour plus de lisibilité, les trames communale et cantonale ont été dessinées pour faciliter la compréhension. Chaque pôle est traité par une couleur individuelle, mais leur nombre important oblige à la réutilisation de couleurs identiques. En principe, cette contrainte technique ne devrait pas altérer les conditions de lecture et d'analyse de la carte.

2 - *Les flux et bassins de patientèles en Auvergne*

La première vision de cette carte confirme « des oursins » qui, en majorité, s'étendent sur un nombre réduit de communes. Le territoire du médecin généraliste est bien celui de la proximité. Par ailleurs, les zones semblent dans la plupart des cas s'organiser de façon équilibrée et peu de zones de patientèle paraissent être en concurrence, seules les communes en périphérie des bassins de patientèles se partagent entre plusieurs pôles.

Dans les zones les plus rurales, la dispersion des flux est moindre, cette concentration est en lien avec des effectifs plus faibles de médecins généralistes et des conditions géographiques influençant les déplacements (ligne de crêtes, voies autoroutières…). Dans le Cantal, cela se ressent très fortement, par exemple le découpage entre Riom-ès-Montagnes, Allanche et Murat et aussi dans la Haute-Loire entre Langeac et Saugues.

Le dessin en « oursins » accentue le poids déjà observé des pôles ruraux et des chefs-lieux de cantons. Le phénomène optique est révélateur : dans les secteurs où l'offre est dispersée et moins nombreuse, comme par exemple dans l'Allier, au nord-est, vers Chevagnes, les oursins sont quasiment inexistants.

En retravaillant la carte en « oursins » et donc tous les flux au-delà de 15 %, on peut obtenir une schématisation (Fig. 93) des principaux bassins de patientèle.

Activité des professionnels de santé, des marqueurs de fragilité ?

**Fig. 93 – Flux de patientèle
vers les médecins généralistes auvergnats en 2005**

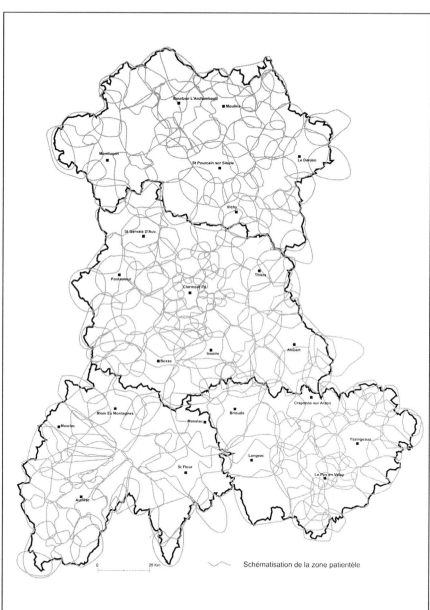

Source : Assurance Maladie.

Le document montre à la fois la quasi absence de zones non desservies, et donc « d'angles morts » entre les espaces médicaux, comme l'indiquaient pourtant certaines approches théoriques (voir Fig. 6 dans le premier chapitre, d'après H. Picheral), et de très nombreuses zones de chevauchement liées à la concurrence – plus ou moins forte - entre professionnels. Sur le plan géographique, la couverture de l'espace apparaît donc régulière, voire équitable et en adéquation avec les espaces de vie des ruraux, ce qui ne signifie pas, bien entendu, que les inégalités sociales (niveaux d'éducation, revenus, situations professionnelles) face à la santé soient absentes.

En ne gardant que les flux principaux et en éliminant donc les chevauchements, la carte des principaux bassins de patientèle donne une vision plus lisible de l'organisation des territoires de l'offre médicale (Fig. 94). Dans leurs grandes lignes, ces bassins sont répartis de manière à desservir de façon optimale l'espace sur lequel habitent les « consommateurs ». Pour autant, la taille des aires de rayonnement des médecins généralistes varie largement, sans que la taille (ou le rang hiérarchique) du pôle dans lequel ils sont installés ne puissent constituer un critère décisif d'explication de ces inégalités. De même, l'altitude ne paraît pas déterminante car les bassins élargis s'observent aussi bien sur les bas plateaux de l'Allier que dans la moyenne montagne. La forme de ces espaces de desserte atteste davantage de l'organisation du relief (par exemple, on retrouve le dispositif des vallées rayonnantes du massif cantalien), de la densité de l'offre médicale (et donc des possibles concurrences) et de la répartition de la population (densités kilométriques, concentration ou non de l'habitat). On reconnaît sans surprise de petits bassins de patientèle dans les zones densément urbanisées et peuplées du Puy-de-Dôme (aire périurbaine clermontoise, bassin minier de Brassac–Sainte-Florine), de l'Allier (axe de l'Allier vers Vichy et secondairement du pas moulinois) ou du Velay (bassin du Puy, Yssingelais industrieux). La comparaison avec la carte des densités est éloquente (voir Fig. 22). A l'opposé, sur les hauts plateaux (Margeride, monts d'Auvergne) comme dans les bocages du Bourbonnais, la trame est plus lâche.

La comparaison avec d'autres types de territoires « vécus » (bassins de services intermédiaires) ou institutionnels (cantons, intercommunalités) montre une réelle proximité comme dans le cas des petits « pays » perçus par la population (par exemple pays de Saugues, celui de la Montagne bourbonnaise ou ceux des planèzes cantaliennes). Néanmoins, la taille des maillages varie beaucoup. La trame des cantons (de petite envergure dans les aires urbaines ou dans l'axe des Limagnes, le Livradois et le Velay ; de grande dimension dans les Bocages bourbonnais, la montagne volcanique, le Forez ou la Margeride–Aubrac) n'est pas sans rappeler celle des zones de patientèle comme nous l'avons souligné à maintes reprises. La concordance avec les EPCI est moins nette, sauf dans l'est cantalien, une partie de la Sologne ou l'ouest de la Haute-Loire. Il faut dire que les territoires de ces intercommunalités sont, sauf exception, de plus grande dimension, notamment lorsque l'on a affaire à une ville petite ou moyenne (type Moulins, Le

Activité des professionnels de santé, des marqueurs de fragilité ?

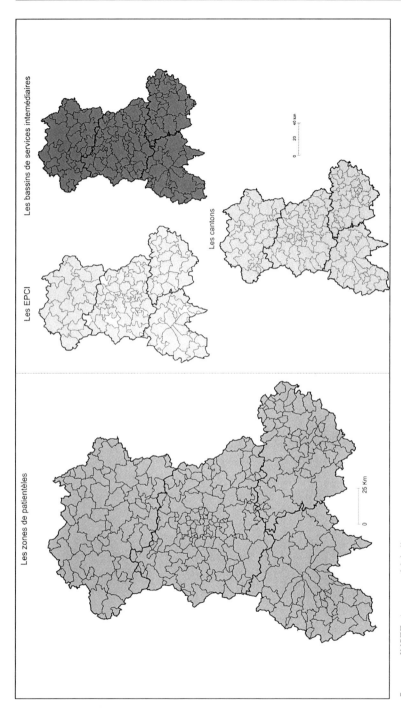

Sources : INSEE, Assurance Maladie.

Fig. 94 – Comparaison des zones de patientèles par rapport aux EPCI, bassins de services intermédiaires et cantons

Puy...) qui polarise bien son espace environnant. La même logique préside à l'organisation des bassins de services intermédiaires, dont les dimensions sont généralement supérieures aux aires de patientèle, en particulier autour des pôles ruraux ou urbains (Le Puy, Saint-Flour, Aurillac, Ambert, Moulins...). Toutefois, le même type de maille, plus fine, se retrouve dans les campagnes « pleines » ou aux fonctions diversifiées (périurbain clermontois ; zone touristique du Sancy ; petite industrie de l'Yssingelais ou de la montagne thiernoise).

B - La notion d'attractivité pour les médecins généralistes auvergnats

Afin de mesurer l'attractivité de l'offre de soins sur un territoire, trois indicateurs peuvent être construits pour compléter l'analyse descriptive des flux précédemment abordée ; être mis en place pour n'importe quelle échelle territoriale (canton, structure intercommunale, BSI, pays, etc.) et être calculés pour différents types de professionnels de santé, à partir du moment où le marqueur d'activité (nombre de consultations, nombre de visites, honoraires, etc.) a été défini.

1 - La consommation intra-zone

Cet indicateur se calcule en faisant le ratio entre le nombre d'actes consommés par les bénéficiaires d'une zone auprès de professionnels de santé installés sur cette zone. Le résultat permet d'évaluer la réponse de l'offre de soins locale aux demandes locales et de visualiser la notion de fuite de patientèle.

2 - L'attractivité de l'offre locale

Cet indicateur se calcule en faisant le ratio entre le nombre d'actes consommés par les bénéficiaires extérieurs à la zone étudiée auprès de professionnels de santé installés sur cette zone. Le résultat permet d'évaluer l'attractivité de l'offre de soins locale.

3 - Le taux de réponse de l'offre locale

Cet indicateur se calcule en faisant le ratio entre le nombre d'actes effectués par les professionnels de santé installés sur la zone et le nombre total d'actes consommés par les bénéficiaires de cette zone. Lorsque ce résultat atteint 100 %, cela signifie une certaine autarcie du système de soins sur la zone étudiée et montre qu'en cas de défaillance des zones limitrophes, les flux auraient des difficultés à être intégré par l'offre locale.

Ces trois ratios (consommation intra-zone, attractivité de l'offre et taux de réponse de l'offre) permettent, en complément de la carte des flux précédemment présentée (Fig. 92), de comprendre le « fonctionnement territorial » des populations par rapport à leur consommation de médecin généraliste.

La figure 95 résume cette élaboration.

Fig. 95 - Les indicateurs de l'attractivité de l'offre de soins d'un territoire

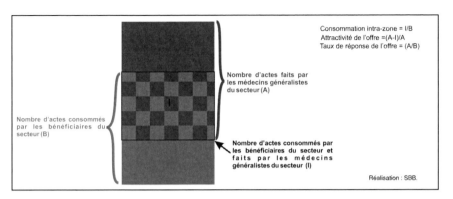

1 - *La consommation intra-zone*

A l'échelle cantonale, la consommation intra-zone mesure des fuites éventuelles vers un autre territoire en matière d'utilisation d'un service, ici le médecin généraliste. Le pourcentage de consommation intra-zone est calculé en faisant le ratio entre le nombre d'actes consommés par les bénéficiaires vivant dans le canton et effectués par un médecin généraliste exerçant sur le même canton sur la totalité des actes consommés par les bénéficiaires du canton. En moyenne, en Auvergne, 58 % des bénéficiaires se font soigner par un médecin généraliste de leur canton. Les cantons d'Ambert, Pleaux et Montsalvy ont les taux les plus élevés (au-dessus de 88 %), tandis que Lavoute-Chilhac, Blesles et Champs-sur-Tarentaine affichent les plus faibles (inférieurs à 15 %).

La relation patient-médecin est « libre » en France, d'où, en partie, les origines de l'idée de médecine libérale. Ce libre choix devient parfois contraint si l'offre alternative est trop éloignée. Ainsi, des secteurs isolés se tourneront vers l'offre locale, comme c'est typiquement le cas de Saugues. On peut supposer que le milieu rural connaîtra des taux de fuite relativement faibles. Cette hypothèse est tenue en échec dans de nombreux cas où le taux de consommation intra-zone est inférieur à 50 % et où les patients sont prêts à faire un trajet plus long si l'offre alternative ne les satisfait plus. Cette logique est inscrite dans l'idée libérale, elle fragilise nécessairement les populations ne pouvant pas assumer les trajets et dans les cas où la solidarité publique ne prend pas en charge ce choix individuel.

Les motivations entrant en considération dans le choix d'un soignant sont diverses, on pourrait presque dire individuelles. Il est connu qu'un des éléments fondamentaux de la guérison est la confiance qui peut exister entre le médecin et le malade. Pour autant, il n'est pas envisageable de tirer des conclusions sur la qualité de la pratique des médecins dans les secteurs à faible consommation intra-

Sèverine Barbat-Bussière

**Fig. 96 - Consommation intra-zone d'actes
de médecins généralistes en 2005**

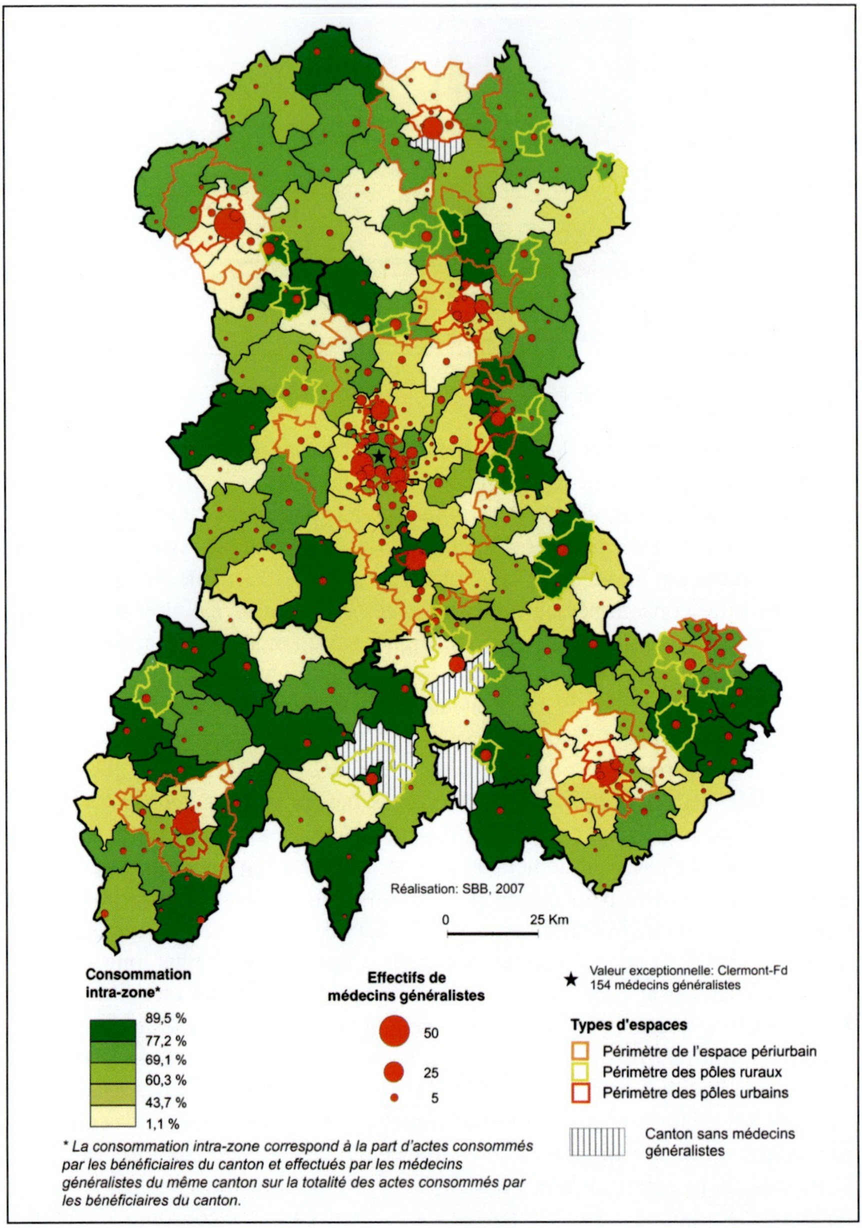

Source : ERASME/Assurance Maladie.

zone ; nous n'avons ni le droit, ni les moyens de juger. Par contre, trouver des logiques territoriales déjà connues sur ces zones pour éclairer de tels résultats s'avère possible.

L'aspect quantitatif de l'offre peut être un facteur explicatif d'un taux de fuite important : en cas d'une offre insuffisante, les populations sont amenées à aller dans des cantons voisins pour se faire soigner, en cas d'accessibilité complexe à l'offre externe, les fuites ne sont pas possibles et l'on peut envisager la saturation de l'offre locale.

La carte de consommation intra-zone (Fig. 96) présente une réelle hétérogénéité dans les espaces ruraux. En effet, se côtoient des cantons à forts taux de fuite et d'autres moins perméables. Le choix du canton comme trame peut induire un certain biais, il ne correspond pas aux zones de patientèles mais on peut supposer qu'il est constant sur l'ensemble de la région ; en conséquence l'analyse demeure pertinente.

D'une manière générale, les espaces périurbains constituent des zones où le taux de consommation intra-zone est faible, notamment dans les secteurs à l'urbanisation dynamique, autour de la plupart des agglomérations de la région. Un lien entre densité de population élevée et taux de fuite élevé existe. *A contrario*, aucun lien systématique entre faible densité de population et fort taux de consommation intra-zone ne peut être établi.

La figure 97 présente un modèle graphique simplifié qui montre bien les liens et les relations entretenus entre la consommation intra-zone d'actes de médecins et les structures et configurations des espaces géographiques. La situation originale des campagnes périurbaines ressort nettement et montre que les soins peuvent être effectués près du lieu d'emploi et non pas près du domicile. En revanche, les territoires ruraux périphériques, parfois en situation de confins, témoignent de la solidité des zones de patientèle.

Fig. 97 – Modèle graphique de la consommation intra-zone d'actes de médecins généralistes

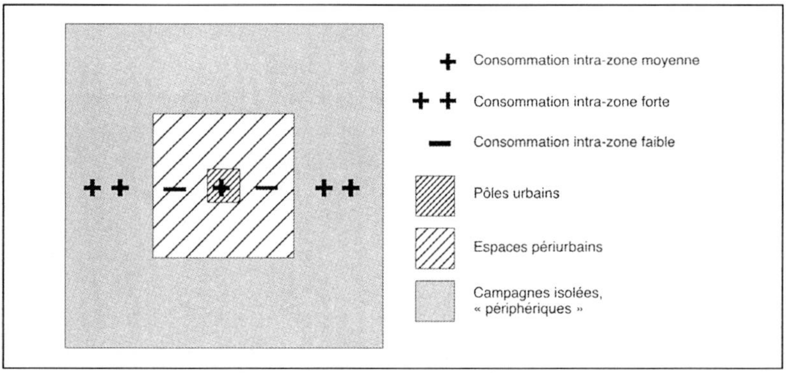

Dans l'Allier, le taux de consommation intra-zone en zone rurale est en moyenne élevé. Seuls quelques cantons apparaissent avec un taux de fuite fort : Chantelle, Le Montet, Marcillat-en-Combraille, Jaligny-sur-Besbre et Le Donjon. La situation géographique de ces bocages isolés intervient. Mais c'est surtout la proximité des pôles ruraux comme Lapalisse, Saint-Pourçain-sur-Sioule, dont l'offre est la plus importante, qui influence les mouvements de patientèle. La dispersion de l'offre n'est pas toujours synonyme de taux de consommation intra-zone plus élevé, comme le montre le nord du Bocage bourbonnais qui affiche des contrastes entre les zones de Cérilly, Lurcy-Lévis ou Souvigny.

Dans le Puy-de-Dôme, les zones rurales présentent de vastes secteurs où la consommation intra-zone est basse, notamment dans le Sancy, dans le Livradois et dans les Combrailles. Des cantons pôles apparaissent avec des taux plus élevés (par exemple : Besse, Pontaumur ou Courpière). Le rôle des petites villes et des bourgs-centres semble important dans la concentration de l'activité sur l'offre locale. Ce modèle apparaît aussi autour des petites villes plus peuplées comme Issoire, Ambert, Thiers voire même Saint-Flour, dans des auréoles plutôt de type périurbain.

Le Cantal présente une situation assez homogène avec des taux de consommation intra-zone forts, à l'exception de Champs-sur-Tarentaine où l'offre est faible, sous l'influence de Bort-les-Orgues et le canton de Condat qui, en 2005, n'avait qu'un médecin à Marcenat. La Châtaigneraie montre plus de perméabilité, notamment à proximité d'Aurillac. Les résultats de ce département confirment l'existence des deux variables favorisant les flux : le poids des petites villes et des bourgs-centres et l'absence d'offre. Dans les cantons où les contraintes physiques sont fortes, par exemple dans les monts du Cantal, la patientèle se tourne vers l'offre locale et l'accessibilité géographique prime.

La Haute-Loire se divise en cinq parties. Autour de Brioude, les taux de consommations sont faibles, le poids du pôle rural est fort, et plusieurs cantons ont une offre en médecin généraliste faible. Au sud, vers la Margeride, il y a une concentration et une forte consommation interne autour de Langeac et de Saugues ; le poids du pôle joue davantage dans le premier cas, alors que l'offre faible et les contraintes physiques interviennent pour le second canton. La Chaise-Dieu et Craponne sont dans des situations assez similaires aux deux exemples précédents. Autour de l'agglomération ponote, on retrouve la même situation que pour les autres préfectures départementales de la région où la couronne externe a des taux inférieurs à 50 %. La partie orientale se scinde en deux, dans l'axe fortement accessible entre Yssingeaux et Saint-Etienne, une offre importante et dispersée conduit à des fuites faibles, tandis que, plus au sud, aux confins du plateau du Mezenc, les taux de consommation intra-zone sont plus élevés.

En conclusion, les campagnes auvergnates sont à multiples facettes en termes de consommation intra-zone, mais il semble que plusieurs facteurs, vus dans la description, influencent cette organisation. En milieu rural, la rugosité physique joue pleinement lorsqu'il n'y a pas de pôles suffisamment importants pour dévier les flux. La dispersion de l'offre induit nécessairement moins de fuite de patientèle lorsque le nombre de médecins généralistes est suffisant. Une offre dispersée peu importante entraînera des flux externes.

2 - L'attractivité des territoires en médecins généralistes

L'analyse de la consommation intra-zone a montré une organisation de l'offre de soins dans les campagnes auvergnates sous influence des bourgs principaux, des zones apparaissant comme fragilisées par un fort taux de fuite des patients. Afin de pousser cette réflexion sur les mouvements de patients, il est judicieux de corréler ces premiers résultats avec des données montrant l'attractivité de l'offre de soins. Cela permettra de voir dans quelles directions se dirigent les flux mais surtout comment ils s'intègrent à l'activité des professionnels vers lesquels ils s'orientent.

La notion d'attractivité en offre de soins se construit en mesurant le poids des clientèles extérieures dans l'activité des médecins généralistes d'un canton. Un flux sortant de territoires peut se subdiviser en plusieurs branches et ne pas se reporter sur une même destination. La visualisation de ce pourcentage permet en quelque sorte d'évaluer l'impact des flux de patients sur l'offre locale. Si on compare la consommation intra-zone et celle de l'attractivité, l'une n'est pas la négative de l'autre et vice-versa.

Fig. 98 – Modèle graphique de l'attractivité dans la consommation d'actes de médecins généralistes

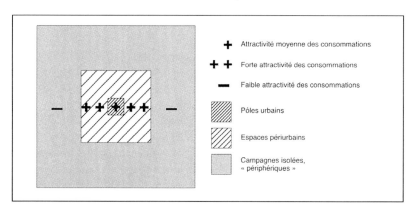

L'attractivité des médecins généralistes sur un territoire correspond au ratio entre le nombre d'actes consommés par des bénéficiaires extérieurs auprès des médecins généralistes du canton et le nombre total d'actes effectués par ces médecins généralistes. Les effectifs de praticiens sont posés par des symboles proportionnels sur une trame communale.

L'attractivité des cantons auvergnats du monde rural montre des variations selon les secteurs et entre les départements (Fig. 98). D'une manière générale les espaces ruraux isolés sont moins attractifs, à l'opposé des espaces périurbains ou des pôles ruraux. Ces derniers, à l'exception de Mauriac, attirent des cantons extérieurs plus de 30 % de l'activité de leurs médecins généralistes. La figure 97 résume bien une situation qui est comme le négatif du schéma (Fig. 96) montrant la consommation intra-zone.

Dans le détail, l'hétérogénéité des espaces ruraux en termes d'attractivité est forte. Ainsi, certains cantons comme Besse ou Tauves dans le Sancy sont très attractifs alors qu'ils sont dans des secteurs relativement fragiles aux densités de population faibles. A l'opposé, des cantons ruraux aussi en difficultés, comme Saugues ou Chaudes-Aigues, ne sont pas du tout attractifs quant à l'offre de soins. Une hiérarchie apparaît donc entre les territoires fragiles. Il est alors possible d'émettre l'hypothèse que « le dynamisme relatif » de l'offre de soins au plan local est significatif d'une « meilleure santé » d'un territoire rural et du développement des « bourgs-centres », comme il l'avait été évoqué pour le supermarché (Mignon, 2001). Cette attractivité doit donc être analysée en parallèle des autres indicateurs évoqués précédemment.

3 - Mesurer la réponse de l'offre : où se situe le monde rural ?

Le taux de réponse cantonal est le ratio calculé entre le nombre d'actes effectués par les médecins généralistes du canton par rapport à la totalité des actes consommés par les bénéficiaires du même canton. Lorsque ce ratio est supérieur à 100 % cela signifie que la polarisation du canton est forte, voire que l'offre du secteur répond à une demande d'un territoire vaste. Le positionnement de cette offre sur ce territoire est important car elle permet la régulation du système de soins local. Le monde urbain n'a pas l'apanage de cette régulation et, à travers la figure 99, on voit qu'elle peut être l'importance de certaines petites villes et gros bourgs en campagne.

Dans l'Allier, le cœur du Bocage bourbonnais et la Sologne bourbonnaise apparaissent comme des secteurs où le taux de réponse de l'offre n'est pas très élevé, à l'exception du canton d'Ebreuil qui a un ratio très fort. Le nord du Bocage, dans les cantons de Lurcy-Lévis, Bourbon-l'Archambault ou d'Hérisson, là ou les taux sont supérieurs à 100 %, semble drainer les flux des cantons du sud. Les zones périurbaines de Vichy, de Montluçon et de Moulins sont logiquement dans des taux faibles, les flux se concentrant sur le cœur des agglomérations dont l'offre de soins est quantitativement supérieure. Paradoxalement des pôles ruraux comme Gannat, Lapalisse ou Chevagne n'ont pas des taux de réponse élevés.

Dans le Puy-de-Dôme, on note une organisation concentrique avec, au cœur, des secteurs où le taux de réponse est élevé et, aux marges, des taux faibles. Les pôles urbains (Issoire, Thiers) mais aussi des pôles ruraux (Ambert, Saint-Eloy-les-

Activité des professionnels de santé, des marqueurs de fragilité ?

Fig. 99 - Attractivité des médecins généralistes par canton en 2005

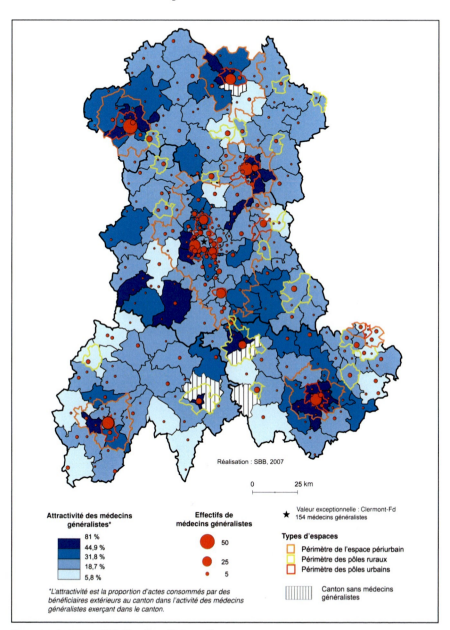

Sources : Assurance Maladie – Base Cartosanté.

Fig. 100 - Taux de réponse cantonal de l'offre en médecins généralistes en 2005

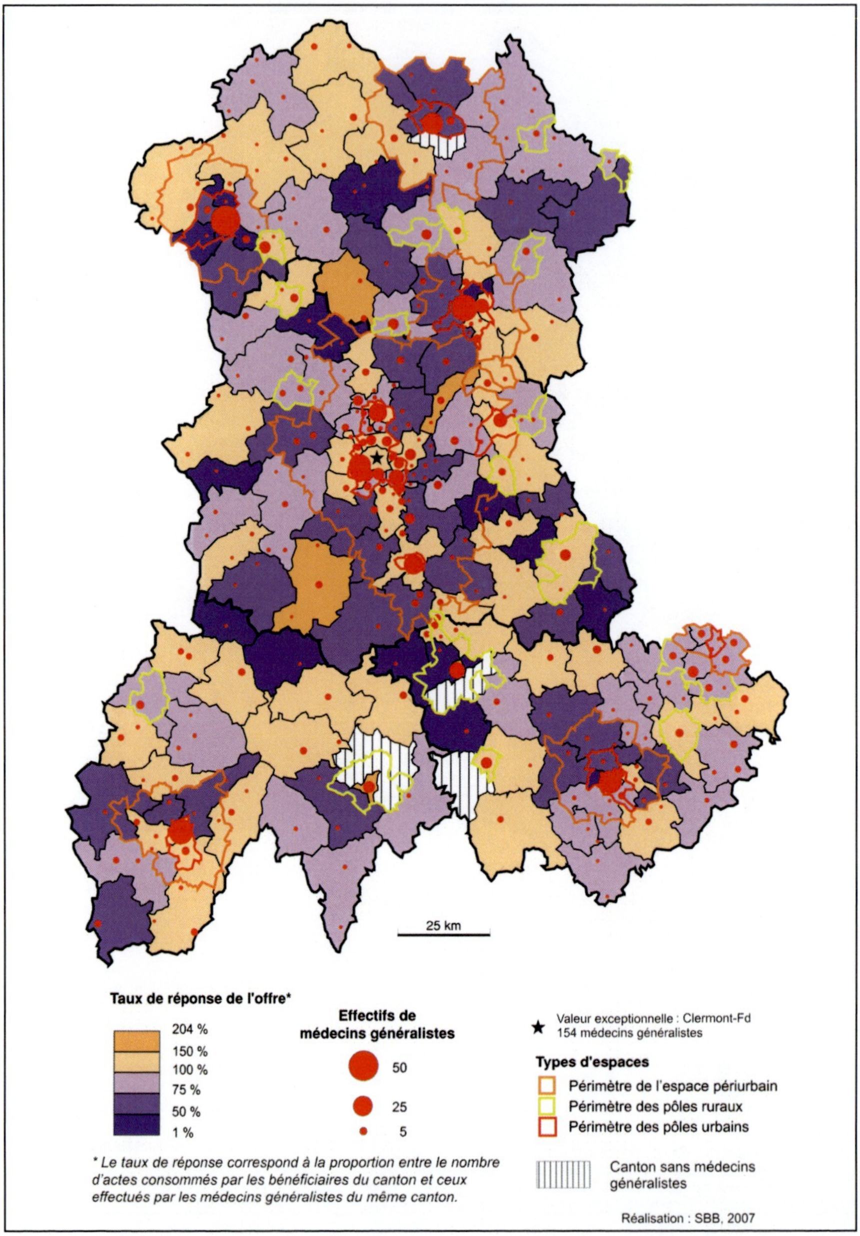

Taux de réponse de l'offre*
- 204 %
- 150 %
- 100 %
- 75 %
- 50 %
- 1 %

Effectifs de médecins généralistes
- 50
- 25
- 5

★ Valeur exceptionnelle : Clermont-Fd
154 médecins généralistes

Types d'espaces
- Périmètre de l'espace périurbain
- Périmètre des pôles ruraux
- Périmètre des pôles urbains

Canton sans médecins généralistes

* Le taux de réponse correspond à la proportion entre le nombre d'actes consommés par les bénéficiaires du canton et ceux effectués par les médecins généralistes du même canton.

Réalisation : SBB, 2007

Sources : Assurance Maladie – Base Cartosanté.

Mines) ou des bourgs (Besse, Pontaumur ou Courpière) correspondent à la position de « centre ». La situation du Sancy et du Cézallier semble réellement mettre Besse en relief comme relais d'Issoire, pôle urbain de hiérarchie bien supérieure.

La Haute-Loire conserve ses scissions habituelles entre l'est et l'ouest. Dans le cas particulier de ce taux de réponse de l'offre en médecins généralistes, la périphérie de l'agglomération du Puy-en-Velay ne se détache guère des autres couronnes périurbaines de la région. Craponne, La Chaise-Dieu et Saugues ont des taux de réponse fort en lien avec leur isolement géographique tandis que Langeac et Yssingeaux doivent une situation analogue à leur rôle polarisant dans ces espaces. L'aire d'extension du bassin stéphanois se fait ressentir au nord de l'Yssingelais où l'offre est très dispersée. Les hauts plateaux du sud se comportent comme des zones rurales fragiles où le taux de réponse est dans une moyenne basse.

Le Cantal, dans sa partie la plus haute des monts du Cantal, présente une situation légèrement « autarcique » puisque le taux de réponse est majoritairement supérieur à 100 %, l'offre est regroupée dans des bourgs et assure encore les besoins des campagnes périphériques (Riom-ès-Montagnes, Murat, Massiac, Allanche). Les secteurs de Saint-Cernin et de Pleaux suivent ce principe. *A contrario*, la zone entre Mauriac et Salers où l'offre apparaît plus diffuse se situe dans la catégorie de réponse entre 75 et 100 % : elle forme une sorte d'enclave dans un secteur qui répond à la demande locale. Le poids du maillage cantonal influe certainement un tel résultat. La Margeride et l'Aubrac (Chaudes-Aigues, Ruynes-en-Margeride, Pierrefort) apparaissent avec des résultats négatifs, l'offre locale devant être supplantée par d'autres, celle de Saint-Flour notamment. La Châtaigneraie apparaît en difficulté particulièrement autour de Maurs, de Saint-Mamet–La-Salvetat et de Laroquebrou. Aurillac influence une partie septentrionale assez lacunaire (vallée de la Jordanne) et semble par contre avoir moins de poids sur sa partie orientale (Arpajon, Vic-sur-Cère, Montsalvy), ces bourgs étant plus dynamiques.

Les relations offre de soin et organisation de l'espace sont donc complexes. Le taux de réponse montre que deux logiques se croisent :

◊ Une logique métropolitaine (ou organisationnelle) qui privilégie les centres des grandes villes ou des villes moyennes au détriment des périphéries dont la croissance démographique est récente.

◊ Une logique géographique qui maintient une bonne attractivité, parfois héritée, dans les espaces ruraux isolés ou du type « confins », alors que les campagnes « ouvertes », proches des pôles urbains ou facilement accessibles (type Val d'Allier ou Yssingelais), offrent des taux de réponse faibles.

Mais ce modèle général souffre de plusieurs exceptions. En effet, certains pôles (type Saint-Flour, Brioude, Gannat…) montrent une faible polarisation sur les communes proches, ce qui renvoie à une offre de proximité périphérique encore nombreuse, les services de santé n'étant pas totalement concentrés dans ces bourgs ou petites villes.

En conclusion, de cette partie sur l'offre des campagnes auvergnates et plus précisément des éclairages qu'a pu apporter le raisonnement à partir des cartographies représentant les différents indicateurs de l'activité des médecins généralistes, il est évident que l'offre de soins des campagnes auvergnates est variée, y compris dans celles que l'on classe dans la catégorie des plus fragiles. *A contrario*, les plus dynamiques peuvent présenter des signes d'une certaine fragilité en termes d'offre de soins. L'approche centrée sur les médecins généralistes est pertinente car nous avons pu constater que ces professionnels étaient le maillon unitaire du système de soins de premiers recours, seul réellement structuré en milieu rural, y compris dans des zones périurbaines qui montrent de nombreuses spécificités (sous-représentation des médecins spécialistes, voire généralistes ; lente diffusion des pharmaciens ou des infirmiers ; fuite de clientèle même si l'accroissement de la population et le rajeunissement des professionnels autorisent des niveaux d'activités élevés).

L'activité est au cœur de la problématique et elle seule permet de nuancer toutes les données démographiques et tous les dénombrements de professionnels de santé. Afin de donner une lisibilité d'ensemble au raisonnement conduit dans cette partie, nous avons souhaité construire un indicateur synthétique tenant compte des analyses faites le long de nos réflexions. Nous avons élaboré cet indicateur à partir d'une analyse matricielle des trois ratios présentés sur l'activité et les flux des médecins généralistes. Cette analyse a été bâtie à partir des écart-types de chacun des indicateurs sur l'activité, le taux de consommation intra-zone, le taux de réponse et l'attractivité de l'offre en médecins généralistes.

Les résultats permettent de dresser quatre types de cantons dans l'espace auvergnat. Ce diagnostic donne l'avantage de voir quelles sont les zones à examiner avec soins et celles qu'il faudrait soutenir.

La première catégorie regroupe les cantons où l'offre semble répondre à la demande locale et où les fuites vers l'extérieur sont faibles et une attractivité faible à modérée. En vert sur la carte (Fig. 101), elle est largement représentée dans les quatre départements. Dans l'Allier, elle couvre deux bandes s'étendant du nord au sud de chaque côté du Val d'Allier. La première passe par Lurcy-Lévis, Cérilly, Bourbon-l'Archambault et Montmarault, la seconde couvre Chevagnes, Dompierre-sur-Besbre, Neuilly-le-Réal, Jaligny, Varennes-sur-Allier, Lapalisse et le Mayet-de-Montagne. Dans le Puy-de-Dôme, outre des espaces urbains de l'agglomération clermontoise et le pôle d'Issoire et Thiers et ses environs, cette catégorie compte des secteurs plus ruraux comme le pôle rural d'Ambert ou celui de Saint-Eloy-les-Mines, mais aussi Courpière, le sud des Combrailles avec Pionsat et Saint-Gervais-d'Auvergne et une partie des monts du Sancy avec Rochefort-Montagne et Bourg-Lastic. Dans le Cantal, ces secteurs « équilibrés et relativement autonomes » sont très largement majoritaires et couvrent la quasi-totalité du département que ce soit dans les monts du Cantal, la Châtaigneraie ou l'Aubrac. En

Activité des professionnels de santé, des marqueurs de fragilité ?

Fig. 101 - Typologie cantonale des médecins généralistes auvergnats

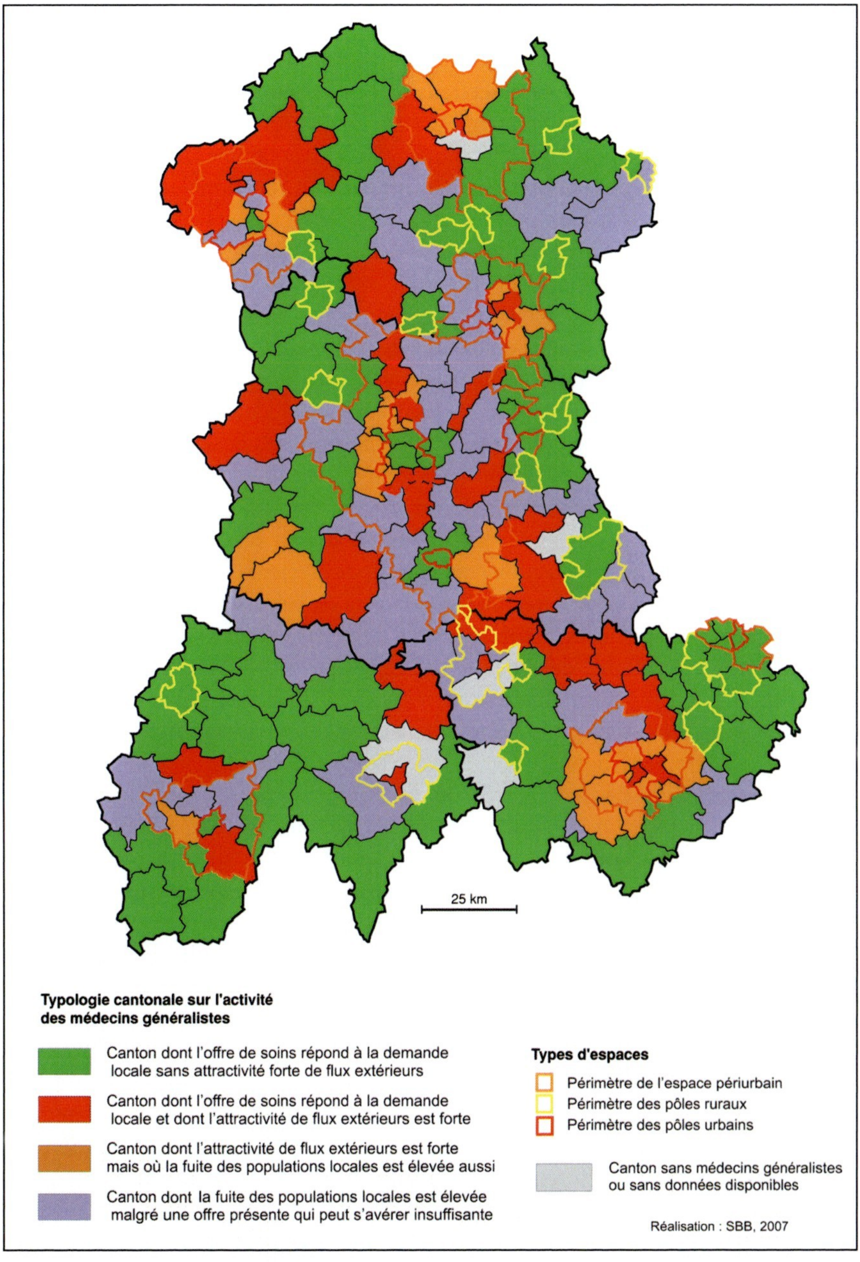

Typologie cantonale sur l'activité des médecins généralistes

- Canton dont l'offre de soins répond à la demande locale sans attractivité forte de flux extérieurs
- Canton dont l'offre de soins répond à la demande locale et dont l'attractivité de flux extérieurs est forte
- Canton dont l'attractivité de flux extérieurs est forte mais où la fuite des populations locales est élevée aussi
- Canton dont la fuite des populations locales est élevée malgré une offre présente qui peut s'avérer insuffisante

Types d'espaces
- Périmètre de l'espace périurbain
- Périmètre des pôles ruraux
- Périmètre des pôles urbains

Canton sans médecins généralistes ou sans données disponibles

Réalisation : SBB, 2007

Sources : Assurance Maladie – Base Cartosanté.

Haute-Loire, deux zones se distinguent dans cette catégorie de cantons, une en forme de « L » qui part de Saint-Paulien en direction de la Margeride et de Saugues pour remonter vers les plateaux du Mézenc et Le Monastier-sur-Gazeille ; la seconde couvre l'Yssingelais jusqu'aux limites de la Loire.

La localisation des cantons de cette catégorie montre qu'elle couvre à la fois des zones où la densité de population est élevée pour des zones rurales et des secteurs isolés. La contrainte géographique semble, notamment dans le Cantal, structurer des flux vers les chefs-lieux et montrer un fonctionnement peu ouvert vers l'extérieur. Tous les pôles ruraux ne sont pas présents dans cette liste, il semble que ce sont les plus dynamiques ou les plus anciennement ancrés dans l'organisation des secteurs qui apparaissent.

La deuxième catégorie de cantons regroupe ceux dont l'attractivité est forte, les fuites vers l'extérieur faibles et les taux de réponse élevés. Tous ces cantons ne sont pas situés en milieu rural mais la majorité d'entre eux y sont présents. Ces cantons apparaissent comme des pivots de l'offre de soins locale puisqu'ils cumulent attractivité et réponse à une demande conséquente. Sur les quatre départements, on peut citer : Hérisson, Huriel, Ebreuil, Souvigny, Combronde, Maringues, Billom, Pontaumur, Besse, Jumeaux, Saint-Germain-l'Herm, Cunlhat, Auzon, Vorey, La Chaise-Dieu, Craponne, Arpajon-sur-Cère, Saint-Cernin et Massiac. Cette énumération montre que ce type de canton peut couvrir des secteurs peu favorables comme La Chaise-Dieu, mais dont l'organisation en offre de soins semble importante pour l'équilibre d'ensemble. La proximité avec Craponne met en évidence que, sur ce secteur, il y a la possibilité de conduire une réflexion zonale, de même que dans le bassin minier. En milieu périurbain, on voit ainsi apparaître des zones avec une existence propre au-delà de la seule extension de l'agglomération voisine (ex : Souvigny, Billom, Maringues).

Le troisième type de cantons présents dans cette typologie est celle qui voit des cantons qui sont à la fois attractifs pour les populations extérieures mais qui connaissent des fuites de leurs propres bénéficiaires. Cette situation peut sembler paradoxale mais elle est logique lorsqu'on examine les cantons intégrant cette catégorie, ce sont essentiellement des secteurs périurbains en périphérie du Puy, de Moulins, de Montluçon, de Vichy. Dans une moindre mesure, on trouve le cas de Sauxillanges en lien avec le pôle issoirien. On peut supposer que la population de ces cantons est essentiellement pendulaire travaillant dans les pôles urbains et ayant conservé des habitudes de soins dans ces derniers. Les flux vers l'extérieur sont donc forts. Néanmoins, il existe une offre locale relativement dynamique et qui est attractive pour les populations limitrophes qui n'ont pas nécessairement une offre suffisante dans un milieu rural plus profond. Les jeunes générations de médecins généralistes préfèrent des installations en milieu périurbain plutôt qu'en rural éloigné. Deux cantons sont plus insolites dans ce type. Il s'agit de Tauves et de La Tour-d'Auvergne, territoires plus éloignés des pôles importants ;

l'explication doit se trouver dans la présence des petites villes de Besse et de Bort-les-Orgues qui ont été notées comme très attractives.

La dernière famille de cantons est la plus fragile. Les fuites y sont importantes vers les autres cantons car l'offre locale est soit insuffisante soit peu attractive, soit saturée. Ces secteurs sont assez nombreux et ils couvrent aussi bien des campagnes fragiles que des zones plus faciles. Ainsi on voit s'opposer des secteurs, notamment dans la Limagne, où les évolutions démographiques positives n'ont pas été accompagnées par un accroissement de l'offre (Aigueperse, Randan, Lezoux, Vertaizon, Vic-le-Comte, Saint-Amant-Tallende, Jussac, Saint-Paulien, Chantelles, Escurolles, etc.) et des secteurs beaucoup plus en difficultés géographiques où l'offre n'est pas forcément suffisante, les zones rurales fragiles en moyennes montagnes ou non, sont assez présentes dans cette catégorie (Ardes, Saint-Germain ; Arlanc, Saint-Anthème, Viverols, Condat, Laroquebrou, Fay-sur-Lignon, Allègre, Herment, etc.).

En définitive, cette démarche typologique montre la grande variété de situation des campagnes auvergnates en termes d'offre et d'usage des soins, ce qui permet de poser avec plus de nuances les questions des campagnes déficitaires en offre de soins.

Les données sur l'activité des professionnels de santé apportent incontestablement de nombreux éléments pour évaluer réellement l'offre de soins des territoires. Les paradoxes sont nombreux. Ainsi, le niveau d'activité des médecins exprimé par le nombre de visites et consultations (soit environ 5 000 actes par an) est plutôt supérieur dans le monde rural, comme en atteste l'exemple cantalien, que dans les pôles urbains. Il n'est pas trop inférieur dans les aires périurbaines car elles gagnent de la population. Par contre, les femmes ou les jeunes se distinguent par des chiffres plus bas. Autre originalité des territoires ruraux : un poids supérieur des visites au domicile des patients qui va de pair avec davantage d'indemnités kilométriques pour les infirmières. Cependant, ces déplacements tendent progressivement à se réduire, dénotant une « urbanisation des comportements » malgré les différents « modes d'habiter » ; seules certaines campagnes isolées du Cantal ou du sud-ouest du Puy-de-Dôme restent fidèles à ces pratiques de grande mobilité des professionnels. De fait, les situations peuvent différer beaucoup d'un secteur à un autre. A travers l'exemple des visites à domicile des médecins généralistes, on ressent mieux que les évolutions de ces métiers sont permanentes et qu'elles ont de multiples origines. Ainsi, on ne doit pas sous-estimer l'influence réglementaire *via* des décisions de l'Assurance Maladie ; bien des changements de comportements des médecins mais aussi des patients en découlent. La visite reste donc un des marqueurs de l'exercice en milieu rural mais son poids est en baisse et les changements de générations accentuent cette tendance.

Le travail sur les aires de patientèle confirme les recherches théoriques sur les espaces médicaux avec l'émergence de territoires vécus par les professionnels, plus ou moins vastes selon les configurations géographiques et soumis à des phénomènes de chevauchements et de concurrence qui révèlent les inégales attractivités. En règle générale, les campagnes « isolées » et/ou situées en marge se caractérisent par des consommations « intra-zones » et des taux de réponse assez forts mais avec une faible attractivité. A l'opposé, les campagnes périurbaines, malgré leur croissance démographique, sont très originales avec une forte attractivité, mais des taux de réponse plus modestes et une fuite des patientèles vers les centres urbains.

Enfin, les interrogations sur l'activité des médecins généralistes renforcent celles sur le renouvellement des générations. Le constat actuel montre que les jeunes médecins ont une plus faible activité que leurs confrères plus âgés ; ce phénomène témoigne du temps nécessaire pour asseoir une clientèle. Les chiffres actuels sont-ils pour autant dans la continuité de ce qui a toujours existé ? Ne peut-on pas craindre de voir de jeunes médecins maintenir une activité plus basse même en avançant dans leur carrière ? Personne ne peut répondre à ces questions car il est encore impossible de savoir comment la demande évoluera face aux nouvelles façons d'exercer des professionnels de santé. Le constat peut même devenir plus inquiétant dans les campagnes alors que les médecins ruraux ont les activités les plus importantes et que leur renouvellement semble le plus difficile. Les différentes prospectives n'ont-elles pas alors sous-évalué les questions de démographie médicale ?

Notes

1 - Le calcul est fait sur une année type telle que comptabilisée pour les individus salariés bénéficiant du régime des 35 heures et de 5 semaines de congés payés par an, soit environ 200 jours travaillés par an.
2 - Le RIAP (Relevé Individuel d'Activité et de Prescription) est transmis trimestriellement à tous les professionnels de santé par les caisses primaires d'assurance maladie à partir de données extraites du SNIR.

Conclusion de la Deuxième partie

Tout au long de cette seconde partie, nous avons fait évoluer nos constats et montrer qu'utiliser seulement les effectifs ne permettait pas de travaux suffisamment fins pour avoir une réelle vision de la réalité territoriale de l'offre de soins. Il faut nécessairement corréler le dénombrement à l'âge et à l'activité des professionnels de santé. Il apparaît alors que les bons résultats de départ sont à nuancer sérieusement, les zones rurales apparaissant dans des positions plus sensibles que ce que la vision à petite échelle pouvait laisser penser. Les critères d'âges agissent relativement plus sur les campagnes puisque les effectifs de départ sont plus faibles. Il est évident que la question du renouvellement des générations est inquiétante sur de vastes étendues rurales, notamment dans le nord de l'Allier ainsi qu'une bonne partie occidentale de la Haute-Loire. L'attractivité du milieu jouera donc un rôle primordial pour une évolution favorable ou non. Tous les protagonistes qui le peuvent doivent intervenir mais personne n'est encore raisonnablement capable de tirer des conclusions tant positives que négatives.

Ainsi, contrairement à ce qu'annonce la littérature dominante en matière d'économie géographique et de développement local, les espaces ruraux gagnés par la périurbanisation n'obtiennent pas toujours d'excellents résultats en matière d'offre de soins.

Si l'on reprend les travaux des économistes (Krugman, 1991), on sait qu'il existe des forces d'agglomération et de dispersion qui affectent de façon différente les différentes catégories d'espaces ruraux (cf. Détang-Dessendre, Goffette-Nagot et Schmitt, 2001 dans *Territoires ruraux et nouveaux venus*, Collection actes ENITA). Ce sont les forces cumulatives qui forment les agglomérations urbaines dans les relations entre firmes ou entre firmes et ménages. Ce sont les forces de dispersion qui expliquent la répartition des populations à l'intérieur des espaces périphériques (en particulier des espaces périurbains et sous faible influence urbaine). L'appréciation de l'attractivité à un moment donné correspond donc à la synthèse d'un ensemble de phénomènes divers de dispersion et d'agglomération affectant les entreprises et les ménages et l'on a pu parler pour les métropoles urbaines de cycle « dispersion/agglomération/dispersion ». Or, en matière d'offre de soins, les évasions de consommation au profit des pôles urbains altèrent les dynamiques locales. Ainsi l'équipement médical ne se développe pas nécessairement « à l'ombre des métropoles » et les espaces périurbains ne parviennent pas toujours à optimiser la dispersion des ménages à leur profit. A l'opposé, si les pôles ruraux ont tendance à stimuler l'agglomération d'emplois et de services sur place, il n'y a guère de diffusion et on assiste à une concentration de l'offre sur un petit nombre de communes ; rares sont les campagnes isolées qui ont pu attirer les services de santé de proximité tout en maintenant les activités indispensables au cadre de vie ; les seules évolutions positives constatées renvoient souvent au rôle hérité du maillage communal (territoires de grandes communes) ou de l'inertie démographique (campagnes « pleines » du fait de la petite industrie disséminée ou de la fonction touristique ancienne).

Le thème de l'activité des praticiens en place complexifie un peu plus la question car la « sur-activité » des médecins ruraux interpelle sur les besoins réels de ces milieux au moment même où les jeunes professionnels déclarent améliorer leurs conditions de vie et réduire leurs astreintes horaires !

Tout ce travail a permis l'exploitation d'une partie des données du système informationnel de l'Assurance Maladie et il prouve l'intérêt – mais aussi les limites – de telles bases. Celles-ci laissent aussi deviner quels sont les éléments qui permettront d'évaluer la fragilité des territoires en offre de soins afin de dresser un diagnostic fin qui identifie toutes les variantes spatiales et qui ne traite pas le monde rural auvergnat comme un tout.

Troisième partie

LES ZONES DEFICITAIRES ET FRAGILES EN OFFRE DE SOINS EN AUVERGNE : DU CONSTAT A L'ACTION

La démographie et la répartition géographique des professionnels de santé montrent une situation inégale selon les territoires. En Auvergne, des secteurs ruraux connaissent déjà une offre de soins fragilisée tandis que d'autres sont confrontés à une situation risquant de se dégrader à plus ou moins court terme. De plus, les modifications sociologiques vécues par les professionnels de santé (féminisation rapide, attractivité du salariat, volonté de privilégier la qualité de vie de famille, etc.) laissent présager que les zones les plus contraignantes deviendront de moins en moins attractives pour de futurs médecins ou autres professionnels paramédicaux : un certain pessimisme en découle. Les conséquences sur les populations de ces espaces ne sont pas encore bien évaluées mais au 21e siècle, dans un pays développé comme la France, personne ne saurait prendre le risque que les carences de l'offre de soins engendrent une détérioration de l'état de santé général des habitants.

La prise de conscience de ces enjeux d'équité sociale et spatiale a conduit à réaliser un état des lieux le plus détaillé possible et à inventer des actions correctives susceptibles d'améliorer la situation présente et surtout future. La réussite n'est pas acquise. Cette tâche est rendue complexe par la multiplication et l'hétérogénéité des personnes concernées, par les différents niveaux d'appréhension de la problématique et par la variété des leviers existant pour pallier les carences de l'offre de soins. De plus, cette démarche doit se mettre en place avec deux dimensions spatiale et temporelle. L'aspect prospectif reste certainement une des clés d'une réussite potentielle.

A la première période (2003-2004) dirigée vers l'observation, succède une étape de conception de solutions grâce à l'appareil réglementaire et à la création d'une structure spécifique, les missions régionales de santé (2004-2005). Depuis, nous sommes dans une phase de montée en charge où les différents acteurs sont en train de prendre leurs marques et d'œuvrer à une meilleure coordination des actions. Les années 2006-2007 sont stratégiques par l'ampleur des tâches à accomplir pour améliorer la situation sans forcément obtenir des résultats probants à afficher immédiatement. Quel peut être alors le rôle du géographe ? Comme le souligne Sébastien Fleuret (2002), il peut tenter, notamment par sa réflexion sur l'organisation de l'espace et la réalisation de cartes synthétiques, d'apporter des éléments de réponse utiles aux professionnels « à trois grandes questions liant le bien-être aux territoires : celle de l'équité et de l'égalité dans l'aménagement de l'espace, celle des formes et des conditions de l'intervention publique, celle des finalités et des enjeux de l'action sanitaire et sociale ».

Chapitre 7

DÉFINIR DES ZONES DÉFICITAIRES EN OFFRE DE SOINS : RENDRE UTILE LE CONSTAT ?

Comme nous l'avons évoqué précédemment lors de la présentation de la problématique et des sources, les années 2000 sont apparues comme une époque charnière dans la prise de conscience des pouvoirs publics sur les conséquences territoriales d'une démographie dégradée des professionnels de santé. Le constat d'ensemble a conduit assez facilement à un consensus mais les modalités d'intervention induisent des réflexions plus complexes ; les rôles de chacun des protagonistes restant à définir après une étude de besoins et de capacités.

La hiérarchie et l'emboîtement des territoires constituent un élément fondamental du débat car ce questionnement se retrouve entre les différents acteurs et transparaît dans les mesures adoptées. Le centralisme se ressent nettement avec un rôle fort des administrations centrales, Etat ou Assurance Maladie. Les principales décisions sont prises au plan national, l'expérience montre que l'application se fait par les échelons inférieurs, que les résultats varient selon les secteurs géographiques et les motivations locales.

Les mesures incitatives aux origines variées, Etat et collectivités locales, Assurance Maladie, organisations professionnelles, ne se restreignent pas aux seules aides financières. Elles se subdivisent en grandes familles : aides « financières » (rémunération forfaitaire, bourses,…), aides matérielles, exonérations fiscales, autorisations permettant l'évolution des pratiques et procédures d'accompagnement pour les professionnels de santé et pour les élus et responsables locaux.

I - La première étape 2003-2004 : les prémices de définitions de zones déficitaires

La fin de l'année 2003 et le début de l'année 2004 sont des périodes où le thème de la démographie des professionnels de santé est placé sur le devant de la scène avec notamment la création de l'Observatoire National de la Démographie des Professionnels de Santé (ONDPS) sous la présidence du professeur Yvon Berland. Le lien au territoire devient prédominant et le concept de zones « déficitaires » en offre de soins apparaît comme l'étape indispensable à toute politique de régulation de la démographie des professionnels de santé.

Depuis la loi de financement de la Sécurité Sociale de 2002, l'idée d'aides financières apportées aux professionnels s'installant dans des zones « sous-dotées » apparaît avec des fonds provenant d'enveloppes déjà existantes comme le FAQSV (Fond d'Amélioration à la Qualité des Soins de Ville)[1] ou le FORMMEL (Fonds de Réorientation et de Modernisation de la MEdecine Libérale) ; ces mesures ne seront jamais effectives par absence de décret d'application mais le processus est engagé. Il faudra attendre la loi du 13 août 2004 sur la modernisation de l'Assurance Maladie pour que la notion de zones déficitaires en offre de soins soit « gravée dans le marbre de la loi » en même temps que d'autres mesures qui vont profondément changer la prise en charge de ces thématiques, la création des Missions Régionales de Santé (MRS) principalement. La période intermédiaire a néanmoins été riche en réflexions. Fin 2003, les interrogations portent sur des personnes susceptibles de proposer une méthodologie afin de définir des zones déficitaires en offre de soins, Assurance Maladie et Etat plus particulièrement.

A - Le projet national de l'ONDPS et de la DREES

En octobre 2003, l'ONDPS (Observatoire National de la Démographie des Professions de Santé), par le biais de l'un de ses groupes de travail intitulé « Analyse de la situation régionale à partir d'une méthodologie commune et formulation d'hypothèses permettant des projections nationales et régionales » et en partenariat avec la DREES (Direction à la Recherche Et aux Etudes Statistiques) souhaite mettre en place une méthodologie nationale dont le but est d'établir un ciblage unique national de zones sous-dotées ou fragiles en offre de soins de proximité (médecin généraliste, infirmier et masseur-kinésithérapeute). Des données en provenance du ministère de la Santé et nécessaires à la réalisation de l'étude sont envoyées à chaque comité régional de l'Observatoire pour être traitées selon la méthodologie nationale, et commentées.

En Auvergne, une jeune stagiaire est en charge de rédiger le rapport régional final en lien avec un groupe de travail émanant du comité régional. L'URCAM Auvergne est membre du comité régional, officiellement représentée par son président ; le plus souvent, dans la pratique, un personnel administratif, agent de direction ou chargé de mission participe aux travaux. Dans ce dossier précisément, nous avons travaillé en partenariat avec la stagiaire de la DRASS et avec le groupe de travail dans la construction de certaines cartographies, la réalisation des commentaires, la recherche d'explications et la correction du rapport final. La majeure partie des résultats exposés ci-après est issue des travaux de ce groupe du comité régional de la démographie des professionnels de santé et du rapport en découlant, édité à l'automne 2004.

1 - Application de la méthode DREES

La méthode se construit sur les pseudo-cantons de l'INSEE, Pour chacune de ces unités territoriales, trois indicateurs sont considérés : la densité en professionnels, l'activité moyenne des praticiens et la consommation moyenne par patient. Les quartiles sont calculés pour chacun des indicateurs. Si la valeur obtenue est inférieure au premier quartile, le canton est classé fragile pour cet indicateur, *a contrario*, si le résultat est supérieur au troisième quartile, le canton est fort. La situation intermédiaire est qualifiée de moyenne. Cette méthode est applicable à tous les professionnels de santé. En théorie, elle permet d'obtenir vingt-sept classes. Dans la réalité auvergnate, ce nombre se réduit mais dépasse largement une vingtaine d'items.

L'indicateur de densité est calculé à partir des effectifs de professionnels de santé au 31 décembre 2002 (stock SNIR) et sur la population du recensement de 1999 ; l'activité moyenne des professionnels, extraite de la même base, est calculée en ajoutant le nombre annuel de consultations et de visites. La consommation moyenne est issue de la base ERASME, elle est mesurée en nombre annuel moyen d'actes par personne.

Pour chaque indicateur, les cantons sont définis dans les classes, faible, moyenne ou forte. Trois cartes intermédiaires sont produites, une pour chaque indicateur. Trois couleurs représentent les trois classes à chaque fois (Fig. 102).

De par la construction de l'indicateur, on constate sur les trois cartes (Fig. 102) un lissage des résultats. La classe inférieure et la classe supérieure comptent le même nombre d'individus et la classe moyenne est deux fois plus prépondérante.

a - La densité de professionnels

Avec cette méthode, trente-trois cantons sont considérés à « densité forte » pour les médecins généralistes : huit dans l'Allier, onze dans le Puy de Dôme, sept dans le Cantal et sept dans la Haute-Loire. Ces cantons se caractérisent :

◊ soit par une population peu importante et un faible effectif de généralistes comme les cantons de Fay-sur-Lignon en Haute-Loire, du Cézallier ou du Bocage bourbonnais ;

◊ soit par l'appartenance à une zone urbaine où l'offre en médecins généralistes est forte tels Beaumont dans le Puy-de-Dôme ou les cantons autour de Montluçon, Le Puy ou Brioude.

Ces deux exemples de territoires très différents confirment qu'une forte densité ne signifie pas nécessairement un excès d'offre, le poids du dénominateur ayant autant d'importance dans le calcul de la densité que celui du numérateur.

Fig. 102 - Typologie des cantons auvergnats selon les trois indicateurs pour les médecins généralistes : consommation, activité et densité

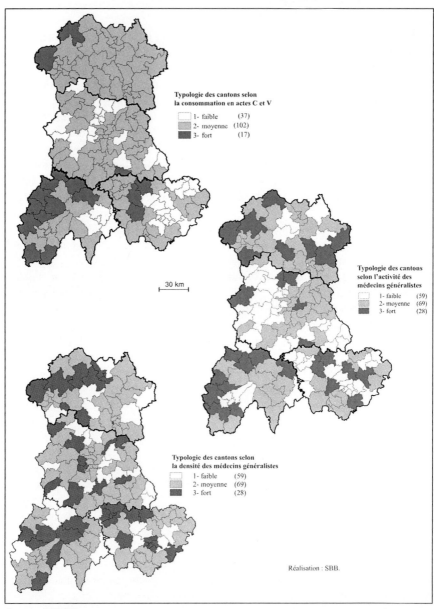

Source : DREES.

Vingt-huit cantons de classe « densité faible » (six dans l'Allier, onze dans le Puy-de-Dôme, cinq dans le Cantal et six en Haute-Loire) couvrent des secteurs considérés comme peu attractifs souvent à la périphérie de département ou de région (Condat, Champs-sur-Tarentaine, Riom-ès-Montagnes, Blesle, Ruynes-en-Margeride, Viverols, Saint-Anthème, etc.).

Soixante-huit cantons font partie de la catégorie « densité moyenne » (quatorze dans l'Allier, vingt-huit dans le Puy-de-Dôme, onze dans le Cantal et quinze en Haute-Loire).

Trois cantons n'avaient pas de médecins généralistes répertoriés au 31 décembre 2002. Il s'agit du canton de Pinols dans la Haute-Loire et des cantons de Herment et de La Tour-d'Auvergne dans le Puy-de-Dôme.

b - La consommation

Le critère de consommation établi à partir de la distribution de la consommation moyenne en actes des généralistes des résidents du canton utilise la notion de lieu de résidence des patients quel que soit le lieu d'exercice du praticien consulté.

D'après cette classification, dix-sept cantons sont caractérisés par une « forte consommation » en consultations et en visites (deux dans l'Allier, un dans le Puy-de-Dôme, onze dans le Cantal et trois en Haute-Loire). Les critères explicatifs peuvent être multiples ; la structure par âge de la population influence clairement ce résultat.

Vingt-huit cantons auvergnats ont une « faible consommation » (quatorze dans le Puy-de-Dôme, deux dans le Cantal et douze en Haute-Loire). Ces cantons sont généralement caractérisés par une proportion plus importante de population jeune traditionnellement moins consommatrice.

Quatre-vingt-sept cantons entrent dans la classe « consommation moyenne » (vingt-six dans l'Allier ; trente-sept dans la Puy-de-Dôme ; dix dans le Cantal ; et quatorze en Haute-Loire).

c - L'activité des médecins généralistes

Le critère d'activité est établi à partir de la distribution du nombre annuel moyen d'actes effectués par les médecins généralistes libéraux exerçant dans la zone.

D'après cette classification, vingt-huit cantons ont une « activité forte » en Auvergne (huit dans l'Allier, cinq dans le Puy-de-Dôme, neuf dans le Cantal et six en Haute-Loire).

Parmi ces cantons, douze ont une densité de généralistes faible : on peut supposer que, dans ces secteurs généralement ruraux, la forte activité des médecins généralistes est induite par la faible densité. Elle peut être liée à une consommation importante en lien avec une grande proportion de personnes âgées.

Quarante-cinq cantons en Auvergne sont classés dans la catégorie « activité faible » (cinq dans l'Allier ; vingt-trois dans le Puy-de-Dôme ; cinq dans le Cantal ; et douze en Haute-Loire). Différentes raisons peuvent expliquer cette faible activité : un choix personnel du médecin ou une offre de généralistes nombreuse et donc concurrentielle.

La carte de synthèse finale (Fig. 103) a été complexe à construire ; la méthode induisant un nombre conséquent de classes. Par souci de praticité et de lisibilité, la typologie de la densité de médecins n'est pas traitée par aplat de couleur mais avec une trame transparente. Des couleurs différentes ont été utilisées pour les classes de consommation et les catégories de l'activité sont représentées par la variation de l'intensité sur trois degrés.

Sur cette carte, on retrouve les binômes évoqués précédemment, à savoir les liens entre faible densité et activité forte, faible consommation et faible activité,... Il est possible de montrer certaines individualités. Par exemple, seul le canton de Champs-sur-Tarentaine dans le Cantal cumule faible densité, faible activité et forte consommation, ce résultat confirmant la fuite des consommants vers Bort-les-Orgues (en Corrèze). Par ailleurs, quatre cantons (Huriel, La Chaise-Dieu, Saint-Cernin, Pleaux) connaissent une forte densité, une forte activité et une forte consommation ; ces résultats signifient que les patients, nombreux, consomment dans leur lieu de résidence où l'offre ayant une forte activité est plus élevée que la moyenne.

Cette carte est complexe, difficile à lire et ne permet donc pas d'obtenir une vision synthétique de la situation ; de plus, au-delà de l'aspect graphique de faible valeur heuristique, cette méthode connaît certaines limites.

2 - Limites de la méthode

L'utilisation de la densité n'est pas un critère suffisant pour caractériser l'offre ; elle n'est pas l'indicateur infaillible des zones fragilisées. Des cantons à forte densité peuvent en réalité ne compter qu'un seul généraliste ; d'où la nécessité de pondérer ces résultats avec les effectifs. Par ailleurs cette méthode néglige le critère de l'âge des professionnels, donc elle lui ôte toute dimension prospective.

L'unité cantonale rend la lecture des cartes et leur interprétation difficile ; le découpage cantonal ne correspond pas aux réalités de la vie quotidienne contrairement aux bassins de service intermédiaire qui collent bien en Auvergne aux zones de patientèles des médecins généralistes. Ces BSI auraient donc pu être un maillage territorial plus pertinent.

De plus, il faudrait intégrer la présence des maisons de retraite, des centres de rééducation (pour les masseurs kinésithérapeutes), des SSIAD (pour les infirmiers) et des hôpitaux locaux ; toutes les structures comptant des professionnels salariés potentiellement susceptibles de pallier un manque de libéraux. *A contrario*, on ne doit pas négliger le rôle de l'offre libérale dans les structures locales.

**Fig. 103 - Typologie des cantons auvergnats
selon les trois indicateurs combinés pour les médecins généralistes
(consommation, activité et densité)**

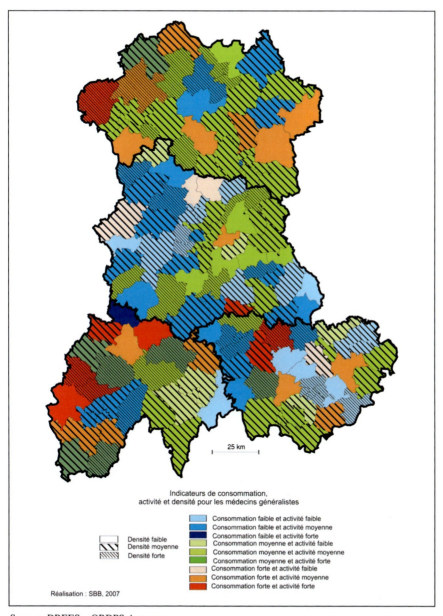

Source : DREES – ORDPS Auvergne.

Par exemple[2], à Condat, un des deux médecins généralistes installés intervient à l'hôpital local, en cas de départ imprévu de ce praticien, l'hôpital se retrouvera sans médecin.

Par ailleurs, la méthode devrait mieux caractériser les zones où la question du renouvellement de l'offre sera sensible en étayant les résultats d'informations plus qualitatives comme la présence ou non d'équipements attractifs pour de jeunes médecins (présence de crèches, écoles, emplois disponibles potentiels pour le conjoint, etc.).

Enfin, le temps d'accès à un autre médecin généraliste en cas de départ du médecin actuel n'est pas intégré. Si le temps d'accès à un autre médecin augmente considérablement suite au départ non remplacé du médecin local, ceci doit être considéré comme un indicateur supplémentaire de fragilité.

B - Le contre-projet URCAM

Certains membres de l'URCAM ayant participé au groupe de travail de l'ONDPS et de la DREES ont souhaité approfondir la méthodologie dans deux directions : l'unité territoriale de réflexion et le nombre d'indicateurs. Ce ciblage alternatif voit le jour en avril 2004 avant d'être proposé à tous les comités régionaux de l'Observatoire de la démographie des professions de santé en tant que vision complémentaire du travail précédemment effectué. Chaque URCAM est en charge d'appliquer la méthodologie nationale à sa région et d'en utiliser les résultats. En Auvergne, conformément aux directives, nous avons appliqué la méthode, mais les résultats n'ont pas été utilisés dans les politiques régionales pour des raisons sur lesquelles nous reviendrons ultérieurement. Néanmoins, il paraît intéressant d'exposer, à la suite de la méthode DREES, cette approche « Assurance Maladie », afin de montrer l'évolution des raisonnements sur les zones déficitaires en offre de soins pendant ces mois charnières.

La méthodologie d'étude mise en place par l'Assurance Maladie raisonne sur un découpage en zone de recours aux médecins généralistes et sur des indicateurs construits sur des critères d'offre et de consommation. En plus de compléter l'approche proposée par la DREES, elle souhaite répondre au décret 2003-140 du 28 novembre 2003 sur la définition de zones déficitaires en offre de soins, afin d'élaborer des mesures incitatives pour l'installation de médecins généralistes.

1 - Les zones de recours auvergnates

La méthode dite de l'Assurance Maladie se veut originale car elle se base sur un échelon territorial construit à partir des données du système informationnel matérialisant la zone de recours au médecin généraliste. De fait, la première étape de la méthode appliquée à la situation auvergnate est l'examen des zones de recours définies pour la région.

a - Rappel de la méthode nationale : zones de recours et zones de recours opérationnelles en médecine générale

Les zones de recours regroupent des communes avec au moins un médecin généraliste en activité. Elles sont définies à partir des comportements des populations pour le recours au généraliste, auxquels s'ajoutent des problèmes de contiguïté des communes appartenant à une même zone. Il n'y a pas de contrainte d'appartenance à un département ou à une région identique dans cette méthode, le recours aux soins ne suivant pas les frontières administratives.

Cinq étapes sont suivies avant de délimiter ces zones de recours (Fig. 104).

1 – Étape d'initialisation des zones de recours. Les zones de recours initiales sont les communes comptant des généralistes au 31-12-2002 (stock) et n'ayant pas d'exercice particulier inscrit dans les bases de l'Assurance Maladie. Elles sont au nombre de 329 en Auvergne, 122 dans le Puy-de-Dôme, 92 dans l'Allier, 65 dans le Cantal et 50 en Haute-Loire.

2 – Extension des zones aux communes sans généraliste. Toute commune non affectée par la première étape (Co) est rattachée à une zone uniquement si elle est contiguë à celle-ci et si le flux maximum de cette commune se dirige vers ladite zone.

3 – Affectation des communes isolées. Il s'agit des communes dont le flux maximum n'est pas polarisé par une commune d'une zone contiguë.

1er cas : Toute commune isolée (Ci), non affectée précédemment peut être rattachée à une zone contiguë lorsque le flux est égal au courant le plus important vers les zones de recours qui lui sont contiguës.

2e cas : Il existe des cas assez rares où, après les étapes précédentes, des communes ne sont pas rattachées à une zone de recours (par exemple lorsque tous les flux partant de Ci arrivent dans des communes n'appartenant à aucune des zones contiguës). Pour ces communes, toujours avec de faible nombre d'habitants, le choix est fait de les regrouper à la zone contiguë proposant le médecin généraliste le plus proche.

3e cas : Maintenant que, de manière forcée, toutes les communes sont affectées à une zone de recours, on vérifie que les nouvelles contiguïtés créées n'amènent pas une commune, traitée en étape 3, à être maintenant contiguë à une autre zone où son flux serait plus important (c'est-à-dire flux principal ou flux secondaire ou tertiaire). Si c'est le cas, on modifie l'affectation de la commune vers cette zone.

4 – Définition des zones de recours (seuil fixé à 1 500 habitants minimum par zone). Il s'agit de regrouper chaque zone de recours A, avec une population inférieure au seuil, à une des zones de recours Bi qui lui est contiguë. Le regroupement est réalisé avec la zone contiguë vers laquelle la population de A se déplace le plus (flux secondaire). On débute par la zone de recours avec la plus petite population, on agrège, on met à jour les zones,

Fig. 104 - Les étapes de construction des zones de recours

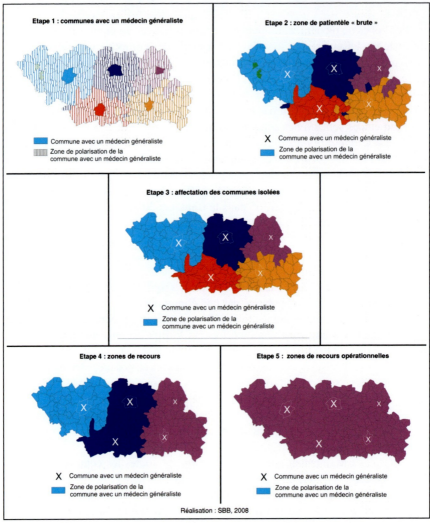

Source : URCAM.

flux entre zones et contiguïtés, et on réitère jusqu'à constituer des zones ayant toutes des populations supérieures au seuil choisi. Ce seuil de mille cinq cents habitants correspond au nombre moyen de patients suivi par un médecin généraliste.

L'idée de cette étape est de regrouper les zones de recours à faible effectif de population qui n'ont d'existence que par le seul fait de disposer de médecins généralistes libéraux. Dans de nombreux cas, ces petites zones sont contiguës à une zone plus importante vers laquelle un flux important existe. On cherche donc à regrouper ces deux zones car cela traduit une réalité de terrain.

5 – *Définition des zones de recours opérationnelles (seuil fixé à 5 000 habitants minimum par zone)*. Cette étape est une étape facultative. Elle est la reproduction de l'étape 4 avec un seuil de population minimum de 5 000 par zone de recours. Elle est ici proposée afin de créer des territoires - adossés à la réalité des recours et répondant aux critères du décret de détermination des zones prioritaires pour les aides à l'installation.

b - Les zones de recours auvergnates

D'après la méthode utilisée, 222 zones de recours de plus de mille cinq cents habitants apparaissent en Auvergne. Elles se répartissent sur les quatre départements en suivant la logique démographique régionale.

La nature, la méthode et le type de construction des zones engendrent des interrogations sur leurs cohérences territoriales. Avec l'automatisation de l'analyse statistique, il apparaît parfois quelques contresens géographiques ; un peu pour les zones de plus de mille cinq cents habitants mais beaucoup plus pour celles de plus de cinq mille habitants. Par exemple, à l'ouest du département de la Haute-Loire, un vaste secteur couvre un territoire allant du Pays de Saugues jusqu'aux confins du Brivadois en couvrant Langeac et Paulhaguet. Néanmoins, cette méthode correspond « mathématiquement » à la réalité des flux de patients vers les médecins généralistes.

Tab. 52 - **Nombre de zones de recours par département**

	Allier	Cantal	Haute-Loire	Puy-de-Dôme
Nombre de zones de recours	56	31	48	87
Nombre de zones de recours opérationnelles	34	18	18	43

Source : URCAM Auvergne.

Dans le cas auvergnat, le maillage des zones de recours présente une certaine cohérence en comparaison des bassins de services intermédiaires de l'INSEE, à l'exception de l'émiettement des territoires dans les secteurs urbains, particulièrement dans l'agglomération clermontoise ; cette multiplication risquant de conduire à des raisonnements et conclusions peu significatives (Fig. 105).

Le découpage en zones de recours opérationnelles, dont la population doit être supérieure à cinq mille habitants, pose de réels problèmes dans son application auvergnate : les faibles densités de certains secteurs ruraux faisant apparaître des

Fig. 105 - Zones de recours et zones de recours opérationnelles en Auvergne (méthodologie URCAM, avril 2004)

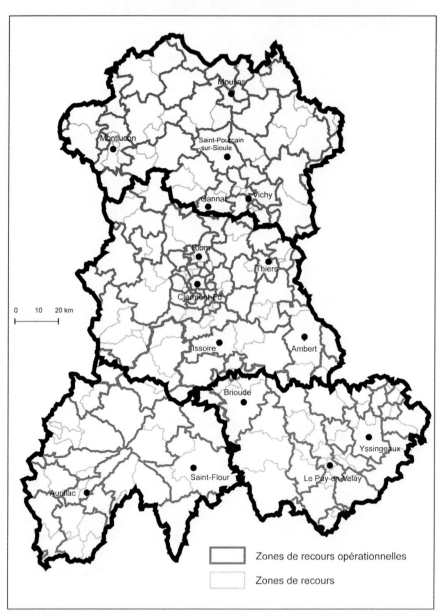

Source : URCAM Auvergne.

zones trop vastes sans cohérence. Par exemple, dans la partie occidentale de la Haute-Loire on ne peut pas imaginer, en termes d'offre de soins de proximité, une zone allant du pays de Saugues aux confins du plateau casadéen en couvrant la plaine de Langeac. Cette incohérence se retrouve dans les monts du Cantal, dans le Sancy ou dans le Cézallier, terres aux densités de population faibles.

2 - Les indicateurs : résultats auvergnats

La désignation finale des zones fragiles se construit à partir des indicateurs d'offre et de consommation appliqués à toutes les zones de recours.

Plusieurs critères permettent d'évaluer la situation d'une zone en matière de démographie médicale :
- Des indicateurs d'offre :
  ◊ La densité médicale, avec, comme dénominateur, la population corrigée des flux et de la structure par âge.
  ◊ La part de généralistes effectuant plus de 7 500 actes (C + V) par an.
  ◊ La part de généralistes de plus de 60 ans.
  ◊ L'activité annuelle moyenne des généralistes.
- Des indicateurs de consommation (faibles, ils peuvent témoigner d'un accès plus difficile aux soins) :
  ◊ La consommation annuelle moyenne des 0-74 ans.
  ◊ La consommation annuelle moyenne des 75 ans et plus.
  ◊ Le taux de consommation interne des plus de 75 ans croisé à la variation de population due aux flux.

Pour chaque indicateur, on crée un « score » valant 0, 1 ou 2 (ou 3 pour le taux de consommation interne des plus de 75 ans croisé avec la variation de population), le score le plus élevé correspondant à la situation la plus « pessimiste ». Ainsi, on obtient un score d'offre sur 8 et un score de consommation sur 7.

La méthodologie proposée consiste à utiliser les scores d'offre et de consommation pour repérer les zones en difficulté.

Le ciblage comprend trois types d'espaces :
  ◊ Si le score total (score d'offre + score de consommation) est fort (supérieur ou égal à 9), alors la zone est ciblée en « difficulté avérée ».
  ◊ Si le score total (score d'offre + score de consommation) est moyen (égal à 8), alors la zone est ciblée en « fragilité certaine ».
  ◊ Si le score d'offre est supérieur ou égal à 6 ou si le score de consommation est supérieur ou égal à 5, alors la zone est ciblée en « fragilité possible ».

Ultérieurement un tableau synthétique récapitulera le nombre de zones auvergnates comprises dans les différents scores.

Pour chaque indicateur, des seuils sont définis et permettent de calculer les différents scores.

Les indicateurs d'offre
• La densité médicale :
   ◊ strictement inférieure à 3 généralistes pour 5 000 habitants, alors le score vaut 2 ;
   ◊ comprise entre 3 et 4 généralistes pour 5 000 habitants, alors le score vaut 1 ;
   ◊ supérieure ou égale à 4 généralistes pour 5 000 habitants, alors le score vaut 0.
• La proportion de médecins effectuant plus de 7 500 actes (C + V) par an, le score vaut :
   ◊ 0 si elle est strictement inférieure à 50 %.
   ◊ 1 si elle est comprise entre 50 % et 75 %.
   ◊ 2 si elle est supérieure ou égale à 75 %.
• La proportion de médecins de plus de 60 ans, le score vaut :
   ◊ 0 si elle est strictement inférieure à 20 %.
   ◊ 1 si elle est comprise entre 20 et 33 %.
   ◊ 2 si elle est supérieure ou égale à 33 %.
• L'activité moyenne des généralistes de la zone, le score vaut :
   ◊ 0 si elle est inférieure ou égale à 6 250 actes.
   ◊ 1 si elle est comprise entre 6 250 et 7 000 actes.
   ◊ 2 si elle est strictement supérieure à 7 000.

Les indicateurs de consommation
Les indicateurs relatifs aux consommations moyennes dépendent des consommations moyennes nationales.
• La consommation moyenne des 75 ans et plus :
   ◊ Si la consommation moyenne dans la zone est comprise entre 7,6 et 6,6, le score vaut 1.
   ◊ Si elle est inférieure à 6,6, le score vaut 2.
   ◊ Si elle est supérieure à 7,6, le score vaut donc 0.
• La consommation moyenne des 0-74 ans :
   ◊ Si la consommation moyenne dans la zone est comprise entre 4,6 et 4,2, le score vaut 1.
   ◊ Si elle est inférieure à 4,2, le score vaut 2.
   ◊ Si elle est supérieure à 4,6, le score vaut donc 0.

Pour les 0-74 ans et les plus de 75 ans, les consommations moyennes nationales s'élevant respectivement à 5 et 8,6 en 2002, on obtient les scores suivants :

3 - La situation auvergnate

Cette analyse de la situation auvergnate met en évidence plusieurs types de zones, mais ces résultats ne sont pas systématiquement cohérents avec la réalité (Fig. 106). Deux cas de figure se distinguent.

Définir des zones déficitaires en offre de soins : rendre utile le constat ?

Scores	0	1	2
Consommation des 0-74 ans	Supérieure ou égale à 4,6	Inférieure à 4,6 et supérieure ou égale à 4,2	Inférieure à 4,2
Consommation des 75 ans et plus	Supérieure ou égale à 7,6	Inférieure à 7,6 et supérieure ou égale à 6,6	Inférieure à 6,6

Tab. 53 - Nombre de zones de recours par scores d'offre et de consommation en Auvergne

		Score Consommation							
		0	1	2	3	4	5	6	7	Total
Score Offre	0	21	22	43	17	18	4	8	3	136
	1	3	5	8	4	2	1	0	1	24
	2	3	5	6	3	2	4	0	0	23
	3	1	6	2	3	2	0	0	0	14
	4	2	4	2	1	0	0	0	0	9
	5	3	1	2	1	2	0	0	0	9
	6	0	1	0	4	0	1	0	0	6
	7	0	0	0	0	0	0	0	0	0
	8	0	0	1	0	0	0	0	0	1
Total		33	44	64	33	26	10	8	4	222

Difficulté avérée
Fragilité certaine
Fragilité possible

Le premier est celui dont les conclusions entérinent une situation connue ou pressentie par d'autres travaux et par l'expérience du terrain. Ces secteurs en difficultés sont dans les monts du Cantal, dans le Cézallier et, dans la région occidentale du Puy en Haute-Loire, le Devès.

Le second cas de figure est celui des secteurs qualifiés de difficiles ou fragiles mais qui ne correspondent pas à la réalité, le résultat étant biaisé par la construction de la zone de recours. Ces secteurs, le plus souvent en périphérie proche des pôles urbains principaux (Clermont-Ferrand, Vichy, Montluçon, Le Puy), très souvent de faible superficie, sont classés en difficulté (ex : Durtol, Avermes, etc.). Ce résultat est lié à la combinaison de plusieurs facteurs. En effet, ces zones péri-

Fig. 106 - Zones de recours en difficultés et fragiles

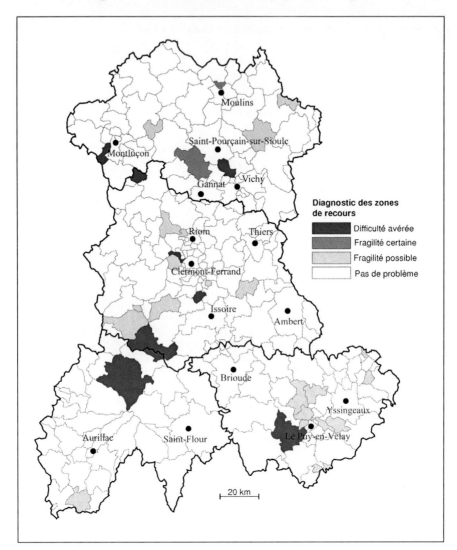

Source : URCAM Auvergne. Réalisation : SBB.

urbaines densément peuplées sont des zones de recours de petite taille avec une consommation interne forte par rapport à une offre en proportion peu importante et un taux de fuite élevé, conséquence de la proximité du cœur de l'agglomération sur-dotée. Le mode de découpage est réellement la cause de ces résultats. *A contrario*, dans des secteurs ruraux faiblement peuplés, les zones de recours sont vastes et couvrent plusieurs petits pôles. En proportion l'offre apparaît abondante et les flux extérieurs quasi inexistants car la zone de recours couvre plusieurs bassins. Un médecin installé seul dans une commune limitrophe de Clermont-Ferrand n'est pas dans la même situation d'exercice que celui travaillant, seul aussi, à Condat ou Ardes. La masse démographique et plus encore la densité de population obligent à la relecture totale de la méthode d'initiative nationale.

En conclusion, l'application de cette méthode met en avant des zones où la démographie médicale pose ou posera problème. La cohérence et l'originalité de ce travail résident dans la réflexion menée afin de construire les zones de recours et d'élaborer le score permettant de définir la fragilité à travers une vision corrélée de l'offre et de la consommation. En conséquence, elle complète les autres études sur la démographie médicale et permettent de confirmer ou d'atténuer les résultats obtenus dans ces dernières. Ils ne peuvent être utilisés en l'état, mais ce projet porté par les URCAM a eu l'immense avantage de montrer qu'il existait des solutions pour aborder le thème de la démographie des professionnels de santé avec de la finesse en utilisant les immenses ressources des systèmes informationnels. La notion de territoire d'expertise apparaît. Il est primordial de considérer chaque zone dans sa spécificité avec un réel regard de géographe sans se contenter seulement d'une vision purement statistique.

C - Le projet mené par le Comité régional auvergnat de l'Observatoire de la démographie des professionnels de santé

1 - Les textes réglementaires

Deux textes de références sont publiés entre novembre 2003 et mars 2004 chargeant l'Observatoire national de la démographie des professionnels de santé de définir des zones déficitaires en offre de soins. Le premier, le décret n° 2003-1140 du 28 novembre 2003 relatif à la détermination des zones géographiques déficitaires en matière de soins en vue de l'attribution des aides à l'installation des médecins, ne mentionne aucun élément méthodologique, par contre il avertit d'une future circulaire définissant ces aspects. Celle-ci, identifiée sous les références n° 2004/153 du ministère de la Santé, en date du 26 mars 2004, décrit les modalités opérationnelles de définition de ces zones en vue de l'attribution des aides à l'installation des médecins, et elle confie cette mission à l'Observatoire national de la démographie des professionnels de santé.

> « Les perspectives démographiques des professionnels de santé font dès à présent apparaître un vieillissement et une diminution des effectifs avec, en filigrane, l'apparition de pénuries sur certains territoires. L'objet de la circulaire est de permettre d'identifier rapidement les zones déficitaires en matière d'offre de soins médicaux, en application du décret n° 2003-1140 du 28 novembre 2003. Pour ce faire, le préfet s'adjoint la compétence technique du comité régional de l'Observatoire

de la démographie des professions de santé créé par le décret n° 2003-549 du 19 juin 2003. La détermination de zones déficitaires en médecins généralistes doit permettre dans des délais très courts l'attribution des aides prévues. »
Il est entendu que :
« Sont éligibles aux aides à l'installation des caisses d'assurance-maladie les médecins généralistes qui s'installent sur un territoire comportant au moins 5 000 habitants et dans lequel plusieurs conditions sont réunies. Ce territoire doit correspondre à un bassin cohérent de population : il pourra s'agir d'un canton ou d'un regroupement de communes ou de cantons en fonction des spécificités locales.
Pour être éligibles, ces territoires doivent satisfaire 3 au moins des 4 critères définis aux 1°, 2°, 3°, 4°.
1° Une accessibilité au médecin généraliste le plus proche supérieure à un délai raisonnable.
2° Un ratio de présence médicale temps plein de médecin généraliste inférieur à trois médecins pour 5 000 habitants.
3° Un volume d'activité par médecin supérieur à 7 500 actes par an pour les trois-quarts des médecins temps plein recensés sur la zone.
4° Soit une population de plus de soixante-quinze ans représentant au moins 10 % de la population, soit une population précaire supérieure à la moyenne régionale, soit un territoire classé en Zone de Revitalisation Rurale (ZRR) ou éligible aux aides de la politique de la ville à quelque titre que ce soit (zones franches, zones de revitalisation urbaine, zones urbaines sensibles).
Ce dispositif ayant pour objet de favoriser l'implantation ou la réimplantation de médecins dans des zones menacées de désertification médicale, il convient de faire de ces critères une analyse pragmatique. La pratique isolée au sein d'un habitat lui-même dispersé est l'un des facteurs identifiés de fragilité, notamment en zone rurale, de l'installation des médecins libéraux. Il paraît, dès lors, opportun d'encourager tout particulièrement soit la création de cabinets de groupe, soit l'installation conjointe de plusieurs professionnels de santé. »

2 - Application des critères à l'Auvergne

a - Le zonage retenu : des territoires cohérents des bassins de services intermédiaires

Le principe de « territoires cohérents » en Auvergne constitue une notion difficile à appréhender si elle est jumelée au quota minimum de cinq mille habitants. En effet, ce seuil populationnel est élevé notamment dans les secteurs ruraux. La figure 107 montre cette réalité et l'extension spatiale très variable des zones déficitaires.

Les territoires devant conserver une taille raisonnable et compte tenu de la faible densité de l'Auvergne (environ 50 habitants par km², moitié moindre que

Fig. 107 - Seuil populationnel de 5 000 habitants des territoires susceptibles d'être utilisés pour la définition des zones déficitaires

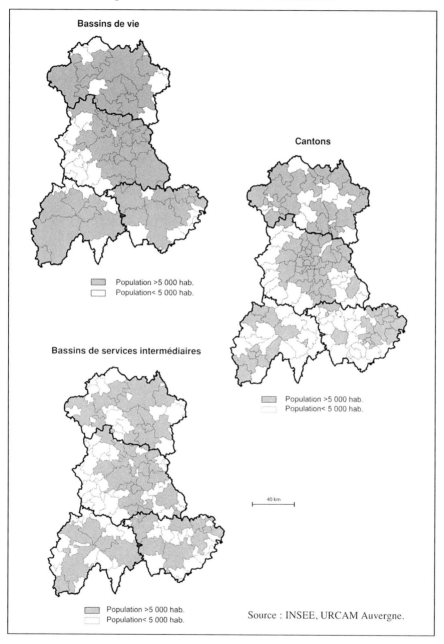

Source : INSEE, URCAM Auvergne.

les valeurs françaises), le découpage ne peut pas se construire sur un seuil populationnel de cinq mille habitants.

La circulaire ouvrait la possibilité de raisonner sur un maillage cantonal ou un agrégat de communes ou de cantons. L'option choisie est celle de travailler à l'échelle du bassin de service intermédiaire plus adaptée en Auvergne, car on constate que l'aire d'influence des pôles de médecins généralistes (à travers les données bi-localisées « Commune de résidence du patient – Commune d'implantation du cabinet médical ») correspond à celle des bassins de services intermédiaires. De plus, l'utilisation des BSI suit la logique du travail accompli dans le cadre du SROS III et des réflexions menées en termes de territorialisation.

L'Auvergne compte cent vingt-huit bassins de services intermédiaires. Pour les bassins interdépartementaux ou interrégionaux, on a affecté les communes au BSI de son chef-lieu de canton, afin de respecter les limites administratives, contraintes exigées par les autorités locales. En zone urbaine, les BSI sont découpés entre les communes de l'agglomération et celles de la périphérie : c'est le cas pour les BSI de Clermont-Ferrand, Aurillac, Le Puy, Montluçon, Moulins, Vichy.

b - Données méthodologiques

Sont concernés les médecins généralistes dont les acupuncteurs, homéopathes et médecins thermaux, installés en Auvergne et ayant effectué au moins mille actes en 2003 ; ce seuil minimum garantit la réalité de l'implantation territoriale des médecins généralistes concernés. L'activité issue du SNIR (Système National Inter-Régime) correspond à l'ensemble des actes, consultations et visites, remboursés par les organismes d'Assurance Maladie entre le 1er janvier et le 31 décembre 2003.

La population est celle du recensement de 1999, source INSEE et le calcul des distances est effectué par le logiciel CHRONOMAP© en utilisant le réseau routier Route 500© de l'IGN.

3 - *Résultats et commentaires*

La circulaire a donc décrit quatre critères :
◊ La desserte en médecins généralistes.
◊ L'accessibilité au médecin.
◊ L'activité des médecins généralistes.
◊ Les caractéristiques sociodémographiques des cantons.

Pour être considéré comme déficitaire, il faut cumuler au moins trois critères. En appliquant cette méthode, plusieurs types de zones se distinguent :
◊ Deux zones présentent quatre critères (BSI du Donjon et de Laroquebrou).
◊ Huit zones présentent trois critères (BSI de Lapalisse, de Cérilly, de Chantelles, dans l'Allier ; de Maurs et d'Ydes, dans le Cantal ; d'Ardes, de Tauves et de Viverols, dans le Puy-de-Dôme).

Définir des zones déficitaires en offre de soins : rendre utile le constat ?

**Fig. 108 - Zones éligibles à l'aide à l'installation
selon la circulaire 2004/153 du ministère de la Santé**

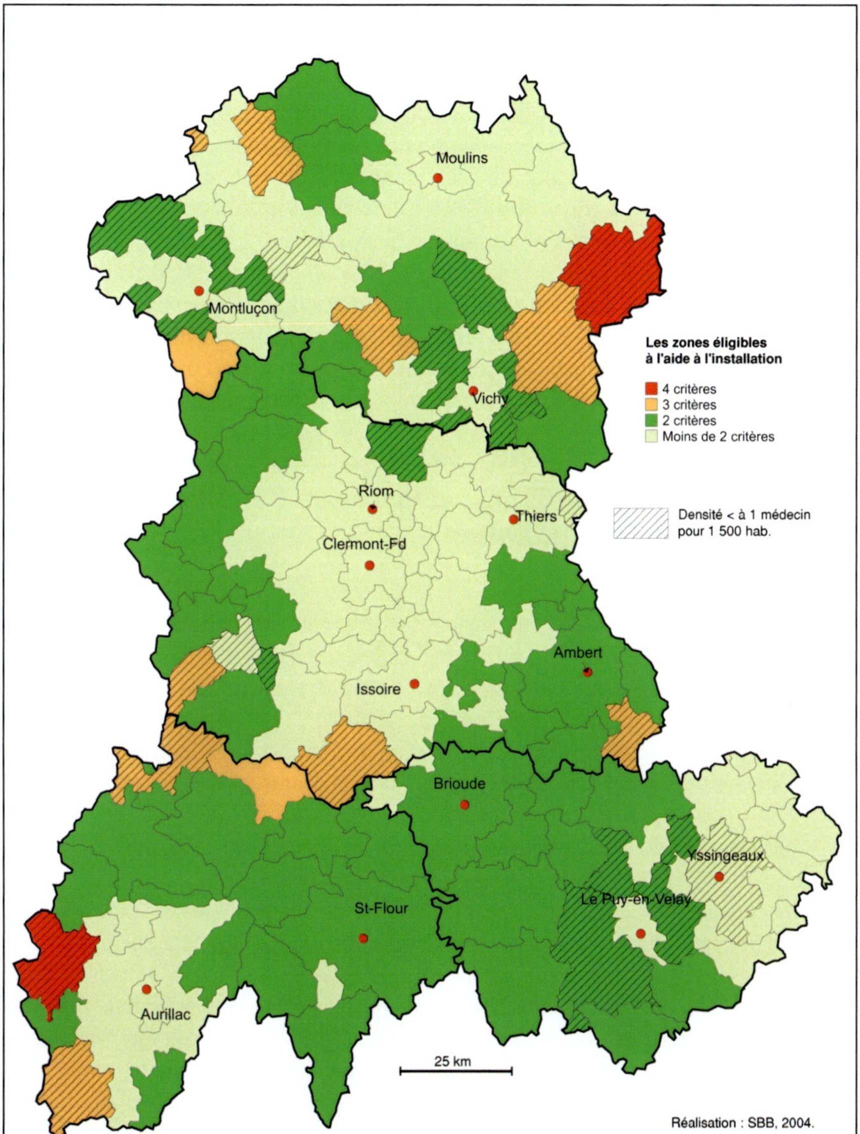

Source : Assurance Maladie, URCAM Auvergne.

◊ Deux autres BSI, celui de Condat (15) et de Marcillat-en-Combrailles (63) comptent trois critères mais ils n'atteignent pas le seuil des mille cinq cents habitants par médecin généraliste pour la desserte médicale. Leurs résultats sont néanmoins très proches de cette valeur (autour de mille trois cents habitants par médecin généraliste), il apparaît donc cohérent de les intégrer dans les zones éligibles à l'aide pour l'installation.
◊ Cinquante-quatre zones possèdent deux critères, huit de ces BSI ont une densité inférieure à un médecin généraliste pour mille cinq cents habitants. Le fait de la coexistence de seulement deux critères ne permet pas de les intégrer dans les zones éligibles à l'aide pour l'installation.
◊ Soixante-huit zones ont moins de deux critères.

En conclusion, quatorze secteurs sont définis comme déficitaires par la méthodologie adaptée de la circulaire (Fig. 108). Ce résultat a été commenté par les instances professionnelles qui ont émis des réserves sur plusieurs secteurs au motif que l'activité actuelle des professionnels en place n'était pas suffisante pour accueillir un nouveau médecin généraliste. Leur réflexion était principalement basée sur ce critère et pouvait paraître d'un relatif parti pris.

II - Le tournant 2004/2005 : des zones déficitaires au cœur d'une organisation

Après les temps réservés aux constats succédèrent ceux de la mise en place des outils destinés à pallier les iniquités territoriales en termes d'offre de soins. Deux « portes d'entrées » étaient envisageables, la première plaçant les gestionnaires du système de Santé au cœur de l'action et la seconde s'appuyant sur les acteurs du territoire, plus particulièrement ceux du monde rural ; toutes deux furent « utilisées » à travers plusieurs textes législatifs prépondérants.

A - Quelles sont les possibilités émanant du monde de la Santé ?

Objectivement, aucune structure du système de santé n'apparaît plus légitime qu'une autre pour s'occuper des mesures de régulation de la démographie des professionnels de santé. Les organismes socio-professionnels n'en n'ont ni l'infrastructure ni les moyens. Ce n'est pas non plus le rôle des syndicats ni celui des Ordres. Les professionnels apparaissent en demande d'une aide externe. L'Etat peut intervenir dans le champ de ses compétences réglementaires pour favoriser l'installation mais toutes les procédures de contractualisation sont remises en causes du fait de l'exercice libéral des professionnels de santé. *A contrario*, par le biais conventionnel, l'Assurance Maladie a l'habitude d'échanger avec eux afin de mettre en place des actions entre les différents partenaires ; néanmoins, elle ne possède pas de pouvoir législatif et réglementaire. Face aux incapacités des individualités, le législateur invente les missions régionales de santé pour leur confier, entre autres, la gestion « concrète » de la thématique de l'inadéquation territoriale de l'offre de soins. Désormais Assurance Maladie et Etat œuvrent en termes de démographie médicale à des objectifs communs en mutualisant moyens et compétences.

1 - La création de la MRS et l'article L.162-47 du Code de la Sécurité Sociale

La loi « dite de réforme de l'Assurance Maladie » du 13 août 2004 modifie le Code de Sécurité Sociale et introduit l'article L.162-47 qui crée les missions régionales de santé et leur confère quatre missions fondamentales.

> *« Une mission régionale de santé constituée entre l'Agence Régionale de l'Hospitalisation (ARH) et l'Union Régionale des Caisses d'Assurance Maladie (URCAM) est chargée de préparer et d'exercer les compétences conjointes à ces deux institutions.*
>
> *Elle détermine notamment :*
>
> *1°) Les orientations relatives à l'évolution de la répartition territoriale des professionnels de santé libéraux et des centres de santé mentionnés à l'article L. 6323-1 du code de la santé publique en tenant compte du schéma régional d'organisation sanitaire mentionné à l'article L. 6121-3 du code de la santé publique ; ces orientations définissent en particulier les zones rurales ou urbaines qui peuvent justifier l'institution des dispositifs mentionnés à l'article L. 162-14-1.*
>
> *2°) Après avis du conseil régional de l'ordre des médecins et des représentants dans la région des organisations syndicales représentatives des médecins libéraux, des propositions d'organisation du dispositif de permanence des soins prévu à l'article L. 6315-1 du code de la santé publique.*
>
> *3°) Le programme annuel des actions, dont elle assure la conduite et le suivi, destinées à améliorer la coordination des différentes composantes régionales du système de soins pour la délivrance des soins à visée préventive, diagnostique ou curative pris en charge par l'assurance maladie, notamment en matière de développement des réseaux, y compris des réseaux de télémédecine.*
>
> *4°) Le programme annuel de gestion du risque, dont elle assure la conduite et le suivi, dans les domaines communs aux soins hospitaliers et ambulatoires. Ce programme intègre la diffusion des guides de bon usage des soins et des recommandations de bonne pratique élaborés par la Haute Autorité de santé et l'évaluation de leur respect. »*[3]

La première orientation porte toute l'essence des dispositions en faveur de l'offre de soins dans les zones déficitaires ; celles-ci doivent être déterminées précisément ; elles acquièrent ainsi un caractère officiel, opposable. Elles sortent d'une logique purement intellectuelle pour pénétrer dans celle de l'action. De cette sectorisation découleront toutes les mesures incitatives à l'installation issues des négociations conventionnelles, réglementées par le code de la Sécurité Sociale.

L'Assurance Maladie finance le soutien aux professionnels de santé s'installant en zones déficitaires, après les directives émises par le pouvoir réglementaire de l'Etat. Le rapprochement ARH/URCAM permet dorénavant de poser la question de la démographie des professionnels de santé en tenant compte du pan des professionnels libéraux de la médecine de ville et de celui du monde hospitalier.

La convention des médecins libéraux en cours en 2004 ne permettant pas la mise en place des aides préconisées par le Code de Sécurité sociale, il faut attendre la signature de la nouvelle convention entre l'Assurance Maladie et les médecins libéraux en janvier 2005, afin d'obtenir une vision détaillée du système d'aides et de sa logique.

La création des MRS permet de mobiliser tous les protagonistes de la régulation de la démographie médicale ; en effet, celles-ci détiennent les pouvoirs afin d'appliquer les mesures prises et jouent un rôle de coordonnateur au niveau régional. Ce rapprochement, Etat et Assurance Maladie, apporte une dimension supplémentaire à la problématique, en autorisant une appréhension de la démographie médicale dans une dimension hospitalo-ambulatoire en cohérence avec le SROS de 3e génération dont l'élaboration est concomitante.

Une circulaire du ministère de la Santé du 14 janvier 2005 précisera les modalités de définition des zones éligibles aux aides à l'installation pour les médecins généralistes.

2 - La convention de janvier 2005

La convention entre l'Assurance Maladie et les médecins libéraux publiée le 23 janvier 2005 définit le cadre des relations entre ses signataires. Ce texte instaure le parcours de soins et le nouveau rôle du médecin traitant et également les principes de maîtrise médicalisée des dépenses. De plus, la question de la démographie médicale est évoquée à plusieurs reprises et les périmètres des aides à l'installation sont ébauchés ; des premières mesures sont mises en place, d'autres se concrétiseront plus tard, lors de la signature en mars 2007 d'un avenant n° 20 à cette convention.

Les principes fondamentaux sont exposés, ils soulignent les tendances lourdes qui guideront les politiques d'incitation à l'installation et positionnent les rôles des différents partenaires concernés (Etat, Assurance Maladie, Représentants des médecins).

a - Les principes

La notion de collaboration entre les partenaires est clairement mentionnée « avec l'Etat, les collectivités territoriales et les universités de médecine, les parties signataires souhaitent être un acteur d'une politique de régulation »[4]. Désormais, les solutions à envisager émanent de l'ensemble des partenaires potentiels, chacun ayant un rôle à jouer et devant l'assumer. Les professionnels de santé interpellent les pouvoirs publics afin qu'ils prennent leurs responsabilités et qu'ils œuvrent à une amélioration de l'adéquation entre offre et recours aux soins, par ailleurs ils indiquent clairement ne pas vouloir être écartés des décisions prises. L'Assurance Maladie en appelle à tous les partenaires, particulièrement l'Etat, pour ne pas apparaître comme le seul financeur et le seul responsable de cette politique. La démographie des médecins est donc réellement placée dans un large contexte sociopolitique.

Par ailleurs, les aides financières sont énoncées comme un élément parmi d'autres mesures, les signataires insistent sur le fait qu'elles ne sont pas considérées comme la solution « magique ».

L'idée d'amélioration des conditions d'exercice est primordiale dans les réflexions, particulièrement l'accompagnement pour faciliter le remplacement des médecins travaillant en zones sous-dotées.

> *« D'ores et déjà, les parties signataires s'accordent sur le fait que les aides financières à elles seules ne permettront pas de résoudre le problème de l'installation des médecins en zone déficitaire qui suppose une amélioration des conditions d'exercice. A ce titre, ils conviennent d'adopter, dans un premier temps, des mesures destinées à favoriser les remplacements dans les zones rurales ou urbaines déficitaires en offre de soins. Dans un second temps, un bouquet de mesures incitatives élaborées en collaboration avec l'ensemble des acteurs concernés sera mis en œuvre »*[5] ;

et plus loin :

> *« L'une des principales contraintes évoquée par les professionnels de santé exerçant en zones rurales, de montagne ou urbaines déficitaires en offre de soins est, outre la permanence et la continuité des soins, la difficulté de se faire remplacer. Les parties signataires conviennent dans un premier temps de mettre en œuvre les contrats de bonne pratique portant sur les zones concernées. Une autre mesure vise à accompagner les médecins s'installant ou installés en zone déficitaire de soins. »*

Ensuite, la convention amorce les pistes de réflexions vers lesquelles les différents acteurs souhaitent orienter les mesures en faveur de l'installation :

> *« En parallèle de ces dispositions, les parties signataires s'engagent à étudier la mise en œuvre d'outils complémentaires permettant aux médecins, faisant le choix de s'installer dans des zones déficitaires, de bénéficier d'un accompagnement spécifique et adapté, afin de mettre en œuvre une politique de régulation démographique fondée sur un partenariat et des dispositifs incitatifs tenant compte des besoins exprimés par les praticiens. »*

Quatre axes sont proposés :

> *« 1 - La possibilité d'octroi d'une bourse d'études aux étudiants en médecine s'engageant à s'installer dans une zone déficitaire, en complément et/ou en supplément, de celles qui pourraient éventuellement être offertes par les collectivités territoriales.*
>
> *2 - Le développement par l'assurance maladie d'une démarche d'offre de services aux professionnels s'installant. L'offre de service permettrait notamment d'aider*

les médecins à établir une étude de marché de la zone où ils souhaitent s'installer et de les accompagner dans les démarches administratives afférentes à leur installation. Il s'agirait aussi de les informer sur les maisons médicales, les réseaux, les modalités d'organisation de la permanence des soins, etc., existant dans la zone où ils souhaitent exercer.

3 - Ceci pourra s'accompagner d'une démarche d'information des étudiants en médecine au sein des universités sur l'installation et même plus généralement sur l'assurance maladie.

4 - La possibilité d'aides forfaitaires à l'installation. »

Dans les propositions élaborées, l'accompagnement des professionnels au moment de leur installation et également en amont pendant leur formation est mis au même niveau que les aides financières. Ceci témoigne de l'ampleur du champ potentiel d'intervention des différents acteurs dans les politiques d'installation des professionnels de santé en zones déficitaires.

b - Les mesures concrètes prises dans cette convention pour la régulation de la démographie

Dans cette convention, trois mesures concrètes sont instaurées pour favoriser l'exercice de la médecine générale dans les zones en difficultés et plus particulièrement pour aider les médecins à trouver un remplaçant. Toutes ces mesures prennent la forme de Contrat dit « de Bonne Pratique » (CBP) : le premier est destiné à favoriser l'exercice en milieu rural, le second l'exercice en zone franche urbaine et le troisième l'exercice dans les stations de sports d'hiver. L'Auvergne est concernée par ces trois sortes de contrats.

Le premier s'intitule officiellement « contrat de bonne pratique relatif aux spécificités de l'exercice de la médecine générale en milieu rural ». Son principe est d'aider les médecins exerçant dans des secteurs ruraux à trouver des remplaçants, ceci grâce à une rémunération supplémentaire. Ce montant forfaitaire est calculé au prorata des nombres de jours remplacés avec un maximum de dix jours financés par an ; ce contrat est valable trois ans. Chaque journée remplacée est rémunérée trois cents euros. Le médecin généraliste signataire du contrat détient l'entière liberté de l'utilisation de la somme perçue. Plusieurs cas existent : soit le contractant conserve la totalité de la somme, soit il la donne à son remplaçant en partie ou totalement ; très majoritairement, les médecins généralistes préfèrent la redistribution de cet argent pour motiver des remplaçants. Les signataires de la convention ont adopté leurs propres critères de définition des cantons déficitaires : une desserte cantonale inférieure à trois médecins généralistes pour cinq mille habitants et un délai nécessaire supérieur à vingt minutes pour atteindre le service d'urgence le plus proche.

Cette convention met en place un deuxième contrat attaché à l'exercice dans les zones franches urbaines. Un seul secteur concerné en Auvergne correspond à une partie des quartiers nord de la commune de Clermont-Ferrand. Ce contrat fonctionne sur des principes similaires à celui de l'exercice en milieu rural. Son objectif principal est de permettre aux praticiens installés dans ces quartiers de recruter des remplaçants en proposant un complément de rémunération de trois cents euros par jour pour un maximum de dix jours par an. Une deuxième possibilité est ouverte, si les médecins généralistes adhérents assurent des vacations médico-sociales ou de médecine de prévention, une rémunération de deux cent quarante euros par demi-journée pour un maximum de dix-huit vacations par an leur est accordée.

Le dernier contrat de bonne pratique proposé implique l'exercice en station de sports d'hiver. On entend par médecin de montagne, un médecin exerçant dans ou à proximité immédiate d'une station de sports d'hiver dans laquelle il n'existe pas de structure d'accueil de soins adaptée à la pratique de la traumatologie. En Auvergne, les stations de sport d'hiver du Puy-de-Dôme et du Cantal sont concernées. L'objectif de ce contrat est de permettre aux médecins généralistes des stations de sports d'hiver d'assurer le renouvellement de leur matériel technique, radiographique. Le médecin généraliste doit respecter un cahier des charges et disposer d'un équipement radiologique accompagné d'un plateau technique, permettant la prise en charge des urgences : plateau avec un appareil de radiographie conforme aux normes actuelles, faisant l'objet d'un contrôle périodique, un dispositif de stérilisation conforme à la réglementation en vigueur, une surface accessible pour la pratique de l'urgence traumatologique et un matériel nécessaire à la prise en charge des actes d'urgence : oxygène, matériel de ventilation et d'intubation, appareil d'électrocardiogramme, etc. Le praticien de montagne perçoit une rémunération forfaitaire d'un montant de deux mille euros, versée à l'issue de chaque année d'application de son contrat, à compter de la date de signature de l'acte d'adhésion au CBP.

Cette convention entre les médecins libéraux et l'Assurance Maladie est un texte fondateur de la politique en faveur de l'installation en zones sous-dotées. Elle apparaît ouverte, de nombreuses pistes se dessinent pour élaborer des solutions efficaces. Néanmoins, elle connaît certaines limites. Tout d'abord, de par sa nature, elle traite uniquement de la question des médecins, laissant en dehors de la réflexion les autres professionnels de santé de proximité notamment masseurs-kinésithérapeutes et infirmiers libéraux. De plus, à l'exception de l'institution des trois contrats de bonne pratique, aucune mesure concrète n'est mise en place. Il faudra attendre plusieurs mois pour que des avenants à cette convention apportent des réponses à la mise en place de la politique en faveur de l'installation dans les zones déficitaires.

3 - L'avenant n° 20

Les projets évoqués dans la convention de janvier 2005 ont mis du temps à se concrétiser. L'avenant n° 20, paru en mars 2007, matérialise les aides financières promises et les mesures d'accompagnement des médecins dans leurs projets d'installation. Une nouvelle logique de mise en réseau des professionnels de santé, plus ou moins structurée est clairement énoncée.

> « A cette fin, ils créent une option conventionnelle destinée à favoriser l'installation et le maintien des médecins généralistes en zones déficitaires, dans le cadre de laquelle les honoraires des médecins exerçant dans ces zones en cabinet de groupe pourront être majorés de 20 %.
> Cette aide vise à inciter les médecins généralistes libéraux conventionnés exerçant en secteur à honoraires opposables à :
> – s'installer ou exercer en cabinet de groupe ou en maisons médicales pluridisciplinaires. L'exercice regroupé favorise en effet les échanges professionnels, libère du temps pour la formation et la vie personnelle, tout en facilitant la continuité des soins ;
> – recourir à des collaborations libérales et des remplacements dans les zones déficitaires, ce qui permet d'alléger la charge de travail et également de s'absenter plus facilement, notamment dans le cadre de la formation médicale continue. En intégrant le statut de collaborateur libéral, les partenaires conventionnels souhaitent également faciliter l'installation de jeunes professionnels dans ces zones. »[6]

Le principe de rémunération forfaitaire est explicité avec détail dans sa forme et ses bénéficiaires potentiels sont définis. Tous les médecins généralistes libéraux conventionnés exerçant dans un cabinet de groupe peuvent bénéficier de cette aide s'ils sont installés ou s'ils s'installent dans une zone déficitaire définie par les missions régionales de santé. L'aide a un côté rétroactif puisqu'elle peut être versée aux professionnels déjà en exercice ; cette question avait fait polémique lors de l'annonce de la création de la majoration, les médecins exerçant déjà en zones difficiles exprimant le souhait de ne pas être lésés par rapport aux nouvelles générations s'installant.

Cette mesure s'applique par la signature d'une option conventionnelle, le professionnel doit en faire la demande auprès de sa caisse primaire d'Assurance Maladie. Cette contractualisation induit des engagements réciproques pour chaque praticien concerné. La majoration forfaitaire est fixée à 20 % des revenus des médecins, mesurés sur le montant total de l'activité (nombre annuel des consultations et des visites effectuées). Elle est versée annuellement par l'Assurance Maladie à partir des données issues du système informationnel et des relevés individuels d'activité. Pour l'année n, elle doit être impérativement versée avant la fin du 1er trimestre de l'année n+1. Plusieurs conditions doivent être respectées par le signataire : la participation à la permanence des soins en assurant les gardes, la continuité des soins, l'exercice en groupe (soit de plusieurs médecins, soit pluridisciplinaire) et une part majoritaire des actes effectués dans la zone déficitaire (2/3 du total).

Cette option conventionnelle durera le temps de vie de la convention de janvier 2005 et, dans tous les cas, elle s'achèvera au plus tard au 11 février 2010.

Définir des zones déficitaires en offre de soins : rendre utile le constat ?

Seules les zones définies par les missions régionales de santé avant la signature de l'avenant conventionnel n° 20 de mars 2007 sont considérées comme déficitaires. Cette condition interdit la mise à jour des zones déficitaires arrêtées en 2005 en Auvergne puisque les modifications ne permettront pas à de nouveaux professionnels de bénéficier de l'option dans des secteurs nouvellement qualifiés de déficitaires. Cette contrainte laisse perplexe puisqu'elle gèle des situations qui, par nature, risquent d'évoluer vite. Les motivations de ces choix sont certainement liées à des contraintes budgétaires même si aucune explication n'a pu être apportée par les autorités compétentes interrogées à ce sujet.

Le principe de favoriser le regroupement des professionnels apparaît logique et semble répondre aux inquiétudes exprimées des étudiants en médecine à l'idée d'exercer isolé, après leurs années de formation au sein du monde hospitalier et de son foisonnement de professionnels de santé. Cette mesure est critiquée par les médecins en exercice qui expliquent qu'une zone déficitaire compte logiquement peu de médecins et donc peu de cabinets de groupes. La médecine en zone rurale est souvent le cas de praticiens isolés. Un professionnel exerçant seul en zone déficitaire, interrogé sur l'efficacité escomptée de l'avenant n° 20 a répondu en souriant assez ironiquement qu'il trouvait que cette mesure donnait l'impression d'être très généreuse mais que, au final, elle ne concernerait qu'une infime partie de médecins. Il attend qu'on lui montre l'efficience d'une telle mesure. Plus sérieusement, il appelait à relativiser les statistiques, en précisant que certains secteurs comptent « peu de médecins » et apparaissent donc mathématiquement déficitaires. Pourtant il n'y a pas forcément assez d'activité pour l'exercice à temps plein de deux professionnels. La logique d'incitation à l'installation doit être évaluée au cas par cas et, si de telles mesures globales semblent suivre des méthodes appropriées, elles ne s'avèrent pas forcément pertinentes dans la réalité du terrain. Il continuait en disant que le caractère humain ne devait pas être négligé. Dans certaines zones déficitaires des médecins sont installés seuls, leurs activités et leurs charges de travail sont fortes mais ils ont librement consenti à ce mode de vie, ils ne souhaitent absolument pas l'arrivée d'un nouveau confrère à proximité et encore moins en association malgré la promesse d'une rémunération forfaitaire conséquente. En conclusion, il disait qu'il ne faut pas « vouloir installer des médecins juste pour dire que des médecins s'installent ». L'accompagnement doit être tel, qu'avant toute démarche, il faut être convaincu que le jeune n'ira pas au « casse-pipe » et que l'intégration d'un nouveau professionnel se passera dans les meilleures conditions possibles.

L'avenant n° 20 dans son article n° 5 évoque la mise en place, dès 2009, de procédures d'évaluation de cette mesure en notant pour la première fois la mise en parallèle aux aides dans les zones déficitaires « des mesures de régulation complémentaires, le cas échéant financières, notamment dans les zones médicalement sur-dotées, aux médecins conventionnés qui s'installeraient dans ces zones ». Dès 2007, les réflexions commencent à traiter en parallèle des zones « pas assez » ou

« trop » desservies, mais la question est à peine effleurée dans l'avenant en reportant à 2009 toutes modifications.

En conclusion, à partir de 2004 les différents textes réglementaires en lien avec l'organisation du système de soins ont intégré les problématiques afférentes à la santé et au territoire et ont impulsé des mesures visant à réguler les situations démographiques difficiles. Apparemment, la phase d'action succède à celle de la simple prise de conscience, au moins dans la mise en place de projet. Les résultats ne seront évaluables qu'après une phase de montée en charge et de pérennisation des mesures.

B - Œuvrer parmi les acteurs du monde rural : donner des pouvoirs aux territoires

Le deuxième pan d'intervention dans la thématique des inégalités territoriales de l'offre de soins se concentre dans la politique des pouvoirs publics de développement des territoires ruraux. On y retrouve le lien entre monde rural et difficultés pour l'offre de soins. Dans la loi n° 2005-157 du 23 février 2005 relative au développement des territoires ruraux, les principales mesures prises par les pouvoirs publics en faveur des professionnels de santé apparaissent dans les articles 108 à 114. Selon les mesures proposées, différents types de territoires sont concernés, les zones déficitaires de l'article L.162-47 du Code de Sécurité Sociale ou les zones de revitalisation rurale. D'autres articles, moins spécifiquement destinés aux professions médicales, les concernent aussi et leur donnent la possibilité de bénéficier d'exonérations fiscales. En plus du volet fiscal, ce texte permet aux collectivités territoriales d'agir concrètement dans l'installation des professionnels de santé. Contrairement aux documents réglementant l'organisation des soins, la nouvelle loi attachée traite sans réelle distinction les médecins et les auxiliaires médicaux, en leur donnant accès aux mêmes possibilités d'aides. Elle élargit même son champ d'application aux vétérinaires qui semblent connaître, eux aussi, des difficultés de recrutement dans les zones rurales les plus fragiles.

1 - Les exonérations fiscales

La majeure partie des mesures proposées aux professionnels de santé sont d'ordre fiscal, elles prennent principalement la forme d'exonération à vocation générale, comme celle de la taxe professionnelle, ou plus spécifiquement destinées à la profession médicale, avec celle de l'impôt sur les revenus issus de l'activité pratiquée dans le cadre de la permanence de soins par les médecins généralistes exerçant en zones déficitaires.

Les exonérations sur l'impôt sur le revenu pendant cinq ans sont liées à l'installation en Zone de Revitalisation Rurale (ZRR). « Les zones de revitalisation rurale comprennent les communes membres d'un établissement public de co-

Définir des zones déficitaires en offre de soins : rendre utile le constat ?

Fig. 109 - Les zones de revitalisation rurale en Auvergne au 31 décembre 2006

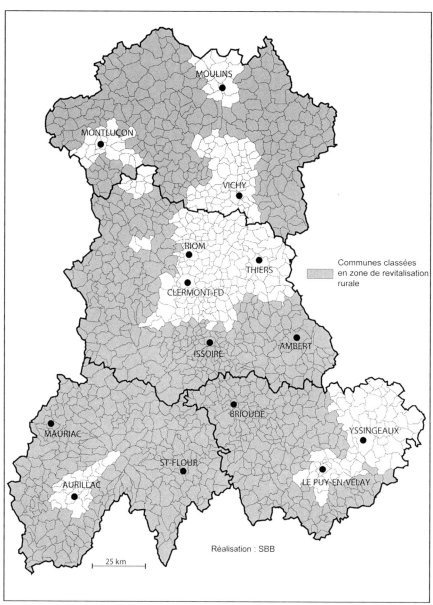

Source : DIACT.

opération intercommunale à fiscalité propre, incluses dans un arrondissement ou un canton caractérisé par une très faible densité de population ou par une faible densité de population et satisfaisant à l'un des trois critères socio-économiques suivants : un déclin de la population ; un déclin de la population active, une forte proportion d'emplois agricoles. »[7] Ce zonage est mis à jour régulièrement par décret ministériel (Fig. 109). Cette exonération n'est réalisable qu'à la condition que l'installation soit une création d'activité ; elle ne peut donc être valable pour une reprise de clientèle ou pour une association.

Sauf délibération contraire des conseils des EPCI, en ZRR et dans les communes de moins de deux mille habitants, les professionnels de santé libéraux bénéficient d'une exonération de taxe professionnelle pour une durée de cinq ans. Des mesures similaires existent pour la taxe foncière. Les communes concernées bénéficient d'une compensation par l'Etat des sommes non perçues.

Au-delà des exonérations fiscales auxquelles les médecins généralistes peuvent bénéficier comme tout autre entrepreneur s'installant en zone de revitalisation rurale, l'article 109 de cette loi crée une aide spécifique aux médecins généralistes installés en zones déficitaires.

> « La rémunération perçue au titre de la permanence des soins exercée en application de l'article L. 6315-1 du code de la santé publique par les médecins ou leurs remplaçants installés dans une zone définie en application de l'article L.162-47 du code de la Sécurité sociale est exonérée de l'impôt sur le revenu à hauteur de soixante jours de permanence par an ».

La permanence des soins comprend l'ensemble des actes non programmés effectués par des professionnels de santé libéraux ; différents textes réglementaires la codifient, notamment en matière de sectorisation et de rémunération des médecins de garde. En résumé, l'Assurance Maladie prend en charge le paiement d'astreintes si les médecins s'organisent pour assurer la continuité des soins sur l'ensemble des territoires jours et nuits, semaines et week-ends. Pour cela, les départements sont découpés en secteurs dans lesquels les médecins généralistes assurent la permanence des soins à tour de rôle, les tableaux de garde sont enregistrés par les conseils départementaux de l'Ordre des médecins.

En zone rurale, étant donné leurs moindres effectifs, les professionnels, ont des fréquences de garde plus rapprochées, ce qui peut apparaître contraignant pour de futurs installés. A l'opposé, dans les zones urbaines les plus importantes, les médecins généralistes n'assurent pas ou peu de garde soit par la présence d'associations spécialisées dans les soins non programmés (ex. : SOS Médecin), soit du fait du fort effectif de praticiens ce qui diminue la fréquence des astreintes.

Le législateur a souhaité réduire cette inégalité en exonérant d'impôt les revenus gagnés lorsqu'ils assurent la permanence des soins, le seuil maximal est fixé à 60 jours. Cette mesure a fortement intéressé les médecins déjà installés, mais elle a mis un certain temps à devenir lisible. En effet, il n'y a pas nécessairement de concordance entre les secteurs de permanence de soins et les territoires utilisés

Définir des zones déficitaires en offre de soins : rendre utile le constat ?

pour définir les zones déficitaires. Ainsi, des médecins exerçant dans le même tour de garde d'un même secteur ne pouvaient pas tous bénéficier de l'exonération. Par exemple, autour d'Ambert, le secteur couvre de nombreuses communes dont plusieurs sont en zones déficitaires. Or, ce sont essentiellement des médecins de la commune chef-lieu d'arrondissement qui assurent la garde et ils ne pouvaient pas bénéficier de l'exonération. Une circulaire de l'administration fiscale est venue clarifier cette situation en décidant que tous les secteurs de garde comptant *a minima* une commune classée en zone déficitaire pouvaient ouvrir droit à l'exonération. La figure 110 présente les différentes zones pouvant donner droit à l'exonération fiscale des revenus de la permanence des soins.

Fig. 110 - Secteurs éligibles à l'exonération fiscale des revenus de la permanence des soins

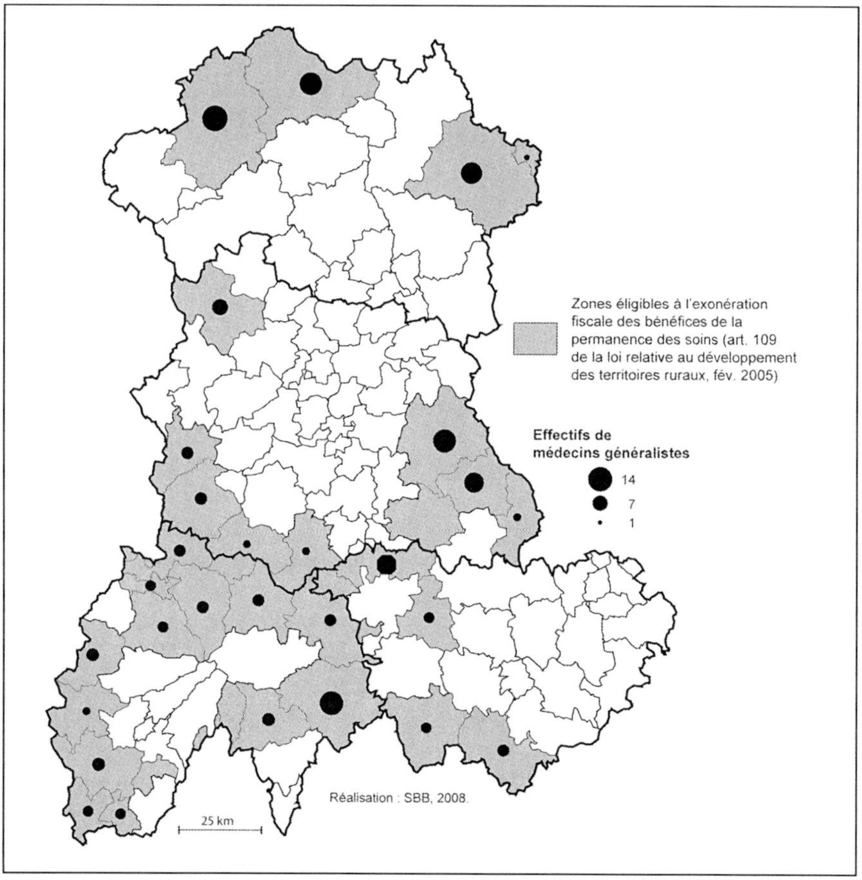

Source : URCAM Auvergne. Réalisation : SBB, 2008.

Cette aide touche plus de professionnels mais il n'est pas certain que cette exonération soit vraiment ressentie comme une mesure incitative pour un jeune médecin, cette économie d'impôt ne déterminera pas sa décision d'installation. Actuellement, en Auvergne, 172 médecins généralistes sont « potentiellement » des bénéficiaires de cette aide. Cette mesure apparaît surtout favorable aux médecins déjà installés. Il n'est pas possible d'évaluer aujourd'hui le nombre de professionnels ayant fait la demande d'exonération.

2 - L'aide aux étudiants

Au-delà des exonérations qui concernent tous les types d'implantation d'activités économiques (commerces, industries ou services), cette loi sur le développement permet aux collectivités de financer des bourses pour les étudiants.

> « Une indemnité d'étude et de projet professionnel peut être attribuée par les collectivités territoriales et leurs groupements à tout étudiant en médecine, à partir de la première année du troisième cycle, s'il s'engage à exercer comme médecin généraliste au moins cinq années dans l'une des zones déficitaires. »[8]

Le soutien financier pendant la période des études, difficile pour les étudiants aux revenus modestes, se fait en contrepartie d'une installation plus ou moins longue dans une zone sous-dotée. Ce principe assez intéressant essaye de prendre les problèmes démographiques en amont dès les années de formation. Le troisième cycle correspond à la période où l'étudiant a fait le choix de se spécialiser en médecine générale, ce moment correspond à la fin du cursus de ces futurs médecins qui commencent à dessiner les contours de leur carrière professionnelle (installation libérale, salariat, etc.). Ce type de financement peut certainement avoir un impact sur un faible nombre d'étudiants, mais il ne déclenchera pas de vocations massives, il se limitera à soutenir des personnes ayant déjà des projets d'installation libérale.

Au-delà des bourses octroyées pendant le 3e cycle, la loi permet de dédommager les étudiants acceptant des stages auprès de tuteurs exerçant en zones déficitaires. Ces secteurs sont le plus souvent excentrés, loin du pôle universitaire, ce défraiement peut aussi compenser les coûts élevés des transports. Cette aide est enfin un test pour l'étudiant qui découvrira si l'exercice en zone rurale peut le satisfaire ou si ce mode de vie ne lui convient pas. Comme me le précisait un maître de stage en médecine générale, « les étudiants qui ne sont jamais sortis des murs du CHU ont besoin de se frotter à la réalité de la médecine de campagne. La période de stage est le bon moment pour savoir s'ils sont faits ou non pour ce type de clientèle. Il ne faut pas se leurrer, certains ne sont pas aptes à s'installer dans ces secteurs mais il est important de leur donner les moyens de prendre leur décision en toute connaissance de cause. *A contrario*, certains stagiaires font de vraies découvertes et peuvent changer leur idée première au profit de ce type d'installation libérale. Ce cas n'est pas le plus fréquent mais il ne faut pas gâcher une installation potentielle uniquement à cause de frais de déplacement grevant le budget d'un étudiant. L'expérience reste la meilleure façon de prendre sa décision en toute objectivité ». Dans la suite de la conversation, en extrapolant au-delà du sujet des bourses, il ajoutait que cette même raison enlève toute pertinence à l'idée d'imposer une commune d'installation à un médecin, uniquement au nom d'une meilleure répartition de l'offre. « La médecine est avant tout une relation de confiance entre des êtres humains, si le médecin ne s'adapte pas à sa clientèle car son lieu d'installation est trop éloigné de ce qu'il est, il sera un mauvais médecin. »

Malgré les « bémols » pouvant être portés sur ces projets, il reste néanmoins intéressant que les collectivités territoriales détiennent un pouvoir d'intervention. Légalement ces aides financières doivent être établies avec l'aval de la mission régionale de santé.

3 - Le financement des structures et les aides à l'installation

Au-delà des aides évoquées précédemment, une des possibilités fournie aux collectivités locales est de favoriser l'installation des professionnels de santé par des aides matérielles, financières ou de mises à disposition de locaux (construction, loyers modiques, etc.)

> *« Les collectivités territoriales et leurs groupements peuvent attribuer des aides destinées à favoriser l'installation ou le maintien de professionnels de santé dans les zones définies à l'article L. 162-47 du code de la sécurité sociale, dans lesquelles est constaté un déficit en matière d'offre de soins. »*[9]

Un député de l'Allier, Yves Simon, a fait passer, lors du vote de la loi, un amendement grâce auquel les investissements immobiliers (construction, réhabilitation...) réalisés par les communes ou leurs groupements pour faciliter l'installation des professionnels de santé et/ou des professionnels de l'action sanitaire et sociale, sont éligibles au FCTVA (Fonds de Compensation de la TVA). Ainsi, les collectivités sont soutenues financièrement par les instances nationales.

Cet article laisse la plus grande liberté aux collectivités territoriales pour aider ces professionnels ; désormais elles peuvent, si elles le souhaitent, investir sans limites réglementaires et dans les conditions de leur choix.

En conclusion, après les mesures liées aux acteurs du système de soins, les pouvoirs publics se tournent vers les instances locales pour pallier les déficits. La loi permet plusieurs types d'aides mais, à l'évidence, le texte utilise des outils déjà en place pour le maintien et l'installation d'entreprises privées. Par cette loi, les professionnels de santé deviennent donc des activités économiques « comme » les autres, à soutenir de la même façon. Le lien entre zone difficile et milieu rural est nettement signifié au détriment de secteurs ou quartiers urbains pouvant rencontrer d'autres difficultés. De plus en plus, l'aide aux professionnels de santé doit se mettre en place à l'initiative des collectivités.

C - Réorganiser la profession

En parallèle de ces textes, les mesures incitatives à l'installation prennent des formes plus originales visant à modifier les façons d'exercer afin de pallier les carences géographiques de l'offre et de répondre aux attentes des nouvelles générations de médecins. Les pistes ouvertes confirment qu'une partie des solutions n'est pas uniquement financière.

1 - Le collaborateur libéral

La loi sur les petites et moyennes entreprises du 2 août 2005 dite « loi Jacob » fixe le cadre général du collaborateur libéral et l'ouvre aux professionnels de santé. On notera de nouveau l'intégration du soutien aux professions de santé dans des textes liés au développement économique. Le collaborateur libéral exerce son activité professionnelle en toute indépendance, sans lien de subordination. Il est responsable de ses actes, peut compléter sa formation et peut se constituer une clientèle.

Au moment de la publication de cette loi, le Code de déontologie fait interdiction au médecin libéral d'en employer un autre ; une modification est apportée sur ce point par le Conseil National de l'Ordre des Médecins afin d'entériner ce mode d'exercice (décret n° 2006-1585 du 13 décembre 2006).

Ce nouveau statut permet aux professionnels de santé libéraux de signer avec un confrère ou une consœur de la même profession, un contrat de collaborateur libéral.

En termes de qualité de vie et de temps libre auxquels aspirent les professionnels libéraux, jeunes comme anciens, et dans un contexte de forte féminisation, le contrat de collaborateur libéral permet d'envisager différemment l'exercice de la médecine. D'une part, ce dispositif propose à de jeunes professionnels de santé libéraux la possibilité d'exercer dans des zones apparemment moins attractives, sans s'y sentir définitivement engagés. D'autre part, il offre la possibilité à un professionnel exerçant en milieu rural de partager sa patientèle avec un collaborateur lorsqu'elle devient trop importante. Le jeune professionnel peut s'installer sans la crainte de l'isolement et développer sa propre patientèle. Ainsi, ce dispositif permet à un professionnel de préparer « en douceur » la transmission de son cabinet, son collaborateur prenant le temps de mesurer s'il veut s'engager dans la reprise de ce cabinet.

Au demeurant, ce nouveau statut a des détracteurs le jugeant sans intérêt particulier par rapport à un contrat de remplacement classique ou à une association ; son principal avantage est pour le jeune médecin de s'intégrer à un cabinet « sans prise de risque, ni mise de fond ».

2 - Les cabinets multisites

Dans la série de mesures prises dans les années 2004-2005, le décret n° 2005-481 du 17 mai 2005 modifiant le code de déontologie médicale autorise les médecins libéraux à exercer en lieux multiples. Ce décret modifie l'article R4127-85 du code de la santé publique et autorise un médecin à exercer son activité professionnelle sur un ou plusieurs sites distincts de sa résidence professionnelle habituelle lorsqu'il existe, dans le secteur géographique considéré, une carence ou une insuffisance de l'offre de soins préjudiciable aux besoins des patients ou à la permanence des soins ou lorsque les investigations et les soins nécessitent un environnement adapté, l'utilisation d'équipements particuliers, la mise en œuvre de techniques spécifiques ou la coordination de différents intervenants.

Les conseils de l'Ordre sont en charge d'autoriser l'ouverture de ces structures et d'évaluer les différents critères pouvant la justifier. Les autres professionnels de santé disposaient déjà de cette possibilité rencontrée assez fréquemment chez les dentistes ou les masseurs-kinésithérapeutes.

Cette nouvelle mesure aura certainement une action à long terme sur la problématique de l'offre de soins dans les zones de faible densité médicale, mais elle nécessitera des modifications profondes dans les usages des médecins et des patients. Le principe de cabinet secondaire permettra aux praticiens d'exercer à temps partiel dans les secteurs « les moins attractifs ». De plus en plus, au nom de l'amélioration de la qualité de vie réclamée par les nouvelles générations, la correspondance entre lieu d'exercice et lieu de résidence pour le médecin ne sera plus la réalité, à condition que cette nouvelle structuration de l'offre résolve en amont la question de la continuité et de la permanence des soins. Les patients devront, pour leur part, s'habituer à être suivi par un groupe de médecins traitants et non pas par un seul et unique praticien.

3 - Le transfert de compétences

La coopération ou transfert de compétences consiste, pour le médecin, à faire réaliser par un autre professionnel, paramédical ou non médical, un acte médicotechnique, un examen qui relève habituellement de sa propre activité. Ce transfert se réalise sous la responsabilité du médecin, vers un acteur disposant de la compétence requise afin de libérer du « temps médical » et améliorer la qualité des soins.

Le développement de ce type de coopération, mis en avant comme l'une des réponses possibles aux difficultés annoncées en termes de démographie et de densité médicale, doit également être considéré comme facteur d'amélioration de la qualité des soins, permettant aux médecins de se recentrer sur le cœur de leur activité médicale.

Le rapport d'étape du professeur Yvon Berland, publié en 2003 (Berland, 2003) sur le sujet, avait souligné quelques initiatives françaises conduisant à l'existence de certaines pratiques « naturelles » plutôt qu'organisées et donc non reconnues. Le rapport constatait une pratique de la délégation de tâches beaucoup plus éprouvée dans de nombreux pays européens ou nord-américains. Les transferts de compétences restent aujourd'hui, en France, au stade des expérimentations. Le principe de ces expériences est autorisé par la Loi du 9 août 2004 dite de Santé publique (Art. 131).

Les premières évaluations, connues depuis juin 2006, ont permis au professeur Berland de rédiger un rapport définitif (Berland, 2006) sur le transfert de compétences. Les enseignements de ces expérimentations font émerger des préconisations en termes d'évolution des cursus de formation (initiale et continue), d'adaptation des décrets de compétences et de création de nouveaux métiers de soins. Dans la majorité des expériences en cours, ce transfert de compétences s'opère sur les soins primaires, les activités de prévention, de conseil, de dépistage, d'éducation thérapeutique et peut également s'étendre à la gestion du dossier du patient.

D'après le rapport du professeur Berland, la réussite et l'efficacité de cette coopération reposent sur plusieurs éléments :

◊ une étroite collaboration entre les acteurs, favorisée par une unité de lieu ou par l'utilisation de tout outil de travail collaboratif ;
◊ la définition du champ de compétences de chacun, la clarté des actes et activités déléguées, l'organisation d'un retour d'information ;
◊ la formation et la spécialisation du professionnel médical ou paramédical vers lequel s'opère le transfert.

Les professions les plus citées pour le transfert de tâches sont celles d'infirmières et de diététiciennes, dans le cadre d'une coopération avec les généralistes libéraux ou les médecins hospitaliers, et d'orthoptistes dans le cadre d'une coopération avec les médecins ophtalmologistes. Mais le transfert de compétences pourrait aussi s'appliquer dans les domaines de la chirurgie ambulatoire, de la prise en charge du handicap, du suivi des maladies chroniques, de la santé mentale, de l'imagerie médicale, etc.

2004 et 2005 sont donc des années charnières dans les politiques d'incitation des professionnels à s'installer dans les zones déficitaires. Le nombre de mesures prises est important mais peut paraître en mal de coordination. Les possibilités ouvertes doivent être désormais saisies par les acteurs désignés par les textes réglementaires. La phase d'application, mise en place dès 2005, n'a pas été facile à conduire, pour les partenaires institutionnels, les mesures nouvelles devant être adaptées aux réalités régionales avant d'être diffusées. Si les outils sont déjà connus, les collectivités doivent aussi s'adapter aux professionnels de santé qui ne sont pas leur public habituel.

Définir des zones déficitaires en offre de soins : rendre utile le constat ?

III - L'approche territoriale auvergnate des mesures incitatives à l'installation : officialiser le constat

Après la publication de la loi du 13 août 2004 et la parution de la circulaire du ministère de la Santé du 14 janvier 2005, la mission régionale de santé d'Auvergne a élaboré sa méthodologie pour définir les zones éligibles aux aides à l'installation.

A - Le maillage de réflexion

1 - Le choix d'une unité de réflexion : le BSI révisé

Rappelons que, dans le cadre de l'élaboration du SROS 3 et du groupe « Territorialisation », le Bassin de Services Intermédiaires (BSI) a été choisi comme unité territoriale en termes de soins de proximité. Mais dans la démarche entreprise, il a fallu ajuster ce découpage aux contraintes du projet. Le BSI sera notre trame de base qui, adaptée, nous permettra de définir des secteurs cohérents.

Plusieurs principes sont pris en compte :

• *Le respect des limites départementales*

Le respect des limites départementales, controversé d'un point de vue purement géographique, fut une des premières décisions prises, car il permet de recouvrir les territoires de concertation du SROS 3 et de s'ouvrir la possibilité de collaborer avec les conseils généraux concernés. En effet, il ne faut pas négliger la loi du 23 février 2005 relative au développement des territoires ruraux donnant à ces collectivités des compétences en matière d'aides à l'installation ou au maintien de professionnels de santé dans les zones déficitaires. Dans ce cadre, les communes dépendant d'un chef-lieu de BSI hors de son département d'origine sont raccrochées au BSI de leur chef-lieu de canton.

• *Le principe de continuité territoriale*

Les BSI, dans certains cas, réunissent différentes communes ne formant pas un territoire continu, tel Saignes dans le Cantal ou Cérilly dans l'Allier. Il n'est pas souhaitable que les secteurs soient de forme trop compliquée avec des saillants et des rentrants trop nombreux. Le remodelage proposé en tient compte.

• *Le principe de population suffisante*

La circulaire mentionne un minimum d'effectifs de population de mille cinq cents habitants. Il a été décidé qu'on ne se donnerait pas de possibilité d'exception. Tous les secteurs auront des effectifs de populations supérieurs à ce seuil.

• *Le principe de superficie raisonnable*

Les BSI sont parfois de taille très modeste, certains ne comptent qu'une seule et unique commune, un seuil minimum de 100 km^2 est choisi. Quelques exceptions sont accordées dans des cas particuliers, justifiées en temps utiles.

• *Les BSI des agglomérations ou ceux qui ont une population supérieure à quinze mille habitants*

Les BSI urbains ou comptant plus de quinze mille habitants doivent être considérés de façon particulière ; en effet, trop vastes, ils vont englober des secteurs périurbains dont l'offre en médecins généralistes ne doit pas être traitée comme celle des centres-villes. Ainsi, le noyau urbain est séparé du reste du secteur. Quand la couronne est trop vaste, c'est l'aire d'influence du pôle secondaire structurant (ex. : Souvigny dans le BSI de Moulins, etc.) qui est considérée. Le BSI d'Ambert n'atteint pas le seuil des quinze mille habitants, néanmoins il est traité comme les pôles urbains de taille moyenne.

Dans tous les cas, les adaptations sont établies à partir d'analyses de l'existant et de travaux reconnus par les autorités compétentes (notamment l'INSEE). La cohérence est recherchée avec l'organisation en bassins de proximité et bassins de services intermédiaires de la région, les différentes zones de polarisations des centres d'emplois urbains et ruraux, les secteurs d'astreintes des médecins généralistes mis en place dans chaque département, les zones de patientèles des médecins généralistes et les « réalités géographiques » de la région. Le découpage final n'est pas le fruit d'une équation mathématique mais celui d'une analyse du réel. Sa subjectivité n'est pas à sous-estimer mais elle est nécessaire à la cohérence du résultat final grâce à l'observation du terrain et tout en faisant preuve également d'une approche pragmatique.

2 - Le découpage des secteurs : les différentes étapes

• Etape 1 : typologie des BSI avant le nouveau découpage

La première étape est d'examiner chacun des BSI afin de distinguer quels sont ceux ne rentrant pas dans les critères précédemment cités pour les isoler et voir de quelles façons ils devront être modifiés pour devenir opérationnel.

Ce travail descriptif permet d'obtenir la figure 111 et le tableau 54.

• Etape 2 : regroupement des communes isolées, des BSI à population insuffisante et des secteurs sur plusieurs départements.

La figure 112 reprend les modifications faites pour chacun des secteurs qui ne pouvaient être opérationnels, à cause d'une population insuffisante, de l'appartenance à plusieurs départements ou régions et de l'appartenance à un secteur urbain.

• Etape 3 : la modification des secteurs urbains et de ceux à faible population.

Après cette étape de réflexion, les secteurs à adapter concernent surtout les BSI urbains de Montluçon, Moulins, Vichy, Le Puy, Monistrol-sur-Loire, Aurillac, Saint-Flour, Brioude, Issoire, Riom et Thiers. Quatre secteurs de moins de mille cinq cents habitants persistent, l'évolution des BSI urbains induira leur de-

Définir des zones déficitaires en offre de soins : rendre utile le constat ?

**Fig. 111 - Typologie des BSI auvergnats
avant le nouveau découpage**

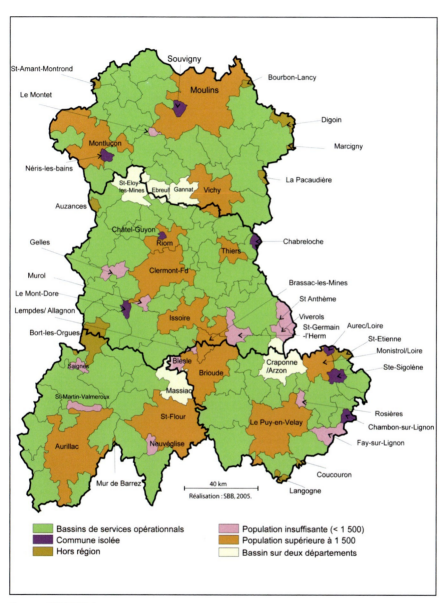

Source : URCAM Auvergne.

Fig. 112 - Modification des limites des BSI

Etape 2

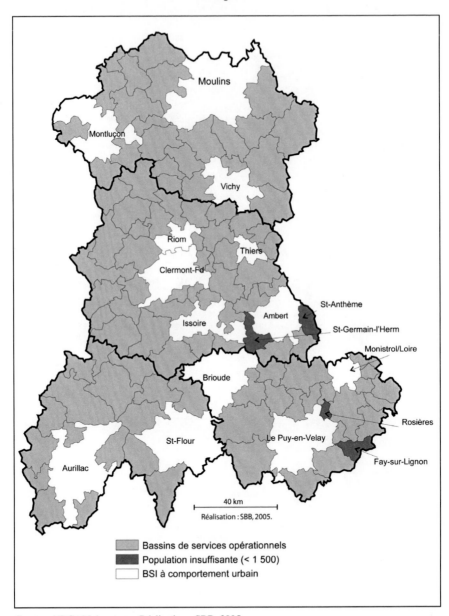

Source : URCAM Auvergne. Réalisation : SBB, 2005.

Fig. 113 - Etape 3

Adaptation des secteurs urbains et de ceux de petite taille

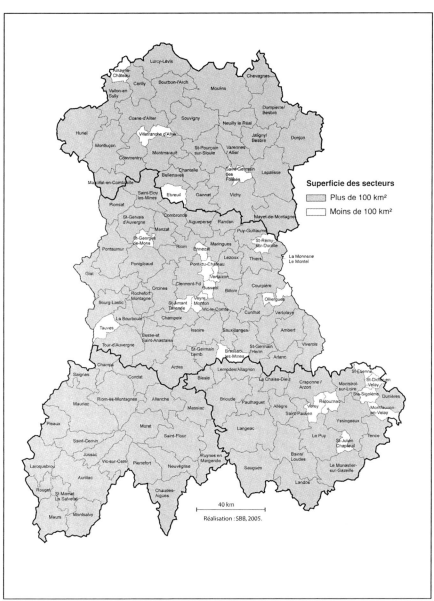

Source : URCAM Auvergne.

venir. En comparaison de l'étape 1, le BSI d'Ambert est mis en évidence comme « BSI à comportement urbain » (Fig. 113).

• Etape 4 : derniers ajustements avec les secteurs de petites tailles
Après les modifications sur les secteurs urbains, le constat donne vingt-deux secteurs avec une surface inférieure à 100 km². En étape 4, il sera souhaitable de voir la pertinence de les conserver ou non.

Dans l'Allier
Malgré leur faible superficie, les secteurs de Saint-Germain-des-Fossés, d'Ebreuil et de Villefranche-d'Allier sont maintenus. En effet, ils correspondent à des zones de polarisation de bourg bien définies. *A contrario,* celui d'Ainay-le-Château est intégré à celui de Cérilly pour correspondre au secteur d'astreintes des médecins généralistes.

En Haute-Loire
Les secteurs de Retournac et de Vorey sont fusionnés pour atteindre une surface plus vaste et correspondre aux secteurs d'astreintes de la permanence des soins. Les secteurs de Saint-Etienne, Saint-Didier-en-Velay et Sainte-Sigolène sont regroupés au sein du secteur de Monistrol-sur-Loire. Le secteur de Montfaucon-en-Velay est rattaché à celui de Dunières afin d'uniformiser la superficie et d'éviter un émiettement trop prononcé. Le secteur de Saint-Julien-Chapteuil autour du pôle de proximité apparaît cohérent et dynamique, il est maintenu dans son intégrité.

Dans le Puy-de-Dôme
Tauves et La Tour-d'Auvergne, Olliergues et Cunlhat, Saint-Remy-sur-Durolle et La Monnerie–Le Montel, Saint-Georges-de-Mons et Manzat sont fusionnés pour former des secteurs plus vastes et pour correspondre au découpage de la permanence de soins des médecins. Brassac-les-Mines, malgré une superficie inférieure à 100 km² reste individualisé, son poids démographique le permettant ; de plus le secteur des médecins généralistes suit plus ou moins ce découpage. Autour de l'agglomération clermontoise et notamment dans sa frange orientale, plusieurs secteurs de petite surface apparaissent. Le caractère périurbain de l'espace et le relief de plaine sont la cause de ce relatif émiettement. Afin de donner plus de cohérence, les secteurs de Saint-Amant-Tallende et de Veyre-Monton sont regroupés, ainsi que ceux de Busséol, Vertaizon et Pont-du-château. Le secteur d'Ennezat est rattaché à celui de Maringues afin de correspondre au secteur de garde.

La figure 114 présente les cent onze secteurs d'aide à l'installation qui sont le résultat de l'adaptation du maillage BSI afin qu'il corresponde aux contraintes liées à l'application des mesures incitatives à l'installation pour les professionnels de santé.

Définir des zones déficitaires en offre de soins : rendre utile le constat ?

Fig. 114 - Les 111 secteurs d'aide à l'installation

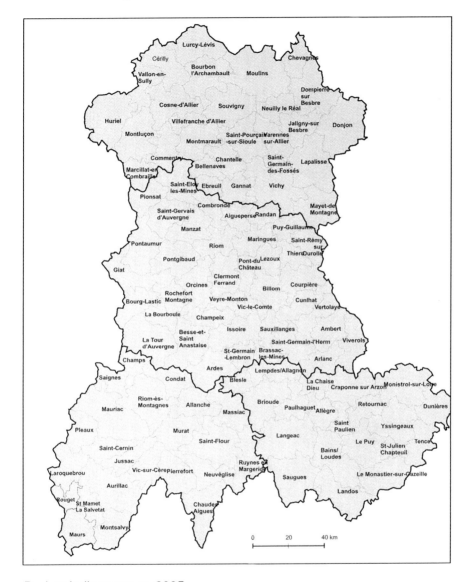

B - Les indicateurs en 2005

L'objectif de la démarche n'est pas de définir une vision binaire de la situation régionale. En effet, il serait dangereux de définir des zones déficitaires à partir de plusieurs critères et d'affirmer que tout le reste de la région n'a aucun problème en termes de soins de proximité et d'offre en médecins généralistes. La réalité est forcément plus nuancée ; elle doit être représentée par des degrés de fragilités territoriales en termes d'offre en médecins généralistes et non pas seulement par la détermination de zones déficitaires. Ainsi on peut imaginer quatre niveaux : les zones pas fragiles, les zones peu fragiles, les zones potentiellement fragiles, les zones très fragiles.

Travailler dans cette logique permet la prospective. Si l'objectif principal est d'aider les médecins à s'installer dans les secteurs où des carences sont constatées, il faut aussi pouvoir consolider des zones où la situation risque de se dégrader rapidement, lors du départ à la retraite du seul médecin généraliste en exercice.

Le principe retenu pour définir les zones éligibles à l'aide à l'installation des médecins généralistes est de construire un score permettant de mesurer la fragilité en terme d'offre des différents secteurs. Ce score de fragilité se calcule à partir de n indicateurs statistiques (I_n) choisis pour leurs influences dans la problématique de l'aide à l'installation des médecins généralistes.

La fragilité d'un secteur en termes d'accès aux soins se mesure en combinant plusieurs indicateurs issus de sources statistiques variées. Les données recouvrent deux grands thèmes :

◊ Analyse de l'offre médicale et paramédicale existante (effectifs, activités, accessibilité).

◊ Contexte sociodémographique des secteurs.

1 - Définition des indicateurs

a - Les indicateurs de l'offre de soins

Notre réflexion se basera sur une offre de soins répondant aux critères suivants :
◊ des médecins généralistes y compris ceux à exercice particulier,
◊ installés dans la région au plus tard en septembre 2004,
◊ ayant une activité minimale de 1 000 actes (C+V) remboursés sur l'année.

• Une desserte médicale inférieure à 75 médecins pour 100 000 habitants

La desserte moyenne régionale est de 110 médecins pour 100 000 habitants. Le seuil choisi correspond à un niveau où l'offre médicale est estimée faible.

• La présence d'un seul médecin généraliste dans le secteur

Travailler seul sur un territoire de la nature d'un BSI représente un critère fragilisant pour celui-ci. En effet, la situation pourrait s'avérer très difficile en cas de décès, de départ à la retraite ou lors d'une absence prolongée du praticien sans remplacement.

Fig. 115 - Répartition des effectifs des médecins auvergnats selon leur activité

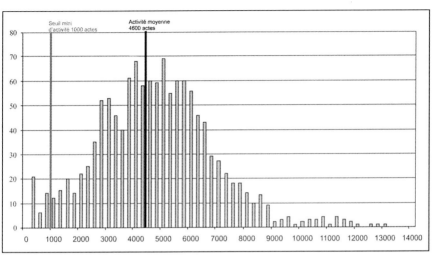

Source : SNIR, année 2004.

• La présence de cinq services de santé au moins (médecin généraliste, infirmier, pharmacien, dentiste, masseur-kinésithérapeute)

La notion des cinq professionnels est ici une première approche pour appréhender la notion de réseau d'exercice et lui donner une représentation territoriale. Ces cinq professions de santé forment le pôle de santé de base.

• La part des médecins de plus de 50 ans

Si 50 ans n'est pas réellement un âge avancé pour un médecin, il reste significatif du début d'une nouvelle phase dans sa carrière. En considérant un âge de départ à la retraite normal, les dernières années d'exercice (entre 12 et 15 ans) correspondent au temps nécessaire pour former un nouveau médecin. Lorsque plus de la moitié des effectifs a plus de 50 ans, on peut considérer le secteur fragilisé en prévision du renouvellement de ceux-ci.

• La part des médecins de plus de 55 ans

La part de médecins généralistes de plus de 55 ans dans les effectifs témoigne du vieillissement de la profession et de la fragilisation de l'offre ; en Auvergne, elle est de 19,6 %. Deux seuils sont définis pour souligner la fragilité des BSI ; le premier, fixé à 50 % des effectifs et le second à 75 %.

• Une moyenne annuelle du nombre d'actes par médecin généraliste supérieure à 5 800

La moyenne du nombre d'actes d'un médecin généraliste en Auvergne est de 4 736 en 2003 (4 060 pour les praticiens femmes, 4 975 pour leurs confrères hommes). 75 % des effectifs de professionnels effectuent moins de 5 865 actes par an. Le seuil de 6 000 actes semble représentatif d'un territoire où l'activité moyenne des médecins généralistes est élevée. Au-delà de 7 500 actes, un médecin généraliste est en suractivité, sa clientèle pourrait être partagée avec un confrère.

• Un temps d'accès moyen aux services d'urgences supérieur à 20 minutes

Le temps d'accès aux services d'urgences hospitalières est un facteur influençant le recours aux soins. Sont pris en compte les Services d'Accueil et de traitement des Urgences (SAU) et les Unités de Poximité, d'Accueil, de Traitement et d'Orientation des Urgences (UPATOU) autorisés par l'ARH Auvergne.

SAU	UPATOU
CHRU Clermont-Ferrand	CH Thiers
CH Moulins	CH Riom
CH Vichy	CH Ambert
CH Montluçon	CH Issoire
CH Aurillac	CH Brioude
CH Le Puy	CH Saint-Flour
	CH Mauriac

b - Les indicateurs sociodémographiques

• Un déclin démographique sur la dernière période intercensitaire

Les zones en déclin démographique représentent des secteurs peu attractifs pour les populations jeunes et pour l'activité économique. Le territoire est encore plus fragilisé, lorsque le déclin est combiné à un fort taux de personnes âgées.

• Une densité inférieure à 25 habitants par km^2

La densité de population en Auvergne est légèrement supérieure à 50 hab./km^2. Le seuil de 25 habitants par km^2 est significatif des faibles densités et engendre une fragilité des territoires ; il sera utilisé dans la construction de l'indicateur final.

• Une part des plus de 60 ans, supérieure à 35 %

La moyenne annuelle du nombre d'actes croît avec l'âge ; une part élevée de personnes de plus de 60 ans pourrait conduire dans un futur plus ou moins proche à une accessibilité aux soins plus difficile. En fixant un seuil à 35 %, on prend une approche prospective.

• La part des plus de 75 ans supérieure à 10 %

Les populations de plus de 75 ans sont consommantes, elles engendrent le plus souvent des actes fréquents et longs. D'une forte proportion de personnes de plus de 75 ans dans un territoire découle un besoin en offre de soins plus important.

2 - Valorisation des indicateurs

Ces indicateurs sont hétérogènes, car ils représentent des nombres, des pourcentages, des densités. Afin de les rendre homogènes, ils sont remplacés par une valeur allant de 0 à 2, selon les cas. On nomme « note (Ni_n) » ces valeurs.

Les indicateurs de l'offre de soins		
Une desserte médicale inférieure à 75 médecins pour 100 000 habitants	0 pt quand d>75	1 pt quand d<75
La présence d'un seul médecin généraliste dans le secteur	0 quand n>1	1 quand n=1
La part des médecins de plus de 50 ans	0 quand y<50 %	1 quand y>50 %
La part des médecins de plus de 55 ans	0 quand x<50%	1 quand 50 < x <75 2 quand 75< x <100
La présence de cinq services de santé au moins (médecin généraliste, infirmier, pharmacien, dentiste, masseur-kinésithérapeute)	0 quand p=5	1 quand 3=<p<5 2 quand p<3
Une moyenne annuelle du nombre d'actes par médecin généraliste supérieure à 5 800	0 quand M<5 800	1 quand M>5 800 2 quand M>6 500
Un temps d'accès au service d'urgence élevé (> 20 minutes)	0 quand t<20mn	1 quand t> 20 mn 2 quand t> 40 mn

Les indicateurs sociodémographiques		
Un déclin démographique sur la dernière période intercensitaire	0 quand e>0	1 quand e<0
Une part des plus de 60 ans supérieure à 35 %	0 quand z<35%	1 quand z>35%
La part des plus de 75 ans supérieure à 10 %	0 quand w<10 %	1 quand w>10%
Une densité inférieure à 25 habitants par km²	0 quand f>25	1 quand f<25

La valeur de la note est établie selon l'influence de l'indicateur statistique dans la problématique de l'aide à l'installation des médecins généralistes.

Des seuils représentatifs sont définis pour chaque type d'indicateur, ils permettent de borner l'influence de la valeur en positif ou en négatif. Des indicateurs auront plusieurs seuils et pourront donc avoir une notation plus graduée, cela permettra de les pondérer entre eux.

Exemple 1:

« Densité de population » associée à une valeur égale à 1, signifie que la densité de la population par km² est faible, le médecin étant susceptible de parcourir une distance plus élevée pour atteindre le patient que dans un secteur avec une note plus forte.

Exemple 2 :

« Part des médecins de plus de 55 ans » associée à une valeur égale à 1 ou à 2. Cela signifie que plus il y a de médecins âgés dans le secteur plus l'indicateur prend de l'importance dans le score final. Un problème plus important peut apparaître dans le secteur dans le cas de non remplacement des médecins suite à leurs départs en retraite.

Calcul du score

Si I_n est l'indicateur et Ni_n la note lui correspondant, pour calculer le score final (S_f), on ajoute toutes les notes. Donc on obtient :

$$S_f = Ni_1 + Ni_2 + Ni_3 + \ldots + Ni_n$$

Lorsque les scores de tous les secteurs sont calculés, leurs valeurs sont discrétisées en quatre classes, pour correspondre aux quatre degrés de fragilité. Les secteurs obtenant les scores les plus élevés sont les plus fragiles et, *a contrario*, ceux aux résultats les plus faibles ont une offre médicale adéquate.

Le score maximal théorique de fragilité est de quinze points, aucun secteur de la région ne l'atteint. Le score le plus haut atteint est de dix et la moyenne régionale est de quatre.

Les quatre catégories peuvent se subdiviser ainsi :
◊ Les zones pas fragiles (de 0 à 1 points).
◊ Les zones peu fragiles (de 2 à 4 points).
◊ Les zones potentiellement fragiles (de 5 à 6 points).
◊ Les zones très fragiles (de 7 à 15 points).

C - Les zones déficitaires en offre de soins en Auvergne en 2005

Vingt-deux secteurs sont désignés comme « fragiles » :

Allier	Haute-Loire	Cantal	Puy-de-Dôme
Lurcy-Levis Cerilly Vallon-en-Sully Le Donjon	Saugues Blesle Paulhaguet	Champs-sur-Tarentaine Condat Riom-ès-Montagnes Pleaux Laroquebrou Maurs Ruynes-en-Margeride Pierrefort	Viverols/St-Anthème Vertolaye Saint-Germain-l'Herm Ardes La Tour d'Auvergne Bourg-Lastic Pionsat

Dix-huit secteurs sont désignés comme « potentiellement fragiles » :

Allier	Haute-Loire	Cantal	Puy-de-Dôme
Huriel Chevagnes Villefranche-d'Allier Chantelle Bellenaves Ebreuil Varennes-sur-Allier Cosne-d'Allier	Allègre Landos	Allanche Chaudes-Aigues Le Rouget Saint-Mamet–La Salvetat	St-Gervais-d'Auvergne Pontaumur Besse/Saint-Anastaise Arlanc

De prime abord, on constate une grande variété de situation en ce qui concerne le score de fragilité et l'appartenance ou non à une zone à faible densité. A l'exception de Montmarault, les bassins solidement structurés ne se situent pas en zone faiblement peuplée. Ils suivent le Val d'Allier et couvrent les principales agglomérations. Ainsi, un lien évident avec la trame urbaine régionale se matérialise ; la ville reste le lieu de la santé.

A l'opposé, assez logiquement, tous les bassins considérés comme les plus fragiles ont une densité inférieure à vingt-cinq habitants ; on retrouve notamment le Cézallier, le Mézenc ou le Livradois-Forez. Les zones potentiellement fragiles sont aussi dans leur plus grande majorité en zone rurale à faible densité, à l'exception d'une partie de l'Yssingelais, d'une portion du Thiernois et de la région de Maurs dans le Cantal, secteurs qui sont historiquement des campagnes à plus forte densité, en liaison avec des traditions artisanales ou manufacturières.

Les zones définies comme peu fragiles se partagent entre des secteurs peu denses et d'autres plus peuplés. Ainsi, il apparaît des secteurs qui sont généralement considérés comme « sensibles » (Livradois, Combrailles, monts du Cantal) et qui ne font pas partie des secteurs où l'accès aux soins de proximité est le plus problématique. Le traitement cartographique montre plutôt un certain gradient où les secteurs les plus proches des agglomérations apparaissent moins fragiles que les secteurs les plus éloignés, même si leur population reste âgée et très diffuse sur leurs territoires. C'est le cas d'une partie du Livradois vers Cunlhat et Sauxillanges, des Combrailles vers Pontgibaud et Saint-Gervais-d'Auvergne, mais aussi dans le Cantal autour de Mauriac et de Murat.

Fig. 116 – Démographique médicale : définition des secteurs de fragilité en Auvergne (2004)

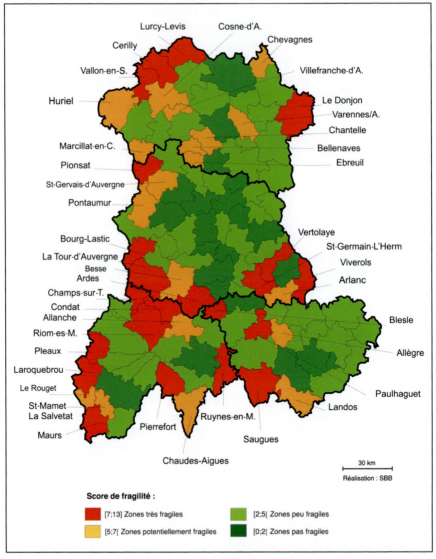

Source : MRS Auvergne.

En définitive, en termes d'accès aux soins de proximité et notamment du médecin généraliste, il apparaît trois types de campagnes à faible densité (Fig. 116).

Le premier type est le plus critique car les zones les plus fragiles sont alors quasi systématiquement entourées de secteurs potentiellement fragiles ou très fragiles. Le secteur le plus révélateur est celui du Cézallier et de l'Artense autour de Tauves, Rochefort-Montagne, Riom-ès-Montagnes, mais aussi les hautes terres orientales depuis le Bas-Livradois jusqu'au Forez en passant par les plateaux du nord de la Haute-Loire (bassins de Viverols ou de Saint-Anthème à l'est, pays de La Chaise-Dieu ou de Saint Germain-L'Herm à l'ouest). Ce sont des secteurs qui cumulent une forte part de personnes âgées, un déclin démographique prononcé et un éloignement de pôle urbain structurant. Le Bocage bourbonnais, entre Cérilly et Le Montet, intègre aussi cette classe, même si la plus grande proximité des agglomérations moulinoise et montluçonnaise laisse supposer un meilleur avenir.

Le deuxième type de secteurs est celui des marges. Ces zones couvrent une grande partie des Combrailles, la Montagne bourbonnaise et le sud-ouest du Cantal. La fragilité semble moins ancrée que dans les secteurs précédents car les grandes aires urbaines (Vichy, Moulins, Digoin, Clermont ou Aurillac) sont proches. L'influence présente ou passée de petites villes ou de gros bourgs (Mauriac, Saint-Gervais-d'Auvergne ou Saint-Georges-de Mons) a aussi son importance pour consolider un peu la situation. Ces secteurs de marges sont certainement en transition, leur futur dépendra sans aucun doute de l'évolution des politiques conduites en matière de santé et des dynamiques urbaines. Les marges de manœuvre semblent réelles.

La troisième catégorie d'espaces concerne les secteurs qui sont potentiellement fragiles. La situation actuelle n'est pas mauvaise mais l'avenir reste incertain. Le cas le plus flagrant est celui de la planèze de Saint-Flour, de l'Aubrac et de la Margeride. Ce vaste secteur étant classé en potentiellement fragile, ce sera l'évolution des effectifs et notamment le remplacement ou non des médecins généralistes qui partent à la retraite qui induira la tendance générale. Saint-Flour, seul pôle urbain, ne semble pas pour l'instant suffisamment solide pour relever toute la situation, *a contrario* de sa voisine Brioude. De façon similaire, on pourrait intégrer à cette catégorie, le sud-ouest de l'Allier autour de Chantelle, Bellenaves et Ebreuil.

IV – Zones déficitaires et zones fragiles : faire évoluer le constat

A – Le décret impossible de 2007

1 - Les motivations de la mise à jour du zonage de 2005

La nécessité de reprendre la définition des zones déficitaires de 2005 réside dans l'évolution de l'offre : les données utilisées afin de calculer le score datent de juin 2005 pour les effectifs et décembre 2004 pour l'activité des professionnels.

En démographie médicale, dans nos zones rurales, les effectifs peuvent varier en peu de temps et rendre difficile une situation jusqu'à présent équilibrée. De nouveau apparaît la fragilisation des résultats par l'évolution des effectifs. Ce phénomène est récurrent dès que l'on travaille sur l'offre de soins des territoires ; sans remettre en cause la méthode, elle interpelle plutôt sur le cadre réglementaire interdisant les mises à jour régulières.

En 2007, tout en sachant que cela n'aurait aucune conséquence sur l'application de l'avenant n° 20 dans la région, on a souhaité mettre à jour la méthode utilisée en 2005 pour définir les zones déficitaires et voir si la situation régionale s'était dégradée. Deux motivations étaient présentes en filigrane. La première était de travailler avec des stocks de médecins mis à jour ; la seconde visait à amender la méthode précédente grâce aux retours d'expérience pour la « faire coller encore plus » à la réalité. Tous les indicateurs de 2005 ne sont pas repris, de nouveaux sont instaurés et la mise en valeur des indicateurs et le calcul des scores sont revus pour partie. Les modifications des indicateurs de l'offre de soins sont nombreuses :

◊ *La desserte médicale.* La valeur repère de trois médecins généralistes pour 5 000 habitants est conservée. Néanmoins, pour réduire l'effet de seuil, le poids du score est modulé pour les secteurs aux résultats légèrement supérieurs, entre trois et quatre médecins généralistes. De plus, la notion de praticiens à faible activité est intégrée au score de l'indicateur pour refléter plus justement la réalité de l'offre de soins. En dessous de 2 000 actes par an, le médecin est considéré à faible activité.

◊ *L'âge des médecins généralistes.* Le critère construit à partir de la part des médecins généralistes de plus de 50 ans est supprimé, mais le poids de l'indicateur sur la part des plus de 55 ans a été appuyé.

◊ *L'isolement des médecins généralistes.* L'indicateur du médecin généraliste travaillant seul est conservé mais il est complété en considérant au même niveau les secteurs où il y a seulement deux médecins généralistes mais où au moins un des deux a plus de 55 ans.

◊ *Le temps d'accès aux services d'urgences.* L'indicateur n'est pas modifié, les seuils de 20 et de 40 minutes sont conservés.

◊ *L'activité moyenne.* Les seuils sont changés et le poids de cet indicateur est atténué.

Globalement, le poids des indicateurs sociodémographiques a été atténué pour éviter que la fragilité de certains secteurs où l'offre est satisfaisante soit exagérée par ce type d'information.

◊ *Le déclin démographique sur la dernière période intercensitaire.* Cet indicateur est retiré, l'ancienneté des données du recensement rendant les informations moins fiables

◊ *Le poids des populations âgées.* Les deux indicateurs de la précédente méthode sont combinés pour donner un poids plus mesuré à cette dimension démographique.

Tab. 54 - Les indicateurs 2007 et la mise en valeur pour le calcul du score

Libellé de l'indicateur	Définition de l'indicateur	Mise en valeur des indicateurs et calcul du score	
Indicateurs de l'offre de soins			
Desserte en médecins généralistes	La desserte en médecins généralistes permet d'évaluer la répartition de l'offre sur le territoire. Il est usuellement acquis qu'en dessous de 3 médecins généralistes pour 5 000 habitants, la zone est sous-dotée. Cet indicateur est parfois controversé dans les régions à poids démographiques faibles comme la nôtre. En effet, la desserte est « mathématiquement gonflée » par un dénominateur faible. De plus, cet indicateur n'intègre pas la notion de faible activité, tous les médecins généralistes sont unitairement comptés y compris ceux n'exerçant pas à temps plein.	Desserte inférieure ou égale à 3 médecins généralistes pour 5 000 habitants	2 points
		Desserte comprise entre 3 et 4 médecins généralistes pour 5 000 habitants	1 point
		Desserte comprise entre 3 et 4 médecins généralistes pour 5 000 habitants et au moins 1 médecin généraliste faisant moins de 2 000 actes	2 points
Poids des médecins généralistes de plus de 55 ans dans l'offre de soins locale	La question du renouvellement des générations de médecins généralistes, surtout en milieu rural, est cruciale. En effet, nombre de professionnels rencontrent des difficultés pour trouver des successeurs. Evaluer le poids des médecins généralistes de plus de 55 ans permet d'avoir une vision prospective sur l'offre de soins à courte et moyenne échéance. Cet indicateur est fondamental.	Part des médecins de plus de 55 ans égale à 100 %	3 points
		Part des médecins de plus de 55 ans comprise entre 75 et 100 %	2 points
		Part des médecins de plus de 55 ans comprise entre 50 et 100 %	1 point
Isolement des professionnels de santé	Travailler seul sur un territoire de la nature d'un BSI est un critère fragilisant. A brève échéance, la situation pourrait s'avérer délicate en cas de décès, de départ à la retraite ou lors d'une absence prolongée du praticien sans remplaçant.	Un seul médecin généraliste exerce sur le secteur	1 point
		2 médecins généralistes exercent sur le secteur mais au moins un des deux à plus de 55 ans	1 point
Activité moyenne	Communément, tous les médecins généralistes sont dénombrés unitairement sans tenir compte de leur activité. Or, il est important de repérer les secteurs où les médecins généralistes ont une forte activité. En effet, un nouvel installé doit pouvoir espérer avoir une activité suffisante pour être économiquement viable. Une activité moyenne élevée peut être révélatrice d'une offre ayant des difficultés à répondre à la demande. L'activité moyenne d'un médecin généraliste en 2006 est de 4 700 actes (C+V). Le seuil de 6 250 actes représente un tiers d'activité en plus de l'activité moyenne régionale, c'est également la borne inférieure du quartile supérieur ; il est significatif d'une activité élevée sur la zone concernée.	Activité moyenne supérieure à 6 250 actes (C+V)	1 point
Eloignement des services d'urgences	L'éloignement des services d'urgences implique une plus forte participation des médecins généralistes locaux, c'est un indicateur de fragilité important. Les services urgences pris en compte sont ceux de Montluçon, Moulins, Vichy, Paray le Monial, Riom, Thiers, Clermont-Ferrand, Issoire, Saint-Flour, Aurillac, Mauriac, Ussel, Brioude, Le Puy-en-Velay, Firminy.	Temps d'accès aux services d'urgence compris entre 20 et 40 minutes	1 point
		Temps d'accès aux services d'urgence supérieur à 40 minutes	2 points
Indicateurs sociodémographiques			
Influence de la densité de population	Il est communément acquis que la densité de population influe sur le développement des territoires, les zones « à faible densité » sont plus handicapées en terme de développement économique et d'équipements en commerces et services. Le seuil de 25 habitants par km² est celui majoritairement retenu pour définir les zones « à faible densité ».	Densité de population inférieure ou égale à 25 habitants par km²	1 point
Poids des populations âgées	Les populations les plus âgées sont les plus consommatrices de soins et ont souvent des difficultés de locomotion, et demandent une plus grande proximité d'une offre de soins. En Auvergne, les plus de 60 ans représentent 30,3 % de la population et les plus de 75 ans 11,4 %. (NB : pour les plus de 60 ans, la valeur de la moyenne augmenté d'un écart-type est de 35,7 %)	Part des plus de 60 ans supérieure ou égale à 35,7 % et part des plus de 75 ans supérieure à 30,3 %.	2 points
		Part des plus de 60 ans, supérieure ou égale à 30,3 %.	1 point

Source : MRS Auvergne.

◊ *La densité de population.* L'indicateur est conservé correspondant bien à la réalité régionale.

2 - La nouvelle méthode

Le tableau 54 reprend tous les éléments de la méthode utilisée pour calculer le score permettant la définition des zones déficitaires.

3 - Les zones déficitaires en offre de soins en Auvergne en 2007

Le tableau 55 présente les vingt secteurs définis comme déficitaires au 30 septembre 2007. Le score théorique maximal est de 13, selon la distribution des résultats, la classe déficitaire englobe les secteurs dont le résultat est supérieur ou égal à 7 ; vingt sont concernés.

Tab. 55 – Liste des BSI déficitaires en 2007

Libellé	Nombre de médecins généralistes	Population (hab.)	Score
Cérilly	5	4 772	7
Bellenaves	2	2 003	7
Chantelle	2	3 683	7
Le Donjon	3	7 311	7
Lurcy-Lévis	5	4 990	7
Champs-sur-Tarentaine	1	3 003	11
Condat	2	2 576	9
Maurs	4	7 013	7
Pierrefort	2	2 698	7
Riom-ès-Montagnes	5	6 610	7
Ruynes-en-Margeride	2	2 870	7
Saint-Mamet-La Salvetat	2	2 450	7
Blesle	1	1 746	8
Saugues	3	4 241	9
Ardes	1	1 537	8
Bourg-Lastic	3	3 377	7
La Tour-d'Auvergne	3	4 585	7
Saint-Germain-L'Herm	2	2 356	7
Vertolaye	2	3 857	7
Viverols	2	2 985	7

Source : MRS Auvergne.

Cinq secteurs (Vallon-en-Sully, Pionsat, Paulhaguet, Pleaux et Laroquebrou) ne sont plus classés en déficitaires et trois le deviennent (Saint-Mamet-La-Salvetat, Chantelle, Bellenaves). Cette évolution n'est pas due à des changements majeurs des effectifs de l'offre de soins, elle trouve son origine dans les modifications apportées à la méthode et à une moindre importance donnée au poids du vieillissement de la population. En effet, avec l'usage, on observe que certains secteurs classés déficitaires ne présentent pas nécessairement toutes les difficultés présupposées et, *a contrario*, des zones dites potentiellement fragiles connaissent des situations délicates. En examinant les scores des zones « faussement » déficitaires, on a constaté le poids fort des indicateurs sociodémographiques dans le total final alors que ceux sur l'offre de soins sont moins significatifs. Cette observation a conduit à revoir l'élaboration des indicateurs et à atténuer le poids des indicateurs sociodémographiques. L'exemple du secteur de Pleaux est significatif de ce changement. En effet, ce secteur a une bonne desserte médicale : cinq médecins généralistes (3 sur la commune de Pleaux, 2 sur celle d'Ally) pour moins de 3 500 habitants, dont seulement deux praticiens de plus 55 ans. Sa forte part de personnes âgées, plus de 60 ans et plus de 75 ans, sa densité de population inférieure à quinze habitants par km^2 induisait un score élevé. En tout état de cause, avec du recul, un jeune médecin généraliste s'installant sur ce secteur connaîtra des difficultés pour constituer une clientèle.

Au final, ce nouveau zonage est plus pertinent, il semble qu'une partie des biais de la première méthode ait été corrigée. Les nouveaux secteurs apparus en 2007 connaissent des situations sociodémographiques meilleures, mais leur desserte médicale n'est pas très forte et les effectifs de médecins généralistes sont en moyenne âgés. Le cœur de l'Allier apparaît fragilisé, phénomène déjà pressenti avec l'analyse sur la répartition des médecins de plus de 55 ans. Cette situation risque de se dégrader rapidement dans ce département alors que jusqu'à présent elle semblait relativement stable.

En conclusion, cette nouvelle cartographie des zones déficitaires prouve que, en deux ans, le changement est peu important et que les mesures incitatives n'ont pas amélioré la situation ; de nouvelles zones déficitaires apparaissent même. L'amélioration de la méthode utilisée est, par contre, encourageante, elle permet d'ouvrir des perspectives vers l'utilisation d'indicateurs permanents pertinents. Cependant, malgré tous les perfectionnements que l'on pourra apporter, rien ne remplacera la connaissance du terrain et la réalité de l'offre de soins de ces campagnes. A titre d'exemple, on peut citer le cas des secteurs de Condat dans le Cantal et d'Ardes dans le Puy-de-Dôme, qui apparaissent comme déficitaires (Fig. 117). Ils cumulent effectivement éloignement, isolement, population âgée et une offre de soins réduite. L'appartenance à cette catégorie est justifiée, il apparaît utile d'aider de tels secteurs. Pourtant, entre la réalisation des deux études, ils ont tous les deux perdu leur médecin installé. Il a fallu que les collectivités s'investissent énormément pour attirer de nouveaux praticiens généralistes. La situation semble, fin 2007, défavorable mais, en fait, elle est bien meilleure que celle vécue un an auparavant ; dans les stratégies régionales ce ne sont pas forcément les secteurs déficitaires les plus prioritaires. De même, nous savons qu'un secteur comme Blesles est « mathématiquement » déficitaire mais qu'aucun jeune ne peut réellement espérer construire dans la situation actuelle une patientèle suf-

Fig. 117 - Les zones déficitaires en Auvergne
(méthode 2007)

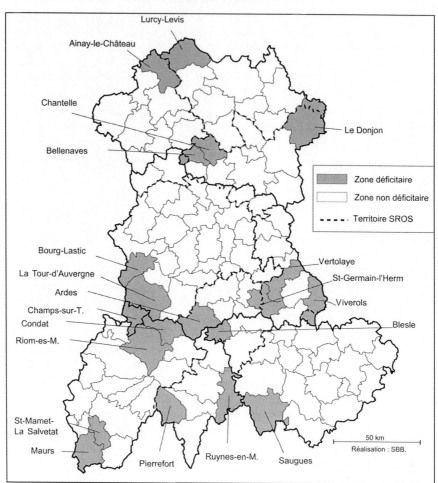

Source : MRS Auvergne.

fisante. Les limites aux découpages statistiques se trouvent dans ces exemples et invitent à continuer le travail auprès des acteurs locaux pour que, de façon informelle, on analyse les résultats des méthodes de calcul. Ces réflexions ne remettent en aucun cas en cause toutes les démarches réalisées pour améliorer l'approche descriptive de la région en termes d'organisation de l'offre de soins. Il est nécessaire de poursuivre l'approche théorique, d'œuvrer à son adaptation régionale et, dans la mise en place d'actions, de se servir de toutes les connaissances de la réalité du terrain. Cela vient confirmer le non sens de travailler avec des directives prises au niveau national identiques pour tous les territoires et toutes les populations. La trame générale doit être identique pour toutes les régions afin d'assurer une égalité de traitement au plan national mais, au plan local, elle doit être étoffée par les acteurs détenant les compétences adéquates.

B - Une autre dimension territoriale : l'idée de zones fragiles

1 - Pourquoi définir des zones fragiles ?

Les zones fragiles n'ont pas les mêmes objectifs que celles classées comme déficitaires, elles devraient permettre le financement du déploiement territorial des maisons pluridisciplinaires de santé. En effet, le cahier des charges national sur la création des maisons pluridisciplinaires de santé et la loi sur le développement des territoires ruraux indiquent que la réalisation de ce type d'établissements ne peut être financé par l'Assurance Maladie uniquement dans les secteurs définis par la MRS comme fragiles. Le principe retenu par la mission régionale de santé d'Auvergne est de définir les zones fragiles pouvant servir de lieu favorable à l'implantation d'une maison pluridisciplinaire de santé, mais surtout présentant des garanties pour son bon développement. Cet argument a été la base de tout le raisonnement. Les maisons de santé pluridisciplinaires doivent être un élément structurant de l'offre de soins locale et du territoire. Les territoires définis dans le cadre de la désignation des zones déficitaires des médecins généralistes ont été réutilisés dans un souci de cohérence d'action. De même, le principe de score a été maintenu avec des indicateurs propres à cette problématique. La base de professionnels est celle des zones déficitaires, dans le souci de continuité de la réflexion sur les zones déficitaires. Le score maximum possible est de huit, une zone est considérée fragile à partir d'un score supérieur à quatre.

2 - Méthode

D'après une méthode similaire à celle des zones déficitaires, les zones fragiles se construisent à partir d'un score englobant les indicateurs suivants :

• Une offre locale suffisante pour permettre l'installation de professionnels de santé

Afin que le projet de maison pluridisciplinaire de santé soit viable, il faut imaginer que l'activité potentielle soit suffisante pour assurer l'existence d'une telle structure.

Définition de l'indicateur	Activité moyenne des médecins généralistes du secteur supérieur à 6 200 actes (C+V)
Valeur de l'indicateur	1 point

- Taux de consommation intra-zone

Le taux de consommation intra-zone correspond au nombre d'actes (C+V) effectués par des médecins généralistes exerçant sur la zone pour des malades vivant sur le secteur par rapport au total des actes consommés par les bénéficiaires des secteurs. La moyenne régionale est de 68 %. Ce ratio permet d'évaluer la concentration des actes consommés sur le secteur. Un taux élevé montre un certain attachement aux praticiens locaux et des habitudes de consommation sur place.

Définition de l'indicateur	Taux de consommation intra-zone supérieur à 68 %
Valeur de l'indicateur	1 point

- Taux de réponse des médecins généralistes

Le taux de réponse équivaut au rapport entre le nombre d'actes (C+V) effectués par les médecins généralistes installés sur un secteur et le nombre d'actes consommés par les bénéficiaires du même secteur. Lorsque ce taux est supérieur à 100 %, cela signifie que le secteur est attractif, c'est un élément favorisant l'implantation d'une maison pluridisciplinaire de santé. De plus avec de tels résultats, il apparaît important que l'offre de ces secteurs se maintienne car elle œuvre à l'équilibre général des zones avoisinantes surtout si ces dernières sont déficitaires.

Définition de l'indicateur	Taux de réponse supérieur à 150 %
Valeur de l'indicateur	2 points
Définition de l'indicateur	Taux de réponse compris entre 100 et 150 %
Valeur de l'indicateur	1 point

- Appartenance à une zone déficitaire ou potentiellement déficitaire

Lorsqu'un secteur est déficitaire ou potentiellement déficitaire, l'implantation d'une maison pluridisciplinaire de santé peut être un élément de réponse pour une meilleure structuration de l'offre de soins locale.

Définition de l'indicateur	Appartenance à une zone déficitaire
Valeur de l'indicateur	2 points
Définition de l'indicateur	Appartenance à une zone potentiellement déficitaire
Valeur de l'indicateur	1 point

• Influence de la densité de population

Il est communément acquis que la densité de population influe sur le développement des territoires, les zones « à faibles densités » sont plus handicapées en termes de développement économique et d'équipements en commerces et services. Le seuil de vingt-cinq habitants par kilomètre carré est celui majoritairement retenu pour définir les zones « à faibles densités ».

Définition de l'indicateur	Densité de population inférieure ou égale à 25 habitants par km²
Valeur de l'indicateur	1 point

• Capacité d'accueil des secteurs

Afin que le secteur soit favorable à l'installation d'une maison pluridisciplinaire de santé, il faut que le développement de la zone soit suffisamment attractif pour l'installation de nouveaux professionnels de santé. Il existe une hiérarchie entre les communes rurales tenant compte de leur niveau d'équipement en commerces et services. Les petites villes rurales et les bourgs-centres complets sont les niveaux supérieurs de ce classement, le fait qu'un territoire compte un de ces types de commune est favorisant.

Définition de l'indicateur	Présence d'une petite ville rurale ou d'un bourg-centre complet
Valeur de l'indicateur	1 point

3 - Résultats

Le tableau 56 présente les trente-trois secteurs définis comme fragiles au 30 septembre 2007 par la Mission Régionale de Santé d'Auvergne.

Les zones fragiles auvergnates se répartissent sur l'ensemble du territoire régional ; néanmoins, elles sont plus nombreuses dans le Cantal et dans l'Allier. Ces territoires ruraux sont fréquemment situés en grande périphérie des pôles urbains les plus importants (Fig. 118).

Dans l'Allier, on constate de vastes étendues classées comme fragiles dans le nord du Bocage bourbonnais, dans la Montagne bourbonnaise, dans la Sologne bourbonnaise (près de Dompierre-sur-Besbre ou du Donjon) et dans la vallée de la Sioule entre Ebreuil et Bellenaves. Les marges du territoire départemental sont les zones les plus sensibles. Toutes sont excentrées des agglomérations de Moulins,

Montluçon et Vichy, à l'exception d'Huriel. Le cœur du département, dans l'axe du val d'Allier, est dans une situation plus favorable.

Tab. 56 – Les 33 secteurs définis comme fragiles (au 30/09/2007)

Code	Libellé	Nombre de médecins généralistes	Population (hab.)	Score
03003	Ainay-le-Château	5	4 772	4
03022	Bellenaves	2	2 003	4
03053	Chantelle	2	3 683	5
03084	Cosne-d'Allier	6	5 969	5
03102	Dompierre-sur-Besbre	8	10 539	4
03103	Le Donjon	3	7 311	5
03107	Ebreuil	3	2 418	5
03128	Huriel	8	7 740	4
03138	Lapalisse	6	9 278	5
03155	Lurcy-Lévis	5	4 990	7
03161	Marcillat-en-Combraille	2	2 650	4
03165	Le Mayet-de-Montagne	5	4 586	4
03297	Vallon-en-Sully	3	4 134	4
15001	Allanche	3	2 295	4
15045	Chaudes-Aigues	3	2 682	4
15094	Laroquebrou	2	3 291	4
15119	Massiac	4	978	4
15122	Maurs	4	7 013	4
15134	Montsalvy	7	4 617	4
15138	Murat	7	5 518	4
15152	Pierrefort	2	2 698	5
15153	Pleaux	5	3 445	5
15162	Riom-ès-Montagnes	5	6 610	7
15168	Ruynes-en-Margeride	2	2 870	4
15196	Saint-Mamet-La Salvetat	2	2 450	4
43048	La Chaise-Dieu	3	1 698	6
43080	Craponne-sur-Arzon	7	7 340	4
43135	Le Monastier-sur-Gazeille	4	4 922	4
43148	Paulhaguet	3	3 026	6
43234	Saugues	3	4 241	6
63038	Besse-et-Saint-Anastaise	6	3 799	6
63283	Pontaumur	4	4 006	5
63305	Rochefort-Montagne	3	2 691	4

Fig. 118 - Les zones fragiles en Auvergne (octobre 2007)

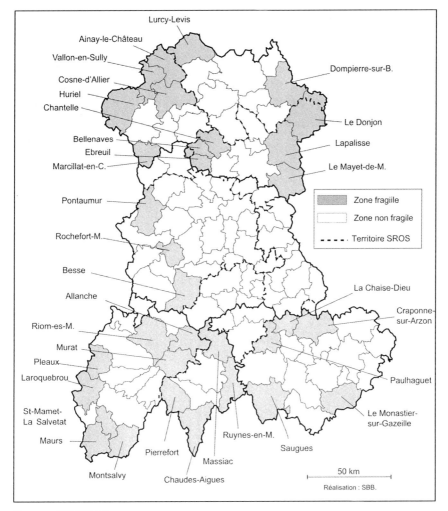

Source : URCAM Auvergne.

Le Cantal comme l'Allier comptent de nombreux secteurs fragiles, spécialement en grande périphérie de Saint-Flour, avec les secteurs de Massiac, de la Margeride, de l'Aubrac et des monts du Cantal. La Châtaigneraie ainsi que Pleaux ou Laroquebrou forment un second secteur « fragile », pourtant positionné dans l'aire d'influence directe d'Aurillac.

La Haute-Loire présente un schéma similaire dans les secteurs interstitiels de Brioude et du Puy-en-Velay avec Saugues ou Le Monastier-sur-Gazeille au sud, et avec Craponne-sur-Arzon, La Chaise-Dieu et Paulhaguet au nord. A l'est, rien de semblable, car la zone est sous l'influence de Saint-Etienne avec pour relais le pôle d'Yssingeaux ; cette continuité de territoires « urbanisés » est favorable à l'offre de soins.

Dans le Puy-de-Dôme, les zones fragiles sont peu nombreuses avec seulement trois secteurs : Pontaumur, Rochefort-Montagne et Besse ; aucune des zones fragiles ne compte de pôle rural et les campagnes de l'est sont assez bien desservies.

C - Les territoires des mesures incitatives en Auvergne : synthèse

La synthèse des zones fragiles, des zones déficitaires et des zones de revitalisation rurale en Auvergne permet de donner une image des territoires d'action en faveur de l'installation des médecins généralistes mais aussi de la fragilité de l'offre de soins. Toutes les zones déficitaires et fragiles sont classées en zone de revitalisation rurale

La carte synthétique (Fig. 119) permet de dresser une typologie des secteurs de la région selon « leurs besoins en offre de soins ». Cinq grands types de territoires apparaissent, leurs caractéristiques induisant des pistes différentes pour améliorer l'organisation de l'offre de soins. On retrouve les types de secteurs déjà traités (zones fragiles et zones déficitaires) pour lesquels nous avons évoqué les pistes d'amélioration de l'offre et les outils réglementaires mis en place (avenant n° 20 par exemple).

Le nouveau type de secteur qui apparaît et attire toutes les interrogations est celui qui cumule les critères déficitaires et ceux de fragilité. Que penser de ces secteurs ? Quelles conclusions sont à déduire de cette troisième catégorie ?

De facto, dans ces espaces, l'offre de soins est fragilisée ; mais, au-delà de la « simple » installation de médecins généralistes, il faut envisager dans ces secteurs des actions plus amples pour restructurer l'offre de soins. Cette démarche doit se mettre en place prioritairement car la situation actuelle risque de se dégrader assez rapidement. Toutes les zones déficitaires de l'Allier sont dans cette catégorie : les trois secteurs au nord du Bocage bourbonnais et celui du Donjon. Dans le Cantal, à l'exception des secteurs du Cézallier, les zones déficitaires sont elles aussi classées en zones fragiles (Maurs, Laroquebrou, Pleaux, Riom-ès-Montagnes, Pierrefort et Ruynes-en-Margeride). Le Puy-de-Dôme n'a pas de secteurs rentrant dans cette catégorie « mixte ». En Haute-Loire, deux zones sont concernées : Saugues et Paulhaguet. L'offre de soins en médecins généralistes de ces zones doit être consolidée car le renouvellement des médecins généralistes en place sera difficile dans les conditions actuelles d'exercice. Par exemple, Saugues doit gérer son isolement géographique en maintenant son offre de soins, alors que les médecins généralistes exerçant sur place sont âgés ; mais cet enclavement géographique est très contraignant pour les candidats potentiels à l'installation dans ce bourg. Dans l'absolu, il faudrait trouver une solution dans l'organisation des soins pour pallier cet isolat.

Définir des zones déficitaires en offre de soins : rendre utile le constat ?

Fig. 119 - Les territoires des mesures incitatives à l'installation en Auvergne en 2008

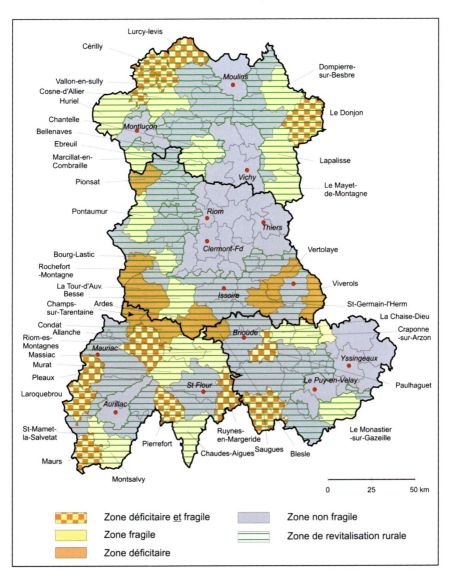

Source : MRS Auvergne. Réalisation : SBB, 2007.

Implanter une maison pluridisciplinaire sur le territoire de Saugues n'est pas la solution car l'infrastructure à elle seule ne permettra pas l'installation. Peut-être faut-il imaginer des professionnels de santé travaillant en réseau rapproché avec ceux d'autres communes ? Un système de cabinets secondaires pourrait être envisagé pour attirer de jeunes médecins qui assureraient consultations et visites à tour de rôle quelques jours par semaine, et qui, le reste du temps, pourraient exercer dans une commune ressentie comme moins isolée. Le panel d'aides disponibles est important mais, au-delà des outils, c'est l'implication des différents acteurs qui aura une chance de faire évoluer favorablement la situation.

Les deux autres types de territoires présents sur la carte concernent les zones non fragiles classées en Zone de Revitalisation Rurale (ZRR) ou non. L'appartenance à une zone non fragile ne signifie pas que ces secteurs ne connaissent aucune difficulté en termes d'organisation de l'offre de soins. Mais les problèmes ne sont pas suffisamment significatifs en comparaison à d'autres zones et de tels territoires ne bénéficient donc pas de mesures incitatives particulières. En théorie, la classification en ZRR permet la mise en place d'aides pour les professionnels de santé, particulièrement des exonérations fiscales. Pourtant, ces zones recouvrent des communes très différentes, allant de la petite ville comme Issoire, Saint-Flour, ou Ambert à des communes rurales isolées. Les collectivités n'ont pas systématiquement fait le choix de mettre en place les exonérations, car cette mesure n'était pas intéressante pour leurs finances locales. Par exemple, la commune de Saint-Flour ne peut pas se permettre financièrement de ne plus percevoir la taxe professionnelle. Les professionnels de santé ne peuvent donc pas bénéficier d'aides spécifiques.

Pourtant des zones rurales « en difficultés » sont comprises dans ces espaces et toutes les actions pouvant y améliorer l'offre de soins doivent y être entreprises. Néanmoins, elles seront probablement issues des initiatives individuelles de professionnels de santé ou d'élus locaux. Les représentants de ces zones expriment régulièrement leur frustration et le sentiment d'être victimes de cet « effet de seuil ». Face à l'absence d'aides à lui proposer dans le cadre réglementaire actuel, un élu de la Montagne thiernoise m'a répondu : « Je me débrouillerai tout seul puisque c'est ainsi ! ». Certains travaillent donc pour attirer des médecins généralistes avec leurs propres moyens en faisant fi de ce qui existe pour d'autres secteurs. L'absence de mise à jour de l'arrêté sur les zones déficitaires risque de multiplier les cas de l'inadaptation partielle du zonage, particulièrement lors de la cessation brutale d'activité de médecins généralistes.

En conclusion, rappelons que cette carte synthétique n'a pas la prétention de présenter une synthèse de l'offre de soins en Auvergne ; elle a pour objectif d'être un outil pour guider les actions en faveur de l'amélioration de l'offre de soins en Auvergne. Nécessairement elle cache des situations locales sensibles.

Les avancées en termes de diagnostics territoriaux au niveau régional ont été très importantes en quelques années. Des réflexions mettant en place des indicateurs à la fois complexes et synthétiques ont vu le jour, particulièrement en ce qui concerne l'offre en médecins généralistes. Tout ceci permet de donner un cadre géographique à des séries de mesures diverses et variées que le législateur a votées sans prendre en compte les mille-feuilles réglementaires et institutionnels qu'il instaurait et sans réaliser que les multiples acteurs qu'il prévoyait d'associer n'étaient pas tous prêts ni d'accord pour travailler en étroite collaboration.

Au total, la définition des zones fragiles confirme leur appartenance au monde rural de faible densité, excluant presque toujours les aires périurbaines. Une typologie plus fine oppose des campagnes isolées où l'offre de soins est défaillante (Cézallier, Artense, Livradois-Forez, une partie du Bocage bourbonnais) à des territoires de marges, moins éloignés des pôles urbains (Combrailles, sud-ouest du Cantal) et à des espaces incertains du fait du vieillissement des professionnels (Margeride, Planèze...).

Les constats semblent justes, les motivations bonnes mais, dès la présentation des mesures, on ressent que leurs mises en place nécessiteront patience, pédagogie et obstination étant donné la variété de cibles concernées (professionnels de santé, étudiants, collectivités locales, organismes de l'Assurance Maladie, collectivités territoriales, Etat, etc.). Tout cela laisse un sentiment de flou et d'inquiétude quant à une mise en application forcément longue. L'impossibilité de mettre à jour l'arrêté de définition des zones déficitaires opposables dans le cadre de l'application de l'avenant n° 20 en est le plus flagrant exemple.

Notes

1 - Le FAQSV est devenu FICQS (Fond d'Intervention pour la Coordination et la Qualité des Soins) en 2007.
2 - La situation démographique du canton de Condat est celle existant lors de la réalisation de l'étude en 2002.
3 - Art L162-47 du Code de Sécurité Sociale.
4 - Convention des médecins libéraux janvier 2005.
5 - Convention des médecins libéraux janvier 2005.
6 - Avenant n° 20 du 23 mars 2007 à la Convention entre les médecins libéraux et l'Assurance Maladie du 3 février 2005.
7 - Art 1465 A du CGI.
8 - Art 108/ Loi 2005-157 du 23 fév. 2005.
9 - Art 108/ Loi 2005-157 du 23 fév. 2005.

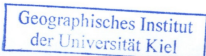

Chapitre 8

L'APPLICATION DES MESURES INCITATIVES EN AUVERGNE

Les mesures en faveur d'une meilleure répartition des professionnels de santé couvrent un large spectre, que nous avons décrit avec détail. Au-delà de l'effet d'annonce, il faut en évaluer l'impact et s'attarder sur les moyens mis en œuvre pour les accompagner. La mission régionale de santé d'Auvergne a souhaité s'investir activement dans la coordination ; cela a produit un certain dynamisme, même si cette structure n'avait aucune prérogative hiérarchique et devait faciliter le mise en réseau des différents protagonistes. Comme nous le verrons, si, dans certains cas, cela a bien fonctionné, on regrettera encore la lenteur des coordinations.

Dans un premier temps, nous allons évaluer les résultats des principales mesures en essayant de conserver une approche géographique. Ensuite nous nous attarderons sur l'action de l'URCAM afin de voir comment se met en place la coordination au niveau régional et si nous parvenons à trouver de la cohérence dans l'action d'ensemble, tout en laissant l'initiative au plan local. Enfin, nous consacrerons du temps aux témoignages des principaux intéressés, ceux qui mettent en œuvre les mesures (les collectivités locales), ceux qui peuvent en bénéficier (les nouveaux installés et les étudiants), et ceux qui se posent en observateur (les professionnels en place).

I - Le difficile bilan des mesures

A - Les mesures propres à l'Assurance Maladie

1 - Les CBP (Contrats de Bonne Pratique)

Dans le texte conventionnel de janvier 2005, les contrats de bonne pratique sont les premières mesures prises, leur objectif déclaré est de soutenir financière-

**Fig. 120 - Les CBP « exercice en milieu rural »
en Auvergne, au 31 décembre 2007**

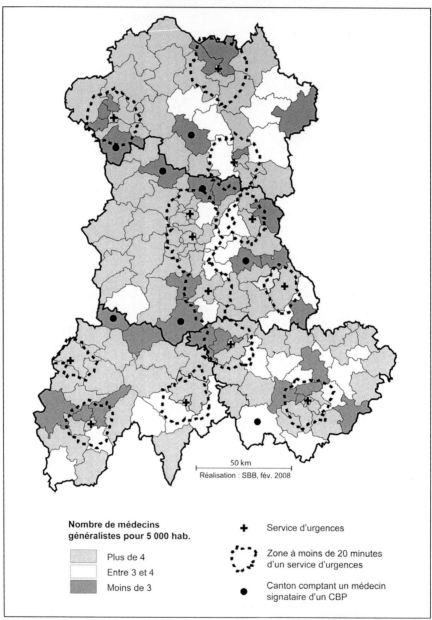

Source : Assurance Maladie.

ment les médecins installés et d'améliorer leurs conditions de vie et d'exercice. Pour deux des trois contrats, le levier choisi, l'aide à la recherche de remplaçants, semblait une idée à la fois originale et pertinente.

Destinés aux médecins généralistes, ils s'appliquent tous dans la région ; celui sur la médecine dans les stations de sports d'hiver, malgré la modestie du domaine skiable auvergnat, comme celui lié à la pratique en zone franche urbaine, Clermont-Ferrand comptant une partie de « ses quartiers nord » dans cette classification. Malgré les possibilités offertes, aucun de ces deux derniers contrats de bonne pratique ne sera signé en Auvergne. Seul celui de bonne pratique en milieu rural obtient un certain succès, tout en restant au demeurant d'une efficacité assez marginale.

Le législateur prévoyait un nombre maximum de trente-six CBP « exercice en milieu rural » par région ; au 31 décembre 2007, seuls onze professionnels ont adhéré en Auvergne. Il faut dire qu'une vingtaine de cantons, entiers ou en partie, répondaient aux deux critères (délai aux services d'urgences et niveau de la densité médicale) soit une trentaine de médecins généralistes potentiels, pour l'Auvergne. L'examen de la répartition des adhésions (Fig. 120) pose un certain nombre d'interrogations et l'application *stricto sensu* des critères laisse une impression d'insatisfaction, d'inachevé voire d'inéquité territoriale.

Les signataires se regroupent dans les marges sud-ouest de l'Allier et nord du Puy-de-Dôme (Marcillat, Saint-Eloy, Bellenaves, Aigueperse) mais aussi dans le Livradois à Saint-Dier, dans le Cezallier à Ardes et dans la Margeride à Saugues.

Les raisons du faible recours à l'adhésion au contrat, acte volontaire des professionnels, peuvent être multiples, les deux principales étant la méconnaissance et le refus. En effet, les professionnels ne savent pas nécessairement qu'ils peuvent être éligibles à ce type d'aide même si ce texte est inclu dans la convention dont ils sont, *de facto*, signataires. De plus, les caisses primaires d'Assurance Maladie en charge de la promotion de cette mesure conventionnelle, disposaient du libre choix d'avertir ou non les médecins généralistes concernés. En Auvergne, peu de promotion ciblée sur cette action a été faite, les acteurs considérant que tous les médecins généralistes avaient été destinataires *in nomine* de la nouvelle convention et de fait avertis de l'existence du contrat de bonne pratique. En dehors des praticiens qui ne savaient pas, d'autres n'ont pas souhaité adhérer pour des raisons personnelles, par exemple des médecins exerçant dans un même cabinet ne font pas tous la démarche d'adhésion, alors que l'on pourrait supposer un rôle facilitateur de la proximité dans la transmission de l'information. *A contrario*, le groupe peut être émulateur, par exemple les demandes d'adhésions de membres d'un même cabinet sont arrivées dans les services à quelques jours d'intervalle, à partir du moment où le premier accord officiel avait été prononcé. Ce principe intrinsèque de la contractualisation individuelle porte le risque d'une moindre réponse des professionnels ; par contre, il permet des démarches plus ciblées qualitativement et quantitativement.

En interrogeant un médecin de l'Allier sur ses motivations pour l'adhésion au contrat et sur les raisons d'une demande décalée de plus d'un an après la signature de la convention, il m'a répondu : « J'ai mis un certain temps à réaliser que je rentrais dans les critères, d'où le retard de ma demande ». Sa situation est paradoxale car il participe activement aux commissions de professionnels avec les différentes instances conventionnelles, donc plus que quiconque il aurait dû être l'un des premiers avertis de cette possibilité. Sur le fond, il a clairement exprimé que le principe du CBP est intéressant (il pose précisément la question du remplacement des médecins ruraux isolés), mais il lui semble insuffisant pour répondre aux problèmes démographiques plus généraux. Il évoque ses propres difficultés à trouver la consœur pour le remplacer et ses inquiétudes à l'idée de la voir partir dans un futur plus ou moins proche. Il compte reverser l'argent touché à cette collègue afin d'essayer de la motiver un peu plus. Plus pessimiste, il prédit le moment où il ne trouvera plus de remplaçant, où la question de la continuité des soins se posera. Que fera-t-il lorsque, ponctuellement, il devra fermer le cabinet et renvoyer les actes ne pouvant pas attendre, vers d'autres confrères, à l'emploi du temps généralement surchargé par leur propre clientèle, et vers les structures d'urgence ? Nécessairement, cette situation sera insatisfaisante mais il craint qu'elle ne soit inévitable si la tendance actuelle perdure. Sa vision de la médecine générale passe par un rôle prépondérant de la formation continue aussi bien dans des domaines médicaux purs que dans d'autres plus variés tournés vers le développement personnel par exemple. Il raconte son expérience en précisant que, depuis son installation, il y a plus de vingt ans, il a quasiment obtenu un diplôme par an. Pour lui, cette remise en question est indispensable pour casser « l'isolement » de l'exercice rural et évite le « *burn out* ».

Les demandes d'adhésion au CBP concernent principalement des candidats sachant qu'ils correspondent aux critères et de fait ils reçoivent une réponse positive. Néanmoins, deux cas n'ont pas vérifié cette tendance. Le premier exerçant dans l'Allier a souhaité, avant de faire une demande officielle, qu'on lui précise s'il répondait aux critères. La réponse était positive pour les délais aux services d'urgences, mais pas pour la desserte, avec une offre légèrement supérieure aux seuils dans son canton et des cantons limitrophes bien dotés. Cet exemple confirme que les professionnels de santé ne parviennent pas à se projeter dans une dimension territoriale. Le second cas était à l'opposé ; issus d'une saisine officielle, les critères ont été vérifiés pour un médecin exerçant à Saugues. Après examen, il vérifiait le critère de distances aux urgences mais pas celui de la desserte, avec trois médecins généralistes pour 4 100 habitants alors que la limite est à 5 000 habitants (taux à 3,63 pour une valeur limite de 3). En fait, les trois médecins généralistes exerçant dans ce canton aux conditions géographiques difficiles sont tous âgés de plus de 55 ans et même plus de 65 ans pour l'un d'entre eux qui souhaite partir à la retraite mais qui prolonge son activité faute de successeur afin d'éviter de déstabiliser l'équilibre déjà fragile du secteur. Deux de ces praticiens ont une activité annexe salariée dans un établissement pour personnes âgées. Cette zone a été classée déficitaire par la mission régionale de santé dans le cadre des mesures incitatives à l'installation. Emettre un avis négatif pour ce secteur pousse à la réflexion, prendre ce type de décision n'est pas aisé dans un tel contexte (zone déficitaire et éligible aux aides à l'installation et lieu où le recrutement de remplaçant est certainement un peu moins évident qu'ailleurs). En conséquence, l'adhésion au contrat fut autorisée pour essayer de construire une cohérence dans les actions dans cette partie du département. La direction de l'URCAM Auvergne a souhaité garder ce libre arbitre, tout en faisant en sorte que les décisions prises, hors le cadre *stricto sensu* des critères du CBP, le soient de façon justifiée en lien avec les zones définies comme déficitaires. Au 31 décembre 2007, aucune autre demande de ce type n'a été formulée.

Le résultat de ce CBP en Auvergne est donc insatisfaisant. Mais, cet échec n'était-il pas dans l'essence même du projet ? Lors de la rédaction de la convention, les questions de la démographie prégnantes voire même « brûlantes » étaient sorties du carcan des professionnels de santé pour toucher le grand public. Il fallait faire des propositions rapidement au moment où les réflexions collectives quittaient juste des phases descriptives pour rentrer dans des constructions englobant plus de qualitatif. Les critères émis au niveau national n'avaient pas été suffisamment évalués et ne pouvaient correspondre à des situations locales plus complexes à mesurer qu'un ratio populationnel. Les critères de ce CBP sont annoncés en l'état alors que le concept de zones déficitaires opposables vient de paraître avec la création des missions régionales de santé tandis que les protagonistes réclament quelques semaines pour cerner plus finement leurs principes de définition et que les pouvoirs publics annoncent la diffusion d'éléments de méthodes. La nécessité d'un effet d'annonce a conduit à la mise en place d'un outil à l'efficience incertaine, partiellement abrogé par l'avenant n° 20, deux ans plus tard, puisque les signataires de la nouvelle option conventionnelle créée par ce texte doivent résilier leur CBP s'ils étaient adhérents, les deux mesures n'étant pas cumulables. Outre que les instances aient eu besoin de près de deux ans pour s'accorder sur la mise en place d'un texte conventionnel particulièrement dirigé sur le thème de la démographie médicale, ce dernier annule en partie un autre projet dont l'existence commençait à peine à se faire connaître sur le terrain. Les résultats de ce contrat s'expliquent donc.

Néanmoins, au cœur de ce CBP la réflexion du remplacement des médecins ruraux intégrée à celle plus vaste de la démographie était innovante ; elle mettait en avant l'importance des concepts de continuité des soins en zone rurale et de leur organisation. Dans les textes qui vont suivre, l'avenant n° 20 entre autres, rien n'évoquera cette question du statut du remplaçant dans le débat sur la démographie, cet axe ayant été traité… par le contrat de bonne pratique …

2 - L'avenant n° 20

Au 31 décembre 2007, neuf mois après la parution de l'avenant n° 20, nous n'avons pas le recul nécessaire pour évaluer son impact. En effet, il a fallu plusieurs semaines à la parution des différentes circulaires internes à l'Assurance Maladie indispensables à sa complète application. L'avenant est pratiquement intégré aux différentes procédures à la rentrée 2007, fin août, début septembre. L'avenant n° 20 est une option conventionnelle fonctionnant sur le volontariat des praticiens ; les critères d'application se résument à l'obligation des bénéficiaires d'exercer dans un cabinet de groupe dans les secteurs définis déficitaires par l'arrêté de la mission régionale de santé. Fin 2007, sept médecins généralistes ont signé cette option conventionnelle, cinq dans le Cantal, un en Haute-Loire et un autre dans l'Allier ; tous étaient déjà installés avant la signature et aucune nouvelle installation n'a été enregistrée en lien avec cette mesure. Sur le plan géographique, seules les régions de la Châtaigneraie cantalienne et du nord du Bocage bourbonnais sont apparus sur la carte par rapport au CBP « sur l'exercice en milieu rural ». Malgré l'importance de la rémunération forfaitaire, on doit noter le peu de précipitation des médecins généralistes pour bénéficier de cette aide. Certains départements comptabilisent un seul signataire, résultat qui laisse perplexe puisque cette aide concerne des omnipraticiens regroupés. De façon concordante avec le contrat de bonne pratique, il faut conclure à un certain refus de cette mesure, mais, contrairement au CBP, le phénomène de méconnaissance fut moins marqué, la communication des pouvoirs publics et des instances professionnelles étant plus significative.

En dépit des apparences, mesurer la montée en charge de cette mesure est complexe dans la définition de la population cible. En effet, dénombrer les médecins généralistes déjà installés en zones éligibles n'est pas suffisant pour obtenir ceux concernés par l'option conventionnelle. Sur les deux cent trente-quatre communes déficitaires en Auvergne, trente-trois ont des médecins généralistes soit cinquante-neuf installés ; sur ce total, seulement seize communes déficitaires comptent plusieurs médecins généralistes, soit quarante-cinq praticiens. Dans les communes avec plusieurs médecins, tous n'exercent pas dans un cabinet unique ; seuls vingt-cinq peuvent en théorie percevoir la rémunération forfaitaire dans la situation actuelle. Mais ce chiffre n'est pas réellement exact car il n'est pas possible, hormis par l'enquête individuelle, de connaître la nature de leur contrat d'association et de savoir s'ils sont éligibles. Nous savons que certains médecins sont en train de refaire leur contrat d'association pour rentrer dans les normes et bénéficier de l'option conventionnelle.

Si on tente de suivre la logique du texte, il n'est pas évident de connaître, dans les médecins déjà installés, les cibles de la mesure. *A minima*, ce sont les vingt-cinq médecins évoqués mais si les pouvoirs publics souhaitent favoriser le regroupement, il faudrait évaluer le résultat à partir de ceux exerçant déjà dans des territoires comptant plusieurs médecins et on obtiendrait alors un total de quaran-

L'application des mesures incitatives en Auvergne

**Fig. 121 - Adhésion des médecins généralistes auvergnats
à l'avenant n° 20, bilan au 31 décembre 2007**

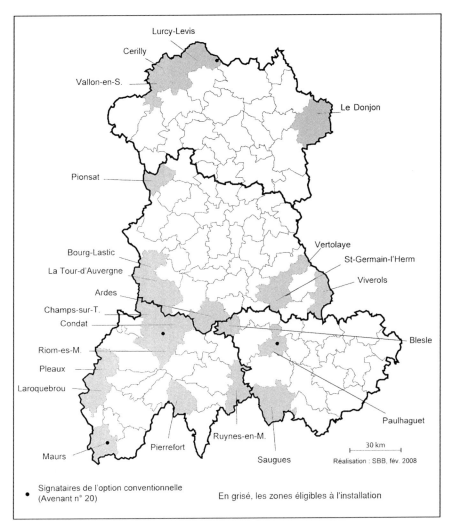

Source : URCAM Auvergne.

te-cinq médecins s'ils effectuaient tous la démarche du travail de groupe. Mais ce territoire doit-il être celui de la commune ? Le regroupement doit-il être celui envisageable avec l'offre actuellement installée ou en direction de médecins généralistes travaillant aujourd'hui seuls mais qui souhaiteraient s'associer avec un nouveau venu ? Trente-quatre médecins exercent seuls en zones déficitaires, mais toutes les zones concernées par ces derniers ne permettent pas l'installation d'un deuxième médecin sur la commune par activité potentielle insuffisante.

Quel que soit l'effectif cible considéré dans notre réflexion, cette mesure concerne peu de professionnels par rapport aux effectifs régionaux et, pour l'instant, elle ne semble pas incitative pour de nouveaux installés. Depuis l'application de cet avenant, les deux installations en zones déficitaires auvergnates concernent des communes qui avaient plus de médecins généralistes et où l'incitation a été autre. Comme l'évoquent certains des détracteurs de la mesure, les partenaires conventionnels auraient certainement dû élargir la notion de regroupement à des professionnels de santé de types différents (médicaux et paramédicaux), notamment dans la logique, voulue par plusieurs textes, de favoriser les maisons de santé pluridisciplinaires.

Tab. 57 - Population cible de l'option conventionnelle de l'avenant n° 20 au 31 décembre 2007

Nombre de communes classées déficitaires	233
Nombre de communes classées déficitaires comptant des médecins généralistes	33
Nombre de communes classées déficitaires comptant plusieurs médecins généralistes	16
Nombre de médecins généralistes installés dans des communes classées déficitaires	59
Nombre de médecins généralistes installés dans des communes classées déficitaires comptant plusieurs médecins généralistes	45
Nombre de médecins généralistes installés en groupe dans des communes classées déficitaires	25 6 dans l'Allier 13 dans le Cantal 4 en Haute Loire 2 dans le Puy-de-Dôme

Source : URCAM Auvergne.

Comme le contrat de bonne pratique, l'avenant n° 20 laisse une impression d'inachevé, d'insatisfaction et d'inéquité territoriale, celle-ci est d'autant plus forte que cette mesure est figée. En effet, elle fonctionne sur une situation définie en Auvergne mi 2005, impossible réglementairement à adapter aux changements récents. Les signataires de la convention ont interdit toute mise à jour des zones déficitaires par les missions régionales de santé, puisque l'avenant n° 20 s'applique pour les zones définies déficitaires ultérieurement à la signature de l'avenant. La fragilité de l'offre de soins dans certaines zones laisse perplexe sur cette décision prise par les instances et permet de conclure à l'aberration de tels choix. Nous devrions travailler sur cette thématique presque en temps réel, or rien ne changera avant le 11 février 2010, aucun soutien ne pourra être apporté en cas de crise marquée d'un territoire (ex. : décès d'un médecin, etc.). Les raisons de cette option ne sont pas clairement énoncées même si l'on peut supposer des motivations d'ordre économique.

En conclusion, l'application de l'avenant n° 20 n'est pas un réel succès et n'a pas apporté le soutien escompté.

B - Les mesures des collectivités

Seuls le Conseil général de l'Allier et le Conseil régional ont mis en place des démarches en faveur de l'installation des professionnels de santé telle que définie par les différents textes législatifs en faveur des collectivités territoriales.

1 - Le projet « Wanted » du Conseil Général de l'Allier

Le dispositif « Wanted » est issu du groupe de réflexion « Défi 2015 » porté par le Conseil général de l'Allier. Faisant le constat d'une population vieillissante, d'une offre de soin globalement satisfaisante mais avec une pyramide des âges défavorable, le Conseil général a mis en place un dispositif d'aide incitatif, une bourse auprès des jeunes médecins acceptant de s'installer dans les zones rurales les plus sensibles. Elle s'étend sur trois ans, à partir du 3e cycle d'étude de médecine générale (700 €/mois la première année, 1 000 €/mois la deuxième année, 1 500 €/mois la troisième année). En contrepartie, le jeune s'engage à exercer sur le territoire durant six ans. Deux jeunes en ont bénéficié en 2006 et autant en 2007 ; la majorité d'entre eux n'est pas originaire de la région et ne poursuit pas son cursus à l'université de Clermont-Ferrand.

Ce dispositif a fait l'objet d'une communication décalée reprenant les clichés des avis de recherche de western. Toutes les universités de médecine française ont été destinataires de

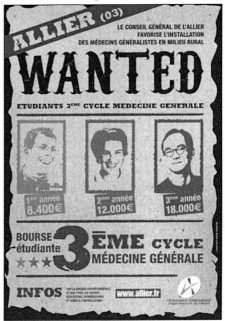

Fig. 122 - Visuel utilisé pour le projet « Wanted » du Conseil général de l'Allier

ces avis. Des médias de niveau national (*Le Figaro*, *Le Parisien*, TF1 et LCI) ont relayé l'information. En France, d'autres collectivités territoriales ont mis en place le même type de dispositif : la Manche, la Sarthe, la Picardie.

Le responsable du projet m'a expliqué s'être basé sur l'expérience acquise avec les autres bourses distribuées par le Conseil général, notamment celles des doctorants. Pour lui, le principe est similaire, l'objectif étant d'attirer dans le département des étudiants susceptibles de postuler à des emplois de type supérieur structurants pour le territoire et son économie. Les médecins répondent à une demande forte de la population locale et ils sont ressentis comme équipements indispensables à l'accueil de nouvelles populations. L'Allier, dont les campagnes se sont fortement dépeuplées, mise sur toutes les actions pouvant inverser la tendance et attirer de nouveaux habitants. Le projet « *Wanted* » doit être compris dans cette perspective. Ceci explique les libertés prises par rapport aux textes législatifs ; dans la délibération, le futur territoire d'installation des étudiants boursiers ne se cantonne pas aux seules zones déficitaires et est élargi à une notion plus vaste de milieu rural. En théorie, les boursiers pourront s'installer dans toutes les communes hors agglomérations de Vichy, Moulins et Montluçon.

Ce système d'aides n'a pas encore donné de résultats puisque les étudiants boursiers ne sont pas installés, et les lieux de futures installations ne sont pas définis précisément. Ce type de mesures ne fournira pas de résultats spectaculaires ; ce projet ne porte que sur quelques médecins, pour l'instant deux par an, mais il peut néanmoins former un flux régulier d'entrées de médecins généralistes si toutefois il perdure et est renouvelé y compris en cas de changement de majorité politique.

J'ai pu évoquer ce système avec le représentant des étudiants en médecine générale de la Faculté de Clermont-Ferrand. Il exprime de nombreuses réserves ; d'après lui, cette motivation financière ne serait pas suffisante pour inverser la tendance des jeunes médecins peu attirés par un exercice en zone rurale isolée. Ce type d'aides drainera des étudiants de facultés de grandes villes, un peu « chasseurs de prime » voulant travailler ailleurs mais qui ne s'adapteront pas forcément à notre région, particulièrement s'ils n'ont pas fait leur internat en Auvergne. Il faudra évaluer les résultats avec du recul pour voir si ces médecins généralistes ne repartent pas après la période obligatoire. Les autres boursiers potentiels seront les étudiants locaux déjà décidés à s'installer dans ce département et qui profiteront ainsi de l'opportunité des aides financières.

2 - Les indemnités de stage du Conseil régional

Afin de faciliter l'installation de jeunes médecins généralistes en zone rurale, la Région Auvergne propose d'aider financièrement les étudiants en 3e cycle de médecine générale inscrits à la Faculté de Médecine de Clermont-Ferrand lorsqu'ils effectuent leur stage chez un médecin généraliste installé en Auvergne en zones déficitaires (définies par la Mission Régionale de Santé) ou zones de revitalisation rurale. Les contraintes territoriales sont assouplies par rapport à la loi afin de pallier le manque de maîtres de stage en zones déficitaires. Le dernier recensement auprès de la Faculté dénombrait seulement cinq maîtres de stage en zones déficitaires ; ce qui a conduit à élargir ce projet aux secteurs en zone de revitalisation rurale.

L'aide attribuée par le Conseil régional d'Auvergne s'élève à 400 € par mois pour la durée du stage, obligatoirement de six mois, soit un montant total de 2 400 €. Si l'étudiant souhaite faire un deuxième stage dans les mêmes conditions, il percevra encore 400 € par mois. Dans ce cas, et pour douze mois de stage, l'étudiant percevra 4 800 €.

Si l'étudiant s'engage par écrit auprès de la Région Auvergne, à effectuer des remplacements sur le lieu de son stage, après la fin de ses études, il percevra un bonus de 400 € par mois à partir de la date de son engagement ce qui double l'aide financière versée par la Région.

L'étudiant doit s'engager par écrit à effectuer, dans les deux ans suivants la fin de son 3e cycle, des remplacements des médecins généralistes présents sur les Communautés de communes où il a effectué son stage, d'une durée minimale de six semaines.

Ce dispositif régional, mis en place en 2007-2008 à titre expérimental, a pour objectif, dans un premier temps, d'attribuer une aide financière au maximum à dix étudiants par an. La sélection des candidatures est réalisée avec l'aide de la Faculté de Médecine de l'Université d'Auvergne et du syndicat des internes SARHA.

Ce procédé a, lors de sa première promotion, connu un vrai succès, bien accueilli par les étudiants et par les médecins généralistes en exercice. Un des professionnels concernés estime qu'il s'agit d'un moyen intéressant permettant au futur médecin d'avoir sa propre opinion sur l'exercice en milieu rural. « Tout le monde ne peut pas devenir médecin de campagnes, mais chacun doit pouvoir se faire sa propre opinion ». Le principe de soutien pour le remplacement lui semble particulièrement pertinent, il espère que cela motivera certains de ses confrères ruraux à devenir maîtres de stage si le système du Conseil régional peut leur assurer de trouver un remplaçant.

3 - Les projets de maisons de santé pluridisciplinaires

Au-delà des indemnités de stage, le Conseil régional s'est engagé dans des projets de financement de maisons de santé pluridisciplinaires. La vice-présidente en charge du dossier, Mme Françoise Mercier-Rayet, resitue cette intervention dans la logique d'aménagement et de développement des territoires puisque la Santé relève de la compétence de l'Etat. Pour faire aboutir cette idée, un groupe de travail secondé par un prestataire extérieur a construit un cahier des charges des Maisons de santé financées par le Conseil régional. Il résulte d'une consultation auprès des principaux intéressés (médecins installés et étudiants et des différentes instances) et de visites organisées par la commission santé de l'Association des Régions de France (ARF) dans des maisons pluridisciplinaires déjà en fonctionnement.

Les critères fixés sont stricts, la Région ne finance que les projets de Maisons de santé :

◊ déposés par un maître d'ouvrage public ;
◊ portés par un ou plusieurs médecins généralistes et un ou plusieurs autres professionnels de santé ;
◊ en zone déficitaire ou en zone de revitalisation rurale (pour les Maisons de santé installées sur les franges de ces zones, la Région se réserve le droit d'examiner ou pas le projet en fonction de son intérêt et de son lieu d'implantation, et sous réserve du respect des autres critères) ;
◊ mis en œuvre après la réalisation d'une étude préalable et d'un diagnostic territorial sur l'opportunité et la faisabilité d'un tel projet et intégrant une consultation des acteurs concernés (URCAM, URML…) ;
◊ comprenant au minimum trois médecins et deux professionnels de santé (infirmiers, kinésithérapeutes…) ;
◊ dotés d'un projet de soin tel qu'il est décrit dans le référentiel Maison de santé mis en place par les instances nationales, validé par les médecins et/ou professionnels de santé qui vont s'installer dans cette maison de santé ;
◊ intégrant un système pertinent en matière de permanence des soins ;
◊ permettant l'accueil de médecins généralistes en stage d'internat ou d'externat ou d'autres professionnels de santé durant leur période de stage ;
◊ permettant l'accueil de nouveaux médecins ou de professionnels de santé, si ce besoin s'en fait sentir ultérieurement.

La Région finance ces projets à hauteur de 40 % maximum, dans la limite de 400 000 euros et uniquement les frais d'investissement (hors foncier non bâti et équipement médical). Elle n'intervient pas sur le fonctionnement. Pour la période juillet 2007 – décembre 2008, ce dispositif est proposé à titre expérimental. La Région financera quatre projets de Maisons de santé par an durant cette même période, en privilégiant une approche territoriale ; l'objectif final, au-delà de cette période expérimentale, est de financer une Maison de santé par Pays.

La Région Auvergne soumettra, pour avis, les projets de Maisons de santé reçus, auprès du Conseil de consultation mis en place lors de l'élaboration du Référentiel Maisons de santé. Ensuite, les projets, respectant les critères de la Région Auvergne et ayant reçu un avis favorable du Conseil de consultation, seront proposés aux élus en Commission permanente.

Les maisons de santé regroupent différents professionnels de santé qui exercent conjointement, sans rapports hiérarchiques. Si, comme au sein d'un cabinet de groupe, elles permettent la mise en commun des moyens matériels et humains, elles vont bien au-delà en plaçant la coordination interprofessionnelle comme moteur de ce nouveau mode d'exercice. Dans les zones fragilisées en matière d'offre de soins, les collectivités territoriales (région, département, commune) de l'Etat ou de l'Assurance Maladie peuvent apporter leur aide. L'article L.221-1-1 du code de la Sécurité sociale, dans sa rédaction issue de la loi de Financement de la Sécurité Sociale pour 2007, précise que le FIQCS peut contribuer au financement de projets destinés à développer l'exercice pluridisciplinaire et à regrouper des professionnels de santé. L'opportunité d'un soutien financier s'apprécie dans le cadre d'un cahier des charges fixant des critères précis d'éligibilité aux financements mais également par une approche plus globale d'aménagement du territoire.

Les projets relatifs à ce mode d'exercice pluridisciplinaire dans un même lieu, connaissent une montée en puissance sur le territoire français, et tout particulièrement dans les zones rurales. Les Maisons de Santé Pluridisciplinaires (MSP) visent à offrir à la population, sur un même lieu, un ensemble de services de santé, principalement de premier recours (soins primaires) en regroupant des activités médicales et paramédicales, en favorisant les prises en charge coordonnées, en constituant une réponse à l'évolution des modes d'exercice. Les financements des pouvoirs publics concernent prioritairement les projets visant à s'implanter dans une zone déficitaire en offre de soins ou dans des zones identifiées comme « fragiles » par les MRS.

Une étude d'opportunité doit être systématiquement conduite en préalable à la création de toute MSP. Celle-ci doit prouver la justification du besoin d'une telle structure sur le secteur considéré et la cohérence avec les autres projets médicaux ou d'aménagement du territoire et montrer l'adhésion d'un nombre significatif de professionnels exerçant sur la zone. Le fonctionnement doit reposer sur un mode d'exercice multidisciplinaire et coordonné qui se concrétise par un « noyau dur » constitué de professionnels de santé de premier recours composé de médecins généralistes, infirmières, et masseurs-kinésithérapeutes si possible. Peuvent également intervenir, dans le cadre de la MSP, des professionnels de santé tels que orthophoniste, sage-femme, pédicure podologue, diététicienne,... Dans ce lieu d'accueil, il doit être possible de réaliser des consultations avancées de spécialistes, des séances d'éducation thérapeutique organisées sur un mode pluridisciplinaire, des séances par des acteurs de la prévention (PMI...), une permanence des services sociaux, du CLIC, des services d'aides à domicile,... Cette structure doit s'intégrer dans l'organisation de la permanence des soins aux heures de fermeture des cabinets : la MSP doit pouvoir jouer le rôle de maison médicale de garde dans la mesure du possible.

En définitive, il est donc bon de rappeler qu'une Maison de santé est un projet collectif d'organisation des soins dans une dimension multidisciplinaire, mais en aucun cas elle ne se résume à un projet immobilier où cohabitent plusieurs cabinets médicaux abritant différentes familles de professionnels de santé. Un responsable de l'intercommunalité d'un Conseil général de la région a très justement synthétisé cette réalité : « Il y a vingt ans, toutes les communes voulaient leur salle des fêtes ; aujourd'hui c'est la maison de santé ! ». De tels projets nécessitent un investissement élevé sur le plan humain et financier, ils ne doivent pas être uniquement portés par les élus ; les professionnels de santé doivent se l'approprier pour qu'ils agissent réellement sur l'organisation des soins. Le Conseil régional d'Auvergne a chiffré à plus d'un million d'euros les frais d'investissements par maison de santé pluridisciplinaire. L'organisation en partenariat entre les financeurs potentiels existant en Auvergne laisse imaginer que seuls les projets construits dans une démarche d'organisation du réseau de soins seront aidés méthodologiquement et financièrement. Dans cette logique, toutes les communes ne pourront pas compter ce type d'infrastructure et les choix d'implantations devront eux aussi être évalués avec soin. Les autorités compétentes ont demandé aux MRS de déterminer quels seraient les secteurs les plus favorables à de telles constructions en mettant ces territoires régionaux en perspectives au-delà des zones déficitaires, en créant le concept de zones fragiles.

Fin 2007, plusieurs projets s'amorcent dans l'Allier au Donjon, dans le Puy-de-Dôme au Vernet-la-Varenne, et deux autres sont nettement plus avancés à Massiac dans le Cantal et à Paulhaguet en Haute-Loire.

En conclusion, les collectivités territoriales auvergnates ne se sont pas montrées empressées pour construire des mesures en faveur des professionnels de santé. Néanmoins, les projets mis en place semblent fonctionner correctement, en attendant de pouvoir percevoir concrètement les premiers résultats sur le terrain. Dans le bilan des dispositions incitatives, il aurait fallu avoir la possibilité de traiter des aides provenant des collectivités locales, mais cette tâche n'est pas réalisable, chaque commune ou communauté de commune agit selon ses besoins. Des tendances apparaissent désormais pour « attirer » un médecin, la commune met à disposition, contre un loyer modique, des locaux professionnels situés dans des bâtiments réhabilités. Les réalisations dans ce cadre ne sont pas faciles à inventorier et, de même, on ne peut savoir si les communes ont bénéficié pour ces projets d'aides en lien avec le développement des territoires ruraux de février 2005. On ne peut pas, non plus obtenir des informations précises et détaillées sur les exonérations fiscales et si certains professionnels de santé en ont bénéficiés.

II - L'information et la coordination

Au-delà des aides financières, les mesures incitatives se composent pour bonne partie de temps d'information et de coordination auprès des étudiants et auprès des collectivités territoriales. La mission régionale de santé intervient dans ce domaine et souhaite se positionner comme interlocuteur privilégié ; c'est d'ailleurs un des rôles confiés par le législateur. Les URCAM se sont dotées, au fil des années et au fur et à mesure des analyses de besoins, d'outils permettant de répondre à ses missions dans chaque région et de fournir aux professionnels de santé et surtout au grand public des informations sur la répartition de l'offre

L'application des mesures incitatives en Auvergne

de soins. La géographie et la réponse cartographique sont très souvent au cœur de ces outils.

A - Les outils disponibles

Des outils nationaux existent. Ils ont été initiés par des groupes d'URCAM et mis à disposition de toutes les autres au moment où ils furent opérationnels. Ils utilisent tous la technologie informatique et ont connu leur expansion grâce à la montée en charge du portail des sites Internet URCAM et des sites régionaux (www.urcam.assurance-maladie.fr pour le portail et www.auvergne.assurance-maladie.fr pour le site de l'URCAM Auvergne).

Trois principaux outils existent : une base d'informations sur l'installation des professionnels de santé (Inst@lsanté) ; C@rtosanté et C@rtosanté Pro qui sont des applicatifs cartographiques permettant d'obtenir des données de l'offre de soins à un niveau géographique fin.

1 - C@rtosanté et C@rtosanté Pro

Lorsque les relations entre territoires et offres de soins sont passées sur le « devant de la scène », les URCAM ont souhaité se doter d'un outil de cartographie dynamique permettant d'appuyer ses actions auprès des professionnels : ce fut C@rtosanté. Comme souvent dans le monde URCAM, le projet est parti d'une ou deux régions, dans ce cas Midi-Pyrénées et Haute-Normandie, puis il a été mutualisé à toutes les autres régions.

La première version nationale est publiée en 2004. Cet applicatif cartographique se décline en deux versions, l'une grand public et l'autre professionnelle. La première, C@rtosanté, propose des cartes interactives sur le thème de l'offre et la consommation de soins directement accessibles sur Internet. La seconde, C@rtosanté Pro, uniquement disponible auprès des services de l'Assurance Maladie, fournit une étude de patientèle en simulant une commune d'installation et une aire de polarisation. En 2007, trois professions ont été traitées : les médecins généralistes, les infirmiers et les masseurs-kinésithérapeutes ; en 2008 ces outils ont été complétés par les chirurgiens-dentistes.

a - C@rtosanté

Accessible à tous sur le site Internet des URCAM, C@rtoSanté propose une représentation géographique d'informations inter-régime de l'offre de soins et du recours aux soins. Pour chaque thème, le survol des cartes à l'aide de la souris permet de consulter des données aux niveaux communal, cantonal, départemental et régional. Les thématiques abordent l'analyse de la consommation de soins, l'activité des professionnels libéraux, les flux de patients, l'accessibilité aux soins.

Les cartes sont présentées à l'échelle régionale avec un découpage au canton, et à l'échelle départementale avec un découpage au canton et/ou à la commune selon les thèmes. S'il y a lieu, le choix entre canton et commune s'effectue via un menu déroulant dans la légende. Les items sont également représentés sur les régions limitrophes.

Après avoir visualisé la cartographie avec le thème et l'échelle désirés, l'utilisateur a la possibilité de sélectionner un canton (ou commune) et d'ouvrir une fenêtre de données. Celle-ci présente des statistiques détaillées sur les différents thèmes abordés dans l'application (quatre onglets : population, activité, consommation, accessibilité). Elle propose également d'exporter les tableaux statistiques.

b - C@rtosanté Pro

L'application interactive C@rtosanté Pro a pour objectif d'apporter au professionnel une analyse complète de la zone d'installation envisagée. Le document obtenu compte trois pages, chacune d'entre elles construite autour d'un thème principal.

La première étape consiste à choisir une commune d'implantation et une aire d'influence.

La seconde étape est la production du document de trois pages autour de trois thèmes principaux.

Cet outil produit une étude personnalisée en trois fiches thématiques qui peuvent être éditées et remises au professionnel intéressé. Les thématiques abordées recouvrent l'ensemble des informations caractérisant la patientèle et les conditions d'exercice du futur installé.

c - C@rtosanté Pro : l'adaptation auvergnate

En Auvergne, les acteurs ont souhaité compléter le document de trois pages pour apporter plus d'informations sur l'environnement extérieur dont les futurs installés sont de plus en plus demandeurs. Cette adaptation auvergnate est effective début 2007 et prend la forme d'une quatrième page intitulée « Environnement ». Cette page compte quatre sous-parties reprenant des données sur la distance aux principaux pôles, l'altitude, l'appartenance ou non à une zone déficitaire, l'équipement « petite enfance et scolaire » de proximité et les zones patientèles constatées. Cette dernière partie permet de mesurer si le choix des communes d'exercice est cohérent ou non avec la réalité observée sur le terrain.

Cette application cartographique engendre de très bonnes impressions et les utilisateurs apprécient l'outil et les informations obtenues. Mais cet outil complexe à l'usage, rend indispensable un accompagnement ; ainsi ce produit n'a jamais été mis à la disposition du grand public via un média comme Internet. Installé dans les services de relations avec les professionnels de santé des caisses primaires, dans les URCAM et dans les autres régimes, il est proposé aux futurs installés avec un accompagnement. En effet, pour des personnes non habituées aux traitements de données, il est difficile d'analyser sans contresens la grande quantité d'informations disponibles dans les quatre pages produites. En total libre accès, l'intérêt d'un tel produit chuterait si les projets d'implantation se construisaient uniquement sur des bassins incohérents et des résultats absurdes produiraient l'effet inverse de celui escompté. Ce choix est parfois mal compris puisque les demandes pour avoir ce logiciel sont nombreuses, particulièrement en provenance des Conseils de l'Ordre des médecins ou des équipes enseignantes de la Faculté.

2 - Inst@lsanté

Inst@lsanté est un outil mis en ligne sur le portail des sites des URCAM en 2006 pour répondre aux besoins d'information à la fois générale et pratique exprimés par les professionnels de santé lors de leur phase d'installation.

Il a un triple objectif :
◊ Informer sur les conditions d'installation des professionnels de santé pour maintenir une adéquation entre l'offre et les besoins de soins.
◊ Informer sur les améliorations possibles des conditions d'exercice professionnel (réseaux, regroupements, etc.).
◊ Rassembler toutes les coordonnées des interlocuteurs utiles.

Accessible via Internet, cet outil se présente sous forme de fiches classées en rubriques. Chaque fiche est construite sur la même architecture ; la première page, avec des informations générales dont le contenu est rédigé par le groupe de travail national ; quasi systématiquement en fin de cette page, il y a des liens vers d'autres sites d'informations pour approfondir le sujet lorsque cela est nécessaire ; des documents sont également téléchargeables. L'internaute peut cesser sa consultation à ce moment, ou aller vers d'autres fiches de niveau 1 ; il peut aussi, s'il le souhaite, consulter la page régionale, de niveau 2, correspondant au thème sélectionné. Cette partie locale est enrichie par les URCAM en totale liberté éditoriale. Son objectif est de fournir des informations spécifiques à la région, souvent d'ordre pratique (un numéro de téléphone, une adresse, un mail ou un nom de personne référent, membre de l'URCAM ou non) ; fréquemment des liens existent vers des sites locaux pouvant fournir des informations complémentaires.

L'intérêt de cet outil est multiple et varié. Multiple par les publics visés, car il propose un accompagnement à toute personne concernée par l'installation et l'activité de professionnels de santé : les futurs installés, les professionnels en exercice et les représentants des collectivités locales. Multiple ensuite par la variété des thèmes traités qui vont des démarches administratives à la formation continue, en passant par l'organisation du portage de médicaments. Varié enfin, par les niveaux géographiques concernés, aux données nationales génériques sont ajoutées pour chaque région des informations pratiques locales, enrichies et fournies par les URCAM.

• Une approche multi publics

Lors de la conception de cet outil, l'objectif était de diversifier le message sur les incitations à l'installation vers tous les publics concernés. L'Assurance Maladie a l'habitude de travailler avec les professionnels de santé, c'est son cœur de métier, et les progrès réalisés dans ce domaine sont considérables. Les URCAM ont la tâche facilitée, car elles sont épargnées des questions de contentieux pouvant exister avec les centres de paiements (CPAM) et des soucis « techniques » tels les problèmes de télétransmission, les cartes professionnelles abîmées, etc. Depuis leur création et de par leurs missions, les relations avec les professionnels de santé se veulent avant tout à visée qualitative et basées sur l'évolution positive de leurs professions et des relations conventionnelles.

Le pilote du projet, un chargé de mission de l'URCAM Poitou-Charentes, explique que la volonté d'élargissement fut réellement le moteur de la réflexion ; de plus, il avoue que la démarche a nécessité une adaptation des habitudes afin de trouver les mots pouvant atteindre les élus locaux, « il a fallu sortir de notre jargon et de notre logique purement Assurance Maladie ». Les URCAM, au nom des missions régionales de santé, doivent désormais se placer à l'intersection des demandes au plan local, la région devenant un territoire cohérent d'action.

Cette attitude est apparue réellement précurseur dans l'absolu mais, en fin de compte, sans en dénigrer sa portée, elle ne faisait qu'intégrer les prérogatives données par le législateur aux collectivités territoriales et aux aménageurs locaux dans l'incitation à l'installation des professionnels de santé dans les articles de la loi sur le développement des territoires ruraux du 23 février 2005. La prise de conscience de cette mutation s'est faite progressivemen.

Depuis ces réflexions et le lancement d'Inst@lsanté, les retours d'expérience montrent que les professionnels de santé sont intéressés par cet outil mais que, en proportion, il connaît une plus belle réussite pour le service qu'il rend aux collectivités. Paradoxalement, il apparaît souvent plus complet pour les collectivités locales « débarquant » dans le monde des professionnels de santé et aux besoins importants d'informations, que pour les professionnels de santé ; ces derniers trouvant, par le biais des sites, des représentations professionnelles (syndicales, ordinales, etc.) des données similaires. Par contre, ils privilégient Inst@lsanté pour des recherches complémentaires, plus pratiques, particulièrement celles propre à la région.

• La variété des thèmes

Le nombre de fiches présentées est conséquent et, au-delà de la problématique de l'installation, tout le pan de l'exercice professionnel dans le monde de la santé est couvert par cet applicatif.

Cinq thèmes principaux sont retenus, chacun se subdivisant en plusieurs fiches : avant l'installation, relations avec l'Assurance Maladie, environnement de travail et de vie, faciliter l'exercice au quotidien, aides et financements[1].

• L'intégration d'Inst@lsanté en Auvergne

En Auvergne, nous avons profité du lancement d'Inst@lsanté pour réunir les différents partenaires locaux afin de leur faire valider le contenu des pages régionales. Cette validation avait un double objectif, le premier était de vérifier que le contenu de nos fiches soit le plus exact et précis possible et le second de faire prendre conscience aux protagonistes que leur potentiel d'intervention auprès des professionnels de santé était important. Cette réunion eut lieu en janvier 2007 sous l'égide de la MRS. Ce moment a permis de faire un bilan des actions en cours, de celles effectives et de celles en projet. Les échanges furent variés et il a fallu constater que la réglementation avait lancé un certain nombre de possibilités mais sans réponse tangible du terrain.

L'exemple le plus flagrant fut celui des services fiscaux qui devaient mettre en place plusieurs mesures d'exonération sans vraiment connaître, en toute bonne foi, les modalités pratiques. Certaines se calaient sur des procédures déjà existantes, par exemple celles de l'impôt sur le revenu liées aux politiques « entreprises nouvelles » désormais applicables aux professionnels de santé s'installant en zone de revitalisation rurale, avec la même procédure et les mêmes restrictions. D'autres, comme l'exonération d'impôt sur les revenus au nom de la permanence des soins pour les médecins généralistes exerçant en zones déficitaires, avaient été créées *ex nihilo* et les services locaux découvraient l'existence de secteurs de permanence de soins et de zones déficitaires, zones aux limites variables ne concordant pas sur le terrain.

Les collectivités territoriales, région et département, exprimaient toutes les difficultés rencontrées sur ce thème. Ce domaine ne relevait pas de leur champ de compétences mais la demande locale auprès de leurs élus était tellement prégnante qu'elles se devaient de réagir, d'autant plus que le cadre réglementaire leur permettait désormais une certaine marge de manœuvre. Début 2007, le tâtonnement était de mise avec néanmoins des projets semblant prendre corps.

Les membres du réseau Assurance Maladie paraissaient tout autant dans l'expectative ; jusqu'à présent, ils avaient plus coutume d'intervenir au moment final de l'installation sans réellement se soucier des atermoiements du futur installé dans sa prise de décision et dans son choix de lieu d'implantation, ils allaient devoir modifier leur intervention. Les textes avaient évolué mais aucun avenant conventionnel ou circulaire ne permettait l'application sur le terrain. Il n'est pas dans notre discours de critiquer l'attitude de ces organismes, mais force est de constater que la politique de mesures incitatives devait s'appliquer au plan local avec des partenaires conscients de l'importance de la problématique, mais encore mal équipés pour lancer le processus.

Les pages régionales d'Inst@lsanté ont donc permis à la mission régionale de santé de confirmer ses intentions de travailler avec tous les partenaires, de leur proposer une forme de coordination et de se présenter comme structure ressource. La mise en place d'un guichet unique régional d'informations sur l'installation des professionnels de santé, apparaît un outil important.

Il est devenu, au fil des mois, un pilier du relationnel entre la MRS et ses partenaires concernés par l'installation de professionnels en Auvergne ; très régulièrement nous sommes interpellés grâce à lui. De plus, il a permis de donner l'impulsion à une démarche de plus grande envergure et nous a permis de faire évoluer notre réflexion

3 - Le guichet unique de la MRS d'Auvergne

La création des trois outils précédemment évoqués et les directives nationales sur le programme de travail des missions régionales de santé ont conduit l'URCAM Auvergne à rechercher la cohérence dans l'amas d'informations existantes.

Ainsi, il a été souhaité la création d'un guichet unique d'informations sur l'installation. Le choix d'une structure dématérialisée a été privilégié puisqu'il n'était pas envisageable de créer une entité physique à part entière. On détenait tous les éléments ou presque pour guider les futurs installés et l'étape primordiale était celle de l'organisation des contenus. Le support du site Internet de l'URCAM semblait adapté, facile d'accès pour le public et aisément « gérable » puisque la maintenance éditoriale est assurée au niveau de chaque région.

Le pilier du guichet devait être Inst@lsanté car c'est l'outil qui contient les informations principales pour les professionnels de santé, puis venaient C@rtosanté et C@rtosanté Pro pour apporter une vision territoriale à la démarche de l'installation. Enfin, il existait, dans les différentes rubriques du site Internet de l'URCAM Auvergne, de nombreuses informations sur les relations conventionnelles, l'organisation de la permanence des soins ou toutes les aides et incitations à l'installation disponibles en Auvergne. Parmi ces documents, un tableau régulièrement mis à jour sur toutes les mesures incitatives à l'installation avec les références des textes réglementaires et les modalités d'application (type de territoires éligible à l'aide ou pas par exemple) est consultable.

Le contenu du guichet était trouvé, il a fallu imaginer un visuel représentatif (cf. Fig. 123) et construire des pages avec les liens adaptés sur le site de l'URCAM afin de donner une certaine fluidité à la navigation des internautes. Cette étape préliminaire permettait de structurer de l'information, cependant elle ne donnait pas toute l'ampleur voulue au guichet. En effet, le concept voulait tenir compte du mouvement impulsé par la réunion de début 2007 entre les différents partenaires.

La MRS, via son guichet, voulait « mettre du lien » entre les différents protagonistes sans néanmoins les charger de tâches supplémentaires.

Fig. 123 - Interface d'accueil du guichet d'information pour l'installation des professionnels de santé

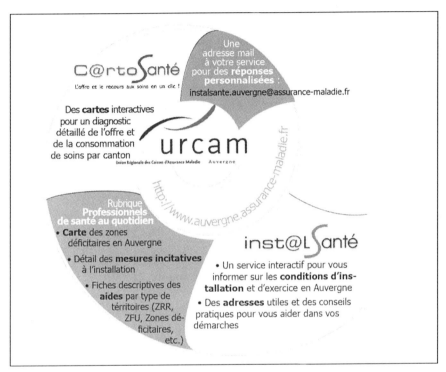

Source : Site Internet URCAM Auvergne.

L'idée fut de créer une liste de diffusion mail avec une adresse générique instalsante.auvergne@assurance-maladie.fr qui permettrait aux personnes à la recherche d'informations de poser des questions personnalisées au cas où elles ne les auraient pas trouvées sur le site. Ces interrogations parviennent à l'URCAM Auvergne qui, si elle est dans l'incapacité de répondre, les redirige vers les personnes compétentes (dans ou hors réseau de l'Assurance Maladie) pour traitement. Depuis la mise en service de cette adresse en juin 2007, cinq demandes ont été traitées. Ce résultat quantitatif limité est néanmoins positif car, sur un plan qualitatif, il a permis des échanges fructueux lors desquels les interlocuteurs ont réellement exprimé la satisfaction d'avoir trouvé le site du guichet. De plus, une des personnes concernées, originaire de Roumanie, s'installe en tant que médecin généraliste en février 2008 dans une zone en difficulté.

Aujourd'hui, si le guichet est fonctionnel en l'état, il devrait être enrichi par une application informatique fournissant l'inventaire des aides par communes. Actuellement, le système d'aides à l'installation des professionnels de santé est attaché principalement à un type de territoire (zone de revitalisation rurale, zone déficitaire, etc.) Ces zonages n'ont pas les mêmes limites et cela devient vite un enfer pour le novice. L'utilisateur choisira la commune qui l'intéresse et il pourra éditer un document en format PDF faisant la synthèse de toutes les aides possibles avec toutes les références nécessaires. Le choix de la commune se fera par une liste déroulante mais aussi à l'écran sur une carte mentionnant tous les types de territoires concernés. La conception de cet outil est actuellement exclusive à l'Auvergne, il sera peut-être mutualisé ultérieurement, voire lié un jour au fonctionnement de C@rtosanté.

B - L'accompagnement des étudiants

Pour être efficientes, les mesures incitatives à l'installation des professionnels de santé ne doivent pas être uniquement financières ; les professionnels le réclament, les étudiants aussi et le législateur a œuvré dans cette direction. Les missions régionales de santé sont en charge de l'accompagnement des futurs installés et de la coordination des partenaires et responsables locaux.

L'accompagnement des étudiants est un enjeu majeur dans l'incitation à l'installation. En 2008, en Auvergne, il est surtout développé vers les étudiants en médecine. L'existence des outils comme Inst@lsanté, C@rtosanté et C@rtosanté Pro facilite cette tâche en servant de support. Le guichet unique d'informations sur le site Internet permet, lors des rencontres avec les étudiants, de les guider dans leurs investigations et de donner des références auxquelles ils peuvent se fier si besoin.

Depuis 2005, une collaboration entre le SARHA (Syndicat Autonome des Résidents Hospitaliers d'Auvergne), représentant les étudiants de 3e cycle de médecine générale, et la mission régionale de santé est instaurée. Ces étudiants, en fin de cursus, sont le public-cible pour la préparation de l'installation. Quelques mois avant d'achever leur formation initiale, ils font de nombreux stages auprès de médecins généralistes exerçant en libéral. L'installation n'est pas, pour eux, dans un futur proche mais ils commencent à dessiner le profil de la carrière souhaitée, plutôt avec un statut salarié ou libéral.

Tous les deux ans, le SARHA organise un forum de l'installation à Clermont-Ferrand dont la participation est obligatoire pour les étudiants puisque considéré comme un module universitaire à valider. Plusieurs partenaires sont présents à ce forum, tous concernent de près ou de loin l'installation ou l'exercice des médecins généralistes. Ainsi les internes peuvent rencontrer les représentants du conseil de l'Ordre des médecins, des comptables, des avocats spécialisés dans le droit des sociétés. Organisés en ateliers, les étudiants passent par groupe d'une dizaine de personnes auprès de chaque stand, pour une vingtaine de minutes. La journée s'achève par une conférence-débat ayant trait à l'accompagnement accompli par les différentes structures pour les futurs installés. La MRS, présente sur cette journée, participe avec le bureau de l'association à l'organisation de la journée. Pendant les ateliers, les différents outils mis à disposition sont présentés (C@rtosanté, C@rtosanté Pro, Inst@lsanté), des simulations sont faites. Au-delà de l'exhibition, ces moments sont importants pour prendre un premier contact avec les étudiants et commencer à leur parler de leur installation et des éléments « objectifs » qu'ils peuvent obtenir sur leur future patientèle. Les échanges un peu précipités de cette journée ont parfois des suites et des conversations plus longues. En effet, certains des étudiants rencontrés ce jour-là reprennent contact pour faire un point plus personnel sur leur projet. Le message prioritaire à faire passer à ce forum est celui de l'existence des outils mis à leur disposition et d'un accompagnement possible dans leur projet d'installation en médecine libérale.

En 2008, on a le recul de deux sessions de ce forum (juin 2005 et 2007). Les mentalités ont évolué et les nouvelles générations ont pris beaucoup plus conscience des enjeux de leur installation et de l'intérêt que les instances peuvent leur porter. Certains en abusent et évoquent immédiatement des aides potentielles même si, le plus souvent, au-delà du discours un peu provocateur, on ressent que, dans la majorité des cas, elles n'interviendront pas prioritairement dans leur prise de décision. Beaucoup ne se déclarent pas près à s'installer en libéral et se disent avoir encore le temps. La présentation des outils en interpelle certains, sur l'idée que leur lieu d'installation aura une influence sur la nature de leur patientèle et qu'il existe des possibilités pour la préparer au mieux. Les suites de telles journées sont parfois étonnantes, ainsi une jeune médecin nous a contactée, car elle voulait étudier un projet d'installation grâce à C@rtosanté Pro. Cet entretien nous a laissée perplexe car il aurait pu se comparer à un jeu de piste géographique. Elle est arrivée avec toute une série de critères auxquels devait répondre son futur lieu d'installation. Ces *desiderata* étaient à large spectre allant de :

◊ la proximité au bassin clermontois pour que son mari puisse trouver un emploi ;
◊ une zone « pas trop » rurale et pas trop loin du CHU ;
◊ un secteur avec d'autres médecins pour pouvoir ne pas travailler le mercredi mais suffisamment active pour permettre de dégager un revenu satisfaisant ;
◊ une zone où le nombre de gardes à assurer n'est pas trop élevé ;
◊ une zone avec une école pour ses enfants.

Une telle attente n'est pas facile à combler et semble un brin utopique car une installation ne se confond pas avec une recherche de l'endroit idéal. Heureusement après avoir fait la synthèse de ce qu'elle désirait et de son expérience, un projet plus précis s'est dessiné en relation entre autres avec des médecins qu'elle avait déjà remplacés. Elle s'est installée fin 2008 dans l'est de la Limagne et elle semblait satisfaite de la décision prise.

Cet exemple montre bien que, dans toutes les mesures incitatives à l'installation, c'est ce soutien qui apparaît le plus enrichissant.

C - L'accompagnement des collectivités territoriales

L'accompagnement des collectivités territoriales est quelque chose de très récent pour l'URCAM et a demandé une réelle adaptation des méthodes. Travailler avec un public de professionnels de santé n'est pas toujours facile car les situations sont très diverses, mais une expérience s'est constituée au fil du temps, notamment en apprenant à mieux connaître nos interlocuteurs. Avec le texte de février 2005 et la prise de conscience des collectivités en matière de démographie, il a fallu mettre en place un partenariat avec les différentes collectivités territoriales qui devenaient de nouveaux acteurs et qui exprimaient certaines inquiétudes à l'idée d'œuvrer dans un domaine qui, jusqu'à présent, leur était inconnu.

Nous avons rencontré deux attitudes complètement différentes entre le Conseil général de l'Allier et le Conseil régional qui s'expliquent assez aisément. Le premier a mis en place son système de bourses sans nous en tenir informé, n'en ressentant pas le besoin. Il a calé ses mesures sur des procédures fonctionnant déjà dans des champs voisins. Le fait que le président soit un professionnel de santé a certainement joué sur cette autonomie par une meilleure connaissance du terrain ressenti. Par la suite, plusieurs échanges d'informations ont eu lieu sans aucune difficulté.

Le partenariat avec la Région est différent : au départ il s'est mis en place afin que l'on puisse apporter tout le soutien méthodologique dont il exprimait le besoin. Ce rapprochement est aussi lié à la nature du projet sur les maisons pluridisciplinaires de santé puisque la mission régionale de santé est elle aussi financeur par le biais du FICQS (Fond d'Intervention et de Coordination pour la Qualité des Soins). Par ailleurs, la démarche de réalisation d'un cahier des charges pour les promoteurs de maisons de santé pluridisciplinaires a imposé la rencontre avec tous les intervenants gestionnaires de l'organisation du système de soins. La MRS siège à la commission de consultation sur les maisons de santé.

En parallèle des liens créés avec la Région, d'autres ont été instaurés avec l'Association Régionale de Développement des Territoires Auvergnats (ARDTA). Cette association, financée par le Conseil régional, a pour mission le développement de l'accueil de nouvelles populations. A ces fins, elle soutient les communautés de communes et communes dans leurs démarches. L'objectif est, par le biais des nouvelles populations, d'attirer de nouvelles activités économiques, commerces et services. L'ARDTA dispose d'un site « www.auvergnebienvenue.com » qui, entre autres, recense les annonces des collectivités pour l'accueil de porteurs de projets. En 2007, elle a commencé à voir des communes souhaitant utiliser le site pour passer une annonce de recherche de médecins ou autres professionnels de santé. Conseillées par les services du Conseil régional, ces collectivités nous ont contactés afin de faire la synthèse de la problématique de l'installation de professionnels de santé en Auvergne. Depuis, lorsqu'ils sont interpellés pour une demande du domaine de la santé, ils font appel à nous comme conseillers techniques. Une convention de partenariat devrait voir le jour en 2008 pour officialiser les relations avec l'ARDTA. A sa demande, des formations pour les agents de développement local ont été organisées sur le même thème.

L'accompagnement des collectivités existe aussi de façon moins formelle avec des contacts le plus souvent téléphoniques, des élus locaux souhaitent savoir ce qu'ils peuvent faire pour répondre au départ imprévu de leur médecin et quelle peut être leur marge de manœuvre. Souvent, ils veulent connaître les motifs pour lesquels leur commune n'est pas classée comme déficitaire car ils sont persuadés que ce résultat est le fruit d'une énorme méprise. Une vision au-delà des limites communales n'est pas toujours facile à avoir pour ces élus locaux. L'un d'entre eux ne voulait pas admettre le non classement de sa commune en zone déficitaire, alors que le seul médecin généraliste qui exerçait venait de mourir subitement, comme il ne voulait pas voir que sur les communes avoisinantes on dénombrait une dizaine de praticiens. Le travail de pédagogie est indispensable et constructif quand il permet de décrire les différentes possibilités existantes et qu'il pousse vers un projet d'organisation de l'offre de soins sur un territoire.

Ce dialogue est enrichissant dans de nombreux domaines et l'on ressent très nettement que, désormais, les collectivités doivent être considérées comme des partenaires au même titre que les professionnels de santé pour toute la thématique de la structuration de l'offre soins sur le territoire.

III - La question de la démographie médicale sur le terrain

L'installation de professionnels de santé dans les secteurs géographiques les plus difficiles, déclarés déficitaires ou non, n'est due ni au hasard ni à la seule volonté des décideurs locaux. Cette situation n'évoluera pas aussi longtemps que les professionnels de santé, dits de soins primaires, seront en grande majorité des professions libérales. En effet, il n'existe aucune raison pour que les hommes et femmes exerçant dans le domaine de la santé fonctionnent « géographiquement » différemment de ceux des autres secteurs économiques. Certains territoires semblent peu attractifs pour nos sociétés modernes, car trop « contraignants », à faibles densités de populations, avec des acteurs économiques peu nombreux ; en Auvergne ce sont essentiellement des zones rurales. Pourquoi les professionnels de santé, individus travaillant avec un statut libéral, auraient-ils « plus envie » d'exercer dans ces pays où même les services publics réduisent leur présence ? Les pouvoirs publics ne peuvent imposer à des personnes privées les implantations qu'ils n'assument plus ; par ailleurs, ils ne peuvent pas demander davantage à une catégorie socioprofessionnelle qu'à une autre. Dans l'absolu, un guichet bancaire, un notaire ou un médecin généraliste doivent connaître la même égalité de traitement par les aménageurs publics. La problématique de l'équité territoriale de l'offre de soins est plus complexe et un tel raisonnement primaire ne permet pas une avancée dans la recherche de solutions. La situation est autre, il faut réaliser que, aujourd'hui, l'organisation géographique de l'offre de soin est un défi territorial à relever par les zones fragilisées pour l'amélioration de la qualité de vie des populations locales. Pour cela on doit faire la différence entre l'organisation de l'offre de soins et l'installation des professionnels de santé ; la nuance entre ces deux termes est fondamentale, son intégration dans les différents plans permettra de répondre, au moins partiellement, aux disparités territoriales de l'offre de soins.

Appréhender ces thématiques nécessite la compréhension des démarches intellectuelles des différents décideurs ayant abouti à la réglementation actuelle. Ce travail fastidieux montre la complexité des relations entre territoire et santé et leurs rôles dans les actions des différents acteurs. Au-delà de cette mise en perspective, il demeure nécessaire de se rapprocher du terrain et de ceux vivant au quotidien les disparités territoriales de l'offre de soins, par des témoignages de personnes, d'origine et de statut variés, racontant leurs vécus et leurs expériences.

Notre activité professionnelle nous conduit à « passer du temps » avec les professionnels de santé en cours d'étude, sur le point de s'installer, en exercice ou proches de la retraite. Nombre d'entre eux ont des responsabilités représentatives (syndicale, ordinale, universitaire, etc.) ; leur discours, parfois un peu subjectif, ne doit pas être négligé car leur retour d'expérience est riche. Les autres professionnels rencontrés le sont souvent pour des projets individuels et leurs récits sont empreints de tous les éléments personnels qui alimentent leurs envies. Au-delà du monde des soignants, des relations se lient avec les « autres » ceux qui, de près ou de loin, sont concernés par l'organisation de l'offre de soins sur le territoire, élus, responsables administratifs des collectivités, etc. Le chercheur doit savoir trier l'information pour en tirer des éléments constructifs à son raisonnement et à son action éventuelle.

A - « Les jeunes médecins ou les dilemmes de l'installation »

Comme pour le reste de la société, dans les dernières décennies, les jeunes se destinant à devenir médecin ont connu de fortes mutations dans leur manière de penser et d'appréhender leur activité professionnelle. Ces évolutions poussent les nouvelles générations à donner une place prépondérante à leur vie privée. Cette constatation faite rend impossible le retour en arrière et ces modifications sociologiques sont désormais ancrées dans les mentalités. Pourtant, il ne faut pas virer au catastrophisme et prêter écoute aux étudiants qui expriment leur différence et veulent faire avancer les réflexions sur leur métier et les conditions de l'exercer.

Il serait inexact de simplifier les comportements et de croire qu'aucun jeune médecin ne veuille s'installer à plus de cinq cents mètres de l'hôpital.

Par ailleurs, il faut s'interroger sur les comportements des anciennes générations, combien parmi les médecins généralistes installés en zone rurale sont originaires de ces communes ? Les médecins des moyennes ou grandes villes de la région sont-ils tous originaires de ces villes ? La réponse négative montre que la plupart d'entre eux a choisi, pour son activité professionnelle, à l'époque de son installation, un autre mode et un autre lieu de vie que celui de leurs parents. Il faut mettre cette problématique en perspective et la caler avec les évolutions sociétales. L'apparition d'un deuxième revenu dans les couples, notamment dans les catégories socioprofessionnelles des professions libérales, est récente. Auparavant, l'épouse du médecin assurait le secrétariat en sus des charges familiales. La profession du chef de famille organisait la vie du ménage et le lieu d'installation de l'époux devenait le lieu de vie de la famille. Ce modèle est obsolète et pas uniquement pour les professionnels de santé.

Les jeunes médecins sont « des cadres supérieurs comme les autres » dont la conjointe, et souvent le conjoint, ont des professions de même niveau ; l'installation du ménage doit se concevoir au pluriel et satisfaire les deux personnes. Cela contraint un peu plus pour trouver le lieu d'implantation adéquat. Les secteurs les plus fragilisés, géographiquement et économiquement, apparaissent nettement en difficulté.

L'exemple de ce jeune médecin, président du syndicat local des étudiants est révélateur. Par son activité, il connaît parfaitement les tenants et les aboutissants des politiques incitatives à l'installation des professionnels et des inégalités de répartition de l'offre de soins. Il œuvre à travers son action syndicale à informer ces condisciples sur les diverses possibilités existantes. Il s'interroge sur les répercussions des disparités géographiques pour sa profession dans le futur. En lui demandant, quels étaient à titre personnel ses projets d'installation, il répond souhaiter avoir un exercice libéral et ne pas craindre un exercice plutôt rural. Mais il continue en évoquant sa situation personnelle, il a rencontré sa conjointe à la faculté, étudiante en médecine et elle a choisi d'être médecin spécialiste ; son activité sera nécessairement liée à un établissement hospitalier. Il choisira sa commune d'installation au moment où elle aura son affectation, et il sait qu'il demeurera dans un périmètre proche d'un centre urbain afin de concilier les deux activités professionnelles.

Cette réalité se démultiplie en autant de cas personnels. Les couples de médecins généralistes sont fréquents à la sortie du cursus : ils doivent s'interroger pour trouver un lieu d'installation pouvant fournir une activité pour deux professionnels ; les zones rurales déficitaires n'ont pas toujours une patientèle suffisante pour deux activités. Ils se tournent plus facilement vers les petites villes ; par exemple un couple de médecins s'est installé en 2006-2007 à Brioude, le premier créant son activité et son épouse reprenant la clientèle d'un médecin généraliste partant à la retraite. Ils expliquent leur choix. Tous les deux souhaitaient un exercice dans un milieu semi-rural et ils n'envisageaient pas vivre dans une grande ville. Ils désiraient une commune d'implantation localisée à proximité de leurs familles réciproques (pour elle en Aveyron, et pour lui dans le sud du Puy-de-Dôme). Le secteur choisi devait pouvoir accueillir deux professionnels. Dans son activité, la jeune-femme souhaitait libérer du temps pour s'occuper de ses enfants tout en suivant sa propre clientèle. Leur choix s'est porté sur Brioude, ce petit pôle permettait les deux installations et, en « reprenant une clientèle », ils s'assuraient un minimum d'activité pour débuter. Dans leur cas, ils avaient pris une clientèle pour deux, en espérant par la suite qu'ils parviendraient, lui à plein temps et elle en temps choisi, à se construire une activité professionnelle. Pour l'instant, avec quelques mois de recul, leur décision semble porter ses fruits et ils sont tous les deux bien intégrés à l'offre locale.

La question des couples de médecins généralistes n'est pas anecdotique dans l'organisation de l'offre de soins. Au moment de la définition des zones déficitaires en 2005, nous avons été interpellée par un élu de Haute-Loire me signalant qu'il fallait revoir le mode de calcul des indicateurs et changer la classification de sa commune. En examinant avec lui la méthode utilisée, il m'a repris sur l'effectif des médecins généralistes en me disant que « sur les trois médecins généralistes, il y a un couple, ils partent en vacances ensemble ; donc, dans ces périodes, le dernier médecin se retrouve seul pour assurer permanence et continuité des soins ». Cette réflexion confirme que, malgré le soin apporté à la construction des méthodes de définition des zones déficitaires, il subsiste toujours une dimension humaine non évaluable par la statistique qu'il faudrait néanmoins essayer d'intégrer dans les réflexions et les actions entreprises. Dans ce cas précis, une solution a été trouvée avec la fusion de trois secteurs de garde en un seul autour d'une maison de garde rattachée à l'hôpital local de Craponne. Dans cette structure spécialement aménagée, durant les plages horaires de permanence de soins, un médecin assure les consultations ; ses astreintes sont prises en charge par l'Assurance Maladie. En binôme avec ce médecin généraliste, un second assure les actes de visites pour les patients ne pouvant pas se déplacer et ses astreintes sont rémunérées de la même façon. En théorie, légalement, un seul professionnel d'astreinte est financé par secteur, cette dérogation locale d'un double financement fut autorisée afin de répondre aux problèmes de l'offre : difficultés liées à une zone géographique contraignante et une offre médicale peu nombreuse, effectif amoindri dans la pratique par l'existence du couple de médecins.

La vie personnelle n'est évidemment pas le seul argument pour trouver un lieu d'installation, la notion d'éloignement aux pôles hospitaliers ou aux médecins spécialistes semble assez effrayante pour le futur praticien. Plusieurs témoignages sont venus le confirmer. Les premiers sont liés à l'utilisation des résultats de l'outil C@rtosanté Pro et particulièrement la seconde page qui reprend différentes données sur l'offre de soins du secteur et la distance aux professionnels et structures de soins non présentes sur le territoire. Dans la majorité des cas, cette page appelle à de nombreux commentaires, certains un peu directs mais qui ont le mérite de la franchise. Par exemple concernant une zone isolée nous avons entendu : « Mais comment fait-on là-bas en cas de problème cardiaque, le premier cardiologue est à 40 kilomètres ? » ; ou, au contraire, en positif dans un secteur « plus favorable » : « Finalement, on n'est pas si loin de l'hôpital de X ! ». Les jeunes médecins, potentiellement futurs installés, se préoccupent particulièrement pour leur exercice quotidien de la distance au laboratoire d'analyses médicales. « Comment fait-on quand on veut une analyse en urgence, il faut trois jours pour avoir le résultat ? Alors on ne peut pas demander de bilan sanguin, là-bas ? » Ils sont effrayés de ne pas retrouver les mêmes supports techniques que ceux du monde hospitalier. Néanmoins, il est assez facile de leur faire comprendre que, pour ce type de spécialité, la distance n'est pas nécessairement synonyme de difficultés. Ces établissements ont depuis longtemps organisé des systèmes réguliers de collecte des prélèvements, souvent auprès des pharmacies rurales. Ils assurent les urgences et désormais la transmission des résultats est grandement simplifiée par les moyens de communication moderne (fax, téléphone portable, Internet, etc.). Ainsi, on peut rencontrer des laboratoires dans des communes de taille modeste un peu excentrées, par exemple à Brassac-les-Mines, à Lapalisse ou à Riom-ès-Montagnes. Face à de telles réactions, cela confirme que, aujourd'hui, la formation de ces jeunes professionnels est très « hospitalo centrée » et qu'elle est en partie responsable de leurs réticences à s'en éloigner. D'autres ont conforté cette opinion, particulièrement un médecin généraliste, « médecin de campagne », à qui je racontais les retours des étudiants par rapport à la distance aux laboratoires d'analyses médicales. « Il faut leur laisser le temps de sortir du carcan de la fac et prendre confiance en eux, après plusieurs années d'expérience ils ne pleureront plus après leur CBU[2] et ils auront plus confiance dans leur diagnostic clinique. »

Dans une approche similaire, un jeune médecin en cours de thèse, qui effectuait de nombreux remplacements dans le nord du Cantal, nous expliquait qu'il était originaire de la Lozère, qu'il se destinait à pratiquer en milieu rural car il désirait s'occuper de ce type de population. Nous lui avons demandé ce qu'il pensait des inquiétudes exprimées par ses collègues sur la peur de l'isolement. Il nous a répondu de façon très franche et très sincère : « Je dis rural, mais je ne veux pas être à plus de trente minutes d'un service d'urgences ! ». L'accessibilité aux soins de niveaux supérieurs ne préoccupe pas seulement les populations locales mais aussi les professionnels de santé de premiers recours.

Les différentes rencontres témoignent de l'appréhension ressentie par les étudiants en médecine au moment de décider de leur mode d'exercice et de leur lieu d'installation en cas de choix de carrière libérale. Ces inquiétudes semblent justifiées vu l'investissement personnel qu'induit une telle décision. De nombreux critères, personnels et professionnels, entrent dans le choix et il faut avouer que cette équation doit paraître à certains bien malaisée à résoudre. Cette difficulté semble inversement proportionnelle aux opportunités du monde hospitalier en demande forte lui aussi de personnel médical. Aux peurs de l'inconnu du libéral, les sirènes des usages connus de l'hôpital sont assez charmeuses !

B - Exemple d'une installation en zone déficitaire

Les mesures en faveur de l'installation des professionnels de santé dans les zones déficitaires sont variées, nous avons pu en voir l'étendue théorique. Dans la réalité, les situations locales n'entrent pas nécessairement dans les critères des textes. En mai 2007, une jeune médecin généraliste s'est installée dans la commune d'Ardes grâce à l'action efficace de la municipalité et de la communauté de communes. Nous aborderons ensuite un phénomène qu'il est encore difficile à jauger : les actions visant à attirer des médecins étrangers particulièrement de l'Europe de l'Est pour combler les lacunes françaises. L'Auvergne comptait, en 2008, trois médecins généralistes roumains exerçant en secteur libéral.

1 - L'exemple d'Ardes

Ardes est une commune, chef-lieu de canton, aux confins du département du Puy-de-Dôme, du Cantal et de la Haute-Loire. A vingt-cinq minutes au sud d'Issoire et à trente-cinq minutes au nord-ouest de Brioude par la route, le canton débute dans le « pays coupé » du Lembronnais pour grimper sur le plateau du Cézallier. Ce secteur géographique difficile présente des dénivelés importants, le point le plus bas est à 453 mètres pour atteindre plus de 1 500 mètres au Signal du Luguet. Porte d'entrée du Cézallier, le canton a une altitude moyenne supérieure à 1 250 mètres et connaît dans ses parties hautes des conditions climatiques difficiles, particulièrement pendant la période hivernale. A vocation agricole, le secteur a connu un fort déclin démographique puisque, depuis 1960, il a perdu un tiers de sa population pour aujourd'hui ne compter qu'à peine deux mille habitants. Typique canton de montagne fragile, la densité atteint six habitants au kilomètre carré. Les activités sont concentrées sur le bourg d'Ardes en fond de la vallée de la Couze. L'offre de soins compte tous les services de proximité ; la pharmacie est depuis longtemps dans le village, la pharmacienne actuelle étant la fille du précédent pharmacien, une infirmière est installée, trois masseurs-kinésithérapeutes se partagent un peu plus qu'un temps plein avec un système de cabinets secondaires et un chirurgien-dentiste a un cabinet secondaire. Traditionnellement, à Ardes il y avait en moyenne deux médecins mais, depuis le début des années 2000, la situation s'est complexifiée pour s'aggraver particulièrement à l'automne 2006. En dehors, de la commune, il faut aller à Saint-Germain-Lembron, Lempdes-sur-Allagnon, Blesle et Besse pour rencontrer des médecins. La population est âgée et limite ses déplacements ; les besoins en médecin à l'échelle locale existent, les plus proches, ceux de Saint-Germain-Lembron acceptent les consultations de patients d'Ardes mais refusent de faire des visites sur le secteur. « Ce n'est pas Ardes le problème, dit un médecin de Saint-Germain-Lembron, on ne veut pas commencer à aller plus haut, sinon on n'en finira pas ». En termes de permanence des soins, le secteur d'Ardes est autonome et couvre le territoire cantonal.

Jusque dans les années 2000, deux médecins exerçaient à Ardes, l'un d'entre eux (M. X) présentant toutes les caractéristiques du médecin de campagne avec une forte activité. L'autre (M. Y) avait une activité plus réduite, complétée par de la médecine douce. L'arrêt brutal d'exercice du premier (M. X) a fortement perturbé l'équilibre médical du secteur. Remplacé par une jeune femme un certain temps, ce dernier n'a pas repris son activité et sa jeune consœur n'a pas souhaité continuer estimant que les conditions n'étaient pas réunies pour elle. Après ce départ, un médecin en provenance de la région parisienne (M. Z) s'est installé et la situation d'ensemble semblait avoir retrouvé un équilibre après une période un peu tourmentée. En 2006, la situation se dégrade de nouveau brutalement, le dernier installé cessant son activité dans un laps de temps très bref. Le maire de la commune raconte que ce médecin s'est présenté en début de semaine dans son bureau pour l'avertir qu'il cessait son activité le samedi suivant. En octobre 2006, Ardes n'avait plus qu'un seul médecin, et ce dernier ne faisait pas l'unanimité. Le maire a décidé de prendre « les choses en main » pour trouver un nouveau médecin généraliste pour sa commune. Cet élu est une « figure » locale, il est conseiller général depuis 1982 et maire de la commune depuis 1999, auparavant il était maire d'une autre commune du canton (Roche-Charles-La-Mayrand). Il se définit comme « un produit du cru » fils d'un agriculteur local et d'une institutrice et comme un « vieux routier » de la politique locale ; il a assumé pendant plusieurs années la vice-présidence au tourisme du Conseil général du Puy-de-Dôme. Il connaît très bien le fonctionnement du système des aides et financements des territoires. Sans euphorie, il se veut dynamique et malgré les difficultés que peut connaître sa commune, il ne cesse de motiver la population et les investisseurs pour faire avancer les choses. Il résume son action par l'adaptation toute personnelle d'un slogan classique : « Il n'y a pas de territoires foutus, il n'y a que des territoires sans projets ».

M. V. raconte que, au moment du départ du médecin, il a senti la nécessité d'intervenir et de façon rapide. Il avait été particulièrement contrarié d'être mis devant le fait accompli et que le professionnel n'ait laissé à personne le temps de s'organiser. A ses yeux, ce n'est pas très responsable surtout dans des zones comme Ardes où il est évident qu'un tel départ rend les choses plus compliquées. Il ne nie pas que le médecin soit un professionnel libéral, libre de ses mouvements et décisions mais, d'après lui, il aurait pu avoir un peu plus de conscience civique. « Dans nos pays, nous savons que lorsque le privé ne fait plus, il faut que le public assume. J'ai considéré la question de l'absence de médecin dans la commune comme les autres dossiers que j'ai à traiter. Il fallait trouver une solution. » En plus des besoins directs en médecin de la population, la compagnie de sapeurs-pompiers devait rapidement recruter un nouveau médecin pour répondre à tous les critères légaux. A titre d'exemple, l'élu nous raconte le rachat par la communauté de communes de la pompe à essence au départ du précédent propriétaire en 1999. « Mon principe c'est de renforcer l'existant avant de vouloir créer à tout prix. » La pompe à essence distribue près de 250 000 litres de super et de gasoil par an, l'opération n'est pas bénéficiaire mais deux emplois ont été crées. Au départ, la distribution de carburant était assurée par la personne en charge de l'accueil touristique ; à l'usage ce poste est apparu insuffisant et donc, depuis 2007, un deuxième poste a été associé. En complément de cette activité, cette personne est en charge à mi-temps de la nouvelle médiathèque de la communauté de communes. Ce jeune-homme venu de Nancy avec son épouse et son enfant, futur élève de l'école, loge dans un des habitats sociaux réhabilités dans le bourg. « Les démarches n'ont pas à impressionner le voisin, il faut qu'elles soient efficaces pour Ardes. » Le maire a de nombreux autres exemples d'actions concrètes conduites sur son territoire : l'arrivée de l'Internet Haut Débit a facilité l'installation d'un point « visio-guichet » pour permettre à ses administrés de faire leurs démarches ANPE, CAF, etc., sans se déplacer à Issoire, l'installation d'un relais de téléphonie pour les touristes ; la nouvelle maison de retraite, etc.

Avec une personnalité comme la sienne, la recherche d'un médecin apparaissait totalement du ressort de la communauté et entrait dans sa politique d'ensemble d'aménagement de son territoire. Il a essayé de réagir au plus vite en privilégiant ce qui lui semblait être les solutions de proximité. Sur la commune voisine, un couple originaire de la région parisienne avait acheté une résidence secondaire qu'il réhabilitait un peu à chaque séjour. La jeune femme était en train de finir ses études de médecine. M. V. l'a rencontrée début 2007 (« un dimanche à midi après le coup de fil d'une voisine pour me dire qu'ils étaient là ») pour lui proposer qu'elle s'installe à Ardes le plus rapidement possible.

La jeune-femme n'était pas « thésée », elle ne pouvait donc pas s'installer immédiatement, elle devait finir son cursus pour obtenir son diplôme final en mai 2007. « Ça pressait ! On s'est débrouillé comme on a pu sans même prendre le temps de demander des subventions ». La commune a proposé de mettre à disposition, pour un loyer modique, moins de deux cents euros mensuels, le rez-de-chaussée de l'ancienne école dont les travaux de rénovation étaient en cours initialement pour faire des logements sociaux et disponibles au printemps suivant. La municipalité se proposait de fournir le matériel médical et de meubler entièrement les locaux.

Le Dr M. nous a dit avoir eu besoin d'un certain temps de réflexion. Elle voulait prendre sa décision avec sérénité sans que la précipitation des événements et l'implication de élus ne viennent perturber son jugement. En effet, le changement était radical ; en trois mois, elle devait quitter son lieu de vie, son époux devait cesser son activité professionnelle, sa belle-fille changer d'établissement scolaire. En région parisienne, elle travaillait avec des maîtres de stage spécialisés en gérontologie et avait dans l'idée de poursuivre un peu sa formation dans ce domaine avant de s'installer en libéral. Elle n'avait pas forcément imaginé un exercice en milieu rural isolé, sa formation parisienne ne l'ayant pas du tout préparé à ce type de clientèle ; elle n'avait jamais fait de stage dans le monde rural. Prendre sa décision n'a pas été facile et elle ne sait pas quels arguments auraient pu l'influencer positivement L'aspect financier du déménagement n'était pas anodin, sa maison sur place n'était pas totalement opérationnelle pour la vie de tous les jours ; c'était vraiment un logement secondaire non achevé et seulement adapté aux périodes de vacances. Elle a pris contact auprès des différentes structures de la région pour mieux analyser son installation potentielle (l'Ordre, l'URCAM, le Conseil régional, la CPAM, etc.) et voir les soutiens financiers qu'elle pouvait attendre. Ces contacts lui ont permis de mieux dessiner les contours de son projet d'installation. Deux semaines après avoir son diplôme, elle s'installait à Ardes en juin 2007.

Le maire raconte que même les entrepreneurs « ont joué le jeu » pour que le cabinet soit disponible à la date : « Ça sentait le neuf » ! Au final, le Dr M. s'est installée à Ardes sans bénéficier des mesures prévues à cet effet par l'Assurance Maladie. C'est l'initiative de la communauté de communes qui a permis de construire le projet. En plus de l'équipement immobilier et mobilier du cabinet médical, l'argument prépondérant fut celui de trouver un emploi pour l'époux du médecin. En effet, ce dernier a intégré l'équipe du personnel technique de la communauté de communes, un poste pleinement adapté puisqu'il était responsable des espaces verts dans une commune de la banlieue parisienne avant de suivre son épouse. Cet exemple confirme que l'un des freins à l'installation dans les zones déficitaires est l'emploi du conjoint. Pour être complet dans notre description de l'accompagnement des collectivités autour de cette installation, le Dr M. a pu bénéficier d'une aide proposée par l'Agence Régionale de Développement des Territoires d'Auvergne pour l'accueil de nouvelle population. Ce système nommé « résidence d'entrepreneur » permet, depuis 2006, le financement de frais de déplacement et d'hébergement pour des entrepreneurs voulant s'installer en Auvergne. Les professionnels de santé rentrent dans les critères pour bénéficier de cette aide. La convention se signe entre l'entrepreneur, la Région et la communauté de communes d'accueil. Dans le cas d'Ardes, elle a perçu 750 euros pour prendre en charge une partie des frais inhérents au déménagement. En parlant de cette possibilité avec un des responsables du projet, il me disait combien cette procédure lui était apparue bien adaptée dans le cas d'Ardes et il était satisfait que, désormais, elle puisse s'étendre à ce type de « nouvelle population ». Néanmoins, il a tenu à montrer les limites de son potentiel d'action en disant : « Par contre, si un médecin veut quitter Clermont pour aller dans un secteur sans médecin du Cantal, je ne peux rien faire ! ».

Nous avons rencontré le Dr M. quelques mois après son installation, en fin d'après-midi. Arrivée pour 18 h 00, la salle d'attente, toute neuve, était occupée par quatre personnes. En attendant qu'elle fasse ses consultations, il a été amusant d'entendre dans les conversations :

« *- Vous êtes déjà venue ?*
- Oui deux fois, elle est très bien ;
- Mais elle travaille déjà beaucoup ! Tout de suite, elle a bien marché !
- Oh ! Elle est gentille, elle fait jeune !!! »

Cet échange, capté au hasard ce soir-là, nous a convaincue que la période de curiosité était finie et que la patientèle était en train de se construire normalement.

La longue conversation avec elle, un moment après, m'a surprise par le caractère décidé de mon interlocutrice. En effet, la jeune femme, les traits tirés, s'est excusée pour son retard nous expliquant qu'elle avait dû modifier tout son emploi du temps car elle venait d'être admise à la faculté de médecine de Clermont pour préparer une capacité en gérontologie ; diplôme qui lui permettra de prendre la coordination médicale de la maison de retraite d'Ardes. Cet établissement, avec sa cinquantaine de pensionnaires, compte beaucoup dans la demande de soins locale. Nous lui avons demandé si cette orientation était par défaut pour pallier la carence locale ou si elle correspondait à un choix personnel. En effet, elle aurait très bien pu ressentir une certaine pression locale étant donné le manque. Elle a vite contredit notre idée, en nous expliquant qu'elle avait fait sa thèse sur la maladie d'Alzheimer et que, avant de venir en Auvergne, elle avait prévu de faire pendant un an ou deux, en complément de remplacements libéraux, un mi-temps dans une unité gériatrique du Bassin parisien. Tous ses projets ont été stoppés par la décision subite de venir s'installer à Ardes. Les patients qu'elle suit désormais correspondent tout à fait aux populations vers lesquelles elle souhaitait se tourner.

En voulant aborder les difficultés rencontrées lors de sa prise de décision et dans ses premiers mois d'exercice, elle nous a répondu en souriant : « Je sais qu'on attend que je passe le premier hiver ! Alors j'ai acheté quatre pneus « neige ». Elle était un peu inquiète mais sans démesure, bien consciente de la difficulté du secteur ; « on verra au cas par cas ». Dans son récit, on sent que la période de prise de décision et de déménagement a été mouvementée, mais, désormais, elle semble avoir trouvé la sérénité. Les difficultés sont pour elle, celles de son métier. L'absence de dossier médical lui a semblé le plus dur à gérer ; par manque de médecins les patients ont connu des mois de nomadisme médical qu'elle doit aujourd'hui stabiliser. Elle avoue se sentir parfois en porte-à-faux, de prescrire des actes de diagnostics qui ont certainement dû être déjà pratiqués mais dont il ne subsiste aucune trace. Elle a même ressenti le besoin de vérifier auprès de certains de ses collègues si elle « n'exagérait » pas.

Selon ses propos, ses relations avec le cabinet médical le plus proche, celui de Saint-Germain-Lembron sont très bonnes ; ils l'ont invitée à participer à des séances de formation continue qu'ils organisent entre eux. « Il ne peut pas y avoir de concurrence entre nous, ils ne peuvent pas assumer le secteur d'Ardes ». La collaboration est assez avancée puisque le cabinet médical assure la permanence de soins lorsqu'elle ne le peut pas. En effet, sur son secteur de garde, elle est toute seule et elle se sent incapable d'être de garde 24 heures sur 24 ; elle a donc convenu avec les confrères du secteur voisin qu'elle ferait environ vingt-quatre astreintes par mois.

Sa situation d'isolement lui pèse et elle exprime clairement le souhait de trouver un associé, car elle ne pourra pas poursuivre très longtemps à ce rythme. Elle sait qu'il sera difficile d'attirer un autre médecin sur le canton, elle pense que seul le projet immobilier mené par la communauté de communes pourra être attractif. Pour l'instant, elle rencontre des difficultés pour trouver des remplaçants et, lors de notre entrevue, elle n'en avait pas pour la période de Noël, quelques semaines plus tard. Elle avait prévu de fermer son cabinet quatre ou cinq jours et de laisser, avec leur accord, au cabinet de Saint-Germain-Lembron le soin de traiter les cas urgents. Ces confrères étaient en train de voir si, par leur réseau, ils ne parvenaient pas à trouver un remplaçant. Ce système est insatisfaisant, notamment par la présence des pensionnaires de la maison de retraite de la commune (44 places) mais elle ne voyait pas vraiment d'autres possibilités. Elle allait faire une demande à la CPAM d'adhésion au contrat de bonne pratique d'exercice en milieu rural pour aider ses recherches.

Au final, cet échange nous a donné l'impression d'une jeune femme décidée, prête à des « sacrifices » mais seulement dans une certaine mesure. Elle veut à la fois privilégier sa vie personnelle tout en s'épanouissant dans sa carrière professionnelle. Ses projets sont nombreux, par exemple elle souhaite continuer en parallèle sa formation. Son objectif est l'évolution favorable de la situation qui passera obligatoirement par l'arrivée d'un nouveau médecin généraliste à Ardes.

Notre entrevue s'est achevée à 21 heures passées et elle devait encore aller visiter un patient avant de rentrer à son domicile. Partie devant elle sur les petites routes j'ai eu la surprise de voir son véhicule devant moi deux intersections plus loin ; dans son intégration territoriale, elle maîtrisait déjà la partie sur la connaissance du terrain et des petites routes.

Le projet de cabinet médical monté par la communauté de communes est en cours ; il devrait être opérationnel courant 2008, le maire avait été approché par un médecin à diplôme algérien pour une installation mais il n'est pas possible de faire valider son diplôme par les autorités françaises. M. le maire ne désespère pas : « Le plus dur était de faire venir le premier, maintenant on sait comment faire. » Son intégration se poursuit, elle a décidé de se présenter sur la liste du maire sortant aux élections municipales de mars 2008 et a d'ailleurs été élue dès le premier tour. Ses confrères et d'autres proches du secteur remontent essentiellement des témoignages positifs. Pour l'instant, cette installation semble réussie alors que la situation initiale paraissait défavorable. Les incitations purement financières ne furent pas à l'origine de l'arrivée de cette jeune médecin, c'est véritablement un projet d'ensemble qui a permis à la collectivité locale et à l'intéressée de réussir cette installation. On ne peut présager du futur mais la situation pourra s'améliorer à la condition que le projet d'organisation des soins de ce territoire avance. Les pistes sont multiples, elles engloberont la consolidation de l'effectif de médecins, la possibilité de diversification de leur formation, l'implication dans les structures locales (pompiers, maison de retraite...), le règlement de la permanence des soins, la collaboration avec les autres professionnels des territoires voisins, etc. Jamais, la crainte du revenu n'a été abordée ; dans ce type de secteur, l'installé potentiel est plus inquiet de ne pas parvenir à répondre à la demande, il sait qu'il travaillera et « gagnera sa vie ». L'intérêt d'une mesure comme l'avenant n° 20 n'est pas prouvé. Le soutien aux professionnels et les mesures concrètes en faveur de l'installation en zones sous-dotées doivent être autres.

2 - La « filière roumaine »

Installer des médecins généralistes dans leur commune est devenu pour certains élus locaux une priorité sans forcément conduire une étude de besoin. Nous avons déjà évoqué les maires nous contactant pour que nous « classions » leur commune en zone déficitaire sans tenir compte de l'organisation d'ensemble et de l'offre de soins présentes dans les communes voisines. Les propositions pour attirer des professionnels de santé tombent parfois dans une certaine démesure : j'ai le souvenir de deux maires qui parlaient avec une étudiante en médecine pour lui proposer de venir s'installer dans leur commune et qui en étaient à décrire avec précision la maison d'habitation qu'ils proposaient. Le ressenti face à cette situation était étrange, on pouvait se demander où pouvaient être les limites du raisonnable et de la démagogie. Après cet échange et le départ des élus, la jeune femme nous a clairement dit qu'elle avait mal vécu cette approche et que, au final, elle avait trouvé les élus assez agressifs.

Certaines sociétés se sont spécialisées dans la recherche de médecins généralistes et proposent aux collectivités, moyennant finances, de trouver un praticien ; on évoque une échelle de prix allant de 10 000 à 30 000 euros. Pour ce tarif, certaines ne garantissent même pas le résultat ! Actuellement, une société de Tours vante les mérites d'une commune rurale de la région thiernoise à la recherche d'un médecin généraliste.

Toutes ces convoitises finissent d'amplifier un phénomène déjà assez présent en France : le recrutement de médecins étrangers et particulièrement ceux venant des pays d'Europe de l'Est. Jusqu'à présent, les recrutements concernaient principalement le domaine hospitalier, mais la crise démographique dans le secteur libéral élargit le champ. L'intégration de la Roumanie et de la Bulgarie (pays francophones) dans l'Union européenne en 2007 a ouvert l'opportunité d'installation à des professionnels très attirés par la France. En visitant les sites Internet des sociétés de recrutement, dès la première page, il est évoqué des forums de rencontres organisés à Varsovie, Bucarest ou Budapest pour recruter de nouveaux médecins généralistes pour une installation professionnelle en France.

En Auvergne, l'ARDTA a effectué, fin 2007, un séjour en Roumanie pour appréhender les modalités de recrutement de médecins roumains afin d'en attirer en Auvergne. La question des médecins étrangers en France concerne principalement la médecine hospitalière. En 2006, le Conseil National de l'Ordre des médecins dénombrait environ 8 500 médecins étrangers dont 6 700 avec une activité régulière. Ces professionnels sont essentiellement des médecins spécialistes (61 %), des hommes pour la majorité (68 %) et salariés (65 %). Ils se concentrent en Ile-de-France et dans les zones frontalières de la Belgique et de l'Allemagne. Les origines les plus importantes, hormis les pays frontaliers, sont maghrébines et africaines. Néanmoins, le poids des médecins venant de l'Europe de l'Est va en croissant, surtout depuis le dernier élargissement de l'Union européenne.

Le personnel du Conseil de l'Ordre départemental explique que leurs collègues du Conseil National de l'Ordre connaissent une amplification des demandes d'inscription de médecins venant d'Europe de l'Est et que le service spécialisé dans les médecins étrangers a pris un certain retard dans le traitement de ces dossiers.

En Auvergne, le phénomène est enclenché depuis 2007 et on dénombre trois installations de médecins généralistes roumains en zone rurale. Ces praticiens ne sont pas issus d'une voie organisée de recrutement. Le premier exemple est un couple dont le mari est installé vers Thiers depuis début 2008 et dont l'épouse, médecin cardiologue, est embauchée dans un établissement clermontois. Ces personnes ne sont pas réellement des « étrangers » ; en effet ils ont suivi une partie de leur cursus à la faculté de Clermont et ont des attaches amicales dans la région. Plus qu'une arrivée, c'est un retour. Ils sont francophones et connaissent très bien les méandres administratifs français, leur intégration devrait se passer sans trop de difficultés.

Le deuxième exemple a été beaucoup médiatisé localement et nationalement, le Dr S. s'étant installé en Haute-Loire après que le maire local ait communiqué largement sur son manque de médecin[3]. Ce médecin d'origine roumaine a eu un parcours atypique et, dans l'interview qu'il accorde à Bertrand Clauzier, on ressent nettement cette originalité qui ne fait pas de son arrivée en Auvergne une réelle immigration dans une campagne française. En effet, s'il a obtenu sa thèse en Roumanie, il n'y a travaillé que deux ans. Il a exercé plusieurs années au Canada dans un service d'urgences, puis il a passé un diplôme de sciences en France et exercé dans un hôpital de la Sarthe pendant deux ans. L'intégration en France en a été facilitée. Il raconte sa venue à Riotord en disant que ce choix est lié au hasard et au fait d'avoir trouvé l'annonce du maire et du pharmacien de la commune sur Internet. Au départ, il s'orientait plutôt vers la Savoie. Le maire lui a offert un an de loyer pour le local et la maison d'habitation, soutenu par plusieurs élus locaux ayant de l'influence au niveau national il a beaucoup œuvré pour accélérer les démarches administratives d'autorisation de rester sur le territoire. L'interview a eu lieu quelques semaines après son arrivée dans la commune et son intégration professionnelle semblait bien se passer, il évoquait ces nouveaux horaires de travail typique d'une zone périurbaine et sa participation à la permanence des soins.

Le dernier « cas roumain » est assez différent des deux autres car il est le fruit d'une initiative personnelle d'une femme d'une cinquantaine d'années, le Dr B., qui a fait toute sa carrière en Roumanie et dont les attaches familiales sont là-bas. Elle a débuté ses démarches par Internet en nous contactant par mail grâce au site de l'URCAM Auvergne, elle est venue pour la première fois à la fin d'octobre 2007, en ayant organisé un rendez-vous avec l'Ordre et un avec nous. Dans un français approximatif, elle nous a fait comprendre qu'elle était là pour une semaine, délai qu'elle s'était fixée pour trouver un lieu d'installation. Elle ne connaissait pas spécialement le fonctionnement institutionnel, elle croyait que nous allions lui « désigner » une commune où s'implanter. « Dites-moi où il y a besoin de médecin, j'y vais j'ai pas peur de la campagne ». Après quelques échanges, j'ai compris qu'elle n'avait pas de moyens à investir dans une installation, cela lui interdisant toute association avec un groupe de médecins déjà en place. Dans sa conception de la médecine, influencée par l'histoire politique de son pays, l'Etat fournissait les équipements pour exercer. La situation était complexe car elle ne maîtrisait pas l'environnement de l'exercice libéral en France. En partenariat avec l'Ordre des médecins et les annonces diffusées par l'ARDTA, on a pu lui fournir une liste de communes proposant des mises à disposition de locaux professionnels et accompagnant l'installation d'un médecin ; on lui obtint un rendez-vous pour le lendemain avec le maire d'Olliergues et deux contacts avec des collectivités qu'elle devait rappeler les jours suivants (Joze et La Monnerie dans le Puy-de-Dôme ; Vorey en Haute-Loire). Nous étions un lundi. Le mercredi suivant, elle nous téléphonait pour nous dire qu'elle était sur le chemin de la Roumanie et qu'elle avait décidé qu'elle s'installerait à Olliergues dès que possible. La municipalité lui louait un local professionnel à un prix modique et lui proposait de l'aide pour trouver un logement. Elle a connu de difficultés pour réaliser les démarches administratives. Tous les intervenants ont beaucoup œuvré auprès des différents services car elle n'appréhendait pas toutes les logiques de fonctionnement. Le Conseil de l'Ordre du Puy-de-Dôme a fait toutes les démarches pour que les autorisations soient publiées dans des délais brefs par les instances nationales. Ainsi, le Dr B. a été inscrit au Tableau de l'Ordre dès la fin du mois de novembre 2007. Elle est arrivée en Auvergne en janvier 2008 afin d'organiser son déménagement et son installation. De nombreuses démarches restaient à faire particulièrement pour légaliser son séjour en France, et officialiser son exercice. Soutenue par l'Ordre des médecins et par la municipalité, elle a réglé toutes ces contraintes et elle a débuté son activité début mars 2008. D'après le témoignage du maire, elle était attendue par la population locale qui semblait disposée à la consulter. Nous n'avons pas suffisamment de recul pour connaître le résultat de cette installation, mais il est certain qu'elle nécessitera une adaptation du Dr B. au système français, très éloigné de ce qu'elle a connu. Celle-ci sera indispensable pour toute intégration potentielle.

L'arrivée de médecins étrangers ne sera pas la solution pour combler les manques dans les zones rurales. Déontologiquement, on peut s'interroger sur le fait d'utiliser des médecins formés aux frais de pays aux besoins en professionnels de santé réels pour leur population et dont le niveau de vie est inférieur aux nôtres. Par ailleurs, depuis début 2008, les premiers témoignages de médecins roumains évoquent des difficultés plus importantes pour obtenir les papiers nécessaires à la validation de leur diplôme à l'étranger auprès de leur ministère de la Santé. Le flux et l'installation des médecins étrangers sont donc à suivre pour évaluer l'intégration de ces professionnels dans les campagnes auvergnates.

C - Les médecins exerçant en zones déficitaires, quelles opinions ?

Exercer le métier de médecin de campagne est lourd de clichés, renouvelés sans cesse par une société citadine qui conserve tout un imaginaire campagnard et des représentations négatives de l'exode rural. Certains professionnels commencent à s'interroger sur leur part de responsabilités dans les *a priori* des étudiants. Plusieurs nous ont confié que la meilleure des mesures incitatives serait que les médecins exerçant en zone rurale changent leur discours et admettent « qu'ils ne sont plus au temps de Balzac mais à celui d'Internet ». En effet, à trop vouloir donner une « vraie » description de la tâche afin que le jeune choisisse en connaissance de cause, la situation a souvent été noircie à outrance. Sans tomber dans l'angélisme, la médecine rurale a évolué et il existe de plus en plus de solutions pour que le professionnel rompe son isolement. Un médecin du Livradois résumait en disant : « Il faut arrêter, on n'est pas dans la brousse non plus !! ».

Un jeune remplaçant d'un médecin rural me racontait, « si vous écoutez tout ce que vous dit le Dr P. sur son métier, vous changez de voie et vous finissez à la médecine du travail ! En fin de compte, c'est avant tout une question d'organisation et, pour avoir fait les deux, je préfère un remplacement chez lui plutôt qu'à Clermont. Il ne sait pas s'organiser. Quand je le remplace, je n'ai pas besoin de berceuse le soir, j'ai réalisé à peu près le même nombre d'actes que lui mais je suis rentré à 19 h 30 et pas à 23 h. Quand vous le regardez, il a toujours quelque chose à faire, il se disperse ». Cet avis que l'on pourrait croire teinté d'un peu de prétention par la jeunesse de son auteur, m'a été répété plusieurs fois par des médecins ayant de l'expérience.

Le Dr R. dans l'Allier, nous a raconté une anecdote pleine de bon sens concernant les visites et son rôle de pédagogue auprès des patients. « Aujourd'hui, y compris en campagne, le médecin n'a plus à faire le même nombre de visites qu'auparavant, je me fixe un maximum de 3 à 4 par jour. Généralement, elles sont réservées aux patients âgés que l'on voit à fréquence régulière, mensuelle ou bimensuelle pour le renouvellement d'ordonnance. Je soigne un couple depuis longtemps, qui trois ou quatre fois par an, essaye de me faire passer une semaine plus tôt par peur de manquer de médicaments. Chaque fois, je leur explique que leur ordonnance couvre toute la période, que je suis certain qu'ils ne manquent de rien et que si leur état n'a pas évolué je n'ai pas de raison d'anticiper ma visite. Si je leur dis oui, je décale le rythme de tous mes patients chroniques, je dérègle tout mon calendrier et je n'améliore pas ma qualité de soins. » Le Dr M. d'Ardes nous a dit qu'elle s'était fixée sa limite à cinq ou six visites par jour et qu'elle essayait au maximum de ne pas décaler les plages horaires de visites et de consultations mises en place, elle évoque aussi l'habitude à donner aux patients.

Le Dr R. est un fervent défenseur de la responsabilité du médecin à organiser son travail pour le rendre plus efficace et ne pas faire porter tous les torts à la médecine rurale. Il œuvre dans cette direction, en s'investissant dans l'organisation de la permanence des soins de son département. « Il faut arrêter de se morfondre, on s'est beaucoup investi dans la mise en place d'une nouvelle sectorisation dans l'Allier et de la régulation libérale centralisée. Les résultats sont saisissants. Pour ma part, je suis de garde trois week-ends par an et trois nuits par mois, mes astreintes sont payées et, grâce à la régulation, je vois essentiellement des cas aux besoins justifiés. » La permanence des soins, n'est plus un frein à l'installation si le jeune veut être objectif. Pour lui, une partie du désengagement des jeunes est dû au fait qu'ils ne sont plus ruraux ; mais à ses yeux ce n'est pas nécessairement rédhibitoire et il cite l'exemple d'un collègue de Gannat habitant dans l'agglomération clermontoise et faisant les trajets tous les matins. Dans le même ordre d'idée, un autre médecin interrogé disait en substance que de nombreux travailleurs font plusieurs dizaines de kilomètres tous les jours pour rejoindre leur lieu de travail, sans que cela puisse interpeller quiconque. A partir du moment où la permanence et la continuité des soins sont organisées, pourquoi le médecin devrait-il absolument vivre sur son lieu de travail ? Ce professionnel a aussi abordé la question de la permanence des soins et il a vanté la nouvelle organisation, lui qui a plus de vingt-cinq ans de carrière. Avec un côté enfantin, il nous a questionnée :« Dites un chiffre, devinez combien d'actes j'ai fait entre samedi et dimanche alors que j'étais de garde ? Trois ! Trois consultations de cas nécessitant vraiment mon intervention » et il ne s'était pas déplacé, tous les patients étaient venus au cabinet.

Le Dr R. assume ses propos optimistes et plus particulièrement il voudrait que l'on donne une vision juste de son métier qu'il dit être un autre métier que celui pratiqué à « l'ombre des CHU ». Exercer en campagne induit la maîtrise de gestes techniques et un pouvoir de délégation bien moindre. « Etre médecin, c'est aussi faire des points de sutures, faire des examens gynécologiques, faire un électrocardiogramme… » Il est persuadé d'être dans le vrai même s'il avoue ne pas être forcément le meilleur exemple, car il aime particulièrement ce type de contacts et a pratiqué un certain temps en Afrique, qu'il est médecin des pompiers et responsable d'une antenne d'urgence dotée d'un véhicule radio médicalisé.

Le lien entre médecin rural et sapeur-pompier est apparu dans de nombreux témoignages. Fait du hasard ou réalité, tous l'ont évoqué. La question des zones déficitaires en médecins doit donc être intégrée comme « dégât collatéral » de la désorganisation des services de premiers secours en lien avec les brigades de pompiers locales bénévoles.

En conclusion, ces rencontres avec les professionnels exerçant en zone rurale avec plus ou moins d'expérience nous ont surprise par la lucidité des discours et des analyses. Sans optimisme béat, ils ont évoqué leurs difficultés, leurs incompréhensions mais surtout l'attachement à leur profession. L'échantillon n'était peut-être pas suffisamment représentatif, mais, en plusieurs années, je ne crois pas avoir entendu beaucoup de discours totalement négatifs ; ils peuvent être inquiets sur le futur, mais ils se veulent toujours constructifs. Paradoxalement, le seul médecin qui s'est confié en me précisant ne plus supporter sa condition et souhaitant tout arrêter, exerçait dans l'agglomération clermontoise !

Dans l'ensemble, ces médecins ne croient pas beaucoup aux mesures incitatives financières, ils en sont un peu spectateurs, désabusés quand ils comparent avec les conditions connues lors de leur propre installation ; aujourd'hui tout est mis en œuvre pour faciliter la venue des jeunes. L'intervention des collectivités en termes d'investissement immobilier et matériel est déjà un argument plus pertinent. Les témoignages confirment que les bourses de 3e cycle vont dans le bon sens, même si, en fin de compte, elles n'ont qu'un impact marginal. Beaucoup de professionnels rencontrés préfèrent le principe des indemnités de stage qui met plus en valeur les maîtres de stage excentrés de Clermont et qui pourront jouer un rôle plus important dans l'information des futurs médecins généralistes sur les conditions d'exercice. Le principe de maisons pluridisciplinaires est bien perçu mais beaucoup s'interrogent sur les modalités de mise en œuvre. Le Dr R. disait : « Le plus dur sera de faire bouger les « vieux » ! », en se rangeant en souriant dans cette catégorie.

Au final, la question des disparités géographiques vue par les yeux des professionnels est un vrai débat dont les réflexions ne sont « qu'au milieu du gué ». Paradoxalement, ce sujet semble moins passionné dans leurs bouches que dans celle de ceux qui se disent investis dans la recherche de solutions. Les médecins généralistes du terrain ont une place à prendre dans cette problématique, l'interrogation est bien de savoir si on leur laisse la parole mais aussi dans quelle mesure ils doivent se remettre en question pour intervenir activement sur le sujet, au-delà des intentions.

Le premier bilan des mesures en cours, et surtout les exemples de la réalité de l'offre de soins dans les campagnes auvergnates induisent une interrogation prospective qui, aujourd'hui, reste partiellement sans réponse. Néanmoins, si la situation d'ensemble ne connaît pas de bouleversements fondamentaux depuis le début des mesures incitatives, il ne faut pas tirer de conclusions négatives trop hâtives. Des actions se mettent en place au fur et à mesure de la réflexion des différents partenaires ; elles se retrouvent dans un cadre officiel (loi, circulaire, avenant conventionnel, etc.) ou dans les initiatives des structures travaillant sur ce thème (études, accompagnement des étudiants, etc.). L'approche territoriale de la problématique s'affine, de nouvelles pistes de travail la font évoluer. Sur le terrain, on ressent une évolution qui laisse apparaître de nouvelles organisations de l'offre de soins dans les zones «fragilisées». Désormais, le rôle des collectivités locales et notamment d'éventuels leaders paraît évident pour remédier à des fragilités dans l'offre de soins. De même, et parallèlement aux politiques publiques, il faut réévaluer la place accordée aux stratégies des professionnels de santé qui ne sont pas motivés uniquement par des critères économiques rationnels mais plutôt par des projets de vie globaux, des considérations familiales et par une plus grande mobilité géographique, même si on reste inscrit dans des réseaux. Examiner ces nouvelles pistes permet des réflexions prospectives qui engendreront certainement de nouveaux outils et d'autres moyens d'agir.

Notes

1 – Tous le détail des thèmes et des fiches présentes dans cet outil sont joints en annexe.
2 – CBU : Cyto-Bactériologie Urinaire (examen de base permettant de déceler une infection des voies urinaires).
3 – CLAUZIER B., 2007, *Les difficultés du renouvellement des médecins généralistes en zone rurale enclavée française*, Mémoire en vue d'obtention d'une Licence Professionnelle Mention Intervention Sociale, Université Blaise-Pascal, Clermont-Ferrand.

Conclusion de la Troisième partie

Améliorer l'adéquation entre l'offre et le recours aux soins passe par le cadre réglementaire que nous avons présenté et tenté d'évaluer. Mais il ne faudrait pas résumer toute la problématique à ce seul champ législatif car, à l'évidence, ce n'est pas celui qui donne le plus de résultats positifs aujourd'hui. Par contre, on ressent nettement que le travail d'accompagnement auprès des professionnels installés, des maîtres de stage, des étudiants, des élus ou des gestionnaires des collectivités territoriales, porte de plus en plus ses fruits. Avoir un interlocuteur qui peut expliquer les différentes mesures et qui peut réfléchir aux approches spatiales des différents projets apparaît un enjeu de taille pour les acteurs venant vers le guichet d'aide à l'installation mis en place par la MRS.

Il est intéressant de noter que les collectivités sont de plus en plus demandeuses de cet accompagnement car, à l'usage, ce sont elles qui se trouvent avoir le plus d'opportunités d'aider mais pas toujours la connaissance nécessaire pour appréhender cette thématique nouvelle pour eux. Le cadre réglementaire a évolué avec la loi de financement de la Sécurité Sociale pour 2008, de nouveaux projets devraient se mettre en place dans la continuité de l'approche territoriale. Il faudra donc intégrer cette nouvelle donne à notre démarche et continuer tout le travail de pédagogie entrepris depuis plusieurs années maintenant. Tout ceci doit se faire en gardant à l'esprit que les résultats pour l'instant ne seront que ponctuels et que les solutions s'adapteront au cas par cas. En effet, il ne faut pas oublier que, dans les campagnes auvergnates, dans la majorité des cas, l'offre de soins correspond à un faible nombre d'individus qui portent la majeure partie du système. Les situations peuvent se dégrader alors très vite, la fragilité des services de santé des zones rurales se situe donc là. L'idéal serait de pouvoir mettre en place une vision prospective la plus précise possible pour éviter tout démantèlement des réseaux locaux de l'offre de soins, et prendre les problèmes en amont.

L'analyse géographique de la fragilité territoriale dans l'offre de soins permet donc tout à la fois d'affiner les politiques publiques et de mieux saisir les dynamiques socio-spatiales des campagnes, à condition de ne pas négliger l'échelle locale et les réactions ponctuelles des divers acteurs, élus ou administrateurs des territoires comme professionnels de santé. Comme le souligne avec justesse A. Vaguet (2000), « l'idée simple que l'on voudrait promouvoir ici, c'est que les efforts actuels de redistribution budgétaire, de rationalisation, de mise en réseau, de complémentarité, s'ils peuvent contribuer à des améliorations légitimement attendues, ne doivent pas épargner une réflexion sur l'existant à l'échelle fine. En effet, les forces qui ont conduit à mettre en place des inégalités jouent encore pour les faire perdurer, même (et surtout) si des changements sont impulsés. De fait, les orientations lourdes prises au niveau national souffrent d'exceptions, de localisme, du poids des personnalités... qui ré-interprètent, et s'approprient les options prises. Les réformes s'ordonnent à l'échelle nationale mais se déclinent localement. Les lieux de santé présentent donc une 'rugosité' différentielle, qui ralentit ou accélère les dynamiques de changements. En somme, il nous faut tenter une géographie politique de la santé en territoires et ne pas limiter nos travaux à des propositions de nouveaux découpages dont on attendrait des miracles ».

CONCLUSION

« A une époque de concentration des activités économiques et des services dans les métropoles, peut-on encore vivre et être soigné au pays, en particulier dans des régions rurales, de montagne ou éloignées des grands centres urbains ? » (Bailly, 2000). Nous avons débuté notre recherche avec cette réflexion d'Antoine Bailly en cherchant à savoir quelle était la réalité de l'offre de soins dans les campagnes auvergnates. Sans tenter d'apporter une réponse exhaustive, notre approche a voulu s'ouvrir sur le monde de la santé en montrant ce que la géographie peut apporter à la réflexion générale et aux structures professionnelles en charge de cette thématique. Il s'agissait notamment de « s'orienter vers l'étude territorialisée des systèmes locaux, c'est-à-dire des conditions concrètes d'articulation entre offre de soins et accès aux soins » (Séchet, 2002).

• A l'issue de ce travail, et pour valider notre première hypothèse, nous devons souligner le renforcement de la dimension territoriale dans le système de santé français et le rôle grandissant de la géographie dans les analyses appliquées. Désormais, il est de plus en plus usuel de rencontrer dans la « littérature grise » des études appréhendant la santé avec une dimension spatiale. Ce constat est évident à propos de la démographie des professionnels de santé, comme en témoignent les propos de nombreux responsables : « On n'a jamais compté autant de médecins qu'aujourd'hui et on n'a jamais autant parlé du manque de médecins ! ». C'est que l'important n'est pas dans les effectifs mais dans leur répartition géographique. Le système français, par la nature majoritairement libérale de l'offre de soins, impose le champ territorial à toutes les réflexions sur l'organisation de l'offre de soins pour que celle-ci soit efficiente et équitable... même si certains ont mis un certain temps à être convaincus !

Certes, les territoires de santé[1] sont divers. Ils renvoient tout à la fois à une dimension institutionnelle (les politiques de santé mises en œuvre), à l'offre de soins (établissements et professionnels avec leurs rayonnements et leurs aires de patientèle) et enfin aux espaces vécus, envisagés sous l'angle des rapports des habitants à la santé et aux structures de soins. Ces territoires se superposent et se combinent avec les jeux d'échelles et de temporalité, dans leurs dimensions concrètes mais aussi symboliques, pour forger les représentations des professionnels de la santé comme celles des citoyens. A titre d'exemple, comment ne pas rappeler que le milieu rural a longtemps été négligé par le régime général de l'Assurance Maladie qui considérait qu'il était le pré carré de la Mutualité Sociale Agricole alors même qu'il occupait une grande place dans ses activités ? La confusion entre rural et agricole était tenace. Désormais, de nouvelles perceptions sont apparues et les réflexions inter-régime se sont multipliées, ce qui facilite la prise en compte des réalités rurales et de leurs spécificités : structures socioprofessionnelles marquées par le monde agricole même si elles sont largement héritées, offre de soins moins diversifiée et aux effectifs réduits ce qui accroît la fragilité du système de soins, mobilité accentuée des professionnels, etc. En outre, dans les campagnes, l'offre est essentiellement du domaine libéral et les professionnels travaillent souvent seuls. Cette offre de premier recours s'exerce en relais avec le système hospitalier et les médecins spécialistes absents de ces secteurs. La notion d'accès aux soins conjugue à l'éloignement géographique, l'éloignement sociologique. Entre villes et campagnes, les habitudes de soins varient même si on observe un rapprochement récent.

A l'idée de liberté d'installation, le géographe apporte les éclairages des notions déjà maintes fois visitées de distance, de centres et de périphéries, de loi « rang taille » ou de polarisation en corrélation avec la rareté du service. Les fondements sont expérimentés depuis fort longtemps par la géographie classique mais il a fallu plusieurs décennies pour que les milieux professionnels admettent que l'éclairage territorial mettait à jour une organisation relativement courante malgré les efforts répétés des professionnels de santé à faire valoir leur spécificité. L'analyse des principaux bassins de patientèle auvergnats montre ainsi à la fois la quasi absence de zones non desservies, et donc « d'angles morts » entre les espaces médicaux, et de très nombreuses zones de chevauchement liées à la concurrence entre professionnels. Sur le plan géographique, le maillage de l'espace apparaît régulier, voire équitable et en adéquation avec les espaces de vie des ruraux (plus dense en zone périurbaine ; plus lâche dans les campagnes isolées), ce qui ne signifie pas, bien entendu, que les inégalités sociales (niveaux d'éducation, revenus, situations professionnelles) face à la santé soient absentes. Les lois classiques n'expliquent pas toutes les situations mais force est de constater qu'elles apportent nombre d'explications permettant de se projeter et d'imaginer le panel des scenarii futurs. Cette mise en perspective est un élément fondamental à l'anticipation et peut éviter des dégradations trop brutales de l'offre de soins dans certains secteurs. L'Assurance Maladie a progressivement changé son mode de raisonnement en termes de démographie, en cessant l'approche quantitative basique pour améliorer son diagnostic qualitativement et tenter de participer aux mutations du système global.

L'introduction du champ spatial dans les raisonnements est encourageant même si des notions doivent encore être intégrées comme celles du jeu d'échelle ou de réseau, de proximité et d'accessibilité. La région n'est pas seulement une subdivision du territoire national mais aussi une entité aux dynamiques locales propres. L'exemple révélateur le plus récent (avril 2008) est celui du dernier projet en provenance des instances nationales devant à la fois définir des zones de recours aux soins sur tout le territoire et les classer en cinq catégories allant de « très sous-dotées » à « très sur-dotées ». Les résultats publiés pour toute la France sans concertation avec les structures locales expriment toutes les carences d'une méthode qui n'a pas su jongler entre les échelles. La première des carences est celle d'un travail où les comparaisons se mettent en place au niveau national avec un système de quantile et dont les conclusions reprennent nécessairement les grands constats classiques de la dichotomie Nord/Sud et de l'axe Biarritz/Strasbourg sans tenir compte des réalités à grande échelle. La surabondance du Sud contrastera une nouvelle fois avec les absences du Nord, mais ne permettra pas d'impulser des plans cohérents en faveur de la restructuration de l'offre de soins dans les zones les plus sensibles. Il ne faudrait pas omettre que les soins de premier recours se placent à l'échelle de territoire du quotidien, de l'espace « vécu ». La seconde carence est celle du maillage retenu. Si le choix du bassin de vie multiplie les avantages car il respecte les principaux flux de populations, il n'en reste pas moins que, dans les régions à faible densité et à forte dispersion du peuplement comme l'Auvergne, les mailles paraissent trop lâches. L'échelle devrait être plus fine. Ainsi, et alors que l'on observe un renforcement de la dimension territoriale dans le système de soins français et une plus forte contribution de la géographie, on doit souligner que le chemin à parcourir est encore long pour que l'euphorie des premiers temps laisse place à des périodes plus difficiles où les résultats seront moins évidents à faire ressortir et où l'acceptation des nuances sera fondamentale mais moins clinquante. Le géographe doit persévérer et continuer à utiliser ses bases scientifiques pour améliorer le diagnostic afin d'adapter toujours plus les outils de réorganisation spatiale du système de santé français. Comme le souligne R. Séchet (2002), le chercheur doit définir « dans quel territoire pertinent observer les inégalités, penser la réponse aux besoins, hiérarchiser l'offre dans un souci d'efficacité du système ».

• L'intérêt de cette recherche doctorale est aussi d'avoir montré qu'on ne pouvait pas considérer les campagnes auvergnates comme un désert médical malgré un certain conformisme ambiant teinté de catastrophisme. Certes, le milieu rural et particulièrement les campagnes du Massif central connaissent de fortes disparités dans la répartition de l'offre de soins de premiers recours. Certes, l'offre de soins en monde rural ne soutient pas la comparaison avec celle des pôles urbains, en termes d'effectifs de professionnels, de diversité et de spécialisation. Pour autant, les zones rurales ne sont pas nécessairement des angles morts en terme de santé. Il demeure une attractivité relative des services et on trouve des solutions innovantes. L'offre de soin se stabilise au prix d'importantes recompositions entre les espaces. En Auvergne, malgré une offre médicale un peu inférieure à la densité moyenne française et un incontestable vieillissement des professionnels, on note un maintien des équipements de proximité, selon une hiérarchie classique (bourgs-centres, petites villes). Les campagnes les plus isolées sont souvent moins bien dotées, à l'exception des infirmiers en progression et d'une distribution régulière des pharmacies. Les déterminants de la localisation demeurent les densités de population, le degré d'urbanisation ou de vieillissement ; ainsi les départements plus urbanisés du Puy-de-Dôme et secondairement de l'Allier sont mieux dotés ; le Cantal, plus rural, présente un maillage moins dense et des professionnels plus âgés. De son côté, la Haute-Loire, qui associe des campagnes « vivantes » ou métropolisées et des espaces plus fragiles, conserve quelques spécificités héritées dont une forte densité d'infirmiers ou de pharmaciens. Sur ces vastes territoires ruraux, il est évident que la question du renouvellement des générations est inquiétante, notamment dans le nord de l'Allier ainsi qu'une bonne partie occidentale de la Haute-Loire. L'attractivité du territoire jouera donc un rôle primordial dans le futur pour une évolution favorable ou non.

Un tel constat n'empêche pas de noter une accessibilité parfois plus complexe pour les populations des zones les plus isolées. Il faudra le plus souvent se déplacer au chef-lieu de canton pour voir le médecin ou ce dernier devra venir en visites auprès des patients les moins mobiles. Mais le monde rural, largement intégré à une société désormais urbaine, a déjà entrepris ces mutations dans d'autres domaines de la vie quotidienne : les populations admettent de faire plusieurs kilomètres pour aller au supermarché ou au cinéma, la santé est un autre type de services. Cette affirmation ne se veut pas polémique car très vite on se doit de la compléter en distinguant la santé quotidienne et celle des urgences, celle de l'ordre du domaine privé et celle faisant lieu de service public. Pour cette dernière, l'accessibilité est fondamentale et les solutions sont à initier par les pouvoirs publics qui doivent assurer une équité sociale et territoriale en prenant en compte les vulnérabilités et les inégalités sociales. Le champ de la permanence des soins est alors au cœur de problématiques complexes, l'organisation de celle-ci ne devant pas être confondue avec les interrogations sur le renouvellement des professionnels partant à la retraite. Cette idée n'est pas encore opérationnelle mais elle commence à apparaître dans les débats ; elle est un des fondamentaux pour que les recompositions sociospatiales à l'œuvre (par exemple l'arrivée de nouvelles populations dans les campagnes et le développement d'une « économie résidentielle ») ne conduisent pas à des bouleversements dans l'offre de soins. Sans céder à un discours trop optimiste, il faut admettre que les acteurs locaux des zones rurales ont désormais fait évoluer leur raisonnement en ce qui concerne leur potentiel d'intervention dans la restructuration du système médical local. Des erreurs sont encore commises car la spécificité de la santé implique des adaptations par rapport aux opérations d'aménagement du territoire, mais on sent des mouvements allant dans le bon sens avec des gros efforts pédagogiques en provenance des institutions. L'URCAM et la MRS sont des exemples patents de ces changements avec la montée en puissance de leurs rôles d'accompagnement et de partenariat auprès des élus et collectivités en complément de celui, plus classique, de relation avec les professionnels de santé. Si les déserts médicaux n'existent pas pour l'instant dans nos régions, il faut bien avoir à l'esprit que les situations peuvent évoluer très vite suite au départ intempestif d'un professionnel. La pyramide des âges des médecins in-

Conclusion

duit une certaine inquiétude même si aucune prospective fiable ne peut être dessinée aujourd'hui étant donné les mutations que l'on connaît sur cette problématique actuellement et notamment les recompositions au plan local du système de santé (mise en place de nouveaux réseaux de professionnels, ouverture de « maisons de santé »…).

Plus généralement, ce travail a permis de montrer l'importance de l'organisation géographique du tissu communal existant : les territoires de petites communes polarisées par des bourgades ou petites villes puissantes n'ont pas connu de diffusion spatiale des services médicaux ; ils s'opposent aux campagnes dont le maillage communal est lâche, avec des masses démographiques un peu supérieures et sans bourgs suffisamment attractifs, où la diffusion des services a pu se faire. Au final, dans les campagnes auvergnates, les évolutions positives constatées renvoient souvent au rôle hérité du maillage communal (territoires de grandes communes) ou à l'inertie démographique (campagnes « pleines » du fait de la petite industrie disséminée ou de la fonction touristique ancienne).

Enfin, cette recherche relativise le regard porté sur les espaces ruraux gagnés par la périurbanisation qui n'obtiennent pas toujours d'excellents résultats en matière d'offre de soins (retards en matière de médecins spécialistes voire généralistes, moins de pharmaciens ou d'infirmiers…). A l'évidence, les évasions de consommation au profit des pôles urbains pénalisent ce type de campagne.

• Notre dernière hypothèse se centrait plus précisément sur les secteurs déficitaires ou fragiles en voyant, dans les adaptations actuelles, un indicateur des dynamiques socio-spatiales des campagnes. De fait, la prise de conscience des enjeux dans les secteurs ruraux les plus « sensibles » conduit à réaliser un état des lieux le plus détaillé possible et à inventer des actions correctives susceptibles d'améliorer la situation. La tâche du géographe-cartographe peut alors être fondamentale dans la délimitation des territoires d'action pertinents. Cependant, la hiérarchie et l'emboîtement des territoires constituent une contrainte. Les choix des administrations centrales, Etat ou Assurance Maladie, doivent se combiner avec les acteurs locaux et les résultats varient selon les secteurs géographiques. Les mesures incitatives aux origines variées (Etat et collectivités locales, Assurance Maladie, organisations professionnelles) ne se limitent pas aux seules aides financières (rémunération forfaitaire, bourses,…), mais s'élargissent aux aides matérielles, exonérations fiscales, autorisations permettant l'évolution des pratiques et procédures d'accompagnements pour les professionnels de santé et pour les élus et responsables locaux. Ainsi des actions se mettent en place dans les territoires au fur et à mesure de la réflexion des différents partenaires ; elles se retrouvent dans un cadre officiel (loi, circulaire, avenant conventionnel, etc.) ou dans les initiatives des structures travaillant sur ce thème. En définitive, l'approche territoriale de la problématique s'affine, de nouvelles pistes de travail la font évoluer. Comme l'indique S. Fleuret (2002), « les soins ont participé au retour en force du local, puis à l'émergence de la proximité comme principe essentiel dans le discours politique ». Sur le terrain, on ressent une évolution qui laisse apparaître de nouvelles organisations de l'offre de soins dans les zones « fragilisées ». Pourtant, le rôle des jeux d'acteurs à une échelle fine reste primordial et révèle souvent les transformations contemporaines des campagnes. Les projets qui fleurissent dans les différents bassins de vie auvergnats ne sont pas de même niveau et certains portent dès l'origine des handicaps qui font douter de leur réussite. A l'opposé, des stratégies d'installation de professionnels et de créations de maisons de santé pluridisciplinaires montrent l'émergence de nouveaux territoires de santé que l'on pourrait qualifier de « territoires-réseau » car ils valorisent le mode d'organisation en réseau et se dotent ainsi d'une capacité d'adaptation à la faible densité rurale dans un temps et un espace qui ne sont pas toujours ceux de l'espace géographique limité d'origine. Pourtant, rien n'est jamais définitif et le rôle des tous les intervenants dans ces problématiques est de persévérer pour adapter au mieux les projets en donnant à chacun sa place. Ainsi, il faut œuvrer pour que les professionnels de santé soient incorporés réellement dans les différents projets de territoire et que de réelles démarches « participatives » soient engagées pour définir les « territoires de santé ». Comme le souligne un responsable, « ce n'est pas en leur construisant une tour d'ivoire que l'on fera venir des professionnels de santé dans une commune, un projet immobilier est bien insuffisant, il faut réfléchir sur des projets de soins où les professionnels de santé doivent prendre toute leur place ». Ces projets devront être innovants et aujourd'hui il est bien certain que nous sommes face à de profondes mutations dans la façon d'exercer des professionnels de santé. Il est aussi aisément imaginable que les démarches entreprises par les divers acteurs concernés et les résultats obtenus seront prépondérants si l'on observe une dynamique d'ensemble du territoire et particulièrement l'accueil de nouvelles populations. Au final, tout dépend de la manière dont la société locale en tant qu'acteur recomposera son système de santé en l'agençant efficacement dans des logiques de réseaux (plus ou moins formalisés mais créant des proximités pas uniquement géographiques), dans ses relations avec la ville et dans son système de gouvernance locale.

Note

1 – Si l'on reste fidèle à la définition du territoire par les géographes, à savoir, un espace caractérisé par trois dimensions (Le Berre, 1995) : matérielle (ou physique), organisationnelle (ou relationnelle) et idéelle (ou symbolique).

Glossaire des abréviations utilisées

ACBUS	ACcords de Bons Usages de Soins
ADELI	Automatisation DEs LIstes
ADSP	Actualité et Dossier en Santé Publique
ALD	Affection de Longue Durée
AP-HP	Assistance Publique Hôpitaux de Paris
ARH	Agence Régionale de l'Hospitalisation
AROMSA	Association Régionale des Organismes de la Mutualité Sociale Agricole
CAC	Centre Anti-Cancer
CANAM	CAisse Nationale d'Assurance Maladie des professions indépendantes
CCAM	Classification Commune des Actes Médicaux
CdAM	Catalogue des Actes Médicaux
CERAMAC	Centre d'Etudes et de Recherches Appliquées au Massif Central, à la moyenne montagne et aux espaces fragiles
CH	Centre Hospitalier
CHRU	Centre Hospitalier Régional Universitaire
CIFRE	Convention Industrielle de Formation à la Recherche et aux Etudes
CIM	Classification Internationale des Maladies
CMU	Couverture Maladie Universelle
CNAMTS	Caisse Nationale d'Assurance Maladie des Travailleurs Salariés
CNAVTS	Caisse Nationale d'Assurance Vieillesse des Travailleurs Salariés
CNJA	Confédération Nationale des Jeunes Agriculteurs
CPAM	Caisses Primaires d'Assurance Maladie
CPR	Commission Paritaire Régionale
CRAM	Caisse Régionale d'Assurance Maladie
CREDES	Centre de Recherche, d'Etudes et de Documentation en Economie de la Santé
CREDOC	Centre de Recherche pour l'Etude et l'Observation des Conditions de vie
CSG	Contribution Sociale Généralisée
CSSS	Contribution Sociale de Solidarité des Sociétés
DATAR	Délégation à l'Aménagement du Territoire et à l'Action Régionale

DDASS	Direction Départementale des Affaires Sanitaires et Sociales
DIACT	Délégation Interministérielle à l'Aménagement et à la Compétitivité des Territoires
DRASS	Direction Régionale de l'Action Sanitaire et Sociale
DREES	Direction de la Recherche, des Etudes, de l'Evaluation et des Statistiques
EML	Équipements Médicaux Lourds
FAQSV	Fond d'Amélioration à la Qualité des Soins de Ville
FICQS	Fond d'Intervention pour la Coordination et la Qualité des Soins
FORMMEL	Fonds de Réorientation et de Modernisation de la Médecine Libérale
FSE	Feuille de Soins Electronique
FSV	Fonds de Solidarité Vieillesse
GHM	Groupe Homogène de Malades
GRSP	Groupe Régional de Santé Publique
HAD	Hospitalisation A Domicile
HCL	Hospices Civiles de Lyon
HCSP	Haut Comité de la Santé Publique
IGN	Institut Géographique National
INSEE	Institut National de Statistiques et d'Etudes Economiques
IRDES	Institut de Recherche et de Documentation en Economie de la Santé
IRM	Imagerie par Résonance Magnétique
MCO	Médecine, Chirurgie, Obstétrique
MEP	Médecin à Exercice Particulier
MSA	Mutualité Sociale Agricole
MSP	Maison de Santé Pluridisciplinaire
OMS	Organisation Mondiale de la Santé
ONDAM	Objectif National des Dépenses de l'Assurance Maladie
ONDPS	Observatoire National de la Démographie des Professions de Santé
ORS	Observatoire Régional de Santé
PMI	Protection Maternelle et Infantile
PMSI	Programme de Médicalisation des Systèmes d'Informations
PRSP	Programme Régional de Santé Publique
RDS	Remboursement de la Dette Sociale
RGP	Recensement Général de la Population
RIAP	Relevé Individuel d'Activité Professionnelle
ROS	Référentiel Offre de Soins
RPPS	Répertoire Partagé des Professionnels de Santé
RSI	Régime Social des travailleurs Indépendants
SAFER	Société d'Aménagement Foncier et d'Etablissement Rural
SARHA	Syndicat Autonome des Résidents Hospitaliers Auvergnats
SESI	Service des Statistiques, des Etudes et des Systèmes d'Informations
SIAD	Services Infirmiers A Domicile
SIDA	Syndrome d'Immuno-Déficience Acquis

Glossaire des abréviations utilisées

SNIR	Système National Inter-Régime
SQL	Search Query Language
SROS	Schéma Régional d'Organisation des Soins
SSIAD	Services de Soins Infirmiers à Domicile
UNCAM	Union Nationale des Caisses d'Assurance Maladie
URCAM	Union Régionale des Caisses d'Assurance Maladie
URML	Union Régionale des Médecins Libéraux

Bibliographie

• **Géographie de la Santé, méthodologie générale**

BAILLY A., PERIAT M., 2003, « Activités de santé et développement régional : une approche médicométrique », *Géocarrefour*, vol. 78, n° 3, p. 235-238.
BOUREILLE B., COMMERCON N., 2003, « Les inscriptions territoriales du système de santé », *Géocarrefour*, vol. 78, n° 3, p. 185-187.
DERRUAU M., 1963. *Nouveau Précis de géographie humaine*, Armand Colin, Paris, 572 p.
Espace, populations, sociétés, « La géographie de la santé en question », 1995/1, Université de Lille, 147 p.
EVRARD C., 1999, *Monde rural et santé dans la France du Nord : une approche géographique de l'offre de soins*, Thèse, Lille I.
FLEURET S., SECHET R., 2002, *La santé, les soins, les territoires : penser le bien-être*, Presses Universitaires de Rennes, 236 p.
FLEURET S., THOUEZ J., 2007, *Géographie de la santé : un panorama*, Collection Anthropos – Géographie, Ed . Economica, 302 p.
FREMONT A., 2005, *Aimez-vous la géographie ?*, Flammarion 358 p
HAAS S., VIGNERON E., 2008, *Les villes moyennes et la santé*, La Documentation française, 125 p.
HERIN R., 2003, « Territoires de santé en Basse-Normandie », *Géocarrefour*, vol. 78, n° 3, p. 189-202.
JOUSSEAUME V., 1998, *L'ombre d'une métropole – Les bourgs-centres de Loire-Atlantique*, Collection Espace et territoire, Presses Universitaires de Rennes, 209 p.
KRUGMAN P.R., (1991a), *Geography and trade*, Leuven University Press and the MIT Press, Cambridge, Mass.
LACOSTE O., 1994, *Géopolitique de la santé, le cas du Nord–Pas-de-Calais*, La Découverte, 395 p.
MERENNE-SCHOUMAKER B., 2003, *Géographie des services et des commerces*, Presses Universitaires de Rennes, 239 p.

MERLIN P., 2007, *L'aménagement du territoire en France,* La Documentation Française, 174 p.
PICHERAL H., 1976, *Espace et santé : Géographie médicale du Midi de la France.*, Montpellier, Edition Paysan du Midi, 425 p.
PICHERAL H., 1989, « Santé publique », *in* BRUCKER G., FASSIN D., *Géographie,* Ellipses, Paris.
PICHERAL H., 2001, *Dictionnaire raisonné de géographie de la santé*, Publication de l'Université de Montpellier, 308 p.
PINCHEMEL P. & G., 1984, *La Face de la Terre,* Armand Colin, Paris, Collection U.
SALEM G., RICAN S., JOUGLA E., 2000, *Atlas de la santé en France. Vol. 1 - Les causes de décès*, John Libbey Eurotext, 189 p.
SALEM G., RICAN S., 2002, « Peuplement, population et santé : une inégale répartition », *Géographie humaine – Questions et enjeux du monde contemporain*, A. Colin, p. 67-95
SALEM G., RICAN S., KURZINGER M.-L., 2006, *Atlas de la santé en France. Vol 2 - Comportements et maladie*, John Libbey Eurotext, 222 p.
SCHEIBLING J., 1994, *Qu'est-ce que la géographie ?*, Edition Hachette, collection Carré Géographie, 196 p.
TONNELLIER F., VIGNERON E., 1999, *Géographie de la santé en France*, Paris, Collection Que sais-je ?, n° 3435, Edition PUF, 128 p.
VIGNERON E. *et al.*, 2003, *Pour une approche territoriale de la santé*, Collection bibliothèque des territoires, DATAR/Aube, 286 p.
VIGNERON E. *et al.*, 2003, *Santé et territoire, une nouvelle donne,* Collection bibliothèque des territoires, DATAR/Aube, 240 p.

• **Géographie rurale**

BONNAMOUR J., 1993, *Géographie rurale : position et méthode,* Masson, 196 p.
CERAMAC (ouvrage collectif), 2001, *Commerce et services dans les campagnes fragiles, régions françaises et ibériques,* CERAMAC 15, Presses Universitaires Blaise-Pascal, Clermont-Ferrand, 287 p.
CERAMAC, 1992, *Des régions paysannes aux espaces fragiles, en hommage au professeur A. Fel,* Clermont-Ferrand, Presses Universitaires Blaise-Pascal, 767 p..
CERAMAC, 1999, *Moyennes montagnes européennes, nouvelles fonctions, nouvelles gestions de l'espace rural*, Presses Universitaires Blaise-Pascal, 645 p.
CERAMAC, 2001, *Commerces et services dans les campagnes fragiles : régions intérieures françaises et ibériques*, Presses Universitaires Blaise-Pascal, 287 p..
CROIX N., 2000, *Des campagnes vivantes : un modèle pour l'Europe ? mélanges en hommage au professeur Jean Renard,* Presses Universitaires de Rennes, 696 p.
DAMETTE F., SCHEIBLING J., 1999, *La France, permanence et mutations,* Edition Hachette supérieur, collection Carré géographie, 256 p.
DIRY J.-P., 1999, *Les espaces ruraux*, Collection Campus Géographie, Edition SEDES, 191 p.
KAYSER B., 1993, *Naissance de nouvelles campagnes,* DATAR /Edition de l'Aube, 174 p.

Bibliographie

KAYSER B., 1989, *La renaissance rurale : sociologie des campagnes du monde occidental*, Armand Colin, 316 p.

• **Géographie de l'Auvergne**

ARBOS Ph., 1932, *L'Auvergne*. A. Colin, 224 p.
CERAMAC, 1990, *L'Auvergne rurale : des terroirs au grand marché*, Édition des Presses Universitaires Blaise-Pascal, 206 p.
CERAMAC, 2002, *L'Auvergne urbaine : mythes et réalités de la ville auvergnate*, Presses Universitaires Blaise-Pascal, 254 p..
FEL A., 1962, *Les Hautes Terres du Massif Central : tradition paysanne et économie agricole*, Clermont, Pub. Fac. Lettres, 340 p.
FEL A. BOUET G., 1983, *Le Massif Central, Atlas et géographie de la France moderne*, Flammarion, 348 p.
LACOUTURE M., 2000, *Réseau scolaire et moyenne montagne, les écoles des hautes terres du Puy-de-Dôme*, CERAMAC 13, Presses Universitaires Blaise Pascal, Clermont-Ferrand, 547 p.
MORACCHINI C., 1992, *Système éducatif et espaces fragiles les collèges dans les montagnes d'Auvergne*, CERAMAC, Presses Universitaires Blaise-Pascal, Clermont-Ferrand, 256 p.
VINCENT J.-F., 1983, « Les béates, un tiers-ordre villageois en milieu rural : Sauges (Haute-Loire) », *La Margeride : La montagne et les hommes*, Paris, INRA, p. 255-271.

• **Publications de organismes professionnels et administratifs**

AMAR E., PEREIRA C., 2005, « La prescription des médecins généralistes et leurs déterminants », DREES, *Études et résultats*, n° 440, 8 p.
ARNAUTOU J., 2000, *Qualité, proximité, humanité... sont-elles compatibles, dans le champ de la santé ?*, Actes du FIG 2000.
ATTAL-TOUBERT K., LEGENDRE N., 2007, « Comparaison des revenus des médecins libéraux à ceux des autres professions libérales et des cadres », DREES, *Études et résultats*, n° 578, 8 p.
AUDRIC S., 2002, « L'évolution du revenu libéral des médecins entre 1993 et 2000 », DREES, *Études et résultats*, n° 200, 12 p.
AUDRIC S., 2002, « L'évolution du revenu libéral des médecins entre 1993 et 1999 », DREES, *Études et résultats*, n° 157, 8 p.
AUDRIC S., 2004, « L'évolution du revenu libéral des médecins en 2001 et ses perspectives en 2002 », DREES, *Études et résultats*, n° 284, 12 p.
AUDRIC S., 2004, « L'exercice en groupe des médecins libéraux », DREES, *Études et résultats* n° 314, 12 p.
AULAGNIER M., OBADIA Y., PARAPONARIS A., SALIBA-SERRE B., VENTELOU B., VERGER P., 2007, « L'exercice de la médecine générale libérale : Premiers résultats d'un panel dans cinq régions françaises », DREES, *Études et résultats*, n° 610, 8 p.

BECHTEL J., DUEE M., 2005, « Les prestations de la protection sociale en 2004 », DREES, *Études et résultats*, n° 426, 8 p.
BERNADET S., COLLET M., 2004, « L'activité des officines pharmaceutiques et les revenus de leurs titulaires », DREES, *Études et résultats*, n° 303, 12 p.
BESSIERE S., BREUIL-GENIER P., DARRINE S., 2004, « La démographie médicale à l'horizon 2025 : une régionalisation des projections », DREES, *Études et résultats*, n° 353, 12 p.
BESSIERE S., BREUIL-GENIER P., DARRINE S., 2004, « La démographie médicale à l'horizon 2025 : une actualisation des projections au niveau national », DREES, *Études et résultats*, n° 352, 12 p.
BILLAUT A., 2005, « Les affectations en troisième cycle des études médicales en 2004 suite aux épreuves classantes nationales », DREES, *Études et résultats*, n° 429, 8 p.
BILLAUT A., 2006, « Les affectations en troisième cycle des études médicales en 2005 suite aux épreuves classantes nationales », DREES, *Études et résultats*, n° 474, 8 p.
BILLAUT A., 2006, « Les cessations d'activité des médecins », DREES, *Études et résultats*, n° 484, 8 p.
BOISSELOT P., 2005, « L'évolution des opinions des Français en matière de santé et d'assurance maladie entre 2000 et 2004 », DREES, *Études et résultats*, n° 395, 8 p.
BOISSELOT P., 2006, « L'évolution des opinions des Français en matière de santé et d'assurance maladie entre 2000 et 2006 », DREES, *Études et résultats*, n° 516, 8 p.
BOISSELOT P., 2006, « L'évolution des opinions des Français en matière de santé et d'assurance maladie entre 2000 et 2005 », DREES, *Études et résultats*, n° 462, 8 p.
BOURGEOIS A., DUEE M., 2006, « Les prestations de protection sociale en 2005 », DREES, *Études et résultats*, n° 523, 8 p.
BOURGEOIS A., DUEE M., 2007, « Les comptes de la protection sociale en 2006 », DREES, *Études et résultats*, n° 609, 8 p
BOURGEOIS A., DUEE M., 2007, « Les prestations de protection sociale en 2006 », DREES, *Études et résultats*, n° 604, 8 p
BOURGUEIL Y., DURR U., 2002, *La régulation des professions de santé - études monographiques. Allemagne, Royaume - Uni, Québec, Belgique, Etats-Unis. Rapport final.* Série Etudes - Document de Travail, DREES, 242 p.
BRESSE S., 2004, « Les services de soins infirmiers à domicile (SSIAD) et l'offre de soins infirmiers aux personnes âgées en 2002 », DREES, *Études et résultats*, n° 350, 8 p.
BREUIL-GENIER P., 2003, « Honoraires et revenus des professions de santé en milieu rural ou urbain, DREES, *Études et résultats*, n° 254, 12 p.
BREUIL-GENIER P., GOFFETTE C., 2006, « La durée des séances des médecins généralistes », DREES, *Études et résultats*, n° 481, 8 p.
BREUIL-GENIER P., SICART D., 2005, « La situation professionnelle des conjoints de médecins », DREES, *Études et résultats*, n° 430, 12 p.
BREUIL-GENIER P., SICART D., 2006, « L'origine sociale des professionnels de santé », DREES, *Études et résultats*, n° 496, 8 p.

Bibliographie

CHAMBARETAUD S., LEQUET-SLAMA D., 2003, « Les systèmes de santé danois, suédois et finlandais, décentralisation, réformes et accès aux soins », DREES, *Études et résultats*, n° 214, 8 p.
CNAMTS, 2000, « Disparités dans les évolutions des honoraires médicaux », *Points Stat* n° 30, 8 p.
CNAMTS, 2001, « L'activité des infirmiers libéraux », *Dossiers Etudes et Statistiques* n° 52, 44 p.
CNAMTS, 2001, « Une semaine d'activité des généralistes libéraux », *Points Stat n° 33*, 8 p
CNAMTS, 2002, « La population protégée par les régimes de sécurité sociale au 31 décembre 2001 », *Dossiers Etudes et Statistiques* n° 56, 56 p.
CNAMTS, 2002, « Le secteur libéral des professionnels de santé en 2001 », *Points Stat n° 34*, 4 p
CNAMTS, 2003, « L'activité libérale des masseurs-kinésithérapeutes en 2001 », *Points Stat n° 37*, 4 p.
CNAMTS, 2003, « Le secteur libéral des professions de santé en 2002 : résultats provisoires », *Points Stat* n° 38, 4 p.
CNAMTS, 2004, « Le secteur libéral des professions de santé en 2003 : résultats provisoires », *Points Stat* n° 40, 12 p.
CNAMTS, 2005, « Le secteur libéral des professions de santé en 2004 : résultats provisoires », *Points Stat* n° 43, 8 p.
CNAMTS, 2005, « Les masseurs-kinésithérapeutes libéraux par bassin de vie en 2004 », *Points Stat* n° 44, 4 p.
CNAMTS, 2007, « Démographie et honoraires des médecins libéraux en 2005 », *Points de repères* n° 15, 12 p.
CNOM, 1999, *Démographie médicale française. Situation au 31/12/1998.* CNOM, 87 p.
CNOM, 2000, *Démographie médicale française. Situation au 1er janvier 2000.* CNOM, 75 p.
CNOM, 2001, *Démographie médicale française. Situation au 1er janvier 2001.* CNOM, 94 p.
CNOM, 2002, *Démographie médicale française. Situation au 1er janvier 2002.* CNOM, 86 p.
CNOM, 2003, *Démographie médicale française. Situation au 1er janvier 2003.* CNOM, 80 p.
CNOM, 2004, *Démographie médicale française. Situation au 1er janvier 2004.* CNOM, 86 p.
CNOM, 2007, *Démographie médicale française. Les spécialités en crise. Situation au 1er janvier 2006,* CNOM, 115 p.
COLLET M., 2005, « Les pharmaciens en France - Situation démographique et trajectoires professionnelles », DREES, *Études et résultats*, n° 437, 8 p.
COLLET M., SICART D., « Les chirurgiens-dentistes en France situation démographique et analyse des comportements en 2006 », DREES, *Études et résultats*, n° 594, 8 p.
DANTAN S., MARQUIER R., 2006, « Les étudiants en formations paramédicales en 2004 », DREES, *Études et résultats*, n° 540, 8 p.
DARRINE S., 2002, « Un exercice de projection de la démographie médicale à l'horizon 2020 : les médecins dans les régions et par mode d'exercice », DREES, *Études et résultats*, n° 156, 12 p.

FIZZALA A., 2007, « Un million d'emplois non médicaux dans les établissements de santé en 2005 », DREES, *Études et résultats*, n°605, 8 p.
GOUYON M., 2006, « Les recours aux médecins urgentistes de ville », DREES, *Études et résultats*, n°480, 8 p.
GOUYON M., LABARTHE G., 2006, « Les recours urgents ou non programmés en médecine générale - premiers résultats », DREES, *Études et résultats*, n°471, 8 p.
KAHN-BENSAUDE I., 2005, *La féminisation : une chance à saisir*, CNOM, 37 p.
LABARTHE G., 2003, « Les étudiants inscrits en médecine en janvier 2002 », DREES, *Études et résultats*, n°244, 12 p.
LABARTHE G., « Les consultations et visites des médecins généralistes - un essai de typologie », DREES, *Études et résultats*, n°315, 8 p.
LANGLOIS J., *La démographie médicale future : mesures proposées par l'Ordre des médecins*, CNOM, 22 p.
LE BRETON-LEROUVILLOIS G., KAHN-BENSAUDE I., 2008, *Atlas de la démographie médicale en France. Situation au 1er janvier 2007*, CNOM, 103 p.
LEGENDRE N., 2005, « L'évolution sur dix ans des revenus libéraux des médecins 1993-2003 », DREES, *Études et résultats*, n°412, 12 p.
LEGENDRE N., 2006, « Les revenus libéraux des chirurgiens-dentistes », DREES, *Études et résultats*, n°501, 8 p
LEGENDRE N., 2006, « Les revenus libéraux des médecins en 2003 et 2004 », DREES, *Études et résultats*, n°457, 8 p.
LEGENDRE N., 2007, « Les revenus libéraux des médecins en 2004 et 2005 », DREES, *Études et résultats*, n°562, 8 p.
MARQUIER R., 2006, « Les étudiants en soins infirmiers en 2004 », DREES, *Études et résultats*, n°458, 12 p.
MORNAT J., VIGUIER M., LANGE J., 2004, *L'exercice médical à l'horizon 2020.*, CNOM, 49 p.
MOUQUET M.-C., 2005, « Les motifs de recours à l'hospitalisation de court séjour en 2003 », DREES, *Études et résultats*, n°444, 8 p.
NIEL X., 2002, « La démographie médicale à l'horizon 2020 : une réactualisation des projections à partir de 2002 », DREES, *Études et résultats*, n°161, 8 p.
ONDPS (Observatoire National des de la Démographie des Professionnels de Santé), *Rapport 2004, Tome 1 : les effectifs et l'activité des professionnels de santé*, La Documentation Française, 2004, 156 p.
ONDPS, 2005, *Analyse de deux professions : pharmaciens, infirmiers : tome 2, rapport 2005*, La Documentation Française, 119 p.
ONDPS, 2004, *Analyse de trois professions : sages-femmes, infirmières, manipulateurs d'électroradiologie médicale: rapport 200,4 Tome 3*, La Documentation Française, 119 p.
ONDPS, 2004, *Démographie régionale de 5 professions de santé de premiers recours : rapport 2004, Tome 4*, La Documentation Française, 207 p.
ONDPS, 2004, *Les effectifs et l'activité des professionnels de santé : rapport 2004, Tome 1*, La Documentation Française, 47 p.

ONDPS, 2005, *Les effectifs, l'activité et la répartition des professionnels de santé, Tome 1 -Rapport 2005,* La documentation française, 171 p.
ONDPS, 2004, *Les médecins : projections démographiques à l'horizon 2025 par région et spécialité : rapport 2004, Tome 2,* La Documentation Française, 47 p.
ONDPS, 2005, *Les professionnels de santé : comptes rendus des auditions, Tome 3 - Rapport 2005,* La Documentation Française, 223 p.
ONDPS, 2004, Synthèse générale, rapport 2004, La Documentation Française, 54 p.
ONDPS, 2005, Synthèse générale, rapport 2005, La Documentation Française, 58 p.
RAYNAUD D., 2002, « Les déterminants individuels des dépenses de santé », DREES, *Études et résultats,* n°182, 8 p
RAYNAUD D., 2005, « Les déterminants individuels des dépenses de santé : l'influence de la catégorie sociale et de l'assurance maladie complémentaire », DREES, *Études et résultats,* n°378, 12 p.
ROBELET M., LAPEYRE N., ZOLESIO E., 2006, *Les pratiques professionnelles des jeunes générations de médecins : genre, carrière et gestion des temps sociaux : Le cas des médecins âgés de 30 à 35 ans,* CNOM, 20 p.
SAMSON A.-L., 2006, « La dispersion des honoraires des omnipraticiens - analyse sur la période 1983-2004 », DREES, *Études et résultats,* n°482, 8 p.
ULMANN P., HARTMANN L., 2005, *Démographie médicale française. Situation au 1ER janvier 2005,* CNOM, 131 p.
VANDERSCHELDEN M., 2007, « Les affectations des étudiants en médecine à l'issue des épreuves classantes nationales en 2007 », DREES, *Études et résultats,* n°616, 8 p.
VANDERSCHELDEN M., 2007, « Les affectations des étudiants en médecine à l'issue des épreuves classantes nationales en 2006 », DREES, *Études et résultats,* n°571, 8 p.

• **Publications des centres de recherches spécialisés sur la santé**

ADSP n° 19, 1997, « Géographie de la santé », HCSP, 40 p.
ADSP n° 28, 1999, « Santé publique et aménagement du territoire », HCSP, 70 p.
BASSET B., LOPEZ A., 1997, *Planification sanitaire, méthodes et enjeux,* ENSP.
BAUDIER F., FROMENTIN R., GRENIER G., HUMEZ Y., POLTON D., 2002, *Santé et Milieu Rural. Une démarche exploratoire menée par trois URCAM. URCAM Franche-Comté, URCAM Languedoc-Roussillon, URCAM Aquitaine, CCMSA,* CREDES, 2002/04, 90 p.
BOURGUEIL Y., MOUSQUES J., 2006, *Comment améliorer la répartition géographique des professionnels de santé ? Les enseignements de la littérature internationale et des mesures adoptées en France,* IRDES, Rapport n°1 635, 70 p.
BUI D.H., LEVY D, 2006, « Les médecins libéraux en France. Leur opinion à propos des conditions d'exercice et de la démographie médicale en leur région », *Cahiers de Sociologie et de Démographie Médicales,* 2006/1-3,
CHAIX B., CHAUVIN P., 2005, « Influence du contexte de résidence sur les comportements de recours aux soins. L'apport des méthodes d'analyse multiniveaux et spatiales », IRDES, *Questions d'économie de la santé,* n°104

COUFFINHAL A., LUCAS-GABRIELLI V., MOUSQUES J., 2002, « Où s'installent les nouveaux omnipraticiens ? Une étude cantonale sur 1998-2001 », IRDES, *Questions d'économie de la santé*, n° 61.
COUFFINHAL A., MOUSQUES J., 2001, « La démographie médicale française : état des lieux », IRDES, *Questions d'économie de la santé*, n° 44, 6 p.
FAURE H., LUCAS V., TONNELLIER F., *Offre de soins médicaux : évolution départementale 1968-1990*, CREDES, 1993/09, 59 pages.
HCSP, « Géographie de la santé », juillet 1997, Dossier n°19, revue *Actualité et Dossier en Santé Publique*, 40 p.
HCSP, « Santé publique et aménagement du territoire », décembre 1999, Dossier n° 29, revue *Actualité et Dossier en Santé Publique*, 40 p.
LE FUR P., LUCAS-GABRIELLI V., 2004, « L'offre de soins dans les communes périurbaines de France métropolitaine (hors Île-de-France) », *Questions d'économie de la santé*, IRDES n° 86.
LUCAS V., TONNELLIER F., 1995, *Distance d'accès aux soins en 1990*, CREDES, 1995/12, 72 p.
LUCAS-GABRIELLI V., NABET N., TONNELLIER F., 2001, *Les soins de proximité : une exception française ?*, IRDES, Paris, 93 p.
LUCAS-GABRIELLI V., NABET N., TONNELLIER F., Les soins de proximité : une exception française ?. CREDES 2001/07. 92 pages.
LUCAS-GABRIELLI V., SOURTY LE GUELLEC M.-J., « Evolution de la carrière libérale des médecins généralistes selon leur date d'installation (1979-2001) », IRDES, *Questions d'économie de la santé*, n° 81.
LUCAS-GABRIELLI V., TONNELLIER F., VIGNERON E., *Une typologie des paysages Socio-sanitaires en France*, Série analyses CREDES, 1998/04, p. 95.
MIDY F., LEGAL R., TISSERAND F., 2005, « La profession de sage-femme : bilan démographique et méthodes d'estimation des besoins », *Questions d'économie de la santé*, IRDES n° 101.
NIEL X., 2001, « Les facteurs qui influencent la démographie médicale au niveau régional », *Cahiers de Sociologie et de Démographie Médicales*, 2001/4-6,
TESSON G., 2005, « Les innovations de l'enseignement médical en vue du recrutement des médecins pour les régions rurales et éloignées du Canada, aux États-Unis et en Australie », *Cahiers de Sociologie et de Démographie Médicales*, 2005/4-9.
VIGNERON (E.), 1999, « Pistes de réflexion pour l'action » in *Santé publique et aménagement du territoire*, ADSP, revue trimestrielle du Haut Comité de la Santé Publique, *Géographie de la Santé*, dossier 29, p. 19-70.

- **Autres**

DUPEYROUX J.-J., 1995, *Droit de la Sécurité Sociale*, Dalloz, Collection Mémento, 157 p.
DURIEZ M., LANCRY P.-J., LEQUET-SLAMA D., SANDIER S., *Le système de santé en France*, CREDES, PUF, *Que sais-je ?*, n° 3066, 1996/03, 127 p.

Bibliographie

DURIEZ M., SANDIER S., *Le système de santé en France : organisation et fonctionnement*, CREDES, Editions du SICOM, 1994/06, 50 p.
HERODOTE, « Santé publique et géopolitique », Hérodote, *Revue de Géographie et de Géopolitique*, n° 92, 1999, 186 p.
LE FAOU A.-L., 1997, *L'économie de la santé en questions*, Ellipses, Paris, 159 p.
LLUGANY J., 2000, *De la commune au quartier : la médecine de ville libérale de premier recours en 1990 dans les Pyrénées-Orientales*, Actes du FIG 2000.
LUCAS V., TONNELLIER F., « Evolution départementale de l'offre et des soins médicaux : indicateurs économiques et indicateurs de santé », *Espace, populations, sociétés*, 1995, n°1, p. 67-73.
MURARD N., 2004, *La protection sociale*, 5ᵉ édition, Collection REPERES, Edition de La découverte, 112 p.
PICHERAL H., VIGNERON E., 1996, « La mobilité des médecins en France : du lieu de formation au lieu d'exercice », *Espace – Populations – Sociétés*, n° 1, p. 45-54.
RENARD J., 2000, *Les pharmacies dans l'organisation du système de soins : Évolution des répartitions géographiques d'après l'exemple des Pays de la Loire*, Actes du FIG 2000.
SORRE M., 1933, « Complexes pathogènes et géographie médicale », *Annales de géographie*, vol. 42, n° 235, p. 1-18.
SORRE M., 1943, *Fondements biologiques de la géographie humaine : essai d'écologie de l'homme*, Paris, A. Colin.
THEVENET A., 2005, « Les institutions sanitaires et sociales de la France », Paris, *Que sais-je ?*, n° 2319, Edition PUF, 128 p.
TRUGEON A., FONTAINE D., 2006, *Inégalités socio-sanitaires en France, de la région au canton*, FNORS, Masson, 153 p.
VAGUET A., 2000, *Faut-il oser le désert sanitaire ?*, Actes du FIG 2000.
VIGNERON E., 2000, S*anté publique et aménagement du territoire*, Actes FIG 2000.

• **Statistiques régionales**

DRASS/CERAMAC, 2002, *Les services d'aide à domicile pour personnes âgées et handicapées en Auvergne*, DRASS Auvergne, 61 p.
DRASS Auvergne, 1991, *La démographie des professions de santé en Auvergne*, Photostat, 6 p.
DRASS Auvergne, 1991, *La démographie des professions de santé en Auvergne*, Photostat, 6 p.
DRASS Auvergne, 1998, *Les officines de pharmacie en région Auvergne au 31/12/1997*, Photostat, 4 p.
DRASS Auvergne, 1998, *Treize bassins de naissances en Auvergne*, Photostat, 6 p.
DRASS Auvergne, 1999, *Quelques indicateurs sur le moyen séjour hospitalier*, Photostat, 4 p.
DRASS Auvergne, 1999, *Flash sur la profession d'infirmier diplômé d'Etat,* Photostat, 6 p.
DRASS Auvergne, 1999, *L'activité des laboratoires privés d'analyses de biologie médicale en Auvergne en 1998,* Photostat, 6 p.

DRASS Auvergne, 2000, *Les secteurs de psychiatrie en Auvergne - Année 1998*, Photostat, 4 p.
DRASS Auvergne, 2000, *Flux de la profession d'infirmier diplômé d'Etat au cours de l'année 1998*, Photostat, 6 p.
DRASS Auvergne, 2000, *L'évolution des structures hospitalières entre 1995 et 1998*, Photostat, 6 p.
DRASS Auvergne, 2001, *Le flux de patients entre l'Auvergne et les autres régions en 1998*, Photostat, 6 p.
DRASS Auvergne, 2001, *Les services d'aide à domicile en Auvergne*, Photostat, 4 p.
DRASS Auvergne, 2001, *Les flux de patients entre l'Auvergne et les autres régions en 1998*, Photostat, 6 p.
DRASS Auvergne, 2001, *L'activité des laboratoires privés d'analyses de biologie médicale en Auvergne en 1999*, Photostat, 6 p.
DRASS Auvergne, 2002, *Les flux d'infirmiers et d'aides soignants en Auvergne en 2000*, Photostat, 6 p.
DRASS Auvergne, 2003, *Le secteur sanitaire et social*, Photostat, 4 p.
DRASS Auvergne, 2004, *L'activité des laboratoires privés d'analyses de biologie médicale en Auvergne – Année 2003*, Photostat, 6 p.
DRASS Auvergne, 2005, *Diagnostic sanitaire et social de l'arrondissement d'Ambert*, Photostat, 6 p.
DRASS Auvergne, 2005, *Les établissements accueillant des personnes âgées en 2003*, Photostat, 6 p.
DRASS Auvergne, 2005, *Les flux d'infirmiers et d'aides-soignants en Auvergne en 2004*, Photostat, 4 p.
DRASS Auvergne, 2005, *Les services de soins infirmiers à domicile en Auvergne*, Photostat, 6 p.
DRASS Auvergne, 2006, *L'activité et le personnel des laboratoires d'analyses privés en 2004*, Photostat, 6 p.
DRASS Auvergne, 2006, *Les instituts de formation aux professions de santé en 2005, en Auvergne*, Photostat, 6 p.
DRASS Auvergne, 2006, L'activité des établissements hospitaliers en Auvergne en 2004, Photostat, 4 p.
DRASS Auvergne, 2006, *L'activité et le personnel des laboratoires privés d'analyses de biologie médicale en Auvergne – Année 2005*, Photostat, 6 p.
DRASS Auvergne, 2008, *L'affectation des étudiants en médecine en Auvergne à l'issue des épreuves classantes nationales en 2007*, Photostat, 6 p.
DRASS Auvergne, *Atlas Social de l'Auvergne*, 2001, Etude la plate-forme régionale d'observation sanitaire et sociale.
DRASS Auvergne, *Diagnostic sanitaire et social de l'arrondissement d'Ambert*, 2005, Etude la plate-forme régionale d'observation sanitaire et sociale.
DRASS Auvergne, *La santé en Auvergne et ses déterminants*, 2005, Etude la plate-forme régionale d'observation sanitaire et sociale.

Bibliographie

DRASS Auvergne, *Les inégalités cantonales de sante en Auvergne*, 2004, Etude la plate-forme régionale d'observation sanitaire et sociale.

DRASS Auvergne, *Perspectives d'évolution de la démographie médicale en Auvergne*, 2001, Etude la plate-forme régionale d'observation sanitaire et sociale.

DRASS Auvergne, *Typologie des bassins de services auvergnats*, 2003, Etude la plate-forme régionale d'observation sanitaire et sociale.

DRASS Auvergne, *Vivre après 70 ans à domicile au XXIe siècle en Auvergne*, 2003, Etude la plate-forme régionale d'observation sanitaire et sociale.

DRASS Auvergne, *Isolement des personnes âgées et des personnes handicapées en milieu rural : contexte et enjeux*, 2008, Etude la plate-forme régionale d'observation sanitaire et sociale.

DRASS Auvergne, 1999, *Démographie médicale au 01/01/1998 en région Auvergne*, Photostat, 6 p.

INSEE Auvergne, 1999, « Inventaire communal 1998 : Équipements et attraction des communes de l'Auvergne », *Les Cahiers du point économique de l'Auvergne* n° 74.

INSEE Auvergne, 1999, « Atlas des aires urbaines », *Les Cahiers du point économique de l'Auvergne* n° 75.

INSEE Auvergne, 2000, « L'espace urbain clermontois : un territoire en mutation », *Les Cahiers du point économique de l'Auvergne* n° 81, 24 p.

INSEE Auvergne, Mars 2001, *Les aires urbaines auvergnates en 1999 : délimitation et évolution*, Les Cahiers du point économique de l'Auvergne n° 83, 8 p.

INSEE Auvergne, 2002, « Atlas de Massif central », *Les Dossiers* n° 5, 32 p.

INSEE Auvergne, 2003, « Vivre à son domicile à 70 ans ou plus », *La lettre* n° 12, 6 p.

INSEE Auvergne, 2004, « Bassins de vie : au centre de la vie quotidienne », *La lettre* n° 14, 6 p.

Liste des figures

Fig. 1 - Répartition des personnes protégées par régime en 2006 36
Fig. 2 - Les territoires des CPAM en France (2008) 38
Fig. 3 - L'organisation spatiale des hôpitaux selon Christaller 52
Fig. 4 - Organisation de l'espace, hiérarchie urbaine et desserte hospitalière 53
Fig. 5 - Le principe de subsidiarité en termes de recours aux soins hospitaliers 54
Fig. 6 - Espaces médicaux, chevauchements et angles morts 57
Fig. 7 - Répartition du nombre de consultations médicales par type de professionnels de santé en 2003 en France 59
Fig. 8 - Population moyenne des communes d'installation de médecins spécialistes exerçant en établissements hospitaliers publics ou privés 64
Fig. 9 - Implantations de quelques équipements « lourds » en France 65
Fig. 10 - Part des moins de 35 ans et des plus de 55 ans dans les principales professions de santé en 2003, en France 70
Fig. 11 - Evolution des *numerus clausus* dans les études médicales depuis leur mise en place 71
Fig. 12 - Comparaison des densités en médecins généralistes des régions françaises en 2006 77
Fig. 13 - Effectifs et densités de professionnels en France : médecins généralistes et médecins spécialistes 80
Fig. 14 - Effectifs et densités de professionnels en France : infirmiers et orthophonistes 81
Fig. 15 - Part des spécialistes dans les effectifs de médecins en Auvergne et en France 83
Fig. 16 - Prospectives démographiques régionales entre 2002 et 2025 : effectifs et densités de médecins généralistes (en %) 85
Fig. 17 - Nombre de lits pour 1 000 habitant en 2003 : MCO, soins de suite réadaptation, psychiatrie 86
Fig. 18 - Les établissements hospitaliers de courts séjours (médecine, chirurgie, obstétrique) en Auvergne en 2007 88
Fig. 19 - Les établissements de soins de suite et de réadaptation en Auvergne en 2007....89
Fig. 20 - Les établissements de soins psychiatriques en Auvergne en 2007 91
Fig. 21 - L'espace auvergnat : un relief marqué 93

Fig. 22 - Densité de population en Auvergne 94
Fig. 23 - Evolution de la répartition de la population par tranche d'âge en Auvergne entre 1982 et 1999..95
Fig. 24 - Part de la population de plus de 75 ans dans les communes auvergnates............96
Fig. 25 - Le revenu de référence moyen par foyer fiscal en 2006 98
Fig. 26 - Espace urbain et espace rural en Auvergne..100
Fig. 27 - Schéma synthétique sur l'hétérogénéité du milieu rural 101
Fig. 28 - Les territoires auvergnats, essai de typologie 104
Fig. 29 - Les unités géographiques du CHRU de Clermont-Ferrand 115
Fig. 30 - Le circuit de la feuille de soins 120
Fig. 31 - Schéma organisationnel de la base de données..124
Fig. 32 - Exemple de table et de lien entre elles 125
Fig. 33 - Les principales bases de données du système de soins en France 135
Fig. 34 - Les territoires opérationnels du SROS 3 Auvergne 165
Fig. 35 - Les établissements MCO en Auvergne, évolutions prévues par le SROS 3 166
Fig. 36 - Les « territoires-ressources » : l'exemple des médecins généralistes en Haute-Loire 169
Fig. 37 - Les territoires des associations d'aides ménagères dans l'Allier 172
Fig. 38 - Les territoires des associations de portages de repas pour personnes âgées dans l'Allier 173
Fig. 39 - Les territoires autorisés des SSIAD dans l'Allier 174
Fig. 40 - Les zones d'influence des hôpitaux auvergnats pour l'activité de chirurgie en 2002...176
Fig. 41 - Les zones d'influence des hôpitaux auvergnats pour l'activité de gérontologie en 2002 177
Fig. 42 - Les inégalités cantonales de santé 182
Fig. 43 - Niveau territorial des différentes instances du systèmes de soins : la place de la région..185
Fig. 44 - Le découpage urbain/rural selon l'INSEE 187
Fig. 45 – Les trois niveaux d'approche territoriale des campagnes auvergnates 189
Fig. 46 - Les espaces de la zone d'étude en Auvergne 190
Fig. 47 – Des territoires de soins imbriqués et hiérarchisés 194
Fig. 48 - Evolution de la population de l'arrondissement d'Ambert entre 1968 et 1999 198
Fig. 49 - Evolution de l'offre en médecins généralistes dans l'arrondissement d'Ambert 199
Fig. 50 - Les pharmacies dans l'arrondissement d'Ambert en 2007 200
Fig. 51 - Les établissements publics hospitaliers en Auvergne de 1963 à 2006...............201
Fig. 52 - Répartition des effectifs de professionnels de santé en Auvergne au 31/12/06 par type 211
Fig. 53 - Répartition des effectifs de professionnels de santé en Auvergne au 31/12/06 par métier 213
Fig. 54 - Comparaison de la répartition des effectifs de professionnels de santé par rapport à la répartition de la population totale en Auvergne (en points) 218

Tables

Fig. 55 - Exemple de marge d'erreur pour le calcul de la desserte en offre de soins selon les données populationnelles choisies : les médecins généralistes et les infirmiers 221
Fig. 56 - Ecart à la moyenne des dessertes en offre de soins selon la nature des territoires 224
Fig. 57 - Comparaison de la desserte des principaux professionnels de santé en zone rurale ... 226
Fig. 58 - Desserte et effectifs de médecins généralistes en Auvergne en 2006 230
Fig. 59 - Cantons et pseudo-cantons de Brioude 231
Fig. 60 - Rapport entre le nombre de médecins généralistes et la population 232
Fig. 61 - Effectifs de médecins généralistes et densité de population 233
Fig. 62 - Comparaison de la distribution de l'offre en médecins généralistes
dans deux cantons de l'Allier en 2006 234
Fig. 63 - Répartition des pôles de santé par type et par département 247
Fig. 64 - Répartition des pôles de santé auvergnats par type d'espace en 2006 248
Fig. 65 - Pôle de santé et population communale 255
Fig. 66 - Répartition des communes en fonction de la distance aux villes principales
(au 31/12/2006) 256
Fig. 67 - Part des classes d'âges dans les effectifs de différents professionnels de santé
en Auvergne en 2006 263
Fig. 68 - Pyramide des âges des médecins généralistes en Auvergne en 2006 264
Fig. 69 - Part des femmes dans les effectifs de médecins généralistes libéraux
par classe d'âge en 2006 264
Fig. 70 - Pyramide des âges des infirmiers en Auvergne en 2006 266
Fig. 71 - Pyramide des âges des masseurs-kinésithérapeutes en Auvergne en 2006 266
Fig. 72 - Répartition par âge des effectifs de médecins généralistes dans
les départements auvergnats 268
Fig. 73 - Répartition par âge des effectifs de infirmiers libéraux dans
les départements auvergnats 269
Fig. 74 - Répartition par âge des effectifs des masseurs-kinésithérapeutes dans
les départements auvergnats 270
Fig. 75 - Répartition des professionnels de santé par classe d'âge selon les territoires 272
Fig. 76 - Effectifs et part des médecins généralistes de plus de 55 ans 274
Fig. 77 - Répartition des effectifs de médecins généralistes selon leur activité 283
Fig. 78 - Activité moyenne des médecins généralistes auvergnats en 2006 285
Fig. 79 - Activité moyenne des médecins généralistes auvergnats en 2006 287
Fig. 80 - Répartition des médecins généralistes auvergnats par niveau d'activité
et par type de territoire 288
Fig. 81 – Activité moyenne des médecins généralistes auvergnats par type
de territoires, en 2006 289
Fig. 82 - Evolution des honoraires moyens des infirmiers libéraux auvergnats
selon l'âge, en 2005 291
Fig. 83 - Honoraires annuels moyens des infirmiers auvergnats par type de territoires
et par département 291

Fig. 84 - Part moyenne des indemnités kilométriques dans les honoraires
des infirmiers auvergnats en 2005 291
Fig. 85 – Part des indemnités kilométriques dans les honoraires moyens des infirmiers
auvergnats, par type de territoire et par département, en 2005 292
Fig. 86 - Part moyenne des actes AIS dans l'activité des infirmiers auvergnats en 2005......293
Fig. 87 - Part des médecins généralistes exerçant en milieu rural dans
les effectifs régionaux par niveau d'activité 295
Fig. 88 - L'activité des médecins généralistes dans la campagnes auvergnates................297
Fig. 89 - Part des visites dans l'activité des médecins généralistes auvergnats en 2006 300
Fig. 90 - Part des visites dans l'activité des médecins généralistes auvergnats par type
de territoires, en 2006 301
Fig. 91 - Part des visites dans l'activité des médecins généralistes en 2006 304
Fig. 92 - Flux de patientèles des médecins généralistes auvergnats en 2005 307
Fig. 93 - Flux de patientèle vers les médecins généralistes auvergnats en 2005 309
Fig. 94 - Comparaison des zones de patientèles par rapport aux EPCI, bassins
de services intermédiaires et cantons..311
Fig. 95 - Les indicateurs de l'attractivité de l'offre de soins d'un territoire 313
Fig. 96 - Consommation intra-zone d'actes de médecins généralistes en 2005 314
Fig. 97 – Modèle graphique de la consommation intra-zone d'actes de médecins
généralistes..315
Fig. 98 – Modèle graphique de l'attractivité dans la consommation d'actes de
médecins généralistes 317
Fig. 99 - Attractivité des médecins généralistes par canton en 2005...............................319
Fig. 100 - Taux de réponse cantonal de l'offre en médecins généralistes en 2005 320
Fig. 101 - Typologie cantonale des médecins généralistes auvergnats 323
Fig. 102 - Typologie des cantons auvergnats selon les trois indicateurs pour
les médecins généralistes : consommation, activité et densité 336
Fig. 103 - Typologie des cantons auvergnats selon les trois indicateurs combinés pour
les médecins généralistes (consommation, activité et densité).....................................339
Fig. 104 - Les étapes de construction des zones de recours 342
Fig. 105 - Zones de recours et zones de recours opérationnelles en Auvergne
(méthodologie URCAM, avril 2004)...344
Fig. 106 - Zones de recours en difficultés et fragiles...348
Fig. 107 - Seuil populationnel de 5 000 habitants des territoires susceptibles
d'être utilisés pour la définition des zones déficitaires 351
Fig. 108 - Zones éligibles à l'aide à l'installation selon la circulaire 2004/153
du ministère de la Santé 354
Fig. 109 - Les zones de revitalisation rurale en Auvergne au 31 décembre 2006 363
Fig. 110 - Secteurs éligibles à l'exonération fiscale des revenus de la permanence
des soins 365
Fig. 111 - Typologie des BSI auvergnats avant le nouveau découpage 373
Fig. 112 - Modification des limites des BSI - Etape 2...374

Tables

Fig. 113 - Etape 3 - Adaptation des secteurs urbains et ceux de petite taille 375
Fig. 114 - Les 111 secteurs d'aide à l'installation 377
Fig. 115 - Répartition des effectifs des médecins auvergnats selon leur activité 379
Fig. 116 – Démographique médicale : définition des secteurs de fragilité
en Auvergne (2004) 384
Fig. 117 - Les zones déficitaires en Auvergne (méthode 2007) 390
Fig. 118 - Les zones fragiles en Auvergne (octobre 2007) 395
Fig. 119 - Les territoires des mesures incitatives à l'installation en Auvergne en 2008 397
Fig. 120 - Les CBP « exercice en milieu rural » en Auvergne, au 31 décembre 2007 402
Fig. 121 - Adhésion des médecins généralistes auvergnats à l'avenant n° 20, bilan
au 31 décembre 2007 407
Fig. 122 - Visuel utilisé pour le projet « Wanted » du Conseil général de l'Allier 409
Fig. 123 - Interface d'accueil du guichet d'information pour l'installation des
professionnels de santé 421

Liste des tableaux

Tab. 1 - Récapitulatif des mécanismes de protection sociale 31
Tab. 2 - Densité des médecins libéraux selon le type de commune 56
Tab. 3 - Population moyenne des communes d'implantations d'établissements
de soins selon leur catégorie 61
Tab. 4 - Distances parcourues par les patients pour une hospitalisation selon le degré
d'urbanisation de leur lieu de résidence 68
Tab. 5 - Effectifs et densités des principaux professionnels de santé en Auvergne
et en France 76
Tab. 6 - Effectifs régionaux de médecins généralistes et de population et densité en
médecins généralistes pour 100 000 habitants au 31/12/2006 78
Tab. 7 - Comparaison de densités de professionnels dans les 4 départements
auvergnats et en France (pour 100 000 hab.) 79
Tab. 8 - Données démographiques comparatives sur les médecins généralistes et
spécialistes, en Auvergne et en France au 31/12/2006 82
Tab. 9 - Données démographiques comparatives sur les infirmiers libéraux et les
masseurs-kinésithérapeutes, en Auvergne et en France 84
Tab. 10 - Projection des effectifs de médecins généralistes en Auvergne et
en France en 2025 85
Tab. 11 - Taux d'équipement en lits et places pour 1 000 habitants au 01/01/2004 ...87
Tab. 12 - Signification du matricule des assurés de Sécurité Sociale 127
Tab. 13 - Signification de l'identifiant des professionnels de santé 127
Tab. 14 - Les thèmes de recherche de l'IRDES 139
Tab. 15 - Répartition de la population selon les différentes classes de la typologie 181
Tab. 16 - Espaces auvergnats et territoire d'études : les principales données 191
Tab. 17 - Répartition des effectifs de professionnels de santé en Auvergne
au 31/12/06 par type 212
Tab. 18 - Part des effectifs libéraux en Auvergne chez certains auxiliaires médicaux 214
Tab. 19 - Effectifs de professionnels de santé auvergnats par département et par métier 216
Tab. 20 - Effectifs et part de professionnels de santé auvergnats par départements 217
Tab. 21 - Desserte des principales professions de santé pour 100 000 habitants
par départements 220

Tab. 22 - Effectifs de population et marge d'erreur sur le calcul de la desserte liée
à l'ancienneté du recensement de population 221
Tab. 23 - Effectifs et répartition des professionnels de santé auvergnats par type d'espace ...223
Tab. 24 - Desserte des principales professions de santé pour 100 000 habitants
par types de territoire pour la région Auvergne 223
Tab. 25 - Desserte des principales professions de santé pour 100 000 habitants
par types de territoire pour les quatre départements auvergnats 227
Tab. 26 - Répartition des médecins spécialistes en Auvergne 228
Tab. 27 - Desserte de l'agglomération moulinoise : le poids du découpage
en pseudo-cantons 235
Tab. 28 - Comparaison de la desserte dans trois cantons de la Haute-Loire 239
Tab. 29 - Taille des plus petites communes d'installation de professionnels de santé
en Auvergne, en 2006 241
Tab. 30 - Répartition des effectifs de professionnels de santé libéraux selon la taille
des communes d'installation en Auvergne en 2006 (en %) 242
Tab. 31 - Population moyenne des communes d'installation des professionnels
de santé en Auvergne par type de territoire 243
Tab. 32 - Répartition des effectifs de professionnels de santé libéraux selon le statut
administratif des communes d'installation en Auvergne en 2006 (en %) 244
Tab. 33 - Distribution communale des pôles de santé en Auvergne 246
Tab. 34 - Nombre de pôles de santé par types d'espace en Auvergne en 2006 248
Tab. 35 - Répartition des pôles de santé selon la taille des communes et le type d'espaces ...249
Tab. 36 - Nombre de communes par territoires et niveau d'équipement de santé en
Auvergne en 2006 250
Tab. 37 - Composition détaillée des pôles incomplets (Auvergne et espace rural) 251
Tab. 38 - Les professionnels de santé isolés (Auvergne et espace rural) 253
Tab. 39 - Age moyen des professionnels de santé libéraux en Auvergne en 2006 263
Tab. 40 - Age moyen et médian des médecins généralistes, infirmiers, masseurs
kinésithérapeutes dans les quatre départements auvergnats 267
Tab. 41 - Répartition par âges des professionnels de santé selon le type de territoire
en 2006 (en %) 271
Tab. 42 - Principaux résultats sur l'activité des médecins généralistes en Auvergne
en 2006 284
Tab. 43 - Activité moyenne des médecins généralistes auvergnats en 2006 par classe d'âge ..285
Tab. 44 - Répartition des médecins généralistes auvergnats par sexe dans
les différentes tranches d'activité en 2006 (en %) 286
Tab. 45 - Répartition des effectifs de médecins généralistes par sexe et
par niveau d'activité en 2006 (en %) 286
Tab. 46 - Activité moyenne des médecins généralistes auvergnats en 2006 par type
de territoires 288
Tab. 47 - Honoraires annuels moyens des infirmiers libéraux auvergnats en 2005 290

Tab. 48 - Part des indemnités kilométriques dans les honoraires moyens des infirmiers auvergnats en 2005, par type de territoire et par département (en %) 292
Tab. 49 - Part moyenne des actes AIS dans l'activité des infirmiers auvergnats selon la nature du territoire, en 2005 (en %) 294
Tab. 50 - Part des visites dans l'activité des médecins généralistes selon le lieu d'installation en Auvergne, en 2006 (en %) 300
Tab. 51 - Evolution de la part des visites dans l'activité des médecins généralistes 302
Tab. 52 - Nombre de zones de recours par département 343
Tab. 53 - Nombre de zones de recours par scores d'offre et de consommation en Auvergne 347
Tab. 54 - Les indicateurs 2007 et la mise en valeur pour le calcul du score 387
Tab. 55 – Liste des BSI déficitaires en 2007 388
Tab. 56 – Les 33 secteurs définis comme fragiles (au 30/09/2007) 394
Tab. 57 – Population cible de l'option conventionnelle de l'avenant n° 20 au 31/12/2007 408

Table des matières

Préface – D. Barry 5

Remerciements 7

Introduction - SANTE ET TERRITOIRE : AUTOUR DE L'IDEE DE GEOGRAPHIE DE LA SANTE 9
I - LES ENJEUX D'UNE RECHERCHE EN SITUATION PROFESSIONNELLE 9
II - GÉOGRAPHIE DE LA SANTÉ : LES GRANDS AXES 12
   A - Les deux pans de la géographie de la Santé 13
     1 - La géographie de la maladie 13
     2 - La géographie des systèmes de soins 14
   B - L'évolution de la géographie de la Santé 15
III - PROBLÉMATIQUE ET HYPOTHÈSES 19

Première partie - APPROCHE TERRITORIALE DE L'OFFRE DE SOINS EN MILIEU RURAL : CONTEXTE ET METHODES 23

Chapitre 1 - LES SERVICES DE SANTE EN FRANCE ET DANS LES CAMPAGNES AUVERGNATES : ENJEUX ET PERSPECTIVES 27
I - PROTECTION SOCIALE, SANTÉ ET TERRITOIRE 27
   A - Un système national, résultat d'une longue histoire 28
     1 - Les exemples de protection sociale dans les pays étrangers 28
        a - Le modèle Bismarckien allemand 28
        b - « L'Etat providence beveridgien », le système du Royaume-Uni 29
        c - Autres exemples : le système soviétique et les Etats-Unis 30
     2 - Le système français : une idée aux origines complexes 30
     3 - Le système actuel de protection sociale à la française 32
        a - Soixante ans d'évolution (1945/2005) 32
        b - Bref aperçu du financement 33
   B - Le rôle de « l'Assurance Maladie » 35
     1 - Organisation de l'Assurance Maladie et territoire 35
        a - La mosaïque des différents régimes 35
        b - L'organisation territoriale ; centralisme et hiérarchie ? 37

    2 - *Les missions d'un assureur public et sa relation au territoire* 40
        a - La prise en charge des dépenses de santé sur tout le territoire........................41
        b - Les autres missions 41
  C - Protection sociale, pouvoirs publics et Santé Publique............................45
II - OFFRE DE SOINS ET TERRITOIRE : UN MILIEU RURAL SOUS MEDICALISÉ ? 47
  A - L'offre de soins : des points dispersés sur un territoire ?........................47
    1 - Les différentes composantes de l'offre de soins en France............................48
        a - La médecine ambulatoire : le libre choix des professionnels 48
        b - Le domaine hospitalier : le poids des infrastructures 50
    2 - Les principes intrinsèques de la répartition territoriale de l'offre de soins en France..51
        a - Système hospitalier et théorie des lieux centraux 52
        b - A propos de la liberté d'installation..55
  B - « Santé des villes » et « santé des champs » ? Différences et complémentarités..58
    1 - Une offre de soins de proximité assez similaire entre villes et campagnes 58
    2 - La ville : place et lieu des soins spécialisés ? 61
    a - Les établissements de soins : nécessairement une implantation urbaine 61
    b - Technologie, spécialité et santé : la place de la ville 63
    3 - Entre système de santé en milieu urbain et en milieu rural ; quelle approche de la notion de distance aux soins ?..66
    a - La distance aux soins de proximité 66
    b - L'accès aux soins spécialisés 68
  C - Approche territoriale de la démographie médicale : un milieu rural fragilisé ?..69
    1 - Le vieillissement des professionnels..70
    a - Les professions médicales plus âgées que les professions paramédicales 70
    b - Quelles solutions ? Quel impact du *numerus clausus* ? 71
    2 - Le changement de comportements sociodémographiques 72
III - L'AUVERGNE, UN TERRAIN D'ANALYSE ADAPTÉ ? 74
  A - Une offre de soins aux résultats proches des résultats nationaux… 75
    1 - Les professionnels de santé..75
        a - L'offre auvergnate inférieure aux moyennes nationales ? 75
        b - Les disparités locales, premiers constats au niveau départemental 78
        c - Les perspectives d'évolution..82
    2 - L'offre hospitalière..86
    a - Le taux d'équipement en structure hospitalière 87
    b - Les établissements de courts séjours « MCO » 87
    c - Les établissements de soins de suites et de réadaptation 89
    d - Les établissements de « Psychiatrie » 90
  B - Les campagnes auvergnates : terrain de choix pour l'analyse du système de soins en milieu rural ? 92

1 - L'Auvergne : un territoire sensible 92
    a - Une organisation de territoire « sensible » 92
    b - La densité de population : une source de fragilité 94
    c - Le poids du vieillissement des populations..95
    d - Le revenu moyen en Auvergne 97
2 - Une région à la ruralité variée 99
    a - Le poids de la ruralité 99
    b - La diversité des campagnes auvergnates 99
3 - L'équipement tertiaire des campagnes auvergnates 106
    a - La concentration des commerces et services dans les bourgs-centres 106
    b - Le maintien exceptionnel des « services de santé » 107

Chapitre 2 - COMMENT AVOIR UNE VISION GEOGRAPHIQUE DE L'OFFRE DE SOINS DES CAMPAGNES AUVERGNATES ? 111

I - DES BASES DE DONNÉES AUX PRÉOCCUPATIONS ÉLOIGNÉES DE LA DÉMARCHE GÉOGRAPHIQUE 112
A - Les registres d'inscriptions et bases professionnelles 112
1 - Les fichiers du ministère de la Santé...113
    a – ADELI...113
    b - FINESS, SAE : la statistique des établissements de soins................115
    c - Le PMSI-MCO 116
2 - Les fichiers des Ordres professionnels 117
B - Le système informationnel de l'Assurance Maladie..............................119
1 - La logique de fonctionnement du système : « une base pour payer » 119
    a - Le « circuit de la feuille de soins » 119
    b - Présentation de la base SIAM-ERASME 123
2 - Les données détenues dans les bases de l'Assurance Maladie 126
    a - Les informations sur le bénéficiaire des soins 126
    b - L'exécutant de l'acte de soins...127
    c - L'acte de soins 128
3 - Les précautions à prendre pour avoir une réflexion territorialisée 128
    a - La qualité des données ; l'exemple du code commune....................128
    b - Les cartographies : la nécessité de l'inter-régime 130
C - Les autres bases d'études (URML, INSEE, etc.) 131
1 - Les bases des URML 131
2 - Les données INSEE 132
    a - L'inventaire communal..132
    b - Le recensement général de la population 132
D - Le projet de répertoire commun en conclusion 133
II - ANALYSE GÉOGRAPHIQUE ET APPROCHE QUALITATIVE DE L'OFFRE DE SOINS : LES ENSEIGNEMENTS DE LA LITTÉRATURE GRISE 136

A - Le tournant des années 2000 137
1 - Un intérêt venant de multiples directions 137
2 - La prise de conscience des instances à travers les publications des organismes de Santé Publique (IRDES, DREES, HCSP, etc.) 138
B - Les travaux spécialisés sur la démographie des professions de santé : le rôle de l'ONDPS..140
C - La prise de conscience auvergnate : les documents des organismes locaux et régionaux..142
1 - Les travaux de la DRASS et de la plate-forme d'observation sanitaire et sociale d'Auvergne...142
    a - L'*Atlas de l'offre de soins en Auvergne*..142
    b - L'*Atlas des services de soins à domicile en Auvergne* 143
    c - Le diagnostic sanitaire et social de l'arrondissement d'Ambert 144
2 - Les URCAM 144
    a - Les études mutualisées..145
    b - Etude *Médecine ambulatoire et territoire* pour l'URCAM et l'URML Auvergne 145
3 - ARH, les travaux de la MRS..146
    a - SROS et territorialisation..146
    b - Le diagnostic partagé 147
III - LE TERRAIN ET L'OUTIL GÉOMATIQUE..147
A - Une vision de l'intérieur : « la culture Assurance Maladie » 148
1 - Un cursus universitaire en entreprise ou une vie professionnelle en lien avec une démarche universitaire..148
2 - Risques et faiblesses d'une implication professionnelle dans la démarche de thèse...151
B - Le travail sur le terrain, les relations humaines 152
1 - Les institutionnels et les gestionnaires de la Santé publique....................153
2 - Les professionnels de santé 154
3 - Les politiques 155
C - Cartographie et SIG, le rôle de l'outil 156
1 - Assurance Maladie et cartographie 156
2 - Les outils de cartographie automatisée et les SIG 157

Chapitre 3 - QUEL TERRITOIRE DE SANTÉ OBSERVER ? ENTRE DEFINITION DU MILIEU RURAL ET CADRE DE NOTRE RECHERCHE 163

I - LES DIFFÉRENTS TERRITOIRES DE LA SANTÉ 164
A - Institutions et projets : l'exemple des territoires de santé du SROS 3 164
B - Ressources et offres 168
1 - Les territoires de la médecine libérale...168
2 - Les territoires des structures d'aides aux personnes âgées dépendantes.............171

3 - Les zones d'influence des hôpitaux 175
    a - Les zones d'influence pour l'activité de chirurgie 175
    b - Les zones d'influence pour l'activité de gérontologie 178
  C - Espaces de vie et rapport à la santé 179
  1 - La méthode 179
  2 - Les principaux résultats 180
II – LE CHOIX DE L'ÉCHELLE 184
  A - Le niveau régional : un choix en toute connaissance de cause 184
  B – A l'échelle locale : un milieu rural très élargi 186
  1 - Un cadre officiel et pratique : le découpage INSEE 186
  2 - Définition du secteur d'étude 188
    a - Les niveaux d'approche territoriale 188
    b - Les espaces de la zone d'étude 190
  C - Quel est le bon maillage pour étudier l'offre de soins en milieu rural
  en Auvergne ? 192
III - LES DYNAMIQUES TERRITORIALES 195
  A - Exemple de l'arrondissement d'Ambert 197
  B - Les établissements hospitaliers en Auvergne 200

CONCLUSION DE LA PREMIÈRE PARTIE 205

**Deuxième partie - L'OFFRE DE SOINS DES CAMPAGNES AUVERGNATES :
UNE FRAGILITE NATURELLE ?** 207

**Chapitre 4 - LES CAMPAGNES AUVERGNATES COMPTENT-ELLES
ASSEZ DE PROFESSIONNELS DE SANTE ?** 211

I - L'OFFRE DE SOINS AUVERGNATE : LES GRANDS AXES 211
  A - La répartition des effectifs par métiers 212
  1 - Au niveau régional 212
  2 - Au niveau départemental 215
  B - Le lien entre offre de soins et démographie à l'échelle départementale 216
  1 - Les effectifs par département 216
  2 - La desserte départementale 219
  3 - Commentaires sur l'ancienneté du recensement 220
  C - Offre de soins en Auvergne, le partage inégal entre monde urbain
  et milieu rural 222
  1 - Les effectifs de professionnels de santé corrélés au poids démographique ? 222
  2 - Une offre de soins variant selon les territoires 225
  3 - Quelles places pour les spécialistes dans les campagnes auvergnates ? 228

II - LES VARIATIONS DE DESSERTE À NIVEAU FIN, L'EXEMPLE DES MÉDECINS GÉNÉRALISTES 229
   A - Première approche 229
   B - Les réalités départementales 235
    1 - L'Allier 235
    2 - Le Puy-de-Dôme 236
    3 - Le Cantal 238
    4 - La Haute-Loire 239
III - L'OFFRE DE SOINS DES CAMPAGNES AUVERGNATES : UNE FRAGILITÉ DÉPENDANT DE L'ORGANISATION DU TERRITOIRE ? 241
   A - Trame territoriale et professionnels de santé 241
    1 - Effectifs de professionnels de santé et taille des communes 241
    2 - Effectifs de professionnels de santé et statut des communes 243
   B - La coordination entre les professionnels locaux : l'idée de pôle de santé de base ? 245
    1 - Les pôles de santé de base en Auvergne : répartition territoriale 245
      a - Les pôles de santé dans les départements 246
      b - Les pôles de santé de base : une présence marquée en milieu rural ? 247
      c - Pôle de santé de base et poids démographique 249
      d - Pôle de santé de base et trame administrative 250
    2 - Les caractéristiques des pôles de santé en Auvergne 251
      a - Nature des pôles de santé incomplets 251
      b - Les « éléments isolés » de santé 252
    3 - Répartition territoriale des pôles de santé de base 254

Chapitre 5 - LES CARACTERISTIQUES DE L'OFFRE SONT-ELLES SOURCE DE FRAGILITE ? LE POIDS DE L'AGE CHEZ LES PROFESSIONNELS DE SANTE 261

I - LA RÉPARTITION PAR ÂGE DES PROFESSIONNELS DE SANTÉ 261
   A - Des différences entre les professions 262
   B - Les pyramides des âges : un outil de prospective 263
    1 - Les médecins généralistes 263
    2 - Les infirmiers 265
    3 - Les masseurs-kinésithérapeutes 266
II - LES INÉGALITÉS PAR RAPPORT À L'ÂGE ENTRE LES TERRITOIRES ? 267
   A - Au niveau départemental 267
   B - Age et effectifs dans les quatre départements 267
    1 - Les médecins généralistes 267
    2 - Les infirmiers 269
    3 - Les masseurs kinésithérapeutes 270
   C - Entre espace urbain et milieu rural 270

III - Comment gérer géographiquement les départs massifs à la retraite ?
L'exemple des médecins généralistes dans les campagnes auvergnates 272

Chapitre 6 - ACTIVITE DES PROFESSIONNELS DE SANTE, DES MARQUEURS DE FRAGILITE POUR LE MILIEU RURAL ? 277

I - L'analyse de l'activité des professionnels, des particularités spécifiques au monde rural auvergnat ? 277
A - La mesure de l'activité : les limites méthodologiques 277
1 - Où trouver les données ? 277
2 - A propos de la mesure de l'offre de soins 280
B - L'activité des médecins généralistes 282
1 - L'activité des médecins généralistes 283
2 - L'influence de l'âge et du sexe sur l'activité du médecin généraliste 284
3 - Une activité variant selon le type de territoire : la distinction du milieu rural 287
C - Les infirmiers 289
1 - Les honoraires moyens 290
2 - Le poids des indemnités kilométriques 290
3 - Les actes en « AIS », le maintien à domicile 293
II - L'activité des médecins généralistes dans les campagnes auvergnates : quelles particularités ? 295
A - Une activité plus soutenue des médecins généralistes en milieu rural 295
1 - Un niveau d'activité plus élevé en milieu rural 295
2 - L'activité des médecins généralistes, une approche à niveau fin 296
B - Les visites à domicile : un des derniers particularismes des médecins généralistes ruraux 299
1 - Les visites : une spécificité rurale ? 299
2 - La baisse inexorable du nombre de visites 301
3 - Part des visites dans l'activité : approche cartographique 303
III - Approche territoriale de la relation entre les médecins généralistes et leur patientèle dans les campagnes auvergnates 306
A - Les flux de patientèle : la notion d'accès aux soins 306
1 - A propos de la notion de flux de patientèle 306
2 - Les flux et bassins de patientèles en Auvergne 308
B - La notion d'attractivité pour les médecins généralistes auvergnats 312
1 - La consommation intra-zone 313
2 - L'attractivité des territoires en médecins généralistes 317
3 - Mesurer la réponse de l'offre : où se situe le monde rural ? 318

Conclusion de la deuxième partie 326

Troisième partie - LES ZONES DEFICITAIRES ET FRAGILES EN OFFRE DE SOINS EN AUVERGNE DU CONSTAT A L'ACTION 329

Chapitre 7 - DEFINIR DES ZONES DEFICITAIRES EN OFFRE DE SOINS : RENDRE UTILE LE CONSTAT ? 333

I - LA PREMIÈRE ÉTAPE 2003-2004 : LES PRÉMICES DE DÉFINITIONS DE ZONES DÉFICITAIRES..................................333
   A - Le projet national de l'ONDPS et de la DREES 334
     1 - Application de la méthode DREES 335
       a - La densité de professionnels 335
       b - La consommation..................................337
       c - L'activité des médecins généralistes..................................337
     2 - Limites de la méthode..................................338
   B - Le contre-projet URCAM..................................340
     1 - Les zones de recours auvergnates..................................340
       a - Rappel de la méthode nationale : zones de recours et zones de recours opérationnelles en médecine générale..................................341
       b - Les zones de recours auvergnates..................................343
     2 - Les indicateurs : résultats auvergnats..................................345
     3 - La situation auvergnate..................................347
   C - Le projet mené par le comité régional auvergnat de l'observatoire de la démographie des professionnels de santé..................................349
     1 - Les textes réglementaires..................................349
     2 - Application des critères à l'Auvergne..................................350
       a - Le zonage retenu : des territoires cohérents des bassins de services intermédiaires..................................350
       b - Données méthodologiques..................................352
     3 - Résultats et commentaires..................................353

II - LE TOURNANT 2004/2005 : DES ZONES DÉFICITAIRES AU CŒUR D'UNE ORGANISATION..................................353
   A - Quelles sont les possibilités émanant du monde de la Santé ?..................................353
     1 - La création de la MRS et l'article L.162-47 du Code de la Sécurité Sociale 355
     2 - La convention de janvier 2005..................................356
       a - Les principes..................................356
       b - Les mesures concrètes prises dans cette convention pour la régulation de la démographie..................................358
     3 - L'avenant n° 20..................................359
   B - Œuvrer parmi les acteurs du monde rural : donner des pouvoirs aux territoires..................................362
     1 - Les exonérations fiscales..................................362

2 - L'aide aux étudiants 366
3 - Le financement des structures et les aides à l'installation 367
C - Réorganiser la profession 368
1 - Le collaborateur libéral 368
2 - Les cabinets multisites 369
3 - Le transfert de compétence 369
III - L'APPROCHE TERRITORIALE AUVERGNATE DES MESURES INCITATIVES À L'INSTALLATION : OFFICIALISER LE CONSTAT 371
A - Le maillage de réflexion 371
1 - Le choix d'une unité de réflexion : le BSI révisé 371
2 - Le découpage des secteurs : les différentes étapes 372
B - Les indicateurs en 2005 377
1 - Définition des indicateurs 378
   a - Les indicateurs de l'offre de soins 378
   b - Les indicateurs sociodémographiques 380
2 - Valorisation des indicateurs 381
C - Les zones déficitaires en offre de soins en Auvergne en 2005 382
IV – ZONES DÉFICITAIRES ET ZONES FRAGILES : FAIRE ÉVOLUER LE CONSTAT 385
A – Le décret impossible de 2007 385
1 - Les motivations de la mise à jour du zonage de 2005 385
2 - La nouvelle méthode 388
3 - Les zones déficitaires en offre de soins en Auvergne en 2007 388
B - Une autre dimension territoriale : l'idée de zones fragile 391
1 - Pourquoi définir des zones fragiles ? 391
2 - Méthode 391
3 - Résultats 393
C - Les territoires des mesures incitatives en Auvergne : synthèse 396

Chapitre 8 - L'APPLICATION DES MESURES INCITATIVES EN AUVERGNE 401

I - LE DIFFICILE BILAN DES MESURES 401
A - Les mesures propres à l'Assurance Maladie 401
1 - Les CBP (Contrats de Bonne Pratique) 401
2 - L'avenant n° 20 406
B - Les mesures des collectivités 409
1 - Le projet « Wanted » du Conseil Général de l'Allier 409
2 - Les indemnités de stage du Conseil régional 410
3 - Les projets de maisons de santé pluridisciplinaires 411
II - L'INFORMATION ET LA COORDINATION 413
A - Les outils disponibles 415
1 - C@rtosanté et C@rtosanté Pro 415

  a - C@rtosanté 415
  b - C@rtosanté Pro 416
  c - C@rtosanté Pro : l'adaptation auvergnate 416
 2 - Inst@lsanté 417
 3 - Le guichet unique de la MRS d'Auvergne 420
 B - L'accompagnement des étudiants 422
 C - L'accompagnement des collectivités territoriales 424
III - LA QUESTION DE LA DÉMOGRAPHIE MÉDICALE SUR LE TERRAIN 425
 A - « Les jeunes médecins ou les dilemmes de l'installation » 426
 B - Exemple d'une installation en zones déficitaires 430
 1 - L'exemple d'Ardes 430
 2 - La « filière roumaine » 436
 C - Les médecins exerçant en zones déficitaires, quelles opinions ? 439

CONCLUSION DE LA TROISIÈME PARTIE 443

CONCLUSION 445

Glossaire des abréviations utilisées 453

Bibliographie 457

Liste des figures 469

Liste de tableaux 475

Achevé d'imprimer en septembre 2009
Diazo1 Reprographie

©CERAMAC
Clermont-Ferrand, 2008
ISBN 978-2-84516-423-9
ISSN 1242-7780